主 编 谭志敏 黄 波 牛 伟 石 军 秦承志

现代麻醉技术与临床实践

U0193997

XIANDAI MAZUI JISHU YU LINCHUANG SHIJIAN

科学技术文献出版社
SCIENTIFIC AND TECHNICAL DOCUMENTATION PRESS
·北 京·

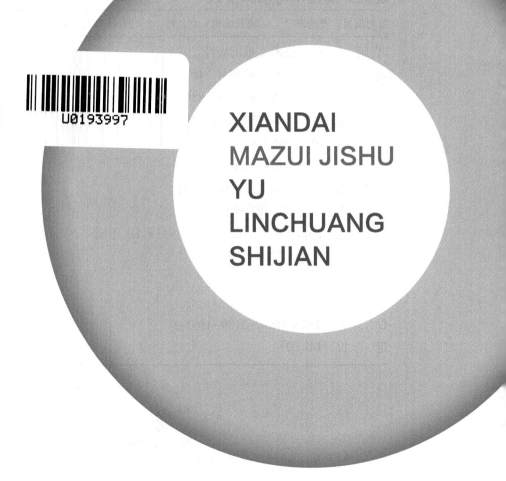

图书在版编目（CIP）数据

现代麻醉技术与临床实践 / 谭志敏等主编. — 北京:科学技术文献出版社, 2017.9
ISBN 978-7-5189-3362-4

Ⅰ. ①现… Ⅱ. ①谭… Ⅲ. ①麻醉学 Ⅳ. ①R614

中国版本图书馆CIP数据核字(2017)第234275号

现代麻醉技术与临床实践

策划编辑：曹沧晔　　责任编辑：曹沧晔　　责任校对：赵　瑗　　责任出版：张志平

出 版 者　科学技术文献出版社
地　　址　北京市复兴路15号　邮编 100038
编 务 部　(010) 58882938，58882087（传真）
发 行 部　(010) 58882868，58882874（传真）
邮 购 部　(010) 58882873
官方网址　www.stdp.com.cn
发 行 者　科学技术文献出版社发行
印 刷 者　大地图文快印有限公司
版　　次　2017年9月第1版　2017年9月第1次印刷
开　　本　880×1230　1/16
字　　数　465千
印　　张　15
书　　号　ISBN 978-7-5189-3362-4
定　　价　148.00元

前　言

麻醉学是运用有关麻醉的基础理论和技术来消除患者手术疼痛，保证患者安全，为手术创造良好条件的一门学科，是临床医学中一个专门的独立学科，主要包括临床麻醉、急救复苏、疼痛诊疗和重症监护等，其中临床麻醉是现代麻醉学的主要部分。

本书首先介绍麻醉前患者病情评估、麻醉术前准备与麻醉选择，然后介绍常用的麻醉技术，涉及气道管理、吸入全身麻醉、静脉麻醉、神经阻滞等。内容贴近临床、注重实用，结构清晰、明确，适合麻醉科医师、全科医师、临床研究生及其他相关人员使用。

由于编者水平有限，加上参编人数较多，文笔不尽一致，且现代医学发展迅速，书中不足之处在所难免，希望广大同仁不吝赐教，使我们得以改进和提高。

编　者

2017 年 7 月

目　录

第一章

麻醉前患者病情评估

第一节　概述

所有麻醉药物和麻醉方法都可影响患者生理状态的稳定性；手术创伤和出血可使患者生理功能处于应激状态；外科疾病与并存的内科疾病又会导致各自的病理生理改变。上述这些因素都将造成机体生理潜能承受巨大负担。为减轻这种负担和提高手术麻醉安全性，应在手术麻醉前对患者的全身情况和重要器官的生理功能作出充分评估，并尽可能加以维护和改善。这是外科手术治疗学中的一个重要环节，也是麻醉医师临床业务工作的重要组成部分。

麻醉医师应在麻醉前 1～2 天访视患者，对并发有重要内科疾病的患者应更早访视，目的在于：①获得有关病史、体检和精神状态的资料，做出麻醉前病情评估；②对需要进行术前治疗的症状或疾病提出具体意见和建议；③指导患者熟悉有关的麻醉问题，解决其焦虑心理；④与外科医师和患者取得一致的处理意见。

全面的麻醉前评估工作应包括以下几个方面：①充分了解患者的健康状况和特殊病情；②明确全身状况和器官功能存在哪些不足，麻醉前需做哪些积极准备；③明确器官疾病和特殊病情的安危所在，术中可能发生哪些并发症，需采取哪些防治措施；④估计和评定患者接受麻醉和手术的耐受力；选定相适应的麻醉药、麻醉方法和麻醉前用药，拟定麻醉具体实施方案。实践证明，充分的麻醉前评估和准备，不仅可以提高手术麻醉的安全性、减少并发症和加速患者康复，还能明显地扩大手术范围和指征，使外科学得到进一步发展。

20 世纪 80 年代中，欧美各国在手术治疗学方面迈出了新的一步，主要在解决医院床位紧张及减轻患者医疗费用负担等方面采取了大胆革新，其中较突出的项目有：①建立“日间手术”门诊（day care surgery，DCS），在门诊手术室施行小手术的基础上，逐步开展大量临床各科室、各年龄组的中型手术；②建立“入院当天手术”（morning admission surgery，MAS），患者于入院当天即予手术，并于手术后当天或 1～3 天内离院。据统计，在美英等国的医疗中心，DCS 的例数已占总手术例数的 50% 以上；MAS 的例数也占 30% 以上。

手术治疗学的变革给麻醉业务带来了新课题，尤其在麻醉前访视、麻醉前病情评估和准备工作上面临着一定的困难。麻醉医师往往只能在麻醉开始前短暂的有限时间（10～15 分钟）内接触患者，简单了解病情后即开始麻醉，这样做显然存在很大的不安全因素。为适应外科业务变更，克服麻醉不安全现状，麻醉科业务也随之出现了相应的创新，即产生了“麻醉科门诊”业务，这是一项崭新的工作，其主要对象是 DCS 和 MAS 手术前患者，工作内容包括：①对每一例已选定的手术患者，汇总其有关麻醉的病史和既往史，体检和实验室检查等资料，进行分析、复查和补充；②衡量麻醉适应证和禁忌证，选择麻醉方法、麻醉药和麻醉前用药，制订麻醉实施方案；③指导患者做好具体的麻醉前准备工作，阐明手术麻醉后应注意的事项；④与患者及其亲属全面谈话，签署书面的知情同意书；⑤协商并排定具体手术麻醉的日期和时间。上述门诊工作，需要至少有一位基础理论知识扎实、临床经验丰富的高年资麻醉医师主持，所汇总上述工作记录，为具体负责麻醉操作的麻醉医师提供参考和指导。

综上所述，麻醉前病情评估与准备工作，除针对住院手术患者外，还应包括相当数量的门诊和住院当天手术患者。

（谭志敏）

第二节　麻醉前访视与检查

一、病史复习

麻醉前要对患者的病历资料进行系统性复习，尽可能做到全面详细的了解。

（一）个人史

个人史包括劳动能力，能否胜任较重的体力劳动和剧烈活动，是否出现心慌气短；有无饮酒、吸烟、饮用咖啡等嗜好，每日量多少，有无长期咳嗽、咳痰、气短史；有无药物滥用及成瘾史；有无长期服用安眠药等历史；有无怀孕等。

（1）吸烟、嗜酒与饮用咖啡等：必须询问每日的摄取数量和持续时间。吸烟可产生某些不利作用，包括气道黏膜分泌与清除能力减弱、小气道口径缩小、免疫反应改变等。术前应劝说患者至少停止吸烟2个月，即使术前停止吸烟不到24h对患者也是有益的。嗜酒与长期饮用咖啡等兴奋性饮料，麻醉手术后可能出现戒断症状。

（2）药物滥用史：术前应询问是否应用违禁药品或娱乐性药品，是否已形成习惯使用，对这类病例应列入高危病例，因有可能感染人类免疫缺陷病毒（human immunodeficiency virus，HIV），需进行鉴别诊断试验。一旦确定患者已有依赖性药物应用史（无论是规定处方药或违禁药），围手术期都应对戒断综合征采取预防或治疗措施。

（3）对已出现戒断综合征的患者，除非急诊，应延期麻醉和手术。对术前因治疗而使用阿片类药，或滥用阿片类药的患者，术中和术后应用阿片类药时应考虑增加剂量。

（4）对运动员患者应询问是否应用促蛋白合成甾类药（合成类固醇），因这类药物对肝脏可产生显著的不良反应，导致出现胆汁淤积性黄疸。

（二）既往史

了解既往疾病史，特别注意与麻醉有关的疾病（如抽搐、癫痫、高血压、脑血管意外、冠心病、心肌梗死、肺结核、哮喘、慢性支气管炎、睡眠呼吸暂停综合征、肝病、肾病、疟疾、脊柱疾病、过敏性疾病或出血性疾病等），同时询问既往是否出现过心肺功能不全或休克等症状，近期是否还存在相关征象，特别对心前区疼痛、心悸、头晕、昏厥、活动后呼吸困难、夜间憋醒、长期咳嗽多痰等症状应引起重视，判断目前的心肺功能状况。

（三）过敏史

（1）应重视了解患者的过敏史，注意明确鉴别过敏反应与药物不良反应。对既往任何药物过敏史，都应该有详细的文字记录，并对过敏反应的真实性质（系过敏反应还是药物不良反应）有所判定，以利于为以后的治疗处理提供参考。例如可待因可引起呕吐（系不良反应）或瘙痒性皮疹（系过敏症状），两者都习惯被患者称为“过敏”。又如牙科应用含肾上腺素的利多卡因施行局部麻醉，患者常出现心动过速的不良反应，而患者常会主诉对局部麻醉药过敏。

（2）真性过敏反应是客观存在的，麻醉期间发生真性过敏和类过敏反应并不少见，其中最常见的由肌肉松弛药引起，其次为乳剂和抗生素。应用阿曲库铵可因组胺释放引起心率增快、血压下降以及皮肤潮红等反应，对并存哮喘的患者应避免使用。青霉素与头孢霉素之间的交叉过敏反应率可达10%～15%。如果患者曾有注射青霉素后出现速发型过敏反应史（表现为过敏性休克、血管性水肿和荨麻疹），使用头孢霉素前必须做皮试。

（3）患者对麻醉药的真性过敏反应极为罕见。酯类局部麻醉药的过敏反应，可能系其分解代谢产物对氨苯甲酸（para－amino－benzoic acid，PABA）所引起。酰胺类局部麻醉药也曾有真性过敏反应的报道，但比酯类局部麻醉药者更为罕见。对既往有麻醉药过敏史的患者，在择期手术或神经阻滞麻醉前，有必要邀请过敏学专家会诊指导，慎重施行皮内过敏试验。

（四）治疗用药史

有些手术患者因治疗需要，常已应用降压药、抗凝药、β受体阻滞药、糖皮质激素、洋地黄、利尿药、抗生素、降糖药、抗癌药、镇静安定药、单胺氧化酶抑制药、三环类抗抑郁药、减肥药等，应了解其药名、药理学作用特点、用药持续时间和用药剂量、有无不良反应等。

（五）外科疾病史

明确患者当前外科疾病。麻醉处理主要取决于拟施行的手术类型，也取决于术前的治疗和准备程度，同时要掌握麻醉处理的危险所在，还需要做哪些补充检查和治疗。例如张力性气胸和肠梗阻的患者禁忌采用氧化亚氮麻醉；拟取坐位施行后颅窝手术的患者，要警惕静脉空气栓塞的危险，尽可能施行中心静脉穿刺置管、监测心前区多普勒超声和呼气末CO_2；又如伴有高钙血症的甲状旁腺手术患者，要警惕发生术前未能诊断出的多发性内分泌腺瘤综合征（multiple endocrine neoplasia syndrome）的可能。

（六）既往麻醉手术史

①既往做过哪种手术，用过何种麻醉药和麻醉方法，麻醉中及麻醉后是否出现特殊情况，有无意外、并发症和后遗症，有无药物过敏史，家庭成员中是否也发生过类似的麻醉严重问题。②既往手术可能影响麻醉方案，例如既往颈椎固定手术史患者，对其麻醉处理就不同于正常颈椎和呼吸道的患者。又如对正在进行动静脉瘘血液透析的患者，应避免在患肢上施行静脉穿刺置管或施行无创血压监测。③了解既往对某些麻醉药的不良药物反应（如患者对琥珀酰胆碱曾出现异常肌松作用延长史或恶性高热史），此次麻醉需避免再采用。④重点询问麻醉后的并发症问题，在上次麻醉后是否出现过异常情况?如果患者答复是："我对琥珀酰胆碱过敏"或"术后恶心呕吐难受"。这样，此次麻醉方案就要据此进行改变，例如改用其他肌松药或区域阻滞麻醉，尽早应用抗呕吐药等。

（七）此次手术情况

麻醉前访视中需与手术医师交谈，了解手术目的、部位、切口、切除脏器范围、手术难易程度、预计出血量、手术需时长短、手术危险所在，以及是否需要特殊麻醉技术（如低温、控制性低血压等）配合。此外，还需了解手术的急缓程度。对择期手术，理应做好充分的麻醉前准备，使手术能在相对最安全的条件下进行。对限期手术（如甲状腺功能亢进已用碘剂准备者、胃幽门梗阻已进行洗胃及纠正电解质紊乱者、各种癌症等），手术时间虽可选择，但不宜拖延过久，应抓紧术前有限的时间，尽可能做好各项准备，以保证手术安全施行。对急症手术，虽病情紧急、生理紊乱重、全身情况差、手术时机不容延误，但仍需尽最大的努力紧急调整全身情况和脏器功能，以提高患者对手术麻醉的耐受力，一般可在诊断与观察的同时，抓紧术前1～2小时有限的时间开始补液、输血、吸氧等调整全身情况的措施。

（八）内科疾病史

许多并发内科疾病患者从麻醉处理角度看属高危病例，与麻醉手术预后有密切关系，需从病史中获得所需的有关资料。

1. 心血管系统　如下所述。

（1）高血压、先天性心脏病、瓣膜病、缺血性心脏病、周围血管病病史应列为重点。①对并发高血压的患者应了解患者患病的时间、血压波动范围、接受何种治疗、治疗时间、是否有效及有无眩晕、胸闷、心率及心律有无变化等问题。并发高血压未经治疗或治疗不恰当的患者，围手术期血流动力学波动幅度大，危险性倍增。应注意鉴别高血压是原发性或继发性，如系继发应明确具体病因；血压有无明显波动，有无嗜铬细胞瘤等引发高血压的可能。一般认为严重高血压患者（舒张压>110mmHg或收缩压>180mmHg）应推迟择期手术，至血压降至160/100mmHg以下。对于应用利尿剂治疗的患者，还需严密监测并调整血清钾水平。②对并发先天性心脏病的患者，应明确先天性心脏病类型、有无右向左分流、有无肺动脉高压及心力衰竭等。某些先天性心脏病会并发其他畸形，如牙列异常、颈蹼及喉部畸形等，需额外重视。③对冠状动脉疾病患者，应询问有无心绞痛史、陈旧性心肌梗死史或充血性心力衰竭史，应以病史、体征和心电图作为评估的基础。如系急诊手术，围手术期应加强血流动力学监测，手术全程要时刻防范氧供需失衡的出现。如存在不稳定型心绞痛、失代偿的心力衰竭、严重心律失常及严重瓣膜病时，应酌情延迟手术直至病情稳定。冠心病患者常伴有焦虑，应利用术前药、麻醉处理和其他方法使患者术前充分安静休息，防止儿茶酚胺大量释放。手术前晚应使患者充分睡眠。术前用药应以镇静催眠药为主，酌情阿片类药物，不用或慎用抗胆碱能药物。患者入手术室后，在诱导前只限于安置血压计袖带、心电图极板和开放外周静脉通路，不宜施行其他疼痛性操作，因疼痛应激可诱发心肌缺血。④高血压及缺血性心脏病患者常并发糖尿病，应尽量于术前将血糖控制在合理水平。局部麻醉的恶心呕吐发生率低，术后可迅速恢复经口饮食和服药，对糖尿病患者尤其有益。

（2）心律失常：重点注意心律失常的性质与类型、与应激或运动的相关性、是否伴有心肌缺血和循环功能障碍的症状和体征、药物治疗史、有效的抗心律失常药物及剂量，以及是否已安装心脏起搏器等。症状性心律失常往往意味着存在器质性心脏疾病。对于存在严重心律失常患者，围手术期麻醉风险显著增加，应力争在术前进行“理想化”治疗。

（3）心脏起搏器：①需要安置起搏器的患者，提示已确诊存在严重心血管系疾病，同时还可能并存其他器官退行性病变。因此，术前除需要估计和调整心功能外，还必须处理其他器官系统功能衰竭。术前需要测定患者的清醒程度，这不仅与脑灌注有关，也反映心排血量现状。②需牢记，起搏器电极与心脏直接相连，且心脏完全依靠它才能较正常的跳动。因此，术前必须了解起搏器的类型与安装部位；在安置体位时，要特别注意防止起搏器电极与心脏脱开，同时必须将起搏器系统与任何电器设备隔绝，严格防止外界电源误传至心脏而引起心脏意外。手术中使用电灼，可能干扰起搏器的功能，因此，术前可能需要更换为非同步型起搏模式，后者不受电灼干扰。明确起搏器安装部位的另一个理由是，便于事先设计安置电灼极板的恰当位置，使电灼电流尽可能不经过起搏器。

2. 呼吸系统　重点在于对肺气肿、支气管炎、哮喘、阻塞性睡眠呼吸暂停综合征、近期上呼吸道感染、经常性或非经常性咳嗽，以及鼻窦炎患者进行评估。①需了解患者的日常活动能力，通过询问即可初步获知。例如“能否快速登上二层楼？登上后是否气喘？”。但心脏病同样也可发生呼吸困难，需加以鉴别。②对慢性阻塞性肺疾病（COPD）患者应了解每天咳痰量及性状；如果每天痰量增多或痰颜色与平时不一样，提示患者已并发急性呼吸道感染，此时，择期手术应推迟，直至感染痊愈以后2周再考虑进行。同时应注意有无肺源性心脏病及处于何期。③对可疑或确诊的睡眠呼吸暂停综合征（OSAS）患者，需密切了解病史，必要时行睡眠呼吸监测以确定其严重程度。此类患者对镇静药及阿片类药物的耐受性极差，应小量分次用药。OSAS患者困难气道的发生率较其他人群的患者显著增加，麻醉诱导前应做好困难气道处理的充分准备。根据麻醉医师的个人经验，必要时可采用表面麻醉下清醒气管内插管以策安全。同时，在全身麻醉苏醒期亦应按流程做好紧急气道和通气处理的准备。另外，此类患者并发高血压、肺动脉高压、严重心律失常、心肌病及缺血性心脏病等的概率亦增高，应加以注意。术后镇痛宜选用多模式镇痛方案，尽量避免阿片类药物的使用。

3. 消化系统　胃内容物反流误吸是麻醉期间最危险的并发症之一。麻醉前对患者是否面临反流误吸危险必须做出明确的判断。对肝病患者应询问输血史、肝炎史、呕血史，慢性肝病如肝硬化和低血浆白蛋白史，这类病例的药物药代学和药效学常发生明显改变。此外，肝功能不全患者常出现凝血功能异常。

4. 泌尿生殖系统　①肾功能不全，也可能来自泌尿系统以外的其他器官疾病，如糖尿病、结缔组织病、高血压或周围血管病等，应详细询问肾功能不全的症状和体征。对慢性肾功能衰竭患者应明确最后一次血液透析的时间，因透析前后体内的血容量和血浆钾浓度常会发生显著改变。②应询问患者近期是否有慢性泌尿系感染史。③对生育年龄妇女应询问近期是否怀孕。

5. 内分泌系统　①对每一例患者都应常规询问是否有糖尿病史。因糖尿病常并发高血压、缺血性心脏病、肾功能减退、神经系统疾病和胃麻痹症，术前评估应注重评价靶器官损伤（心、脑、肾）和血糖控制情况，推荐所有患者术前检查心电图、电解质、BUN、肌酐和血糖。②肾上腺功能不全与使用皮质激素有关。对经常使用皮质激素治疗的患者（如哮喘、甲状腺炎、皮肤病、溃疡性结肠炎和类风湿性关节炎等），应询问其用药剂量和最后一次用药时间。肾上腺皮质功能不全难以预测，取决于激素的用药剂量、药效和频度，以及激素治疗时间的长短。泼尼松累积剂量大于0.4g，即可能发生肾上腺皮质功能抑制，且可延续至停止用药后一年。③甲状腺疾病有甲状腺素补充型（甲状腺功能低下）或抗甲状腺素型（甲状腺功能亢进）两类。近年资料表明，对稳定型的甲状腺功能低下患者，允许施行择期麻醉和手术，但为慎重计，也可推迟择期手术，其间适当补充甲状腺素治疗。④其他内分泌疾病如甲状旁腺功能亢进，患者存在多发性内分泌腺瘤综合征，需进一步排除其他内分泌异常，如嗜铬细胞瘤或甲状腺髓样癌。

6. 神经系统　询问患者是否患有中枢和周围神经系统疾病以及颅内压改变情况。①颅内占位性病变可并发颅内高压；②垂体瘤可引起内分泌异常，围手术期需特别小心处理；③近期曾有脑缺血发作史者，术前必须对其神经系统情况进行仔细评估；询问有无蛛网膜下隙出血病史，如有则常提示可能并发颅内血管畸形；④有癫痫史者，应询问癫痫病史，包括癫痫的类型、发作频度、最后一次发作时间、抗癫痫药治疗的用药及疗效等；⑤有脊髓损伤史者，必须测定其神经损害平面；近期脊髓损伤患者应避用琥珀酰胆碱，因去极化过程可促使细胞内钾大量释出而引起一过性高钾血症甚至心搏骤停；⑥肌肉骨骼系统改变常见于类风湿性关节炎史患者，可引起麻醉问题，应预先评估，如喉部解剖学改变，颈椎、颞颌关节活动度受限等可致呼吸管理发生困难；颈椎不稳定常发生于寰枢关节，气管插管时需加倍谨慎处理，避免脊髓损伤；因类风湿性关节炎致关节活动显著受限时，麻醉诱导后安置和固定手术体位常可能遇到困难。

7. 血液系统　询问患者既往是否有异常出血病史，是否需要经常输血。如果术前有足够的时间，应考虑采用自体输血技术。已证实对这类患者采用自体输血是有效的节约用血措施。近年来缺血性心脏病、高血压、糖尿病患者增多，术前应用抗血小板药者较前明显增多，瓣膜置换术后患者常终生口服华法林，均需引起注意。近期发生动脉或深静脉血栓患者需推迟择期手术或进行围手术期干预。如不行抗凝治疗，3个月内再发血栓的概率为50%；应用华法林治疗1个月，则再发风险降至10%；治疗3个月后更可降至5%。

8. 精神病　近年来，精神病患者接受外科手术者明显增多。对此类患者的术前评估主要包括：病史、认知功能、治疗用药及其效果、精神类药物对麻醉用药的影响。

二、用药检查

手术患者在手术前，常有应用内科治疗药物的情况，术前需要全面检查，以决定是否继续用药或停止使用，相应还需要注意哪些事项。并发内科疾病的患者，常使用降压药、β受体阻滞药、抗凝药、糖皮质激素、洋地黄、利尿药、抗生素、降糖药、抗癌药、镇静安定药、单胺氧化酶抑制药、三环类抗抑郁药等治疗。应了解其药名、用药时间和用量，有无特殊反应；明确哪些药物与麻醉药之间可能存在相互不良作用。据此，决定术前是否需要继续使用或停止用药。

（一）抗高血压药

一般情况下，除利尿药以外的抗高血压药应一直用到术日晨。许多报道强调，围手术期停用β肾上腺受体阻滞药或α_2肾上腺受体激动药（如可乐定及右美托咪啶），反会引起明显的血流动力学负效应。

（二）利尿药

术前一般应停用利尿药。术前应用噻嗪类利尿药者，尽管已采用补钾或使用钾缓释制剂，仍不免发生低钾血症，15%患者的血清钾浓度<3.5mmol/L；10%患者浓度<3.0mmol/L。目前认为，低钾血症对手术患者造成的影响，已不如想象中危险，术前血清钾浓度在3.0~3.5mmol/L的患者，围手术期心脏并发症的危险性并不高。一般患者血清钾不宜低于3.0mmol/L，应用洋地黄的患者不宜低于

3.5mmol/L。血清钾 <3.0mmol/L 者的室性心律失常发生率是血清钾 >3.0mmol/L 者的 2 倍。

（三）洋地黄

围手术期应继续使用地高辛，对Ⅲ、Ⅳ级充血性心力衰竭患者证明是有效的。近期资料指出，心房纤颤患者应用地高辛应有所限制。

（四）抗心绞痛药

正在使用心绞痛治疗药包括硝酸酯类、钙通道阻滞药、β 肾上腺素能受体阻滞药者，都应继续使用到手术前；如系口服用药者，应继续保持其常用剂量和时间间隔。

（五）抗心律失常药

根据抗心律失常药的应用指征，围手术期抗心律失常药应一直延续使用至手术前。但有些抗心律失常药的不良反应与麻醉药之间存在一定的相关性。例如：①奎尼丁用于地高辛血浆浓度已达稳态的患者，麻醉可致地高辛清除率降低，易因此引起洋地黄中毒；②奎尼丁和普鲁卡因酰胺都可引起 QT 间期延长综合征；③丙吡胺（disopyramide）是心肌抑制药，在吸入挥发性麻醉药期间，可出现心肌抑制加重；④胺碘酮（amiodarone）可引起甲状腺功能改变，对甲状腺毒症具有更大的敏感性，易诱发甲状腺功能亢进，同时易引起间质性肺炎；⑤利多卡因是常用抗心律失常药，可降低吸入麻醉药的 MAC，因此也可用作静脉麻醉辅助药。

（六）支气管扩张药

氨茶碱是常用的支气管扩张药，是治疗支气管痉挛的常用药，但尚存在争议。氨茶碱除抑制磷酸二酯酶（phosphodiesterase）外，还引起去甲肾上腺素释放。氟烷也有支气管扩张作用，但同时增加心肌对血儿茶酚胺的敏感性。在氟烷麻醉期间并用氨茶碱，可引起室性心律失常。围手术期改用非肠道营养，可引起肝脏代谢氨茶碱的能力发生改变，容易导致氨茶碱血清浓度达中毒水平。如果患者已常规雾化吸入支气管扩张药，术前 30～60 分钟应再予雾化吸入一次。

（七）胰岛素和口服降糖药

（1）糖尿病患者应用胰岛素维持最佳血糖水平的处理有“严格”与“宽松”两种方案。“严格”方案的依据是：围手术期严格控制血糖水平达良好状态，创口感染率降低，一期愈合率提高，术后死亡率降低。“宽松”方案的依据是：有足够的资料说明严格方案的围手术期死亡率并不降低，而所需费用极高，且有发生低血糖的危险。采用宽松方案，其低血糖危险性并不显著，对成人胰岛素依赖型糖尿病患者，在手术日晨开始静脉输注葡萄糖盐水后，给予 1/2 习用剂量胰岛素即足。

（2）口服降糖药：手术日晨不应使用口服降糖药，特别是长效降糖药如氯磺丙脲（chlorpropamide）、格列吡嗪（glipizide）、优降糖（glyburide）这类与血浆白蛋白呈离子化结合的药物，当围手术期使用其他药物时，它们可从结合部位游离，从而可加剧降糖作用。曾用口服长效降糖药治疗的患者，术后在未清醒期间可出现无症状性低血糖。

（八）糖皮质激素

曾用过糖皮质激素和促肾上腺皮质激素（ACTH）的患者，围手术期应再补充适量糖皮质激素。如果患者当天使用氢化可的松 >300mg 后，围手术期不能再用氢化可的松，应继续使用正在使用的激素进行治疗。例如患者已用地塞米松 3mg/6h，当手术期间遇到应激时，仍应使用单次剂量地塞米松 3mg，即整个围手术期仍应继续采用地塞米松，这样可保护患者不出现肾上腺皮质功能不全。

（九）甲状腺药物

鉴于甲状腺素（thyroxine）的半衰期较长（1.4～10 天），因此手术当天可以不再使用。抗甲状腺素药物如甲巯基米唑（methimazole）、丙基硫氧嘧啶（propylthiourcil）则应继续用至手术当天早晨。

（十）抗癫痫药

抗癫痫药应继续使用至手术当天。许多抗癫痫药可降低肝脏微粒体酶系功能，因此，可引起围手术期所用药物的药代动力学改变。今知，对闭合性脑外伤性癫痫患者，为降低癫痫发作应用苯妥英钠，其预防性效果只表现在用药的第一周内。因此，麻醉医师对围手术期虽已预防性应用苯妥英钠的患者，仍应警惕其癫痫发作。

（十一）抗精神病和抗抑郁药

这类药物一般都应使用至手术前，但有些特殊情况需加以慎重考虑。

1. 单胺氧化酶抑制药（monoamine oxidase inhibitor，MAOI） 应用MAOI者，一般需在术前2周停止使用，否则围手术期可出现许多不良反应，包括心律失常和死亡，有关这方面麻醉意外的报道已较多。给这类患者使用麻醉药，其主要危险在停药后可能出现严重精神病并发症。

2. 锂 用于治疗狂躁病的碳酸锂，可增强肌松药的作用，同时麻醉药用量也减少。

3. 三环抗抑郁药（tricyclic antidepressants，TCA） 可阻滞去甲肾上腺素的再摄取，并耗空神经末梢这类神经递质。动物实验指出TCA与泮库溴铵和氟烷之间存在相互不良反应，可出现致死性室性心律失常，但在人类尚未见到这类相互作用的报道。

（十二）非甾体类抗炎药（NSAIDs）

非甾体类抗炎药可影响血小板功能而导致凝血机制异常。水杨酸钠（阿司匹林）引起血小板环氧合酶不可逆性乙酰化，其结果是使血小板寿命期7～10天内的聚集功能减退。其他NSAIDs也同样抑制血小板酶，但均属可逆性，单次用药一般最多仅抑制2天。阿司匹林或其他NSAIDs是否会导致手术期或手术后出血，尚存在争议。硬膜外麻醉中引起硬膜外腔“轻度出血”的情况似乎是增加的，但一般认为常规剂量（50～100mg/d）阿司匹林并不增加硬膜外血肿的发生率，对某些外科手术（如颅内手术）也可能无明显的危害。

（十三）抗凝药

手术前一般都必须停用抗凝药，有些尚需要在术前逆转其抗凝作用。

（十四）抗肿瘤药

对恶性肿瘤患者麻醉医师需要询问其有关抗肿瘤药的使用情况，已用什么治疗药、已使用多久等，此外还需要了解其骨髓功能状况。

1. 阿霉素（doxorubicin，adriamycin） 主要不良反应为骨髓抑制和心脏不良反应。麻醉医师要了解其用药总量。应用250mg/m^{2}时，心内膜下活检已证实有心肌受损；小于500mg/m^{2}时，一般尚不至出现明显的充血性心力衰竭。将阿霉素与环磷酰胺（cyclophosphamide）并用，心脏毒性将增加。如果患者主诉有充血性心力衰竭症状，术前应做心脏功能测定。

2. 博来霉素（争光霉素，bleomycin） 主要问题在于引起肺间质病变。当吸入氧浓度（FiO_2）大于28%时，肺损伤更易发生。对患者已用博来霉素剂量大于500mg时，吸入氧浓度应限制在30%以下，并应密切监测脉搏血氧饱和度。对应用博来霉素的患者术前给予糖皮质激素有利于预防围手术期呼吸功能衰竭。

（十五）抗青光眼药

应用抗青光眼药的患者，围手术期应常规继续使用。常用的胆碱酯酶抑制剂有两种：2－氧膦酰硫胆碱（echothiophate）和异氟磷（isofluophate），均为非可逆性抗胆碱酯酶药，都延长琥珀酰胆碱的作用。眼局部应用β－受体阻滞药可吸收入血，并引起全身影响，有些患者的心血管系统应激反应储备可能被削弱。

（十六）抗生素

抗生素特别是氨基糖苷类（aminoglycoside）可增强神经肌肉接头阻滞作用，这样对术毕逆转神经肌肉接头阻滞作用可能发生困难，或出现呼吸性酸中毒。

在此种抗生素的作用下，新斯的明反而增强肌松药的阻滞作用。

三、体格检查

麻醉前要针对与麻醉实施有密切关系的全身情况和器官部位进行重点体检。

（一）全身情况评估

通过快速视诊患者观察全身情况，包括有无发育不全、畸形、营养障碍、贫血、脱水、水肿、发绀、发热、消瘦或过度肥胖等，常能提供重要的评估资料。例如，患者表现发绀，与心血管系统和呼吸系统状况有关，需做进一步检查，脉搏血氧饱和度测定或血气分析可有助于确认或排除这类临床发绀现象。伴有全身水肿的慢性病患者，提示围手术期对所用的大多数药物都表现为分布容积的改变。

（二）生命体征

（1）术前应常规测定生命体征：包括血压、脉搏、呼吸、体温和体重（kg），并作记录。对周围血管疾病患者应测定双侧上肢的血压，如果两侧血压不一致，超过20%或大于20mmHg时，提示患者存在血管硬化或狭窄。

（2）术前测定脉搏血氧饱和度（SpO_2）基础值：不仅可确定呼吸系统有否异常，还有助于指导术后是否需要持续吸氧，为患者离开麻醉恢复室提供依据。

（3）了解近期内的体重变化：近期体重逐渐上升者，提示对麻醉的耐受性多半较好；近期内体重显著减轻者，对麻醉的耐受一般很差，应加以注意。对过度消瘦或极度肥胖患者要警惕术中容易发生呼吸循环意外。小儿术前必须常规测量体重。如果实际体重大于预期年龄体重，用药量可根据实际体重计算；如果小于年龄体重，用药量宜按年龄体重的偏小剂量计算。

（4）体温上升常表示体内存在炎症或代谢紊乱，其麻醉用药和剂量需慎重，一般耐药均差，耗氧量大，术中供氧需充分。体温低于正常者，表示代谢低下，一般情况差，麻醉耐受性也不佳。

（5）血压升高者，应反复多次测量双上肢及下肢血压，明确血压升高的原因、性质和波动范围，决定术前是否需要抗高血压治疗；同时要评估高血压对心、脑、肾等重要器官功能损害的程度，是否并发冠状动脉、主动脉、颈动脉、脑动脉、肾动脉及周围动脉病变，相应脏器是否存在供血不足。例如并存心肌缺血性改变时，择期手术需推迟进行；并存肾脏改变时，对麻醉药的选择必须个别考虑。血压过低或周围循环衰竭的患者，麻醉处理需极慎重。对脉搏明显不规则（次数、强弱、节律异常）者，应查心电图或24小时动态心电图，明确心律失常的性质、严重程度与原因。

（6）血红蛋白、红细胞计数和血细胞比容可反映贫血、脱水及血容量的大致情况。简单而言，成人血红蛋白低于80g/L，或高于160g/L（多因脱水所致），麻醉时容易发生休克、栓塞等严重并发症，需于术前尽可能纠正。对年龄超过60岁者，术前应重视纠正正常血容量性贫血。年龄小于3个月的婴儿，术前血红蛋白应至少超过100g/L；大于3个月者，应至少达到90g/L方称满意。中性粒细胞增高以及红细胞沉降率增快，提示体内存在急性炎症病变，愈严重者，麻醉耐受性愈差。

（7）尿常规检查需包括每小时尿量或每日总尿量。通过尿比重测定可估计患者的水和电解质代谢情况；尿糖阳性应考虑糖尿病，需进一步检查确诊；尿蛋白阳性应考虑肾脏实质性病变；尿红、白细胞和管型阳性，应想到泌尿系炎症。尿量明显减少，以至少尿、闭尿时，应考虑严重肾功能障碍。对尿常规检查阳性的患者，应进一步做血液生化检查，以判断肾功能状况。肾功能已减退的患者，麻醉耐受性极差，术后容易出现肾功能不全加剧。

（8）基础代谢率可明显影响麻醉药用量和麻醉耐受性。基础代谢率高者，麻醉药用量大，氧耗量大，且麻醉不易平稳；代谢率低者，麻醉药用量需减小，麻醉耐受差。基础代谢率可用Read公式作粗略测定：患者清晨睡醒后，在不起床、不进食的情况下，连续测试两次血压和脉搏，取其平均值，代入公式：基础代谢率（%）$=0.75\times$每分钟脉率数$+0.74\times$脉压-72。正常值应为$-10\%\sim+10\%$。

（9）观察呼吸次数、深度、形式（即胸式呼吸、腹式呼吸）及通气量大小，有无呼吸道不通畅、胸廓异常活动和畸形。这些观察对于估计术后是否会出现肺部并发症等都有重要的参考价值。此外，要重视肺部听诊和叩诊检查，参阅X线透视和摄片结果，尤其对60岁以上老年人，或并存慢性肺部疾病的患者更需重视，有时可获得病史和体检未能查出的阳性发现。

（10）遇有下列X线检查阳性征象者，应考虑改变麻醉方法以求安全，例如气管明显移位或狭窄；纵隔占位病变已压迫邻近大血管、脊神经、食管和气管；主动脉瘤；肺气肿、肺炎、肺不张；肺水肿或肺实变；脊椎、肋骨或锁骨新鲜骨折；右位心、心包压塞、心包炎或心脏明显扩大等。

（11）对并存急性上呼吸道感染（鼻塞、咽充血疼痛、咳嗽、咳痰或发热）者，除非急症，手术应暂停，至少需推迟到治愈一周以后再手术。对于慢性气管支气管炎或肺部疾病患者，或长期吸烟者，注意痰量、性状、浓稠度、是否易于咳出，需采取预防术后肺部并发症或病变播散的措施，慎用刺激呼吸道的麻醉药。对于已影响呼吸道通畅度的疾病要特别重视，如鼻中隔偏曲、鼻甲肥大、鼻息肉、扁桃体肥大、颈部肿物压迫气管、声带麻痹、大量咯血、呕血、频繁呕吐、昏迷、过度肥胖、头面颈烧伤或创伤、OSAS以及颈项过短等，围手术期都易引起急性呼吸道阻塞，常需采取清醒气管内插管，或事先做好抢救准备（如气管插管用具、吸引器、气管切开器械包及纤支镜等）。对拟行气管内插管的患者，必须常规检查呼吸道有关解剖及其病理改变。

（12）肺功能检查：对胸腔手术患者，或非胸腔手术但有呼吸功能减退的患者，术前应常规检查肺功能，对术后是否可能发生呼吸衰竭具有预测价值。

（三）气道、牙、颈

（1）对拟经口腔插管患者，对气道应做精确的重点检查，包括颈椎活动度、颞颌关节功能和牙齿情况，尽可能识别出可能存在困难气道的患者，以降低发生紧急困难气道的风险。

（2）牙齿：应仔细检查病损牙和义齿的情况，有无脱落被误吸危险，做好记录。对松动牙或义齿在麻醉前应摘下。

（3）颈部检查可与上述的气道检查同步进行。颈动脉区有杂音，提示存在周围血管病，需要做进一步检查，但并不意味着围手术期的卒中率增加。通过触诊检查明确甲状腺和气管情况。

（四）肺脏

麻醉前对急慢性呼吸系统疾病或呼吸功能减退患者，施行一定的评估和治疗准备，可显著降低围手术期呼吸系统并发症发生率及病死率。

1. 常见呼吸系统疾病患者的麻醉耐受力估计　手术患者并存急性呼吸系感染（如感冒、咽炎、扁桃体炎、气管支气管炎、肺炎）者，术后极易并发肺不张和肺炎，择期手术宜推迟到完全治愈后1～2周再手术。如系急症手术，应尽量避免采用气管插管全身麻醉，合理应用抗生素控制感染。

手术患者并存慢性阻塞性肺疾病者并不罕见。麻醉前要重点掌握有关病史和体检，以判断感染程度和肺功能减退程度，有无并发肺源性心脏病，并据此进行细致的术前准备工作。下面列举常见的病史和体检项目，对这类患者的术前评估和准备具有实用价值。

（1）呼吸困难：活动后呼吸困难（气短）是衡量肺功能不全的主要临床指标，据此可作出评估，详见表1－1。

表1－1　呼吸困难评级*

0级	无呼吸困难症状
Ⅰ级	能较长距离缓慢平道走动，但懒于步行
Ⅱ级	步行距离有限制，走一或两条街后需要停步休息
Ⅲ级	短距离走动即出现呼吸困难
Ⅳ级	静息时也出现呼吸困难

注：＊指呼吸系统疾病引起的呼吸困难。根据正常步速、平道步行结束后观察。

（2）慢性咳嗽多痰：患者在1年中有持续3个月时间慢性咳嗽多痰，并已连续2年或2年以上者，即可诊断为慢性支气管炎。这是一种慢性阻塞性肺疾病，手术后易并发弥散性肺泡通气不足或肺不张，术前应做痰细菌培养，并合理应用相应的抗生素控制感染。

（3）感冒：为病毒性呼吸道感染，可显著削弱呼吸功能，呼吸道阻力增高可持续达5周，同时对细菌感染的抵抗力显著减弱，从而容易使呼吸道继发急性化脓性感染，或使原有呼吸系统疾病加重。

（4）哮喘：提示小气道明显阻塞，肺通气功能严重减退，但一般均可用支气管扩张药和肾上腺皮质激素治疗而获得缓解。哮喘患者围手术期的呼吸系统并发症可比呼吸系正常患者高4倍。

（5）咯血：急性大量咯血有可能导致急性呼吸道阻塞和低血容量，甚至出现休克，有时需施行紧急手术，麻醉处理的关键在控制呼吸道，应酌情采用双腔支气管插管。

（6）吸烟：只要每日吸烟10～20支，即使年轻人，肺功能也已开始出现变化；凡每日吸烟20支以上，并有10年以上历史者，即可认为已经并存慢性支气管炎，平时容易继发细菌感染而经常咳嗽吐痰，麻醉后则容易并发呼吸系统严重并发症，发生率远高于不吸烟者。

（7）长期接触化学性挥发气体：为引起慢性支气管炎的主要诱因之一，同时可能伴有全身毒性反应。

（8）高龄：老年人易并发慢性肺疾病，尤以阻塞性肺疾病和肺实质性疾病为多见，并由此继发肺动脉高压和肺源性心脏病，这是高龄老人麻醉危险的主要原因之一，麻醉前必须对这类并存症加以明确诊断，并做好细致的术前准备工作。

（9）胸部视诊：观察呼吸频率、呼吸形式和呼吸时比；有无发绀；有无膈肌和辅助呼吸肌异常活动（三凹征）；有无胸壁异常活动（反常呼吸）、胸壁塌陷等；胸廓呈桶状者，提示阻塞性肺疾病已达晚期；脊柱呈后侧凸变形者，提示存在限制性肺疾病。

（10）肺听诊：有无啰音、支气管哮鸣音，或呼吸音减弱或消失。

（11）气管移位或受压：要寻找原因，估计是否会妨碍使用麻醉面罩通气，是否存在气管插管困难。

（12）过度肥胖：体重超过标准体重30%以上者，易并存慢性肺功能减退，术后呼吸系统并发症风险增高。

2. 麻醉前肺功能的评估　如下所述。

（1）简单易行的肺功能评估方法：①测胸腔周径法：测量深吸气与深呼气时，胸腔周径的差别，超过4cm以上者，提示无严重肺部疾病和肺功能不全。②测火柴火试验：患者安静后，嘱深吸气，然后张口快速呼气，能将置于15cm远的火柴火吹熄者，提示肺储备功能好，否则示储备低下。

（2）凡呼吸困难程度已超过Ⅱ级，或具备前述12个病史和体检项目明显异常者，尤其对活动后明显气短、慢性咳嗽痰多、肺听诊有干湿啰音或哮鸣音、长期大量吸烟、老年性慢性支气管炎及阻塞性、限制性肺功能障碍等患者，术前还需做详细的胸部X线检查和专门的肺功能检查及血气分析。胸腔或腹腔大手术后，几乎无一例外地出现暂时性肺功能减退，术前也有必要做呼吸功能检测。近年来，对于慢性肺功能不全，除非需要切除较多的肺组织，或已有广泛的肺纤维性实变，一般均可通过术前细致的治疗而获明显改善，故已很少被列为手术禁忌证。

（3）肺部听诊可发现有关疾病，也可发现某些无症状的疾病，以指导进一步检查。哮喘患者术前仍伴有支气管痉挛性哮鸣音者，提示术前对患者尚未能做到最佳状态的准备。充血性心力衰竭患者如果还能听到啰音或哮鸣音，提示患者还可能存在亚临床性充血性心力衰竭。如果患者计划施行肌间沟臂丛神经阻滞或颈深丛阻滞，应检查膈肌动度，此类阻滞常会引起同侧膈神经麻痹。

（五）心脏大血管

对心脏检查应包括心率、心律（规则、不规则、期前收缩等）、是否存在心脏杂音（右心杂音、肥厚性心肌病变、主动脉瓣狭窄、二尖瓣反流、二尖瓣脱垂、主动脉瓣关闭不全、肺动脉瓣狭窄、三尖瓣反流、肺动脉瓣反流）或其他心音（如第三心音）、颈外静脉充盈情况。除检查血压、脉搏、皮肤黏膜颜色和温度等周围循环外，还要注意心脏听诊和叩诊，周围浅动脉、眼底动脉和主动脉情况。有心脏扩大，桡动脉和眼底动脉硬化、主动脉迂曲者，对麻醉的耐受性都较差，在麻醉用药量、麻醉深度、氧供应、输液速度和输液量，以及消除手术刺激不良反应等处理上都必须格外谨慎合理。心脏听诊有杂音，但无心脏功能障碍者，对麻醉的耐受未必太差。有心律失常者，需用心电图确诊其性质，酌情予以治疗。对40岁以上的患者，术前需常规检查心电图。据统计，术前能查出心电图异常并给予适当处理者，死亡率可降低50%。此外，对心肺功能的代偿程度做出恰当评估，十分重要，详见下文。

1. 心血管病患者的麻醉耐受力评估　如下所述。

（1）先天性心脏病中的房间隔缺损或室间隔缺损，如果心功能仍在Ⅰ、Ⅱ级，或既往无心力衰竭史者，对接受一般性手术可无特殊困难或危险；如果同时伴肺动脉高压者，则死亡率显著增高，因此，除非急症，一般手术应推迟或暂缓。若并存主动脉缩窄或动脉导管未闭者，应先将这类畸形治愈，而后再施行其他择期手术。轻度肺动脉瓣狭窄不是择期手术的禁忌证，但重度者由于术中容易发作急性右心力衰竭，择期手术应列为禁忌。法洛四联征由于存在红细胞增多和右室流出道狭窄，麻醉后易致心排血量骤减和严重低氧血症，故择期手术的危险性极大。

（2）高血压患者的麻醉安危取决于是否并存继发性重要脏器损害及其损害程度，包括大脑功能、冠状动脉供血、心肌功能和肾功能等改变。单纯慢性高血压，只要不并存冠状动脉病变、心力衰竭或肾功能减退，即使已有左室肥大和异常心电图，在充分的术前准备和恰当的麻醉处理前提下，耐受力仍属良好，死亡率无明显增高。术前准备的重点之一是施用抗高血压药治疗，药物种类较多，有周围血管扩张药（如肼苯哒嗪、哌唑嗪、长压定等）、β-受体阻滞药（如艾司洛尔、心得安）、α-肾上腺素能神经阻滞药（如利血平）、钙通道阻滞药（如异搏定、硝苯吡啶）等。术前施行抗高血压治疗，有利于术中、术后维持血压平稳，但与麻醉药并用有可能产生不良相互作用，如低血压和心动过缓；与氯胺酮或泮库溴铵并用，有可能诱发高血压；与丙泊酚并用，有可能出现心血管虚脱。尽管如此，①一般认为血压≥180/110mmHg的患者应推迟择期手术，待血压控制良好后方允许手术；②抗高血压药治疗必须延续到手术日晨，以防止术中因血压剧烈波动而诱发心力衰竭或脑血管意外等急性损伤；③术中一旦并发低血压，可临时应用适量缩血管药进行拮抗；④对长期应用抗高血压药治疗的患者，不能突然停药，否则患者对内源性儿茶酚胺的敏感性将相应增高，可能引发高血压、心动过速、心律失常和心肌缺血等严重意外；⑤对高血压并存肾脏损害者，术前需对麻醉药的种类和剂量的选择进行全面考虑；⑥对高血压并存心肌缺血者，术前应重点加强对心肌缺血的治疗，择期手术需推迟。

（3）缺血性心脏病患者的麻醉危险性在于发生围手术期心肌氧供需平衡失调而诱发急性心肌缺血甚至心肌梗死，死亡率很高。遇病史中存在下列情况者，并存缺血性心脏病的可能性极大：①糖尿病；②高血压病；③肥胖、吸烟、高血脂者；④心电图示左室肥厚；⑤周围动脉硬化；⑥不明原因的心动过速和疲劳。缺血性心脏病的典型征象有：①紧束性胸痛，可往臂内侧或颈部放射；②运动、寒冷、排便或饱餐后出现呼吸困难；③端坐呼吸；④阵发性夜间呼吸困难；⑤周围性水肿；⑥家族中有冠心病；⑦有心肌梗死史；⑧心脏扩大。但有些缺血性心脏病患者，平时并无明显症状，也无心电图异常，但冠状动脉造影证实已有1~3支冠状动脉存在超过50%的管腔狭窄，这类无症状的缺血性心脏病患者，在麻醉中存在较大的潜在危险。

对缺血性心脏病患者，从麻醉处理角度看，麻醉前首先应从病史中明确下列三个问题：①是否存在心绞痛，其严重程度如何，具体参考表1-2做出评估；②是否发生过心肌梗死，明确最近一次的发作时间；③目前的心脏代偿功能状况如何。

表1-2　心绞痛分级

分级	表现
Ⅰ级	日常体力活动不引起心绞痛；若快速步行、登楼梯、剧烈活动或长时间快速费力工作或娱乐，可出现心绞痛
Ⅱ级	日常体力活动轻度受限；登楼梯、爬山、餐后散步或登高、寒冷和大风、情绪紧张或睡醒后短时间，出现心绞痛
Ⅲ级	日常体力活动明显受限；以正常步速，短距离散步或登一段楼梯即出现心绞痛，休息后症状可缓解
Ⅳ级	任何体力活动均可诱发心绞痛，静息时也可能发作

（4）心脏瓣膜病患者的麻醉危险性主要取决于病变的性质及其对心功能损害的程度。麻醉前必须明确是以狭窄为主，还是以关闭不全为主，还是两者兼有。一般讲，①以狭窄为主的病情发展较关闭不全者为迅速；重症主动脉瓣狭窄或二尖瓣狭窄极易并发严重心肌缺血、心律失常（房扑或房颤）和左

心功能衰竭，也易并发心腔血栓形成和栓子脱落。因此，麻醉的危险性相当高，一般应禁忌施行择期手术。②关闭不全患者对麻醉和手术的耐受力一般均属尚可，但易继发细菌性心内膜炎或缺血性心肌改变，而有猝死的可能。③对各类瓣膜性心脏病患者，为预防细菌性心内膜炎，术前均需常规使用抗生素。有人报道，单纯经鼻腔内气管插管也可能诱发细菌性心内膜炎，发生率达16%。抗生素应在手术开始前30分钟内使用。④为预防心腔内血栓脱落并发症，常予施行抗凝治疗，如遇急症，术前需中止抗凝。

（5）心律失常：术前心电图存在心律失常者，必须结合病史和临床表现，探讨其实际意义。从麻醉角度看，术前需要纠正的心律失常有：①心房颤动和心房扑动，术前如能控制其心室率在80次/分钟左右，麻醉的危险性不致增加；相反，如不能控制心室率，提示存在严重心脏病变或其他病因（如甲状腺功能亢进），则麻醉危险性显著增高。②高度传导阻滞的患者均有发展为完全性心脏传导阻滞而猝死的可能，术前需做好心脏起搏器准备，术中需连续监测心电图。需指出，起搏器对电灼器很敏感，易受干扰而失灵，致心脏陷于停搏，故麻醉医师应掌握起搏器的使用和调节技术。无症状的右或左束支传导阻滞，一般并不增加麻醉危险性。③房性期前收缩或室性期前收缩，偶发者在年轻人多属功能性，一般无须特殊处理，或仅用镇静药即可消除，不影响麻醉耐受力；发生于中年40岁以上的患者，尤其当其发生和消失与体力活动有密切关系者，应考虑存在器质性心脏病的可能。频发（每分钟多于5次）、多源性或R波与T波相重的室性期前收缩，容易诱发心室颤动，术前必须用药加以控制，择期手术需推迟。④预激综合征可发作室上性心动过速，一般只要在麻醉前和麻醉中做到防止交感兴奋和血管活性物质释放，即可有效预防其发作，但对持续而原因不明的发作，要引起重视，有时往往是心肌病变的唯一症状，麻醉危险性极高，择期手术必须推迟。

2. 心脏功能的临床评估　心脏功能的临床评估方法有以下几种：

（1）体力活动试验：根据患者在日常活动后的表现，评估心脏功能，详见表1-3。

表1-3　心脏功能分级及其意义

心功能	屏气试验	临床表现	心功能与耐受力
Ⅰ级	30秒以上	普通体力劳动、负重、快速步行、上下坡，不感到心慌气短	心功能正常
Ⅱ级	20~30秒	能胜任正常活动，但不能跑步或较用力的工作，否则心慌气短	心功能较差。麻醉处理恰当，麻醉耐受力仍好
Ⅲ级	10~20秒	必须静坐或卧床休息，轻度体力活动后即出现心慌气短	心功能不全。麻醉前准备充分，麻醉中避免任何心脏负担增加
Ⅳ级	10秒以内	不能平卧，端坐呼吸，肺底啰音，任何轻微活动即出现心慌气短	心功能衰竭。麻醉耐受力极差，手术必须推迟

（2）屏气试验：患者安静5~10分钟后，嘱深吸气后作屏气，计算其最长的屏气时间。超过30秒者表示心脏功能正常；20秒以下者表示心脏代偿功能低下，对麻醉耐受力差。

（3）起立试验：患者卧床10分钟后，测量血压、脉搏，然后嘱患者骤然从床上起立，立即测血压、脉搏，2分钟后再测一次。血压改变在20mmHg以上，脉率增快超过20次/分钟者，表示心脏功能低下，对麻醉耐受力差。本法不适用于心功能Ⅳ级的患者。

3. 临床容易被误诊的心脏病　如下所述。

（1）有些心脏病可出现某些消化道症状，如急性腹痛、放射性疼痛、恶心、呕吐、黄疸、腹腔积液等，由此易被误诊为腹部外科疾病而需施行手术，显然其麻醉和手术危险性倍增。因此，麻醉医师应提高警惕，如怀疑有误诊，应请内科医师协助诊断。

（2）易被误诊为非心脏病的临床表现有：①心绞痛和心肌梗死可伴剑突下疼痛，类似胃病；②突发性右心力衰竭，尤易发生于活动后的轻度右心力衰竭，或严重二尖瓣狭窄突发心房颤动者，常伴有右臂上1/4肩胸部放射性疼痛，类似胆囊病；③慢性发作的右心力衰竭，可出现非特异性胃肠道症状，如厌食、恶心、饭后腹部饱胀感，甚或呕吐，常伴体重下降，因此，易被误诊为上消化道癌症；如果不伴心脏杂音，则更容易误诊；④肺动脉栓塞伴黄疸时，易被误诊为胆管系统疾病；⑤右心力衰竭或缩窄性心包炎，常伴发腹腔积液；⑥伴巨大右心房的二尖瓣狭窄、心包炎、主动脉瘤、主动脉缩窄或主动脉弓畸形，可压迫食管而出现吞咽困难症状；⑦急性风湿热，常可伴发急性腹痛，尤易见于儿童；⑧细菌性心内膜炎或心房颤动时并发脾、肾或肠系膜动脉栓塞，可出现急性腹痛；⑨心力衰竭患者应用洋地黄逾量中毒时易出现恶心、呕吐症状。

（六）肾脏

麻醉药的抑制、手术创伤和失血、低血压、输血输液反应和脱水等因素都可导致肾血流减少，由此可引起暂时性肾功能减退。大量使用某些抗生素、大面积烧伤、创伤或并发脓毒症时，均足以导致肾功能损害。如果原先已存在肾病，则损害将更显著，甚至出现少尿、无尿和尿毒症。因此，术前必须通过各项检查，判断肾功能，衡量患者对麻醉和手术的耐受力，必要时采取各种透析治疗。

1. 各类肾病的麻醉耐受力评估　如下所述。

（1）年轻、无肾病史及尿常规正常的患者可认为肾功能良好，可耐受各种手术和麻醉。老年、并存高血压、动脉硬化、严重肝病、糖尿病等患者，容易并发肾功能不全，即使尿常规无特殊异常，也需做肾功能检查，以评估其对麻醉和手术的耐受力。

（2）对慢性肾功能衰竭或急性肾病患者，未经治疗时原则上应禁忌施行任何择期手术。近年来，在人工肾透析治疗的前提下，慢性肾功能衰竭已不再是择期手术的绝对禁忌证，但总的讲，对麻醉和手术的耐受力仍差。

（3）肾病主要包括肾小球性和肾小管性两类，此外还有肾结石性肾病。肾小球肾炎可发展为肾病综合征，患者处于身体总水量过多而血管内血容量减少的状态，发展至末期可出现尿毒症。为减轻水肿，常使用利尿药治疗，这样血容量可进一步降低。对这类患者术前准备的重点在调整血容量和水电解质平衡，在严密监测下进行补液处理。肾小管一旦发生病变，主要的症状为少尿、无尿，机体代谢终末产物在体内潴留，最终发展为尿毒症。为根治慢性尿毒症，多数需施行肾移植手术，则术前必须通过人工肾或腹膜透析进行充分细致的准备。

（4）患有慢性肾病者，常易并存其他脏器病变，需在术前作出正确判断和治疗。常见的并发症有：①高血压或动脉硬化，在肾病所致的低血容量和贫血情况下，易导致心脏做功增加，继发心力衰竭；②心包炎，严重者可致心包填塞，术前超声波检查可作出确诊；③贫血，其严重程度一般与尿毒症的程度成正比；④凝血机制异常，尿毒症患者常并存血小板功能异常和Ⅲ因子（组织凝血活酶）活性降低，术前需施行糖皮质激素或免疫抑制等治疗；⑤代谢和内分泌功能紊乱，包括碳水化合物耐量减退、胰岛素拮抗、甲状旁腺功能亢进、自主神经系统功能紊乱、高钾血症和酸中毒等，同时对某些药物的排泄和药代动力学也发生改变，术前应尽可能予以调整，对麻醉药和肌松药的选择必须慎重、合理。

2. 肾功能障碍的临床评估　尿液分析（血、糖、蛋白）、血浆白蛋白、血尿素氮（BUN）、血清肌酐值、内生肌酐清除率、尿浓缩试验和酚红试验等，是临床较有价值的肾功能测定。以 24 小时内生肌酐清除率和 BUN 为指标，可将肾功能损害分为轻、中和重度三类，详见表 1－4。

表 1－4　肾功能损害程度分类

	正常值	损害程度		
		轻度	中度	重度
24h 内生肌酐清除（mL/min）	80 ～100	51 ~ 80	21 ~ 50	<20
血尿素氮（mmol/L）	1. 79 ~ 7. 14	7. 5 ~ 14. 28	14. 64 ~ 25	25. 35 ~ 35. 7

注：＊血尿素氮 mg/dl × 0. 357 = mmol/L。

（七）肝脏

1. 肝脏患者的麻醉耐受力评估　绝大多数麻醉药（包括全身麻醉药和局部麻醉药）对肝功能都有暂时性影响；手术创伤和失血、低血压和低氧血症，长时间使用缩血管药等，均足以导致肝血流减少和供氧不足，严重时可引起肝细胞功能障碍。这些因素对原先已有肝病的患者，其影响显然更为显著。从临床实践看，①轻度肝功能不全的患者对麻醉和手术的耐受力影响不大；②中度肝功能不全或濒于失代偿时，麻醉和手术耐受力显著减退，术后容易出现腹腔积液、黄疸、出血、切口裂开、无尿，甚至昏迷等严重并发症。因此，手术前需要经过较长时间的严格准备，方允许施行择期手术；③重度肝功能不全如晚期肝硬化，常并存严重营养不良、消瘦、贫血、低蛋白血症、大量腹腔积液、凝血功能障碍、全身出血或肝昏迷前期脑病等征象，则危险性极高，应禁忌施行任何手术；④急性肝炎患者除紧急抢救性手术外，一律禁忌施行手术；⑤慢性肝病患者手术中的最大问题之一是凝血机制异常，这与患者常并发胃肠道功能异常，维生素 K 吸收不全，致肝脏合成Ⅴ、Ⅶ、Ⅸ、Ⅹ因子不足有关，术前必须重视加以纠正。

2. 肝功能的临床评估　肝脏有多方面的功能，评价其功能状况需进行多种实验室检查。但需强调，目前临床上常用的肝功能检查大多数属非特异性，如果单凭某几项检验结果即作为判断依据，往往不可靠，还必须结合临床征象进行综合分析，方能做出较合理的诊断。有关肝功能损害程度，可采用临床常用的 Child - Pugh 分级加以评定，见表 1-5。按该表计算累计分：1～6 分者为 A 级（轻度肝功能不全）；7～9 分为 B 级（中度不全）；10 分以上为 C 级（重度不全）。肝病并发出血，或有出血倾向时，提示已有多种凝血因子缺乏。若凝血因子时间延长、凝血酶时间延长、部分凝血活酶时间显著延长、纤维蛋白原和血小板明显减少，提示已出现弥散性血管内凝血（DIC）和纤维蛋白溶解，表示肝脏已坏死，除急救性手术外，其他任何手术均属禁忌。

表 1-5　Child - Pugh 肝功能不全评估分级

临床或生化指标	分数		
	1	2	3
血清总胆红素（μmol/L）	<34	34～51	>51
人血白蛋白（g/L）	≥35	28～35	≤28
凝血因子时间延长（s）	1～3	4～6	>6
脑病分级	无	1～2	3～4
腹腔积液	无	轻度	中重度

（八）神经系统功能

（1）术前神经系统评估的重点内容

1）麻醉前对每一例患者应常规询问中枢神经系统情况，是否有脑出血或脑梗死病史，是否有头痛史，神志消失史，肌无力史，局灶性症状（如一过性单眼失明、复视、麻痹、吞咽困难等）；①脑出血及脑梗死病史常提示并存高血压；②头痛提示可能存在脑瘤或占位病变、颅内高压（ICP）、脑积水、颅内动脉瘤或脑动静脉畸形；③神志障碍（指眩晕和昏厥）提示可能存在心血管系疾病或癫痫状态；④弥漫性肌无力提示可能存在神经肌肉疾病（如肌营养失调、重症肌无力、多发性神经炎）或内分泌、代谢性疾病；⑤单侧性肌无力最常见于卒中、短暂脑缺血发作（TIA）或脊神经根疾病；⑥局灶性神经征象提示可能同时并存中枢性与周围性神经疾病，需进一步 CT、MRI 检查确诊；⑦对新出现的明确而不稳定的征象，或估计术后有可能发生神经系统功能障碍者，也需进一步深入检查。

2）对术前已诊断患有神经系统并存症的患者，需具体掌握疾病的持续时间、最近的表现、治疗用药情况、体检、实验室检查结果与最后诊断，如果与以往的诊断不相符时，需进一步深入研究，并邀请神经专科医师会诊，力求全面做好围手术期的预防和治疗工作。

（2）邀请神经科医师会诊：会诊的目的主要在：①明确神经系统征象的疾病诊断及其临床意义，如头痛，阵发性短暂的征象，慢性局灶症状，肌无力，运动障碍，神志异常等；②对慢性神经系统疾病进行术前评估其病情的严重程度，如癫痫、重症肌无力、假性脑瘤、帕金森病、多发性硬化症、肌营养失调、症状性颈动脉病等，需采取哪些进一步的预防措施；③术前或术中尚需做哪些神经系统功能检查与监测，例如脑缺血患者的脑电图或体感诱发电位检查；后颅窝病变的脑干－听觉诱发电位，肌电图，脑神经和周围神经的传导速度等检查；④对已发生的并发症进行诊断与处理，如昏迷、谵妄、脑病、神经系统新出现的局灶征象或神经损伤、头痛、癫痫、脑死亡等。

邀请神经科医师会诊力求做到“有效”。所谓“有效”是指：①麻醉医师必须与神经科会诊医师直接交谈；②强调提供高质量、有的放矢的建议；③提供特殊用药的建议，包括药名、剂量、用药途径和作用持续时间；④约定继续随访的时间。如果对并发症的诊断不明确或模糊不清，其检查与建议也将是含糊不清的。此外，要求在会诊时直截了当提出问题。例如，“病情是否有逆转希望?”“病情的紧急程度如何?”等等。经验丰富、技术熟练的会诊者根据病史资料、体检和神经系统检查，可能提出与原先完全不同的检查与诊断结果，此时麻醉医师应请会诊者明确作出具体答复。这类会诊的时间虽短暂，但针对性强，能解决实际问题。

（3）如果拟采用局部麻醉，应对麻醉区的神经功能进行检查并记录。如果麻醉区与手术区系在同一部位时，麻醉医师应在麻醉前对可能涉及的部位进行神经功能检查，并作记录，特别对术前已存在的神经系统损害进行记录，约有15%麻醉手术后的周围神经损伤会针对麻醉医师提出索赔要求。

（九）四肢脊柱

对拟行椎管内麻醉者，应常规检查脊柱和脊髓功能：①检查穿刺标志是否清楚。②明确脊柱有无病变、畸形。③穿刺点邻近组织有无感染。④是否存在出血性疾病、出血倾向，或正在使用抗凝药治疗。⑤是否有经常头痛史。⑥是否存在隐性脊髓病变。脊柱区域的皮肤有血管瘤、色素沉着或毛痣者，有可能并发椎管内血管畸形。如果怀疑上述情况，为避免发生全蛛网膜下隙神经阻滞、脊髓病变加重、椎管内血肿形成、椎管内感染化脓而继发截瘫等严重并发症，应禁用椎管内麻醉。⑦拟行桡动脉穿刺插管施行直接动脉压测定时，应首先明确桡动脉是否有病变，然后做Allen试验。

四、实验室与诊断学常规检查

无选择性的实验室与诊断学检查对患者和社会都是一笔不菲的开支。在保证患者安全的基础上减少不必要的实验室与诊断学常规检查，需要麻醉医师与外科医师的合作。新近的观点一般认为：

（一）心电图

（1）目前认为年龄小于40岁的患者术前常规行心电图检查并非必要。外科患者术前出现异常心电图者较为常见，并随年龄增高而增多。研究发现，年轻健康患者出现Q波和ST-T波改变，通常也不能说明是由于心脏缺血性疾病所引起，且证实一般也不会影响围手术期的用药。

（2）明显的心电图异常常是疾病的重要表现。40岁以下患者仅通过心电图而不通过病史和体检，发现心脏病的概率很低。在年龄超过44岁或曾有心脏病病史者，心电图阳性的概率则增高。当前，对术前常规做心电图检查问题，虽尚无统一意见，但首先重点询问有关心脏病病史，然后据此考虑心电图检查，此意见已较趋一致，特别对年龄40~45岁以上的患者尤其需要依靠询问病史。

（3）对于某些患者需常规检查心电图：如心肌梗死病史、稳定型心绞痛、充血性心力衰竭、心律失常病史、动脉瘤；气胸、哮喘、COPD、睡眠呼吸暂停综合征；糖尿病；惊厥、脑出血或脑梗死；甲状腺疾病；病理性肥胖等。

（二）全血细胞计数、血红蛋白检查

非必须检查。个体化指征包括：并发血液系统疾病、既往或当前出血、肾病、放化疗患者、激素或抗凝剂治疗者、大手术等。

（三）肝功能检查

非必须检查。个体化指征包括：各型肝炎肝硬化、门脉高压、胆管疾病、肿瘤、免疫损伤及出血性疾腐、长期应用肝脏毒性药物者等。

（四）肾功能检查

非必须检查。个体化指征包括：各型肾脏疾病、高血压、糖尿病、恶心呕吐、脱水、血尿、多尿或

少尿、心肝肾损害及既往肾移植病史等。

（五）凝血功能检查

非必须检查。个体化指征包括出血史、肝肾疾病、血液病、营养不良、应用影响凝血功能药物者及拟采用椎管内麻醉者等。

（六）胸部 X 线片

非必须检查。个体化指征包括肺部啰音、肺水肿和 COPD、肺炎、气胸、心脏扩大、肺动脉高压、胸主动脉瘤、右位心及胸腔或纵隔占位等。

（七）肺功能检查

非必须检查。个体化指征包括哮喘、肺气肿、COPD、可疑肺部疾病、术前存在呼吸困难或拟行肺切除术者等。

需要注意的是，上述意见和建议并非公认的国际标准。不同医疗机构在制定其内部的术前检查项目标准和规范时，需结合不同国家和地区以及医疗机构自身的实际情况加以统筹考虑，以免引起不必要的医疗纠纷。

五、特殊检查

外科手术患者并存明显的内科疾病时，有必要进行某些特殊检查。

（一）心脏疾病

（1）每年约有 700 万 ~800 万非心脏手术患者并发或死于心脏意外，其中相当一部分患者的病史中并无冠心病记录。看来，术前确定心脏病这类高危疾病具有重要意义。

（2）临床上对不能有效控制的充血性心力衰竭，或近 6 个月内有心肌梗死史的患者，宜推迟择期手术，建议采用内科治疗后再选择手术时机。

（3）当今对已知或怀疑冠状动脉心脏病患者的诊断手段已有显著进展。如无创的冠状动脉 CT 检查及有创的冠状动脉造影术。

（二）肺功能检查

（1）肺活量计检查（spirometry）：对非胸腔手术患者术前常规检查肺功能，无实际价值，因预测上腹部手术后肺部并发症方面，肺活量计测定并不比通过仔细询问病史和体检者为有效。另外，目前尚无一项肺功能检查异常项目，可以确认是手术禁忌证。患者第 1 秒用力呼气容量（FEV_1）低于 0.45L 者，仍有可能耐受手术。

（2）几项简单的临床资料，可以用来预测术后肺部并发症，见表 1-6。

表 1-6　预测术后肺部并发症的临床资料

ASA 大于 2 级者
吸烟史
年龄大于 70 岁
COPD 患者
颈、胸、上腹部、主动脉或神经外科手术
预期手术时间较长（大于 2h）
计划行全身麻醉（尤其是气管内插管）
白蛋白小于 30g/L
运动储量小于步行 2 个街区或上一层楼
BMI 大于 $30kg/m^2$

（3）对某些需要施行肺切除手术的患者，则有指征做更多的检查，如分段肺功能测定、运动试验、右心导管肺动脉压测定等。

(4) 动脉血气分析：除临床仔细分析病史进行肺功能评估外，最简单易行的肺功能测定项目是动脉血气分析。如果不存在神经肌肉接头疾病或药物性肺泡通气不足情况，$PaCO_2$ 大于 45mmHg 是预测肺部并发症的可靠指标。

(5) 血药浓度检查：对长期用药、病情稳定、术前已做血药浓度监测的患者，无须在术前重复血药浓度检测。但对术前近期药物剂量改变者，或临床情况出现变化时，术前有必要再做一次血药浓度检查。

(6) 有创监测：对危重择期手术患者施行有创血流动力学监测，可提供有用的参数，以判断高危患者病情，指导纠正血流动力学异常，从而可降低并发症的发生率和死亡率。对外周血管手术患者进行的前瞻性研究指出，术前施行肺动脉插管监测和纠正血流动力学异常，术中不良意外（心动过速、心律失常和低血压等）和围手术期并发症发生率（主要是吻合血管栓塞）都比对照组者显著减少，但两组的死亡率、住院天数和住院费用并无显著性差异。对必需施行有创监测的患者，术前在尚未完成有创监测步骤前，不宜贸然开始麻醉和手术。

（三）综合检查与会诊

对拟施行复杂大手术，或常规检查有明显异常，或并存各种内科疾病的患者，需做相应的综合性实验室检查，包括胸部 X 线检查、肺功能测定、心电图、心功能测定、凝血功能试验、动脉血气分析、肝功能试验、肾功能试验、基础代谢率测定及内分泌功能检查等，必要时请专科医师会诊，协助诊断与评价有关器官功能状态，商讨术前进一步准备措施。有的医疗中心已建立麻醉医师术前会诊制度，由麻醉医师提出麻醉安危问题，通过会诊方式有助于防止择期手术患者临时暂停和推迟手术的问题。

六、心理与精神检查

(1) 患者的焦虑程度与原因必须加以分析与评估大多数面临手术的患者都表现不同程度的恐惧。有些因素特别容易诱发恐惧。在一组 218 例手术患者中，癌症手术患者有 85.7% 出现恐惧；泌尿科大手术患者有 79% 出现恐惧；在其他型手术中，有 57.2% 患者出现恐惧。许多患者对面临的手术，主要的顾虑是手术及手术后疼痛，由此可产生焦虑和恐惧不安。因此，要求麻醉医师在术前访视中，在不违背知情同意原则的前提下，对患者许诺术中保证手术不痛、局部麻醉手术中可用镇静药保持患者处于睡眠状态；许诺术后有完善镇痛措施，亦不会很痛。

(2) 恐惧程度的估计：征询患者对手术和麻醉有何顾虑与具体要求，酌情进行解释和安慰。有明显精神症状者，应邀请心理科医师或精神科医师确诊并予治疗。患者对待周围事物的反应与表现，可作为评估恐惧程度的参考，如主动参与、思维与生理应激自动控制、松弛、精神涣散等。一项研究结果表明，术前恐惧程度与随之发生的其他心理反应密切相关。能做到主动参与的患者，是最理想的心理反应。主动参与是指患者认为自己是治疗过程中的一个成员，对疾病并不表现失望，手术可将疾病治愈，危险性并不重要。

（谭志敏）

第三节　麻醉危险性评估

一、ASA 健康状况分级

根据麻醉前访视结果，将病史、体格检查和实验室检查资料，联系手术麻醉的安危，进行综合分析，可对患者的全身情况和麻醉手术耐受力做出比较全面的评估。麻醉相关死亡的发生率介于 0.000 5% ~0.01%，此数据只是原发于麻醉相关死亡的总发生率，不单纯指医源性原因的麻醉死亡。1941 年 Saklad 首先提出根据患者全身健康情况与疾病严重程度，对患者术前情况进行 7 级评估分级，以后于 1963 年由 Dripps 对上述评估分级加以修订为 5 级，并被美国麻醉医师协会（ASA）引用，定名为“ASA 健康状况分级”，（表 1 -7）。尽管不同的观察者在运用 ASA 健康状况分级上，存在着判断上

的差异性和含糊性，但许多作者指出，ASA 健康状况分级对非心脏性死亡的预测是一个良好指标，适用于整体死

表 1-7　ASA 健康状况评估分级

分级	评估标准
Ⅰ	无器质性、生化或心理疾病的健康人
Ⅱ	有轻度系统性疾病，对日常生活无严重影响。对麻醉手术无影响
Ⅲ	重度系统性疾病，显著影响日常生活。对麻醉手术很可能有影响
Ⅳ	严重系统性疾病，威胁生命或需要加强治疗。日常活动严重受限。对麻醉手术有重要影响
Ⅴ	危重患者，手术与否都可能在24h内死亡
Ⅵ	脑死亡的器官捐献者

分级中的“E”表示急诊手术亡的评估，但用于预测与麻醉有关的死亡则缺乏敏感性。一般讲，ASA Ⅰ、Ⅱ级患者对麻醉的耐受力一般均良好，麻醉经过平稳；Ⅲ级患者接受麻醉存在一定危险，麻醉前需尽可能做好充分准备，对麻醉中和麻醉后可能发生的并发症要采取有效措施，积极预防；Ⅳ、Ⅴ级患者的麻醉危险性极大，更需要充分细致的麻醉前准备。ASA 分级法沿用至今已数十年，对临床工作确有其一定的指导意义和实际应用价值，但其标准仍嫌笼统，在掌握上可能遇到欠正确的具体问题。

我国临床根据患者对手术麻醉耐受力的实践经验，将患者的全身情况归纳为两类 4 级，详见表 1-8。对第Ⅰ类患者，术前无须特殊处理，或仅作一般性准备，可接受任何类型手术和麻醉；对第Ⅱ类患者必须对营养状况、中枢神经、心血管、呼吸、血液（凝血功能）、代谢（水、电解质代谢）及肝、肾功能等做好全面的特殊准备工作，方可施行麻醉和手术，必要时宜采取分期手术，即先做简单的紧急手术，如大出血止血、窒息气管造口、坏死肠襻外置等，待全身情况得到改善后再进行根治性手术。

表 1-8　我国手术患者全身情况分级

类、级	全身情况	外科病变	重要生命器官	耐受性
Ⅰ类1	良好	局限，不影响全身	无器质性病变	良好
Ⅰ类2	好	轻度全身影响易纠正	早期病变，代偿	好
Ⅱ类1	较差	全身明显影响，代偿	明显器质性病变代偿	差
Ⅱ类2	很差	全身严重影响失代偿	严重器质性病变失代偿	劣

二、麻醉危险因素

一般认为与麻醉有关的总死亡率约为 1 ：（10 000～20 000），但各医疗单位之间存在着较大的差异。英国于 1980 年中期经普查确诊麻醉死亡的发生率为 1 ： 185 000。Notof 对某个急诊单位调查 1975—1980 年的麻醉死亡率约为 1 ： 450 000。但肯定的是，随着医学的发展，麻醉死亡率逐渐降低。甚至有人认为，对于健康个体而言，1984 年实施麻醉的安全性至少是 1960 年的 5 倍。

围手术期风险是由多种因素造成的，包括麻醉、患者和手术等。虽然麻醉方法、麻醉药的选择及麻醉者的专业水平非常重要，但外科医师的技术水平和手术本身亦会影响围手术期风险。单就麻醉而言，其风险主要包括：失误、诊断错误以及麻醉医师本人的特点。围手术期涉及的各项风险归纳如下：

1. 与患者相关的风险　包括高龄、男性、ASA 分级高、并发严重内科疾病等。

2. 特殊患者　①产科：危险因素包括肥胖、急诊手术、困难气道、并发症等。②儿科：危险因素包括低龄（尤其是小婴儿）、恶心呕吐、气道梗阻等。③老年患者：危险因素主要是高龄、缺血性心脏病和肺功能减退。193 例麻醉相关性心搏骤停研究显示，心血管原因（主要为失血导致的低血容量及大量输注库血导致的高钾血症）占 41%，呼吸道梗阻（主要为喉痉挛导致）占 27%。

3. 与麻醉方法和药物直接相关的风险　没有哪种方法和药物是完全安全的，关键在于针对患者状

况、手术部位和类型以及麻醉者的经验进行最佳选择。有人认为区域麻醉的预后优于全身麻醉，但尚未得到绝对确切的证据支持。

4. 与手术相关的风险　危险因素包括急诊手术、心血管手术、胸腹腔手术等。

5. 与手术地点和术后监护相关的风险　在不同医疗单位实施相同手术的风险可能存在巨大差异。术后监护质量对围手术期死亡率也有显著影响。

6. 与麻醉实施者相关的风险　麻醉者的性格特点、操作技术和经验可能会影响患者的风险。一项869 463例手术的研究显示，可降低24小时内患者死亡或昏迷相关风险的独立因素包括：①使用清单检查麻醉设备；②在麻醉实施阶段可以随时找到麻醉医师；③在同一例麻醉中不更换麻醉医师；④在麻醉维持阶段有全职而非兼职的麻醉护士；⑤在紧急状况下两人而非一人在场处理；⑥拮抗肌肉松弛药的作用；⑦拮抗阿片类药的作用。

三、围手术期不能纠正的危险因素

围手术期危险因素可分为不可变与可变两大类。不可变的危险因素包括患者的年龄、手术类型、手术急慢程度、既往麻醉意外史、医疗单位的经验技术设备条件等。可变的危险因素主要指术前患者的生理病理状况，即病理性危险因素，术前是否能调整到最佳状态是其关键。

（一）年龄增长因素

多数麻醉医师认为，随着年龄的增长，围手术期有关死亡的因素增多，危险性增高。年龄增长意味着患者并发慢性全身性疾病或生理老化性衰退的数量和（或）程度增加，这是最普遍的不可变因素。有关研究指出，围手术期死亡患者中约80%的年龄超过65岁。另一个与围手术期危险性相关的年龄因素是老年患者的预期寿命有多久。老年人不论手术与否，其一般寿命介于85～90岁。老年人术后的剩余寿命是一项不易估测因素，与手术危险性之间的关系更需慎重权衡。老年患者自己希望有更长的寿命，但与医师能掌握的危险性程度往往有较大的出入。

（二）医疗单位的技术经验与条件

医师的技术经验需要累积，这是一个暂时性的不可变的因素；单位设备条件是另一个暂时性不可变的因素。Slogoff等指出，冠状动脉搭桥手术中心肌缺血发生率，在很大程度上取决于麻醉医师对麻醉药的使用经验情况。Merry等支持此说，指出专科与非专科麻醉医师，对围手术期预后有较大的区别，即显著影响围手术期的预后。对复杂大手术，专科麻醉医师与手术组成员的队伍应该尽可能保持基本不变，这样有利于逐步积累更扎实的技术经验。此外，对特殊重大手术，其中还存在着经验与意外频率相互依存的规律，对手术预后有着明显的影响。例如在两个同类单位（例如医学院附属医院）之间，在患者年龄与疾病情况基本相同的前提下，施行同样的冠状动脉搭桥术，其围手术期死亡率可有21倍的

（三）手术类型

围手术期另一个不可变的危险因素是手术类型与性质。表浅性手术如肢体骨折修复，其围手术期不良预后要比胸腔、腹腔或颅内手术者低得多。手术急慢程度是另一个影响围手术期预后的不可变因素，同类手术在施行急症或择期手术时，两者的内涵性质是不同的，急诊手术的不良预后可比择期手术者增高3～6倍。

四、病理性危险因素

（一）高血压

高血压是常见的功能性或器质性心血管疾病，是麻醉医师临床经常遇到的病例，占10%～50%。对轻、中度高血压进行内科治疗，可延长其寿命，在手术麻醉中也不致出现不良预后。近年来，由于血管活性药物的进展，某些研究者认为，未经控制的高血压患者已不再是手术推迟的指征，该份研究报道包括约1 000名高血压患者，全部顺利接受了全身麻醉，至于这些病例是否能接受局部麻醉，尚有待于探讨。对严重高血压则仍需强调严格的术前用药准备。

（二）冠状动脉疾病（冠心病）

冠心病的性质、程度和类型从仅有心绞痛症状至心肌梗死，差异性很大。心肌梗死与围手术期心脏不良影响之间存在时间相关因素。心绞痛史与围手术期心脏不良反应之间的关系则尚不够清楚。Rao 等提出，对心肌梗死患者施行手术，应尽可能推迟至心肌梗死发作 6 个月以后进行，因在心肌梗死 6 个月以内施行手术者，围手术期发生心肌再梗死的发生率显著增高。近期心肌梗死显著增高手术危险性，这是麻醉医师普遍遵循的认识，但对间隔 6 个月再手术可降低手术危险性的机制尚不完全清楚，可能与心肌梗死区瘢痕愈合、瘢痕成熟以及梗死区周围已建立了足够的侧支循环有关。

但近 20 年来随着急性心肌梗死介入治疗（溶栓或冠脉支架植入术）的急剧增加，此类患者接受不同类型手术的时机选择原则已发生了显著变化。

（三）充血性心力衰竭

充血性心力衰竭可显著增高围手术期并发症发生率和死亡率。Goldman 研究指出，年龄大于 40 岁的充血性心力衰竭患者，其围手术期死亡率可高达 57%。术前估计术后并发心力衰竭的最有用预测指标是：颈静脉怒张，第三心音，或既往充血性心力衰竭史。心脏瓣膜病，特别是主动脉瓣狭窄，其术后心力衰竭的发生率为 20%。有时根据术前充血性心力衰竭预测围手术期预后，常与临床结果不相符合，故不是一个精确的指标；但术后心肌再梗死的发生率则肯定增高，因此 Mangano 等认为充血性心力衰竭史是预测术后心脏意外的一项确切指标。

（四）心律失常

早在 1936 年 Kurtz 在 JAMA 报道称心电图是术中有用的监测仪，在全身麻醉期间可发现 80% 存在心律失常。但有人提出疑问，如此高的发现率是否具有统计学意义，许多麻醉医师也有此同感。1985 年 Moorman 对 1 410 例心脏病患者施行常规心电图检查，发现有异常心电图者占 75%，据此提出术前应常规施行心电图检查的建议。但有人认为对无心脏病史的患者，没有常规检查心电图的必要。无论如何，对某些病例术前常规检查心电图，仍有预测心脏意外的价值，包括年龄超过 40 岁；高血压、外周血管病或糖尿病；电解质紊乱；胸腔内手术、腹腔内手术、主动脉手术、神经外科或急症手术；病史和查体发现有充血性心力衰竭包括心律失常等患者。目前尚缺乏有力依据能证实心电图检查与心脏意外之间关系的资料。对术前心电图异常的手术患者，应调整麻醉处理方案，务必使心脏意外率降至最低程度。

一般认为年龄超过 40 岁的患者术前都应予常规心电图检查，但对其实际价值尚存在争议。有人分析术前常规心电图检查的结果发现，术前病史和查体无心脏问题的患者，心电图发现新的心脏问题者仅为 1%；病史中已有明确心脏问题的患者，心电图提供新心脏问题的发现率增至 6.9%。

（五）无创心脏功能检查

无创性心脏功能检查的技术已有较大的发展，对术前心脏状况的评估提供了较多的选择。但麻醉医师发现，单纯施行这类无创性检查，不仅价格比传统检查昂贵得多，而且不切合实用。但目前心脏科医师所做的多项综合检查，对术前评估病情则较为实用。

1. 超声心动图（echocardiograph）　对估计瓣膜病和心室功能特别有效，术前应予常规检查。对心脏射血分数显著性降低至 25% ~35% 的患者，可确定为“高危”。但心脏超声检查只能反映心脏功能，不能明确是否存在心肌缺血性病变。且在并存瓣膜病或室壁瘤时，射血分数的测定值并不一定非常准确。

2. 冠状动脉 CT 检查　三维重建技术可清晰显示冠状动脉走行及狭窄部位，是目前无创检查中较好的技术。

3. 核素放射检查　当前对心肌缺血患者都常规施行铊扫描成像检查。铊与钾的作用类似，均伴随心肌血流而行，于正常人铊的成像是均匀的；在心肌梗死后的瘢痕区则遗留明确的冷点。铊扫描成像的临床方法和意义是：铊扫描成像检查前，先嘱患者通过运动或给予双嘧达莫以促使冠状动脉扩张，然后注入核素铊，可立即显示最初的铊成像图，然后再观察注药后 2 ~3 小时的成像图。当最初成像图和随后成像图均显示灌注均匀，可解释为心肌供血正常。当最初成像图显示正常，而随后成像图不再显示，可诊断为心肌缺血临界性危险。当最初成像图显示缺损区，随后成像图仍显示缺损，提示心肌有一个固定的缺血缺损区，可诊断为心肌梗死。Boucher 等在 1985 年对术前双嘧达莫·铊扫描成像检查进行广泛研究，指出铊再分布试验与预测心脏意外之间具有高度相关性，认为可用作预测周围血管外科手术的心脏预后。但双嘧达莫－铊扫描成像正常者，并不意味着其术后经过肯定是平稳的。

4. 踏车运动试验　Gerson 等 1985 年报道认为对择期非心脏手术患者，如果在平卧位下不能完成 2 分钟的蹬车试验（指心率已增快达 99 次/分钟以上），是预测心脏意外的最佳指标；老年患者如果能够完成上述踏车试验，其围手术期的心脏、肺脏或心肺混合性并发症的发生率可降低 5～6 倍。Gerson 认为踏车运动试验的预测性，可比核素放射试验更正确地提供围手术期心脏、肺脏或心肺混合性并发症的预测依据，由此影响了核素放射试验的研究和实用价值。

（六）肺脏危险因素

1990 年对麻醉医师应用 ASA 分级的一份答卷式调查报道指出，至少有 1/3 麻醉意外患者系因呼吸系统意外引起。欧洲的资料也指出，手术后大多数的不良预后，与心肺并发症有关。Caplan 等提出：即使肺功能正常的患者，术后也可能发生肺部并发症。如何防止呼吸系统意外仍是麻醉医师的一项疑难课题，应予高度重视。对一个肺功能异常的患者，目前尚没有一个单项试验就可做出精确预测。术前常规施行胸部 X 线检查，被公认是有用的预测指标，但 Roizen 对一组 60 岁以内、无症状的患者常规施行胸部 X 线检查，认为其危险性可能远超过其有用性。

1. 手术部位　手术部位涉及上腹部和膈肌者，术后肺部并发症的发生率显著增高。胸腔手术后肺部并发症的发生率也高。Ford 等指出这类手术由于涉及横膈受到直接激惹或因神经反射，膈肌功能受到抑制，使腹式呼吸转为浅快的胸式呼吸，肺部并发症因之增高。术后施行恰当的切口镇痛，是减少肺部并发症的有效措施。

2. 慢性阻塞性肺疾病（COPD）　COPD 是公认围手术期容易发生肺部并发症的危险因素，与术后限制性肺功能减退有密切关系。不少研究指出，混合性肺功能测验包括用力肺活量（FVC）、第 1 秒用力呼气容积（FEV_1）和最大通气量（MVV）是预测术后呼吸功能不全的最佳指标组合。

3. 心脏手术后肺部并发症　术前可根据心肺功能测定，预测和估计有关肺部并发症的危险程度。但现知 FEV_1 低达 0.45L 的心脏病患者，通过围手术期辅用机械通气等措施，围手术期肺部并发症的可能相应减少，患者有存活可能。心脏科医师同样关心术前心肺功能评估，麻醉医师可会同心脏科、肺科医师一起讨论有关肺部并发症的预测与防治问题。

4. 哮喘　哮喘患者的可逆性气道部分阻塞，是围手术期危险性增高的重要因素。对这类患者宜避用全身麻醉和气管内插管，这样可减少哮喘发作。Shnider 等研究 55 000 例麻醉患者，其中有 687 例并发哮喘，发生率为 1.2%；术前听诊无哮鸣音，而术中出现哮鸣音者占 6.5%，其中 40% 发生于麻醉诱导期，60% 发生于麻醉维持期；这些患者中随着年龄的增高，喘息的发作率也增加；与传统的认识相反，采用局部麻醉的哮喘患者，术中喘息的发生率与不插管的全身麻醉者相同。Gold 复习 200 例哮喘患者的围手术期经过，发现哮喘的发作与手术部位之间有相关性，以上腹部手术术中的哮喘发生率最高，故是一项重要的预测指标。为减少哮喘患者的危险性，应强调术前对哮喘患者施行最完善的术前准备，对麻醉药和方法的选择应予特殊考虑，在麻醉方案中必须包括术后镇痛措施。

（七）神经系统功能障碍

对脑血管疾病患者，术前首先应明确其诊断。明确脑血管疾病的性质，也有助于预测心血管系统的不良事件（如心肌梗死）。此外，术前神经系统功能障碍常会影响麻醉药和麻醉方法的选择，特别是麻醉处理的良好与否，可显著影响这类患者围手术期不良事件的发生率。

1. 控制血压　脑血管疾病患者的血压，以维持稍高于无脑血管疾病者为妥，因血压下降可增加脑梗死意外的可能性。

2. 颈动脉杂音　在年龄超过 45 岁的患者群中，存在无症状的颈动脉杂音者占 4%～5%；年龄超过

55岁者，颈动脉杂音者将增至14%。患者并存颈动脉杂音，提示有颈动脉硬化和脑动脉供血减退，其危险性比其他血管硬化病者高。据统计，同年龄组患者中，伴颈动脉硬化者的心肌梗死发生率，一般要比无颈动脉杂音者高2.5倍。

3. 进行性神经系统疾病　进行性神经系统疾病常与糖尿病或其他周围神经疾病有关，可影响麻醉药与麻醉方法的选择。许多麻醉医师认为全身麻醉药比局部麻醉药会更明显地影响神经系统疾病的预后。实际上，良好处理的局部麻醉对这类患者还是比较有利的。

（牛　伟）

第四节　麻醉安全协定

一、手术中的基本监测

美国麻醉学医师协会（ASA）于1986年首先指定了麻醉基本监测标准，并最新版于2010年修订，世界麻醉学会联盟及全球多国麻醉学会制定了相应的监测标准或监测指南，并多次进行修改。为了提高中国临床麻醉质量，保障患者安全，减少麻醉意外的发生，降低麻醉死亡率，中华医学会麻醉学分会组织专家组参考其他国家麻醉监测标准或指南，结合当前我国经济条件、医疗设备现状和麻醉科医师队伍结构于2009年制定了《临床麻醉监测指南》（表1-9）。该指南适用于全身麻醉、区域阻滞、手术室外麻醉、镇静监测管理以及术后恢复等所有麻醉科医师参与的临床麻醉活动，也成为医院科室建设和评定的参考标准。

该指南适用于每一例麻醉患者，如系急诊手术可加入某些其他恰当的监测项目。

该指南通过麻醉医师认真负责的判断，可以随时增加某些监测项目，以使监测质量更高，但这并不能保证患者不会再出现任何不良预后。

随着监测技术经验的积累，异常病情可被及时发现和纠正。表中所列的项目是基本监测的内容，应将它们列为麻醉管理的一个组成部分，不能随意

表1-9　临床麻醉监测指南

监测基本要求	麻醉科医师必须在麻醉全程始终在岗
基本监测	氧合、通气和循环应该得到连续监测评估
氧合	观察患者皮肤和黏膜色泽、脉搏血氧饱和度
通气	肺部听诊呼吸音、观察胸廓运动、呼吸囊活动
循环	持续心电图显示、连续无创血压和心率，其监测间隔的时间原则上不能超过5min、同时注意脉搏触诊、脉搏波波动、心音听诊
扩展监测	可根据情况选择监测：尿量、中心静脉压、有创动脉压、呼气末二氧化碳分压、体温、脑功能、呼吸力学、血液生化、血气分析、肌松、凝血功能、肺动脉压、心排血量

注：①监测基本要求和基本监测是完成每个麻醉必须做到的；②本标准暂不适用分娩镇痛和疼痛治疗；③在转运、搬动过程中或急救现场或监测仪器出现故障时持续监测可允许有短时间的中断。麻醉患者从手术（监测）床搬到转运床时，麻醉科医师的首要职责是保护患者的头颈部和维护气道通畅；④某些临床麻醉过程中，麻醉科医师可以进行补充监测或采用其他可靠的监测手段来替代基本监测，例如体外循环期间采用血气分析替代常规通气、氧合监测；⑤监测设备和设施都不能取代麻醉科医师的临床观察和判断省略或疏忽。

在监测过程中可能遇到罕见的异常情况，有时基本监测项目不能显示其临床价值，也不能反映临床病情的进展；或临时发生了无法预料的监测意外中断。

当麻醉医师通过认真负责的判断，发现病情有所减轻或好转时，可以临时决定暂时放弃某些监测。

二、对麻醉安全协定的进一步探讨

在麻醉安全协定中，还提出某些问题值得进一步探讨。

（一）监测设备

监测需要一定的仪器设备，基本项目应包括：①无创自动血压仪；②心电图仪；③脉搏血氧饱和度仪；④CO_2 监测仪；⑤心前区或食管听诊器；⑥氧浓度分析仪；⑦气道压高低监测仪；⑧测温探头。这些仪器设备都必须按规定标准要求，由专门技术人员进行定期维护、校正和检修，以保证监测数据的确切可靠。

（二）利用生命体征监测仪能否降低麻醉危险性

利用监测仪能否降低麻醉危险性问题，较难恰当评估，有关争议较多。近 20 年来，脉搏血氧饱和度仪已广泛用于麻醉患者，但争议最多。有一份随机前瞻性研究报道指出，脉搏血氧饱和度仪有其应用价值。但另一份 20 802 例大样本病例的研究指出，脉搏血氧饱和度并不能即时反映麻醉中早期缺氧的变化，即表现明显的滞后 30 ~ 45 秒现象。Eichhorn 回顾性研究资料指出，自应用脉搏血氧饱和度仪以来，围手术期并发症的发生率有所降低。ASA 答卷式问答调查指出，应用专门的额外监测仪有防止不良后果发生的效果（额外监测仪主要指脉搏血氧饱和度仪和呼吸气体 CO_2 分析仪），分析 1 000 余例应用的结果认为，可至少防止 30% 的不良后果。Caplan 等在分析 ASA 问答资料后认为，应用较好的监测仪可使约 72% 呼吸系统不良意外得到防止。

（三）应用监测仪是否会引出额外的问题

Kestin 等在一份报道中指出，小儿手术中应用带有报警声响的监测仪时，其频繁的报警声会增添人们许多烦恼，分析结果表明，75% 的报警并非来源于患儿的生理情况改变，只有 3% 的报警属于患儿真正危险的反映。尽管设计生产厂方已注意到上述问题，但由于监测仪的非整合性与非按类分属性问题尚未能得到妥善解决，因此，频繁报警声响问题依然存在。

（四）高危患者额外监测项目的价值

麻醉医师遇到高危手术患者时，常会额外加用有创性血流动力学监测，多数认为持续监测直接动脉压和肺动脉压可提高麻醉安全性，并认为某些手术例如心脏手术、颈动脉内膜剥脱术和主动脉瘤修补术等，如果没有有创性监测作为指导，麻醉处理将十分困难。尽管如此，目前尚没有一份应用有创监测可以降低围手术期危险程度的具体资料报道。有创监测的另一方面优点是，可立即发现因心律失常或手术牵拉心脏大血管所引起的血流动力学改变，能较正确迅速地反映低血压程度，并可减少麻醉医师的工作量。

1. 直接动脉压监测　判断一种监测方法的价值，必须是利大于弊。直接动脉压监测的优点虽已得到充分认可，但其并发症仍明显阻碍其广泛应用，常见并发症有局部表面感染约 4%，桡动脉闭塞率超过 40%。虽然如此，并发手或手指坏死者甚为罕见。

2. 中心静脉压和肺动脉压监测　中心静脉压（CVP）和肺动脉压（PAP）都属于经中心静脉的有创性监测技术，近 20 年来其应用率明显增加，主要与心血管手术的广泛开展有关。其中尤其以肺动脉插管监测，可给麻醉医师提供大量信息，允许对许多围手术期的病情变化进行判断与分类，并指导建立治疗方案。Shoemaker 等指出，应用肺动脉压监测可提供更多心血管功能数据，由此可降低危重患者的围手术期死亡率。但本监测方法尚存在一些明显的并发症，随意滥用并无裨益。伴随 CVP 和 PAP 的操作所出现的某些并发症，常较直接动脉压监测者为严重，因此，在采用前应慎重分析其利弊关系。其并发症包括误穿颈动脉、气胸、血胸、感染、中心静脉栓塞以及肺动脉破裂，甚至死亡。选用这类有创中心静脉血压监测，需根据患者的个体需要而定，最后的决定因素是本单位的设备与技术条件。有人认为，CVP 监测的危险性比 PAP 监测者低，但所能提供血流动力学有价值的信息比后者小，单独应用 CVP 监测有时可能对血流动力学的判断产生误导。

（牛　伟）

第二章

麻醉术前准备与麻醉选择

第一节　麻醉前的一般准备

麻醉前准备是根据患者的病情和手术的部位及方式有目的进行的各方面准备工作，总的目的在于提高患者的麻醉耐受力、安全性和舒适性，保证手术顺利进行，减少术后并发症，使术后恢复更迅速。对ASAⅠ级患者，做好常规准备即可；对ASAⅡ级患者，应维护全身情况及重要生命器官的功能，在最大程度上增强患者对麻醉的耐受力；对于Ⅲ、Ⅳ、Ⅴ级患者，除需做好一般性准备外，还必须根据个体情况做好特殊准备。

一、精神状态准备

多数患者在手术前存在种种不同程度的思想顾虑，或恐惧，或紧张，或焦虑等心理波动。但过度的精神紧张、情绪激动或彻夜失眠，会导致中枢神经系统活动过度，扰乱机体内部平衡，可能造成某些并发疾病恶化。如高血压患者可因血压剧烈升高诱发心脑血管意外，严重影响患者对麻醉和手术的耐受力。为此，术前必须设法解除患者的思想顾虑和焦虑情绪，从关怀、安慰、解释和鼓励着手，酌情恰当阐明手术目的、麻醉方式、手术体位，以及麻醉或手术中可能出现的不适等情况，用亲切的语言、良好的沟通技巧向患者做具体介绍，针对患者存在的顾虑和疑问进行交谈和说明，以减少其恐惧、解除焦虑，取得患者信任，争取充分合作。对过度紧张而不能自控的患者，术前数日起即可开始服用适量神经安定类药，晚间给安眠药，手术日晨麻醉前再给适量镇静催眠药。

二、营养状况改善

营养不良导致机体蛋白质和某些维生素缺乏，可明显降低麻醉和手术耐受力。蛋白质不足常伴有低血容量或贫血，对失血和休克的耐受能力降低。低蛋白血症常伴发组织水肿，降低组织抗感染能力，影响创口愈合。维生素缺乏可致营养代谢异常，术中容易出现循环功能或凝血功能异常，术后抗感染能力低下，易出现肺部感染并发症。对营养不良患者，手术前如果有较充裕的时间且能口服者，应尽可能经口补充营养；如果时间不充裕，或患者不能或不愿经口饮食，应采用肠外营养，贫血患者可适当输血，低蛋白、维生素缺乏者除输血外，可给予血浆、氨基酸、白蛋白、维生素等制剂进行纠正，使营养状况得以改善，增加机体抵抗力和对手术的耐受力，减少术后感染及其他并发症，促进伤口愈合，早日康复。

三、术后适应性训练

有关术后饮食、体位、大小便、切口疼痛或其他不适，以及可能需要较长时间输液、吸氧、胃肠减压、胸腔引流、导尿及各种引流等情况，术前可酌情将其临床意义向患者讲明，让患者有充分的思想准备，以取得配合。如果术前患者心理准备不充分、术后躯体不适、对预后缺乏信心，容易产生焦虑，加重术后疼痛等不适。可在完善的术后镇痛前提下，从稳定情绪入手，提供有针对性的、有效的心理疏导。多数患者不习惯在床上大小便，术前需进行锻炼。术后深呼吸、咳嗽、咳痰的重要性必须向患者讲解清楚，使患者从主观上认识这一问题的重要性，克服恐瞑心理，积极配合治疗，并训练正确执行的方法。疼痛是导致患者术后不敢用力咳嗽的一个主要原因，因此镇痛治疗十分重要。

四、胃肠道准备

择期手术中，除浅表小手术采用局部浸润麻醉者外，其他不论采用何种麻醉方式，均需常规排空胃，目的在于防止术中或术后反流、呕吐，避免误吸、肺部感染或窒息等意外。胃排空时间正常人为4～6小时。情绪激动、恐惧、焦虑或疼痛不适等可致胃排空显著减慢。有关禁饮、禁食的重要意义必须向患者本人或患儿家属交代清楚，以取得合作。糖尿病患者在禁食期间须注意有无低血糖发生，如出现心慌、出汗、全身无力等症状时，要及时补充葡萄糖和定时监测血糖。

五、膀胱的准备

患者送入手术室前应嘱其排空膀胱，以防止术中尿床和术后尿潴留；对盆腔或疝手术，排空膀胱有利于手术野显露和预防膀胱损伤。危重患者或复杂大手术，均需于麻醉诱导后留置导尿管，以利观察尿量。

六、口腔卫生准备

生理条件下，口腔内寄存着10余种细菌，麻醉气管内插管时，上呼吸道的细菌容易被带入下呼吸道，在术后抵抗力低下的情况下，可能引起肺部感染并发症。为此，患者住院后即应嘱患者早晚刷牙、饭后漱口；对患有松动龋齿或牙周炎症者，需经口腔科诊治。进手术室前应将活动义齿摘下，以防麻醉时脱落，甚或误吸入气管或嵌顿于食管。

七、输液输血准备

对中等以上手术，术前应向患者及家属说明输血的目的及可能发生的输血不良反应、自体输血和异体输血的优缺点、可能经血液传播的疾病、征得患者及家属的同意并签订输血同意书。对于不能行自体输血者，检查患者的血型，做好交叉配血试验，并为手术准备好足够的红细胞和其他血制品。凡有水、电解质或酸碱失衡者，术前均应常规输液，尽可能作补充和纠正，避免或减少术中心血管并发症的发生。

八、治疗药物的检查

病情复杂的患者，术前常已接受一系列药物治疗，麻醉前除要求全面检查药物治疗的效果外，还应重点考虑某些药物与麻醉药物之间可能存在的相互作用，有些容易导致麻醉中的不良反应。为此，对某些药物要确定是否继续使用、调整剂量再用或停止使用。例如，洋地黄、胰岛素、糖皮质激素和抗癫痫药，一般都需要继续使用至术前，但应核对剂量重新调整。对一个月以前曾较长时间应用糖皮质激素而术前已经停服者，手术中亦有可能发生急性肾上腺皮质功能不全危象，因此术前必须恢复使用外源性糖皮质激素，直至术后数天。正在施行抗凝治疗的患者，手术前应停止使用，并需设法拮抗其残余抗凝作用，以免术中出现难以控制的出血。患者长期服用某些中枢神经抑制药，如巴比妥类、阿片类、单胺氧化酶抑制药、三环类抗抑郁药等，均可影响对麻醉药的耐受性，或于麻醉中易诱发呼吸和循环严重并发症，故均应于术前停止使用。因β受体阻滞剂可减少围手术期心脏并发症，长期应用者，应持续用至手术当日。神经安定类药（如吩噻嗪类药——氯丙嗪）、某些抗高血压药（如萝芙木类药——利舍平）等，可能导致麻醉中出现低血压，甚至心肌收缩无力，故术前均应考虑是继续使用、调整剂量使用或暂停使用。如因急诊手术不能按要求停用某些治疗药物，则施行麻醉以及术中相关处理时要非常谨慎。

九、手术前晚复查

手术前晚应对全部准备工作进行复查。如临时发现患者感冒、发热、妇女月经来潮等情况时，除非急症，手术应推迟进行。手术前晚睡前宜酌情给患者服用镇静催眠药，以保证其有充足的睡眠。

（牛 伟）

第二节 麻醉诱导前即刻期的准备

麻醉诱导前即刻期一般是指诱导前10～15分钟这段时间，是麻醉全过程中极重要的环节。于此期间要做好全面的准备工作，包括复习麻醉方案、手术方案及麻醉器械等的准备情况，应完成的项目见表2－1，对急症或门诊手术患者尤其重要。

表2－1 麻醉前即刻期应考虑的项目

患者方面	健康情况，精神状态，特殊病情，患者主诉及要求
麻醉方面	麻醉实施方案，静脉输液途径，中心静脉压监测途径等
麻醉器械	氧源，N_2O 源，麻醉机，监护仪，气管内插管用具，一般器械用具
药品	麻醉药品，辅助药品，肌松药，急救药品
手术方面	手术方案，手术部位与切口，手术需时，手术对麻醉的特殊要求，手术体位，预防手术体位损伤的措施，术后止痛要求等
术中处理	预计可能的意外并发症，应急措施与处理方案，手术安危估计

一、患者方面

麻醉诱导前即刻期对患者应考虑两方面的中心问题：①此刻患者还存在哪些特殊问题？②还需要做好哪些安全措施？

（一）常规工作

麻醉医师于诱导前接触患者时，首先需问候致意，表现关心体贴，听取主诉和具体要求，使患者感到安全、有依靠，对麻醉和手术充满信心。诱导前患者的焦虑程度各异，对接受手术的心情也不同，应进行有针对性的处理。对紧张不能自控的患者，可经静脉补注少量镇静药。对患者的义齿、助听器、人造眼球、隐形眼镜片、首饰、手表、戒指等均应摘下保管，并记录在麻醉记录单上。明确有无义齿或松动牙，作好记录。复习最近一次病程记录（或麻醉科门诊记录），包括：①体温、脉率；②术前用药的种类、剂量、用药时间及效果；③最后一次进食、进饮的时间、饮食内容和数量；④已静脉输入的液体种类、数量；⑤最近一次实验室检查结果；⑥麻醉及特殊物品、药品使用协议书的签署意见；⑦患者提出的专门要求的具体项目（如拒用库存血、要求术后刀口不痛等）；⑧如为门诊手术，落实手术后离院的计划。

（二）保证术中静脉输注通畅

需注意：①备妥口径合适的静脉穿刺针，或深静脉穿刺针；②按手术部位选定穿刺径路，如腹腔、盆腔手术应取上肢径路输注；③估计手术出血量，决定是否同时开放上肢及下肢静脉，或选定中心静脉置管并测定中心静脉压或行桡动脉穿刺测定动脉压或心功能。

二、器械方面

麻醉诱导前应对已备妥的器械、用具和药品等，再做一次全面检查与核对，重点项目包括如下。

（一）氧源与 N_2O 源

检查氧、N_2O 筒与麻醉机氧、N_2O 进气口的连接是否正确无误。检查气源压力是否达到使用要求：

（1）如为中心供氧，氧压表必须始终恒定在3.5kg/cm^2；开启氧源阀后，氧浓度分析仪应显示100%。符合上述标准，方可采用。如果压力不足，或压力不稳定，或气流不畅者，不宜贸然使用，应改用压缩氧筒源。

（2）压缩氧筒满筒时压力应为150kg/cm^2（≌2 200psi≌15Mpa），在标准大气压和室温情况下其容量约为625L。

（3）如为中心供N_2O，气压表必须始终恒定在52kg/cm^2，不足此值时，表示供气即将中断，不能再用，应换用压缩N_2O筒源。

（4）压缩N_2O筒满筒时压力应为52kg/cm^2（≌745psi≌5.2Mpa），含N_2O量约为215L，在使用中其筒压应保持不变；如果开始下降，表示筒内N_2O实际含量已接近耗竭，当压力降到25kg/cm^2，提示筒内N_2O气量已只剩100L，若继续以3L/min输出，仅能供气30分钟，因此必须更换新筒。

（5）空气源，空气源是调节氧浓度的必需气体，压力表必须始终恒定在3.5kg/cm^2。

（二）流量表及流量控制钮

流量表及其控制钮是麻醉机的关键部件之一，必须严格检查后再使用：①开启控制钮后，浮子的升降应灵活、恒定，表示流量表及控制钮的工作基本正常；②控制钮为易损部件，若出现浮子升降过度灵敏，且呈飘忽不能恒定状态，提示流量表的输出口已磨损，或针栓阀损坏，出现输出口关闭不全现象，则应更换后再使用。

（三）快速充气阀

压力为45～55psi的纯氧从高压系统直接进入共同气体出口，其氧流量可高达40～60L/min。在堵住呼吸螺纹管的三叉接口的状态下，按动快速充气阀，如果贮气囊能迅速膨胀，表明快速充气能输出高流量氧，其功能良好，否则应更换。

（四）麻醉机的密闭程度与漏气

1. 压缩气筒与流量表之间的漏气检验　先关闭流量控制钮，再开启氧气筒阀，随即关闭，观察气筒压力表指针，如果指针保持原位不动，表示无漏气；如果指针几分钟内即降到零位，提示气筒与流量表之间存在明显的漏气，应检修好后再用。同法检验N_2O筒与N_2O流量表之间的漏气情况。

2. 麻醉机本身的漏气检验　接上述（三）步后，再启流量表使浮子上升，待贮气囊胀大后，在挤压气囊时保持不瘪，同时流量表浮子呈轻度压低，提示机器本身无漏气；如挤压时贮气囊随即被压瘪，同时流量表浮子位保持无变化，说明机器本身存在明显的漏气，需检修好后再用。检验麻醉机漏气的另一种方法是：先关闭逸气活瓣，并堵住呼吸管三叉接口，按快速充气阀直至气道压力表值升到30～40cmH2O后停止充气，观察压力表指针，如保持原位不动，提示机器无漏气；反之，如果指针逐渐下移，提示机器有漏气，此时再快启流量控制钮使指针保持在上述压力值不变，这时的流量表所示的氧流量读数，即为机器每分钟的漏气量数。

（五）吸气与呼气导向活瓣

接上述（三）步，间断轻压贮气囊，同时观察两个活瓣的活动，正常时应呈一闭一启相反的动作。

（六）氧浓度分析仪

在麻醉机不通入氧的情况下，分析仪应显示21%（大气氧浓度）；通入氧后应示30%～100%（纯氧浓度）。如果不符合上述数值，提示探头失效或干电池耗竭，需更换。

（七）呼吸器的检查与参数预置

开启电源，预置潮气量在8～10mL/kg、呼吸频率10～14次/分钟、吸呼比1∶1.5，然后开启氧源，观察折叠囊的运行情况，同时选定报警限值，证实运行无误后方可使用。

需要注意的是，上述检查步骤通常用于既往较旧型号麻醉机的一般经验性检测。随着医学科技的迅猛发展，现代麻醉工作站已取代了传统意义上的功能简单的麻醉机。现代麻醉工作站的使用前检测方法请遵循不同型号和品牌的生产厂家推荐的开机检查程序、各医疗机构自身制定的操作流程和规范进行。

（八）麻醉机、呼吸器及监测仪的电源

检查线路、电压及接地装置。

（九）CO_2 吸收装置

观察碱石灰的颜色，了解其消耗程度，一般在碱石灰3/4变色时即作更换，以免造成 CO_2 蓄积。

（十）其他器械用具

包括喉镜、气管导管、吸引装置、湿化装置、通气道、困难气道设备、神经刺激器、快速输液装置、血液加温装置等的检查。

（十一）监测仪

各种监测仪应在平时做好全面检查和校验，于麻醉诱导前即刻期再快速检查一次，确定其功能完好无损后再使用。

三、手术方面

麻醉医师与手术医师之间要始终保持配合默契、意见统一，除共同对患者进行核对并签字外，要做到患者安全、麻醉满意和工作高效率。在麻醉诱导前即刻期，必须重点明确手术部位、切口、体位；手术者对麻醉的临时特殊要求、对术中意外并发症的处理意见，以及对术后镇痛的要求等。特别在手术体位的问题上，要与术者取得一致的意见。为手术操作需要，要求将患者安置在各种手术体位，见表2-2。在麻醉状态下改变患者的体位，因重力的作用可导致呼吸和循环等生理功能的相应改变，同时对脏器血流产生不同的影响；又因改变体位促使身体的负重点和支点发生变化，软组织承受压力和拉力的部位和强度亦随之而改变，由此可能导致神经、血管、韧带和肌肉等软组织损伤。对于正常人，这些变化的程度均轻微，通过机体自身调节，一般均能自动纠正或适应；但在麻醉状态下，患者全部或部分知觉丧失，肌肉松弛无力，保护性反射作用大部消失或减弱，患者基本上已失去自我调节能力。因此，改变体位所产生的各种生理功能变化可转为突出，若不加以注意和及时调整，最终可导致缺氧、CO_2 蓄积、低血压、心动过速以及神经损伤或麻痹等并发症，轻者增加患者痛苦，延迟康复；重者可致呼吸循环衰竭，或残废，甚至死亡。因此，手术体位是麻醉患者的重要问题，麻醉医师对其潜在的危害性要有充分认识，具备鉴别能力，做到正确安置手术体位，防止发生各种并发症或后遗症。对手术拟采用的特殊体位，麻醉医师应尽力配合，但要求以不引起呼吸、循环等功能的过分干扰，神经、血管、关节、眼球等过分牵拉和压迫为前提。

表2-2　手术常用体位及其名称

仰卧位	水平位；截石位；过屈截石位；胆囊垫升起位；头低斜坡位
头低屈膝位（屈氏体位）	头高斜坡位；甲状腺手术位
俯卧位	水平位；屈髋位；骨盆垫高位
侧卧位	右侧卧位；左侧卧位；右肾垫高位；左肾垫高位
坐直位	

（牛　伟）

第三节　特殊病情的准备

麻醉处理的一个重要危险情况是，手术患者同时并存重要器官系统疾病。统计资料指出，手术并发症的发生率和病死率与患者术前并存心血管、呼吸、血液和内分泌系统等疾病有密切关系。本节扼要讨论并存器官系统疾病的手术患者，于术前应做好的麻醉前准备工作，有关细节详见专章。

一、心血管系疾病

当患者并发心脏病而确定施行手术时，应特别注意下列问题。

（1）长期应用利尿药和低盐饮食患者，有可能并存低血容量、低血钾、低血钠及酸碱失衡，术中容易发生心律失常和休克。低血钾时，洋地黄和非去极化肌松药等的药效将增强。因此，术前均应做血电解质检查，保持血清钾水平在3.5～5.5mmol/L；如病情允许，术前一般宜停用利尿药48小时；对能保持平卧而无症状者，可输液补钠、钾，但需严密观察并严格控制输液速度，谨防发作呼吸困难、端坐呼吸、肺啰音或静脉压升高等危象。噻嗪类利尿药长期服用可致糖耐量降低，血糖升高，长期服用该类药物的患者需要注意血糖情况。

（2）心脏病患者如伴有失血或严重贫血，携氧能力降低，可影响心肌供氧，术前应少量多次输血。为避免增加心脏负担，注意控制输血量和速度。

（3）对正在进行的药物治疗，需进行复查。对有心力衰竭史、心脏扩大者术前可考虑使用少量强心苷，如口服地高辛0.25mg，每日1～2次，药物可服用至手术前日。二尖瓣狭窄的患者需要控制心率，术前建议继续使用洋地黄。冠状动脉供血不足的患者建议围手术期积极使用β受体阻滞剂控制心率，降低围手术期心脏风险。

（4）对并存严重冠心病、主动脉瓣狭窄或高度房室传导阻滞而必须施行紧急手术者，需考虑酌情采取以下措施：①建立有创动脉压监测；②放置Swan－Ganz导管；③定时查动脉血气分析；④放置临时或永久性心脏起搏器；⑤准备好必要的血管活性药物；⑥准备电击除颤器；⑦重视麻醉选择与麻醉管理，选择镇痛和镇静充分的麻醉方式。

二、呼吸系疾病

手术患者并发呼吸系统疾病者较多，尤其在老年患者中多见。麻醉前必须做好以下准备，包括：①戒烟至少8周，以改善呼吸道纤毛功能，减少气道分泌物及刺激性；但术前哪怕戒烟1天对患者也是有益的，因而术前应鼓励患者积极戒烟而不必过多拘泥于术前戒烟的时间长短；②避免继续吸入刺激性气体；③彻底控制急慢性肺感染，术前3～5天酌情使用有效的抗生素，并做体位引流，控制痰量至最低程度；④练习深呼吸和咳嗽，做胸部理疗以改善肺通气功能，增加肺容量；⑤对阻塞性呼吸功能障碍或听诊有支气管痉挛性哮鸣音者，需雾化吸入β_2－肾上腺素受体激动药和抗胆碱药等支气管扩张药治疗，可利用FEV_1试验衡量用药效果，并持续用至手术室；⑥痰液黏稠者，应用雾化吸入或口服氯化铵或碘化钾以稀释痰液；⑦经常发作哮喘者，可应用肾上腺皮质激素，以减少气道炎症和反应性，减轻支气管黏膜水肿。以吸入方式最佳，可减少全身不良反应，如倍氯米松每6小时喷2次。静脉可用甲泼尼龙；根据临床反应确定剂量及给药次数；⑧对肺心病失代偿性右心力衰竭者，需用洋地黄、利尿药、吸氧和降低肺血管阻力药（如肼苯哒嗪、前列腺素）进行治疗。一般来讲，伴肺功能减退的呼吸系统疾病，除非存在肺外因素，通常经过上述综合治疗，肺功能都能得到明显改善，这样，在麻醉期只要切实做好呼吸管理，其肺氧合和通气功能仍均能保持良好。这类患者的安危关键在手术后近期，仍然较易发生肺功能减退而出现缺氧、CO_2蓄积和肺不张、肺炎等严重并发症。因此，必须重点加强手术后近期的监测和处理。

三、神经肌肉系统疾病

神经肌肉系统疾病多数涉及生命重要部位的功能状态，因此，必须针对原发疾病、病情和变化程度，做好麻醉前准备工作。

（一）重症肌无力患者的麻醉前准备

（1）重症肌无力是一种自身免疫性疾病，由节后乙酰胆碱受体丧失引起，表现为肌无力和容易疲劳，休息后可好转，可涉及全身所有的肌肉。麻醉前应对患者保护呼吸道通畅的能力、咽喉肌和呼吸肌麻痹的程度进行测试，如施行导呕反射（gag reflex）观察其吐出的能力及咳嗽力量。眼轮匝肌的单神经肌电图具有100%的敏感性，被认为是金标准。用力肺活量（FVC）是评价该类患者呼吸功能最可靠的标准，因此多数患者需进行肺功能测验，以指导术后是否需要采用呼吸支持治疗。

（2）抗胆碱酯酶药作用于神经肌肉接头，产生抑制胆碱酯酶代谢的作用。多数用吡啶斯的明治疗，精确记录其基础药量甚为重要。对明显肌无力者，治疗药量应达最大程度。一般平均剂量为60mg口服，每4～6小时一次；如果仍不能控制，常加用糖皮质激素治疗。但约有8%的患者当开始激素治疗之初，重症肌无力可短暂加重。也可使用硫唑嘌呤、环孢素、甲氨蝶呤和环磷酰胺治疗。

（3）免疫治疗适用于重度重症肌无力患者，或对激素治疗反应不佳的患者。在全量激素或吡啶斯的明治疗持续数周至几个月，而病情仍难以控制的患者，可采用血浆置换（plasmapheresis）和免疫球蛋白治疗。在严重病例或肺活量小于2L的患者使用血浆置换，病情可得到迅速改善，但仅能暂时性改善症状，可用于少数患者减少手术应激的术前准备。有报告发现，对重度重症肌无力患者，在胸腺切除术前2～13天内施行1～4次血浆置换治疗，术后机械通气、拔管时间及ICU留住天数均可缩短。

（4）重症肌无力的常见并发病有甲状腺病、类风湿性关节炎、系统性红斑狼疮和恶性贫血，应予仔细检查治疗。

（5）预测术后是否需要机械通气治疗的因素：病期超过6年；并发慢性呼吸系病史；吡啶斯的明剂量每天超过750mg；肺活量小于2.9L。

（6）麻醉性镇痛药和神经安定类药可影响呼吸和神经肌肉接头功能，术前应免用。除青霉素和头孢菌素外，大多数抗生素都可加重肌无力。抗胆碱酯酶药术前是否继续使用存在争议，但总的来说，如果患者有药物依赖，术前应继续使用，同时继续使用免疫抑制剂。应用糖皮质激素者，围手术期应继续激素治疗。

（7）对眼肌已受累的患者，宜采用清醒插管，或快速诱导加环状软骨压迫插管。大多数患者可仅在加深麻醉而不用肌松药的情况下完成气管插管。在抗胆碱酯酶药治疗期间应用琥珀酰胆碱，容易诱发双向阻滞，延长作用时间，故禁止并用。患者对非去极化肌松药可能特别敏感。有些药物（如镁、局部麻醉药、抗心律失常药）和特殊因素（如低温、呼吸性酸中毒）可加重非去极化肌松药的作用，故应避用。如果术中确实需要进一步肌松效应，可在肌松监测的指导下应用特小剂量的非去极化肌松药。对非去极化肌松药拮抗药新斯的明，应采取滴注方式逐步用药，每隔5分钟注射0.5～1mg，以避免抗胆碱酯酶药逾量而诱发胆碱能危象、加重肌无力。

（8）术后如果患者不能恢复口服吡啶斯的明，可改用静脉注射口服剂量的1/30用药。为鉴别胆碱中毒性肌无力加重，可施行腾喜龙（tensilon）试验。腾喜龙属短效、速效抗胆碱酯酶药，用药后一般可使肌无力症状迅速改善；如果存在抗胆碱酯酶药过量，其拟胆碱作用同样会加重肌无力。目前，由于神经科医师已不再使用特大剂量吡啶斯的明治疗，麻醉医师也已限制拟胆碱类药的使用，因此，胆碱能危象已很少见。腾喜龙试验只有在应用大剂量新斯的明时需用，一般已不再采用。如果患者在应用抗胆碱酯酶药治疗后，肌无力也未能有效解除时，则应施行血浆置换治疗，其方案各异，一般在最初2～3天期间可每日置换1次，以后根据病情调整应用间隔天数。

（二）帕金森病患者的麻醉前准备

（1）帕金森病是由基底节线状通路的多巴胺耗损引起，临床三联征表现为震颤、肌肉强直、运动迟缓。因体位反射和自主反射破坏，容易出现心律失常、体位性低血压、体温调节失控和麻醉期间血流动力学不稳定。病程发展至最后，有痴呆、精神错乱和精神病的趋势。咽喉肌功能障碍可增加误吸的机会。因饮食和吞咽困难可明显影响血容量和营养状态。因呼吸肌僵直、行动迟缓和脊柱后突变形，可出现限制性肺功能改变，术前需做肺功能检查、胸片、血气分析，并指导患者锻炼呼吸功能。抗帕金森病最常用甲基多巴肼－左旋多巴（carbidopa－levodopa），但可能引起心肌敏感，容易诱发心律失常、低血压或高血压。

（2）抗帕金森病药需一直用至手术前，左旋多巴半衰期短（大约3小时），因此治疗必须延续至手术前并在术后立即恢复。对咽喉肌麻痹者，宜采用快速诱导结合环状软骨压迫施行气管内插管。选用轻至中度抑制心脏的药物，以提高机体肾上腺素能反应和防止低血压。琥珀酰胆碱有诱发高血钾的可能。患者对非去极化肌松药的反应一般仍属正常。术中应避用抗多巴胺类药如灭吐灵（胃复安）、丁酰苯类（如氟哌利多）和酚噻嗪类，它们可抑制多巴胺的释放或与多巴胺竞争受体。全身麻醉可造成显著的术后恶心和呕吐，选用部位麻醉可避免术后呼吸抑制、严重的术后疼痛和恶心呕吐，但安置体位可能发生困难，且患者的不自主运动造成麻醉医师和手术医师的操作难度增加。术中使用苯海拉明和小剂量的丙泊酚可减少上述问题。术毕应等待患者清醒、确证咽喉肌反射完全恢复、肺功能已恢复到术前水平后方可拔管。手术期停用甲基多巴肼，左旋多巴可能引起症状显著加剧，因此术后应尽快恢复使用，以防止发生不可逆的肌僵硬和行动迟缓。如果患者不能口服或鼻饲用药，可静脉或肌内注射抗胆碱能药物如安坦（trihexyphenidyl）、苯甲托品（benztropine）或苯海拉明（diphenhydramine）。术后处理要围绕肺功能锻炼和栓塞的防治，鼓励患者早期理疗和离床活动。术后易出现震颤增加、谵妄、意识模糊，可能与原先存在的脑功能障碍，或静脉应用抗胆碱能药以及手术期停用治疗药有关。氯氮平不会恶化帕金森病的运动障碍，术后可用于终止左旋多巴引起的幻觉。另外，帕金森病患者体温调节、血糖代谢可能存在异常，术后需注意体温及血糖的监测。

（三）卒中患者的麻醉前准备

1. 围手术期卒中的发生率取决于手术类型　统计指出，在普外科手术的卒中发生率平均为0.2%，周围血管手术为1.5%，心脏或颈动脉手术为4%。无脑血管疾病史的患者，在成人普外科手术后的卒中发生率可减少一半以上。其他预测有卒中危险的因素包括周围血管病、高血压、心房纤颤和70岁以上老年患者等。

2. 手术前预防与准备措施包括　如下所述。

（1）术前应对冠心病、心房纤颤和高血压进行积极治疗，达到最满意状态。对新近出现的心房纤颤，应使其逆转为正常窦性节律；对慢性心房纤颤应尽可能控制心室率不超过80bpm。对无症状的心房纤颤，可用阿司匹林或双香豆素预防性治疗，但手术前应考虑酌情停药。

（2）对已有卒中史或短暂脑缺血发作（TIA）的患者，应施行脑CT、颈动脉超声多普勒，必要时血管造影等检查以追究其原因，排除颅内出血或硬膜下血肿。对颈动脉造影证实狭窄超过70%者，可酌情考虑施行预防性的颈动脉内膜（CEA）剥脱术治疗。对存在非心源性栓塞可能的患者，或颈动脉狭窄不明显者，应选用阿司匹林预防性抗凝治疗。对不能接受阿司匹林治疗，或已用阿司匹林而仍出现卒中先兆征象的患者，可用血小板抑制药氯吡格雷（波立维）等治疗。

（3）应用阿司匹林和血小板药者，可因出血时间延长而出现手术野广泛渗血，故术前需按相关指南要求酌情考虑停药，但有人建议CEA前可不停用阿司匹林，且于术后立即恢复使用，这样对防止术后心肌梗死具有特别重要的价值。

（4）对已有冠状动脉病、瓣膜病或心律失常史者，需做心脏超声检查及24小时动态心电图监测。对心房纤颤或左房已证实存在凝血块者，随时有血块脱落造成脑栓塞（后脑动脉区）的危险，术中可施行经食管超声心动图监测。对已证实存在心腔凝血块者，需使用华法林治疗至少3个月，再复查超声心动图。

3. 麻醉前应考虑的预防措施　如下所述。

（1）控制血压与维持满意氧输送是主要的预防措施。术后卒中多数与围手术期低血压无关，即使颈动脉阻塞患者也如此。但在主动脉手术中的低血压则常是卒中的诱因，在松开主动脉阻断钳之际的短暂低血压，常为卒中发生率显著增高的基础。

（2）对颈动脉明显阻塞的患者，应维持相对较高的颅内灌注压以策安全，即使在施行控制性低血压时也宜将平均动脉压（MAP）维持在至少50mmHg以上。经颅超声图观察到，MAP保持60mmHg以上时，不论存在单侧颈动脉狭窄与否，通过脑自动调节功能，脑血流速度仍能保持适宜，一旦MAP降至35mmHg，则需应用血管收缩药提升MAP，则脑灌注压仍能保持适宜。

（3）卒中后需推迟手术时间，惯例是急性卒中后手术应推迟1～3个月，以等待梗死周边缺血区已消失的自动调节功能有所恢复。在脑自动调节功能缺损期间，脑灌注需直接依靠体动脉血压，如果出现轻微的低血压，即有导致周边缺血区转变为不可逆性损伤的高度危险性。

（4）在卒中恢复期内应避用琥珀酰胆碱，以防引起高血钾反应。有人报道卒中6个月以后应用琥珀酰胆碱，不致再引起高钾血症。

（四）多发性硬化症患者的麻醉前准备

（1）多发性硬化症为脑白质退变性疾病，以脱髓鞘、轴索损伤和髓鞘再生继发的神经胶质增生为特征。临床表现多样，常见感觉、运动、自主神经、视觉和综合传导径路等损害。因颈髓或延脑呼吸中枢脱髓鞘，可出现呼吸功能损害，应测定肺功能和血气分析，以了解呼吸储备功能。因咽喉肌功能障碍，有胃内容物误吸的高危性。截瘫或四肢瘫痪可出现自主神经系统反射过度的倾向；表现综合性征象。

（2）用于治疗肌痉挛的药物可影响麻醉实施：普鲁本辛（propantheline）、氯苯氨丁酸（baclofen）和丹曲林（dantrolene）可增强非去极化肌松药的神经肌肉接头阻滞效应。地西泮可增强麻醉药的镇静作用。在1年内曾有激素治疗史者，为控制手术应激而恢复使用激素时，可能导致病情恶化。

（3）麻醉方案的考虑：目前尚无全身麻醉后多发性硬化症复发率增加的报道，也缺乏区域麻醉与多发性硬化症相互作用方面的研究。有人报道脊髓麻醉和硬膜外麻醉可加剧多发性硬化症的病情，但在病情不适宜全身麻醉时仍可采用。因可能存在胃排空延迟，全身麻醉时宜选用快速诱导结合环状软骨压迫行气管内插管。存在自主神经系统功能不全时，应强调无创性持续监测。多发性硬化症患者应用琥珀酰胆碱可诱发显著的钾释放。应用非去极化肌松药时，有可能出现作用增强和时间延长，应严密监测神经肌肉接头功能。体温升高可加重多发性硬化症的肌无力症状，因此有人建议对一般性非心脏手术，宜主动采取降低体温的措施。此外，麻醉和手术应激可使病情加重，术后需比较手术前后的神经系统检查结果，保持体温正常、完善镇痛、减轻应激，采取合理的措施预防感染。

（五）肌营养不良的麻醉前准备

（1）肌营养不良时，咽肌和会厌肌麻痹，消化系统、呼吸系统和心血管系统可明显受累。胃排空延迟、吞咽困难、口咽分泌物存留均可使患者在围手术期处于误吸窒息的危险。会厌肌无力可使患者的呼气受限。呼吸肌功能紊乱表现为呼吸快速、潮气量减小、反常呼吸伴辅助呼吸肌活动增强，其呼吸功能可能尚正常，但通气储备显著削弱，对高碳酸血症和低氧血症的反应明显受抑制。

（2）在肌营养不良、全身及四肢肌萎缩时，心肌功能常严重受累（心肌收缩力减低、乳头肌退化引起的二尖瓣反流），心脏传导异常。术前检查应包括心电图及各种心肌收缩力测定（如超声心动图、多维血管造影等）。

（3）麻醉方案的考虑：麻醉药可进一步减弱呼吸肌张力，抑制对CO_2蓄积的通气反应，必须常规辅助或控制呼吸支持。麻醉药抑制心肌及血流动力学，应持续监测心电图和血压，对术前心储备明显受累者，宜施行有创性血流动力学监测。婴幼儿患者可能有肌张力低下、吞咽困难、延髓性麻痹、巨舌、脊柱后侧凸和漏斗胸伴发限制性肺病与呼吸窘迫，造成插管困难，同时存在对非去极化肌松药敏感。术后当患者清醒、呼吸功能恢复到基础水平（负压峰值至少$-20\sim30cmH_2O$；潮气量至少8mL/kg）、血气分析正常后拔除气管导管。

（六）吉兰－巴雷综合征的麻醉前准备

（1）吉兰－巴雷综合征（又称格林－巴利综合征，Guillain－Barre syndrome）的原因不明，70%的患者在发病前8周内有前驱感染史。临床主要表现为双侧对称性的上行性肌无力，病理证实有周围神经脱髓鞘。半数患者出现脑神经受累，可影响呼吸肌和眼球活动；可出现感觉缺失和自主神经系统功能障碍，表现为血流动力学不稳定。神经传导研究证实，患者早期出现传导速度减慢，后期出现去神经作用加强。本病与多发性神经炎有相似处。

（2）麻醉方案的考虑：患者由于肌无力，需呼吸支持，这与肌萎缩者相似。琥珀酰胆碱可引起慢性去神经肌肉大量释放钾离子致严重的高钾血症。由于心血管功能不稳定，易出现心率和血压波动，需持续心电图及直接动脉压监测。由于自主神经功能不全，心率与血压已不足以反映血容量情况，需监测中心静脉压或肺动脉置管测压，以明确血容量状况。术中电解质的变化可能导致病情加重，应力争与以避免。

（七）假性脑瘤的麻醉前准备

（1）假性脑瘤是一种非颅内占位性病变引起的颅内高压综合征，也称良性颅内高压症，原因多数不明，包括原发性脑静脉引流异常、脑脊液分泌/吸收异常，或内分泌、代谢或免疫性疾病。女性发生率高于男性4~8倍，常伴有头痛、视盘水肿、视力障碍和脑神经（常为第6脑神经）功能紊乱。腰穿脑脊液压可升高超过200mmH$_2$O。腰穿脑脊液引流可减轻头痛症状，但必须先用脑CT或MRI检查排除颅内占位病变。一般不存在脑积水，脑室显示正常或缩小。

（2）病情稳定数月或1年后可以麻醉和手术，术前需复查视力和脑神经功能，对估计术后功能不全具有指导意义。在脑CT排除脑疝综合征后，可谨慎采用脊髓麻醉或硬膜外麻醉。正在应用激素治疗者，围手术期需继续应用。

（3）局部麻醉常用于脑脊液引流治疗，脊髓麻醉对多数患者尚属适宜，但在注入局部麻醉药之前应先作脑脊液引流。因硬膜外腔注入局部麻醉药液可能促使颅内压增高，故硬膜外麻醉非良好选择。全身麻醉时应选用降低和防止颅压增高的药物和方法。对肌松药、镇静催眠药尚无特殊敏感的现象。由于假性脑瘤患者多数体型肥胖，故应针对肥胖人特点实施麻醉，掌握紧急处理和拔管原则。

（八）先兆子痫/子痫的麻醉前准备

（1）典型的先兆子痫表现为高血压、周围水肿、蛋白尿，一般发生于妊娠20周后与分娩后48h内。患者常主诉头痛、胃肠道不适、畏光和视力模糊，严重时出现神志状态改变、恶心、呕吐。对具有典型征象的子痫患者应做进一步神经系统检查。对先兆子痫/子痫患者出现昏迷，应作头颅CT检查，以排除需要手术处理的病变，如颅内血肿、后颅窝水肿致导水管阻塞性脑积水；同时应采取降低颅内压增高的措施。但对非典型的子痫患者并无CT检查的需要。

（2）先兆子痫患者常于胎儿娩出后发生子痫抽搐，而很少于妊娠20周以前或娩出48h后发生。治疗目标为稳定病情和顺利分娩。抽搐发作前常有某些预兆征象，包括头痛持续而加剧、视力模糊、畏光、频繁呕吐、深腱反射亢进伴抽搐。治疗子痫抽搐，首先要保持通气和氧合良好，防止呕吐物误吸，预防抽搐期外伤。可用硫酸镁控制抽搐：首剂单次静脉注射4~6g，继以静脉滴注1~2g/h；如果抽搐仍不能控制，可再在5min内经静脉推注2~4g。

对硫酸镁治疗抽搐目前仍存在争议，有人发现硫酸镁不是抗抽搐药，用于子痫主要基于其有效而不良反应较小的传统经验。但临床研究发现有些抽搐患者的血浆镁浓度仍属正常。另外硫酸镁可导致肌无力、肌松药作用增加、加重部位麻醉引起的低血压以及抑制心肺功能等，因此需要密切监测深部腱反射和血浆药物浓度。其他抗抽搐药有：静脉注射氯羟安定1~2mg，或地西泮5~10mg，或咪达唑仑2~5mg。待抽搐停止后，继以静脉滴注苯妥因钠10mg/kg（25mg/min），滴注期间应监测心电图和血压。如果不能经静脉用药，肌内注射咪达唑仑10mg也可制止抽搐。同时应用抗高血压药物控制血压。少尿可给予液体冲击处理，如果无反应可在中心静脉压监测下指导液体治疗。当抽搐被终止、氧合功能正常、呼吸和血压维持稳定后，再进一步做控制血压和胎儿娩出处理。产后肺水肿较为常见，治疗措施包括：支持治疗、利尿及必要的血管扩张剂和机械通气。先兆子痫产妇需要放置肺动脉导管的指征为：对治疗无反应的严重高血压、肺水肿；对液体治疗无反应的少尿以及产妇并发严重心脏疾病。

（九）神经安定药恶性综合征的麻醉前准备

（1）神经安定药恶性综合征（neuroleptic malignant syndrome，NMS）是一种药物特异质反应，高热（98%的病例出现）、铅管样强直（97%）和精神状态改变（97%）是其经典的三联征，也是诊断该病的主要标准。其他表现包括：心动过速、高血压或低血压、呼吸急促和大汗。可能出现锥体外系症状，包括运动障碍、角弓反张、眼动危象和构音困难。主要有两大类：

1）中枢多巴胺能阻断药：如氯丙嗪、氟哌利多、胃复安（metoclopramine）、甲哌氯丙嗪（prochlorperazine），精神病科常用的神经安定类药如丁酰苯类（butyrophenone），吩噻嗪类（phenothiazine）和硫蒽类（thioxanthines）等。

2）多巴胺能激动药：主要用于治疗帕金森病，如果突然停药可诱发NMS。多巴胺是体温调节中枢与纹状体运动通路（striatal motor pathway）之间的神经递质。突然停药可干扰多巴胺能神经活性，导致体温调节失控和帕金森病病情加重。由于肌肉活动增加致产热增加，在体温调节失灵的情况下患者可出现高热。因此，在帕金森病的病程中，如果出现高热，同时伴有自主神经系统功能不稳定、神志改变和血肌酐升高，同时也无明显感染源时，应怀疑药物引起的NMS。

（2）应用神经安定类药治疗的患者中，NMS的发生率为1∶（100～1 000）；死亡率于1984年报道为10%，1989年报道如果同时并存肌红蛋白血症和肾衰竭，则死亡率更高。即便应用多巴胺激动药如溴麦角环肽（bromocriptine）、金刚烷胺（amantadine）和丹曲林（dantrolene）治疗，并不能降低死亡率。

（3）发热和活动障碍也发生于脑炎、脑膜炎、原发性或药物继发性帕金森病，需做鉴别诊断。后者同时伴有感染，中暑、恶性高热、酒精或苯二氮䓬类药戒断等病因，且可出现致命性的紧张型神志障碍、活动障碍和持续高热，往往无法控制。

（4）对活动性NMS患者，不考虑行择期手术，因脱水、高热、自主神经功能障碍和肾衰竭均显著增加围手术期并发症的发生率。一旦发生NMS，首先采用支持治疗，同时停用神经安定药，保证供氧充分和良好通气，必要时使用去极化或非去极化肌松药。为控制高热，可用冰毯、乙醇擦身及退烧药。低血压时可输液和使用正性变力药物治疗；对严重高血压患者可用血管扩张药或β-受体阻滞药治疗。丹曲林（dantrolene）可降低肌僵硬和改善高热，但并不能降低死亡率。使用多巴胺激动药（如上述）能缩短病期。如果存在肌红蛋白血症，需大量输液以防肾衰竭。NMS时可安全使用会诱发恶性高热的药物，如琥珀酰胆碱、非去极化肌松药和挥发性麻醉药。避免使用可引起高热的抗胆碱药物。琥珀酰胆碱有可能引起高钾血症。有效地治疗药物包括溴隐亭（多巴胺激动剂）、丹曲林、苯二氮䓬类药物和有助于改善强直患者通气的肌肉松弛药。

（十）癫痫（抽搐）患者的麻醉前准备

（1）对正在接受抗癫痫药治疗的抽搐患者，应明确其抽搐的类型、发作的频率、治疗药物的血药浓度。如果抽搐已被很好控制，即可手术，围手术期不必更改抗抽搐药使用方案。如果抽搐频率增加或常出现全身强直痉挛性抽搐，应查明抽搐加剧的潜在原因。常见的原因有药物不匹配、镇静催眠药或酒精的中断、外伤、肿瘤、药物使用（如安非他命、可卡因）、高钙或低钙、低氧和患有其他疾病，需做电解质、肌酐、血浆蛋白、血细胞计数及分类、尿液分析及相应检查和处理，同时测定抗抽搐药血药浓度，如果低于治疗水平，应适当追加药量，手术应推迟直至抽搐被有效控制。但患者在术中仍可能发生抽搐，仅是被全身麻醉神经肌肉接头作用及肌松药的作用所掩盖而已，故仍不能忽视有关抽搐的治疗。许多抗癫痫药物如卡马西平、苯妥英钠、苯巴比妥，均会诱导细胞色素P450的活性，影响其他药物的肝脏代谢。而新型的抗癫痫药物如加巴喷丁和托吡酯等产生的药物相互作用要小得多，建议选择使用。术后频繁抽搐的不良后果是手术伤口裂开、呼吸道梗阻、呼吸循环功能衰竭，因此应积极处理术后的惊厥抽搐等症状。

（2）围手术期常用的抗抽搐药物：一般经口服用药都能维持有效的血药浓度，术前禁食（NPO）与术后NPO期间，可鼻饲用药，也可改用苯妥英钠或苯巴比妥静脉用药。术前如果口服用药吸收不佳，可在术前数周换用静脉用药以达到血药稳态，术前一般无须追加静脉负荷剂量。丙戊酸（valproic acid）经直肠灌注用于小儿，吸收良好，但用药前需清洁灌肠以保证有效吸收。抗抽搐药的半衰期一般都较长，如果术前将最后一次口服剂量加倍，血药有效浓度可维持手术当天一整天，因此可省略1～2次用药。

（3）麻醉方案的考虑：局部麻醉药达中毒剂量可诱发抽搐，但抽搐患者施行常规硬膜外麻醉或臂丛阻滞麻醉仍属安全。采用脊髓麻醉较好，因局部麻醉药用量可很小。常用的静脉或吸入全身麻醉药有增高或抑制抽搐活性的作用，取决于剂量大小和当时的患者情况。氯胺酮（特别与茶碱并用）容易诱发癫痫患者的抽搐发作。恩氟烷在较高浓度（>2.5%）用药及过度通气（$PaCO_2$<25mmHg）的情况下，脑电图可出现癫痫样棘波放电，因此，应维持较低浓度用药和保持$PaCO_2$在正常水平。氟烷可影响肝脏线粒体酶活性，在体内代谢较多，肝脏毒性的发生率较高。异氟烷具有强力抗抽搐作用。镇静药的不良反应可影响肝脏代谢和蛋白结合。丙泊酚并发短效阿片类药行静脉麻醉的可控性较好，具有止吐、抗惊厥作用，并且对皮质脑电图无干扰。右美托咪定有良好的镇静作用，可以安全用于该类患者。长时间应用苯妥英钠和氨甲酰氮䓬（又称卡马西平或酰胺咪嗪）治疗可引起对非去极化肌松药的耐药

性。麻醉中需监测脑电生理，必要时请神经专科医师协助。脑电生理的监测方法主要有：

1）脑电图16电极通道记录原始脑电压，分析脑电波（赫兹）的频率和幅度，可推测脑活动与代谢状况，见表2－3。例如抽搐激活期或应用小剂量巴比妥和氯胺酮时，脑电波频率增加；麻醉性镇痛药和深度吸入麻醉时，脑电波频率减慢、幅度增加；缺氧、缺血、大剂量巴比妥时，脑电波频率减慢、幅度降低；脑死亡、深度低温、深度低灌注、巴比妥性昏迷和异氟烷2MAC水平麻醉时，脑电波呈等电位线。近年来已采用先进的压缩频谱显示仪（compressed spectral array，CSA），将复杂的原始脑电图信息，通过计算机处理，转换为振幅与频率，使复杂的原始脑电图转变为简单而可理解的图谱资料和波幅、频率曲线面积（正常值约占总面积的85%～99%，平均97%）。但CSA监测有时可能不能发现大脑半球的局部缺血。

表2－3 脑电图的波型、特点与解释

节律	频率（Hz）	意识状况
Delta	0～4	昏迷，低氧/缺血，深麻醉
Theta	4～8	入睡，外科麻醉期
Alpha	8～13	松弛，闭眼，浅麻醉
Beta	13～30	清醒，警觉，小剂量巴比妥镇静

2）诱发电位（evoked potential，EP）可测定中枢神经系统对周围神经刺激所引发的电位变化。根据不同的刺激模式，可将EP分为：①躯体感觉诱发电位（SSEPs），刺激手或腿的周围神经，记录头皮、脊柱、棘间韧带或硬膜外腔产生的神经冲动电位；②脑干听觉诱发电位（BAEPs），用测听棒刺激第8脑神经，记录后颅窝脑干部位产生的电位；③视觉诱发电位（VEPs），用闪光刺激，记录前颅窝的诱发电位。通过分析EP的变化，可了解某特定感觉通路与皮质代表区的功能状态，由此诊断中枢神经系统疾病、监测术中的脑和神经功能。影响SSEPs最轻的麻醉方法是芬太尼伴＜60% N_2O或＜1%异氟烷吸入，对周围性SSEPs（即颈SSEPs）或短潜伏期的BAEPs的影响很小。为获得一份可以说明问题的诱发电位记录，需要尽量排除一些影响因素，其中维持稳定的麻醉深度水平是正确记录诱发电位的最重要因素，同时要求麻醉方法与临床环境生命指标如体温、酸碱状态、血细胞压积和血压等不能有丝毫改变，必须保持在恒定状态。

3）肌电图（EMG）和神经传导速度监测，可判断手术解剖近侧组织的运动与脑神经通路的完整性，以保证手术操作无失误。

4）下列手术中脑电生理监测具有特殊指征，麻醉前需做好一切仪器物品的准备：①颈动脉内膜剥脱术（CEA）或其他可能引起脑缺血危险的手术，可监测16－通道EEG、4－通道EEG（电极置于两侧大脑半球的前和后区）及SSEPs。②异常脑组织切除术，可直接在手术显露的脑皮质上测定脑皮质图，适用于癫痫手术，有助于判定异常脑组织或活组织检查的最佳切除范围。大多数静脉和吸入麻醉药对SSEPs和BAEPs都产生不同程度的影响，对经颅皮质测定结果的影响比经皮质下测定结果的影响明显。巴比妥引起轻度潜伏期延长和幅度减小，但即使皮质EEG已处于等电位线，SSEP仍不会消失。吸入麻醉药和N_2O对皮质SSEPs潜伏期延长和幅度减小的影响最显著。阿片类药有延长潜伏期和减小幅度的倾向，但即使应用大剂量麻醉性镇痛药麻醉时仍可测得SSEPs。依托咪酯、氯胺酮和丙泊酚可明显增强SSEPs。③后颅窝手术期间施行BAEPs及刺激面神经（第7脑神经）监测EMG，可明确脑神经功能不全的压迫、牵拉或缺血等原因。④脊柱手术特别是脊柱侧弯矫形手术、神经外科脊髓手术，胸主动脉横夹手术都有施行SSEPs监测的指征。⑤周围神经移植或切除术采用EMG和神经传导速度测定，可确定已损伤的周围神经或需要施行移植的周围神经；于手术分离神经过程中可判断神经通路及其功能，避免可能发生的神经牵拉、压迫或切断等损伤，以提高安全性和有效性。⑥其他指征：利用EEG和SSEPs可监测麻醉深度；了解控制性低血压期间脑和脊髓的血流灌注适宜程度；面临脑缺血危险时可及时获得脑等电位线的信息。

（十一）阻塞性睡眠呼吸暂停低通气综合征（OSAHS）的麻醉前准备

（1）OSAHS 的高危因素包括肥胖（主要是中心型、短颈和颈围增加）、男性、绝经后女性和高血压，梗阻的最主要部位是口咽部，患者在睡眠中难以保持呼吸道通畅。患者长期夜间反复出现呼吸道不通畅，可致 $PaCO_2$ 通气反射的敏感性下降。患者术后容易并发肺部并发症；围手术期应用的镇痛药和肌松药，以及悬雍垂腭咽成形术后的呼吸道水肿，都可加重肺部并发症的危险程度。

（2）值得重视的是，许多 OSAHS 患者在术前往往得不到确诊。因此，如果患者或其家属主诉存在白天嗜睡时，应引起警惕，必要时需请耳鼻喉科、呼吸科和神经科专家术前会诊，以明确睡眠呼吸暂停问题。诊断 OSAHS 的金标准是多导睡眠图。为全面评估病情，需做肺功能测定和动脉血气分析；应重视静息期 $PaCO_2$ 升高患者，因为这往往意味着患者的呼吸功能失代偿，其术后肺部并发症的风险将显著增高。需仔细评估早期肺心病的可能性，其并发症发生率和死亡率将显著增高。被证实能引起咽部塌陷的常用药物有丙泊酚、硫喷妥钠、镇痛药、苯二氮䓬类、小剂量神经肌肉阻滞剂和 N_2O，选择药物时需注意。OSAHS 与困难插管相关已被证实，如果选择全身麻醉，可考虑清醒气管内插管或快诱导下气管内插管，但如论采用何种麻醉诱导方式，均需做好困难气道处理的充分准备。

（十二）周围神经损伤的麻醉前准备

（1）手术后并发周围神经损伤的总发生率约为 0.1%；在冠状动脉搭桥术患者中为 2.6% ~13%。手术体位安置不当（特别在使用肌松药后）以及不恰当的牵引或安置肢体，是导致周围神经损伤的最主要原因。据美国 ASA 研究证实，周围神经损伤也与工作人员玩忽职守有关，约占总损伤病例的 16%，其中 28% 为尺神经损伤，20% 为臂丛神经损伤，16% 为腰骶神经损伤，其余 36% 为脊髓、坐骨神经、正中神经、桡神经、股神经和其他周围神经及脑神经损伤。男性与女性之间的发生率相等，但尺神经损伤者男性高于女性 3 倍，而腰骶神经损伤女性高于男性 2 倍。此外，美国 ASA 对 22 例周围神经损伤进行观察，只有 8 例在术后第 1 天出现症状，其余均在术后 1 个月内才出现症状，表现为感觉异常、功能障碍、肌无力、动作迟钝或该神经分布区疼痛。有些周围神经损伤容易被医师疏忽，如颈交感神经节损伤引起的霍纳综合征和单侧膈神经损伤引起的膈肌麻痹。

（2）神经损伤的发生机制为：①神经遭受外来压迫、牵拉或伸展等机械因素（神经对外力牵拉和压迫非常敏感）；②神经血流或氧供一度中断，与血管疾病、贫血或低血压等有关；③神经直接损伤，与手术操作失误、穿刺针刺伤神经有关；④某些化学性药品、高浓度局部麻醉药、抗生素、电解质溶液、杀菌药等误注入神经或蛛网膜下隙（常即时出现放射性异感）。

（3）如果患者在术前已经存在神经损伤，应根据病史及系统检查探明神经损伤的性质，例如：①感觉、运动障碍系单侧或双侧，有助于判明损伤的性质；②根据解剖学（如周围神经、神经根或脊髓损伤）确定损伤病变的部位；③根据局部麻醉药或肌松药的种类、电解质失常、并存的神经 - 肌肉疾病等可确定损伤的病因；④根据手术操作过失、体位安置不当、麻醉操作失误可确定损伤的外因，例如截石位可致腓总神经和坐骨神经损伤（截石位手术与神经损伤有关的三个主要危险因素是：手术时间长、身体瘦弱、近期吸烟史）；肘关节过伸可致正中神经损伤；腹股沟区手术易致股神经损伤；心胸部手术劈开胸骨者可致臂丛神经损伤；使用肩垫也可损伤臂丛神经；椎管内麻醉操作或处置可致脊髓或硬膜外腔血肿，导致截瘫等。

（4）检查周围神经损伤有时需要采用电生理测定：①肌电图（EMG）测定，有助于确定神经损伤的性质，对神经切断伤、轴突连续性完全中断具有确诊价值。肌肉在无神经支配下的 EMG 图像表现为纤颤性电压伴正性尖锐高峰波，但有时会延迟到神经切断损伤 2 ~3 周后才出现，因此非 100% 敏感，但对可疑的病例常规检查 EMG。首先需排除是否轴突完全中断，其次可据首次检查结果与往后的 EMG 结果进行前后比较，以确定其病理进展；②神经传导速度测定，具有投射定位的指导意义；③运动和感觉诱发电位测定，对了解损伤神经的再生与否具有指导意义。

（5）神经损伤预后的估计取决于损伤病理：如：①神经纤维部分脱髓鞘，指整个神经轴索及神经内膜鞘仍保持完整的损伤，其髓鞘的再形成并恢复功能的时间需要 6 ~8 周。②轴突断伤（axonotmesis)，指神经轴索完全破坏，但神经外膜鞘及神经索周围鞘仍保持完整的损伤，预后取决于神经轴索在神经内膜管内再形成的速度，神经功能自动恢复可能需经数月至数年，预后尚好。临床经验指出，神经髓鞘再形成的速度约为每天1mm；神经损伤部位在近侧者，其恢复速度比远侧损伤者缓慢。③神经断伤（neurotmesis），指神经轴突与髓鞘完全横断的损伤，神经纤维完全切断，神经内可出现结缔组织增生和瘢痕形成，致使神经纤维无法在神经管内再生，功能的恢复几无希望，可试行手术修补。因此，对神经横断者，需立即施行端端吻合手术，有可能神经再生。对神经被手术刀部分滑伤者，可酌情立即修补。对损伤界线不能明确辨别者，首先解除外来压迫等因素，修补手术应推迟3～6周，待测定神经功能后再决定手术与否。此外，应同时控制代谢因素障碍如糖尿病、尿毒症、嗜酒性或营养性维生素B_1缺乏症等，对加快恢复速度有利；对疼痛性感觉障碍可用氨甲酰氮䓬或苯妥英钠治疗；对幻痛者可试行交感神经切除治疗。

四、内分泌系疾病

并存内分泌系疾病的患者，麻醉前需做好以下准备工作。

（一）血压和循环功能

有些内分泌系统疾病可促使血压显著增高，但实际血容量却是明显减少的，例如：①嗜铬细胞瘤，由于周围血管剧烈收缩致血管内液体外渗，实际是处于低血容量状态，一旦肿瘤血运完全切断时，可立即出现顽固性低血压，因此在术前必须做专门的术前准备，包括：术前数天开始服用酚苄明（10mg/次，每日2次），逐渐加量，直至体位性低血压降至轻度。在使用α受体阻滞剂的同时适当补液。对于持续心动过速或快速型心律失常患者，可配用β受体阻滞药以控制高血压和心律失常。拉贝洛尔具有同时阻滞α受体和β受体的作用，效果更佳。应用适量地西泮（10～20mg口服）以控制焦虑。如果术中发生高血压，应告知手术医师停止对肿瘤的任何操作，同时给予酚妥拉明或硝普钠控制血压。肿瘤切除后，交感神经兴奋性降低可造成严重低血压，可通过补液扩容纠正，但也常需要使用去甲肾上腺素、肾上腺素、去氧肾上腺素或多巴胺等升压药的支持。②肾上腺皮质功能不全时，由于钠、水经尿道和肠道异常丢失过多，可致血容量减少，术前必须至少两天输注生理盐水，并口服氟氢可的松（fludrocortisone）0.1～0.2mg，手术当天还需至少每6小时肌内注射或静滴可溶性磷酸氢化可的松或琥珀酸氢化可的松50mg。③尿崩症患者，由于大量排尿，可出现显著的血液浓缩、血容量减少和电解质紊乱，应在术前每4小时肌内注射抗利尿激素（加压素，vasopressin）10～20U，或静脉滴注5%葡萄糖溶液1 000mL，待血浆渗透压降至正常后再施手术。

（二）通气量

进行性黏液性水肿患者，自主呼吸通气量明显减少，手术应推迟，需先用甲状腺素治疗；如果手术必须在1周内施行者，可口服三碘甲状腺原氨酸（triiodothyronine，T_3），每日50～100μg；如果手术允许推迟到1个月以后进行者，可口服甲状腺素（thyroxine，T_4），每日0.1～0.4mg。服药期间可能出现心绞痛或心律失常，这时剂量应减少或暂停。

（三）麻醉耐受性

未经治疗的肾上腺皮质功能不全、脑垂体功能不全或垂体促肾上腺皮质激素分泌不足的患者，机体的应激反应已消失或接近消失，对麻醉药物的任何血管扩张作用都容易发生循环虚脱，有生命危险。由于对这类意外事先难以预测，因此估计有可能发生者，术前可预防性肌内注射磷酸氢化可的松100mg。此类患者一般伴有高钾、低钠，需严密监测电解质。未经治疗的急性肾上腺皮质功能不全患者属手术禁忌，必须积极处理。急诊手术术中可行动脉穿刺监测血压、电解质和血糖。禁忌用依托咪酯行麻醉诱导，因为即使使用单剂量诱导，也会抑制肾上腺皮质功能，增加危重患者的死亡率。慢性肾上腺皮质功能不全者无须行有创监测。

（四）渗血

库欣综合征患者的肾上腺糖皮质激素活性显著增高，围手术期常表现为难治性的高血压（可用利尿剂减少血管内容量，但须监测电解质），同时可出现手术野渗血、止血困难和失血量增多。此时只有通过谨慎结扎血管以求止血。术后应注意预防深静脉血栓形成。

（五）感染

库欣综合征患者的肾上腺糖皮质激素分泌过多，机体防御功能显著减弱，容易发生切口感染。未经治疗的糖尿病患者，切口感染风险亦增加，均需注意预防，宜选用杀菌性抗生素而非抑菌性抗生素。

（六）镇痛药耐量

库欣综合征患者常处于警醒和焦虑状态，因此需用较大剂量镇静药。未经治疗的艾迪生病患者，对镇静药特别敏感，故需慎用。甲状腺功能亢进患者因基础代谢率高，神经肌肉应激性增高，故镇静药和镇痛药均需加量。甲状腺功能低下患者，对镇静药和镇痛药特别敏感，均需减量。

五、肾脏疾病

麻醉前准备的基本原则是保护肾功能，维持正常的肾血流量和肾小球滤过率，具体应尽可能做到以下几点：①术前补足血容量，防止因血容量不足所致的低血压和肾脏缺血。②避免大剂量使用缩血管药，大多数该类药易导致肾血流量锐减，加重肾功能损害，尤其以长时间大量使用时为严重。③保持尿量充分，术前均需静脉补液，必要时可适当使用利尿剂。④纠正水、电解质和酸碱代谢失衡。⑤避免使用对肾脏有明显毒害的药物，如汞剂利尿药、磺胺药、肾毒性抗生素、止痛药（非那西丁）和降糖药（降糖灵）等，尤其是某些抗生素的肾脏毒性最强，如庆大霉素、甲氧苯青霉素、四环素、两性霉素 B 等均需禁用。某些抗生素本身并无肾脏毒性，但如果复合应用，则肾脏毒性增高，例如先锋霉素单独用并无肾脏毒性，若与庆大霉素并用则可能导致急性肾衰竭。⑥谨慎使用完全通过肾脏排泄的药物，否则药效延长，难以处理。⑦有尿路感染者，术前必须有效控制炎症。⑧慎重选择术前镇静药及术中麻醉药。

六、肝脏疾病

肝功能损害患者的麻醉前准备特别重要。肝功能损害患者经过一段时间保肝治疗，多数可获得明显改善，对手术和麻醉的耐受力也相应提高。保肝治疗包括：①高碳水化合物、高蛋白质饮食以增加糖原储备和改善全身情况，必要时每日静脉滴注 GIK 溶液（10% 葡萄糖液 500mL 加胰岛素 10u、氯化钾 1g）；②低蛋白血症时，间断补充外源性白蛋白；③小量多次输新鲜全血，以纠正贫血和提供凝血因子；④适当补充维生素 B、维生素 C、维生素 K；⑤改善肺通气，若并存胸腔积液、腹腔积液或肢体水肿，应适当限制钠盐，应用利尿药和抗醛固酮药，必要时术前放出适量胸腹腔积液，引放速度必须掌握缓慢、分次、小量的原则，同时注意水和电解质平衡，并补充血容量。

七、血液病

（一）慢性贫血

慢性贫血的原因很多，主要为缺铁性贫血和各种先天性或后天性溶血性贫血。中度贫血者，术前经补充铁剂、叶酸和维生素 B_{12}，一般纠正尚无困难，术前只要维持足够的血容量水平，并不会增加麻醉的危险性；必要时术前给予小量多次输新鲜血，纠正可较迅速，不仅提高血红蛋白和调整血容量，还可增加红细胞携氧和释放氧所必需的 2，3－二磷酸甘油酸（2，3－DPG）。在急诊手术前通过输注红细胞悬液也较易纠正。术前应用促红细胞生成素可能提高血红蛋白和血细胞比容水平。如果术前存在携氧能力不足的缺血性症状，术前也需输血。

（二）巨幼细胞贫血

多见于恶性贫血和叶酸缺乏，手术宜推迟，待叶酸和维生素 B_{12} 得到纠正，一般需 1～2 周后方能手术。

（三）镰刀状细胞（sickle cell）贫血

镰刀状细胞贫血时易发生栓塞并发症，特别容易发生肺栓塞，尤其在面临缺氧或酸中毒时，镰刀状细胞增多，栓塞更易形成，手术和麻醉有相当危险。对这类患者术前均应输以全血，直至血红蛋白恢复正常后再手术。输全血还有相对稀释镰刀状细胞、阻止其堆集成柱而堵塞小血管的功效。羟基脲的常规应用可使红细胞镰状化降低50%。冠状动脉系统的红细胞镰状化或炎性变可导致心肌纤维化，心肺功能进行性恶化。术中要维持足够的氧合（$FiO_2 \geq 0.30$），维持患者体温（加热毯、预热静脉用液体、调高手术室温度），同时要维持足够的心排血量，防止因体位或止血带导致的静脉淤积。术后吸氧12～24小时，并给予充分的镇痛。

（四）血小板减少

一般情况下，人体血液中的血小板只要保持在30×10^9～50×10^9/L（30 000～50 000/mm^3），即可维持正常的止血功能，但当其低于30×10^9/L，或伴血小板功能减退时，可出现皮肤和黏膜的出血征象，手术伤口呈广泛渗血和凝血障碍。遗传性血小板减少较罕见，需输浓缩血小板治疗。获得性血小板减少较为多见，需根据病因进行术前纠正，如红斑狼疮、特发性血小板减少性紫癜或尿毒症等引起者，可给予强的松类激素进行治疗。阿司匹林不可逆地抑制血小板聚集影响机体凝血，只有当新的正常血小板进入血液循环其功能才能恢复。口服阿司匹林后，血小板功能低下的状态可持续7天左右，因此术前如需停药，则至少停药7～10天方能纠正。每输1u浓缩血小板可增高循环内的血小板4×10^9～20×10^9/L。

（五）非血小板减少性紫癜

可表现为紫癜、血尿，偶尔因血液渗入肠壁而引起急性腹痛，常可继发肠套叠而需急诊手术。为防止手术野出血和渗血，术前可试用强的松和浓缩血小板治疗。

（六）恶性血液病

如白血病、淋巴瘤或骨髓瘤患者，偶尔需手术治疗，其主要危险在于术中出血和渗血不止及血栓形成。单纯就患者的凝血功能障碍或栓塞风险而言，如果疾病正处于缓解期，手术危险性不大；处于部分缓解期时，手术也相对安全。急性白血病时，如果白细胞总数增高不过多，血红蛋白尚在100g/L，血小板接近100×10^9/L，无临床出血征象时，术中风险也并无显著升高。但当贫血或血小板减少较严重时，术前应输全血和浓缩血小板作准备。慢性粒细胞性白血病，如果血小板超过$1\ 000\times10^9$/L或白细胞总数超过100×10^9/L，术中可能遇到难以控制的出血，危险性很大。慢性淋巴细胞性白血病患者如果血小板计数正常，即使白细胞总数超过100×10^9/L，也非手术禁忌证。真性红细胞增多症时，术中易致出血和栓塞并发症，当血细胞比容增高达60%，可出现凝血因子时间延长、部分凝血活酶时间显著延长和纤维蛋白原显著降低。这类患者需经过放血术、放射疗法或化学疗法，待红细胞总数恢复正常后方可手术，但并发症仍然多见。

八、特殊病情患者的麻醉前准备

（一）病态肥胖

1. 病态肥胖对器官功能的影响　正常人的标准体重（kg）可按身高（cm）－100推算。体重超过标准体重10%～15%或体重指数（BMI）超过28kg/m^2即为肥胖；超过15%～20%为明显肥胖；超过20%～30%则为病态肥胖。亦可利用肥胖指数[＝身高（cm）－体重（kg）]来确定肥胖的程度：肥胖指数≥100，为不胖；＝90左右，为轻度肥胖；≤82，为病态肥胖。肥胖一般可分三类：①单纯性肥胖，因营养过度引起；②继发性肥胖，因内分泌功能失调引起，如下丘脑病变、库欣综合征等；③家族性肥胖，因遗传引起。不论病因如何，肥胖本身可引起呼吸循环等一系列病理生理改变。

（1）呼吸系统：病态肥胖可引起肺活量减少，深吸气量和呼气贮备量减少，此与胸腹部受过多的脂肪压迫、胸廓扩张受限（胸廓顺应性降低）、胸廓弹性回缩增强、膈肌抬高等因素有关，尤其在水平仰卧位时的影响最为显著，易出现通气/血流比例失调、低 PaO_2、高 $PaCO_2$ 和氧饱和度下降；部分患者还可出现肺动脉高压和肺毛细血管楔压增高，甚至肺栓塞。肥胖患者上气道软组织丰富，容易阻塞气道，使困难气道的危险性显著增加。此外，在麻醉后较易并发肺部感染和肺不张。

（2）心血管系统：每增加 1kg 脂肪组织，即需要增加 0.01L/min 的心排血量才能满足充分的组织灌注，因此肥胖患者多并发高血压。据统计，肥胖患者中有 58% 并发高血压，但多数属轻度或中度高血压。肥胖人的血容量和心排血量均有所增加，增加量与肥胖程度成正比，由此可加重左室容量负荷，久之出现左室肥厚，继而发展为右室肥厚，其程度与体重增加成正比。此外，由于肺通气功能不足所致的长时间慢性缺氧，刺激骨髓造血功能，可引起继发性红细胞增多、血黏度增高，更加重心脏负荷，甚至导致心力衰竭。肥胖多伴脂质代谢紊乱，因此容易并发动脉硬化。一般认为肥胖伴高血压者，容易继发冠心病和心肌梗死，或脑动脉硬化和脑血管意外甚至猝死。

（3）其他：肥胖患者易并发糖尿病，或肝细胞脂肪浸润（脂肪肝），但多数患者肝功能仍正常。既往认为肥胖患者术前胃内容物和酸度增加，为降低围手术期发生反流误吸的风险，因此建议此类患者术前给予西咪替丁、雷尼替丁或甲氧氯普胺（术前一晚和术晨使用），但目前尚缺乏循证医学的证据。

2. 麻醉前准备　首先对肥胖的类型、病因及其程度作出评估，重点注意呼吸、循环和内分泌系统等改变。

（1）对病态患者，应检查在水平仰卧位时的呼吸功能状况，如果出现气短、呼吸费力或呼吸道不全梗阻，甚至不能平卧者，术前需做肺功能测定及动脉血气分析。选择麻醉方法应以能保证呼吸道通畅和通气量满意者为准。对气管内插管操作的难易程度术前也必须充分估计，必要时考虑采用清醒气管内插管。

（2）术前对是否并存高血压、动脉硬化和糖尿病、胸透及心电图有无异常，以及心脏代偿功能等都应做出全面估计，并给予相应的处理。对继发性肥胖患者，如为择期手术，应先施行病因治疗后再手术。对单纯性肥胖患者，术前最好采取减重治疗，包括合理的饮食限制、体育锻炼和药物等。减重可明显改善患者的心肺功能，使肺活量和通气贮备量恢复正常，慢性缺氧和 CO_2 蓄积得到纠正，血容量和血压可明显降低，对预防高血压和减轻心脏负荷可起到良好的作用。此外，减重对维持术中呼吸和循环的相对稳定、预防术后肺部并发症均非常有效。但必须指出，减肥治疗一般需经过 1 个月至数个月的过程，仅于术前数日内严格限制饮食，不仅无效，相反会因此削弱肥胖患者对麻醉和手术的耐受力。重度肥胖者行开腹手术，应在术前行动脉血气分析，了解患者术前低氧血症的情况及指导术后拔管。有研究表明，肥胖者苏芬太尼的分布容积增加且清除延迟，作用时间明显延长。

（二）慢性酒精中毒

1. 慢性酒精中毒对器官功能的影响　长期嗜酒可致慢性酒精中毒，其特征是对酒精产生耐受和生理依赖，同时脏器出现一系列病理生理改变，对麻醉和手术的耐受力显著降低，具有明显的危险性。

（1）病理生理变化：①长期嗜酒者常伴有营养障碍，可致维生素 B_1 缺乏；酒精本身及其代谢产物可直接毒害神经系统，容易出现多发性周围神经炎，表现为四肢远端感觉和运动障碍；也可累及中枢神经，发生急性出血性脑灰质炎及神经炎性精神病。周围神经系统和中枢神经系统同时受害时，称脑性脚气病综合征，表现为记忆力减退、思维涣散、不能胜任细致的复杂工作与学习，可逐渐发展累及小脑、脑干及间脑发生退行性变，甚至脑广泛坏死而死亡。②酒精容易毒害肝脏而并发脂肪肝、酒精性肝炎及肝硬化（发生率约 10%），肝脏的代谢、解毒及合成功能均受影响，临床表现为营养不良、体重减轻、厌食、黄疸、发热、胃溃疡、胃食管反流及食管静脉曲张；也可出现凝血机制障碍和白蛋白减少；可出现腹腔积液、通气功能减弱、氧饱和度降低、低 PaO_2 和轻度呼吸性碱血症。③酗酒 10 年以上者，可危及心脏，出现酒精性心肌病和心脏性脚气病，表现为气急、咳嗽、心悸、呼吸困难和传导阻滞，最后可演变为右心力衰竭，也会因突发心肌梗死而猝死，但容易被漏诊。④酒精可抑制叶酸代谢而影响红、白细胞及血小板的生成，可致贫血、抵抗力低下和凝血障碍。⑤约有 20% 慢性酒精中毒的患者可并发慢性阻塞性肺疾病。⑥常并发酒精性低血糖；可抑制抗利尿激素而出现尿量增多和脱水；可引起肾上腺皮质激素分泌增高而诱发胰腺炎。

（2）戒酒综合征：正常人如果大量饮酒持续2～3周，即可出现酒精依赖性，机体必须依赖酒精才能维持正常生理功能。如果突然停饮，即会出现一系列生理紊乱，此即为戒酒综合征。发病机制系因中枢神经系统失去酒精的抑制作用而产生大脑皮质和β－肾上腺素能神经过度兴奋所致。即由于交感神经兴奋，血中儿茶酚胺增高，使骨骼肌收缩速率增加，因而干扰了神经－肌肉的传导或肌梭活性，致使这些患者的震颤强度增加。其临床表现为：初6～8小时期间表现为震颤［全身性震颤是本病最明显的特征，是一种快速（6～8Hz）、轻重不一、在安静环境下减轻而在运动和情绪紧张时加重的震颤］，伴有易激惹和胃肠道症状，特别是恶心、呕吐。多为精神因素引起，也可能因低血糖和体液失衡所致；24～36小时内出现幻觉性精神病和戒断性癫痫大发作；72小时内出现震颤性谵妄，表现幻觉、抽搐、知觉迟钝、失眠、精神错乱、自主神经系统活动亢进和共济失调，严重时出现结肠坏死或硬膜下血肿等致命性并发症。恢复饮酒可很快缓解症状，再次停止饮酒后症状复发并且加重。症状持续时间差别很大，通常持续2周。病情在完全停止饮酒后24～36小时达高峰。

（3）麻醉前准备　慢性酒精中毒患者易并发多种疾病。如并发急性酒精性肌病可致严重的肌肉痉挛；也可并发广泛的多发性周围神经病，引起全身感觉障碍和肌无力；并发急性胃炎时可致恶心呕吐；伴发戒酒性癫痫时可致外伤。另外，尚可并发泌尿系感染、胰腺炎、肝硬化、胃肠道出血等。对疑有慢性酒精中毒或已经明确存在酒精中毒的患者，手术宜推迟，需全面系统了解心、肺、肝、脑等各脏器的损害程度，对正在出现的戒酒综合征及其治疗效果进行了解和估计。具有中枢性肌松作用的镇静药（如利眠宁、地西泮等）是目前治疗震颤性谵妄的较佳药物，应在戒酒的最初2～4天内预防性用药，同时服用大量维生素B1和补充营养，一般戒酒征象可被基本解除。苯妥英钠对戒酒性癫痫确有防治作用，如患者对苯妥英钠过敏，可改用卡马西平，但巴比妥类药物应慎用，因其可能有增加呼吸抑制的危险。在戒酒期间，各脏器功能尚未完全恢复时，任何麻醉药和麻醉方法均有一定的危险，故禁忌择期手术。偶然大量饮酒而致急性酒精中毒的患者，如需急诊手术，对各种麻醉药的耐受性并不增加，但对麻醉药的需要量减少可能较明显，故应酌情合理用药，避免逾量。

（三）昏迷

手术前的患者偶尔可并存昏迷，其诱因要尽可能加以鉴别和纠正；并仔细观察和正确评估昏迷的程度。由于这类患者的器官代谢功能已经紊乱，因此对任何麻醉药物的耐受性都降低，易出现昏迷加重。从麻醉处理角度看，较常见的昏迷有以下几类：①意识消失，但存在哈欠、吞咽或舔舌等反射动作，提示浅昏迷，脑干主要功能尚未损害。②意识消失，呼吸动作、瞳孔反应和眼球活动仍正常，也无定位性运动障碍体征者，最可能为代谢异常（如尿毒症、低血糖、肝昏迷、酒精中毒、低磷血症、黏液水肿和高渗性非酮症性昏迷等），或药物中毒（如麻醉性镇痛药、镇静药、催眠药等）所致。除非紧急手术（如内脏出血或穿孔），术前应尽可能先纠正昏迷，但对尿毒症和高渗性非酮症性昏迷的纠正不宜过快，避免因脑水肿而加重昏迷程度；瞳孔反射失常提示低氧、低体温、眼部疾病或药物中毒（如颠茄碱、苯二氮䓬类等）。③昏迷伴上肢肘部呈屈曲位肌强直者，提示双侧大脑半球功能障碍，但脑干无损害（去皮质姿势）。④昏迷伴上肢和下肢均呈伸直位肌强直者，提示双侧上位脑干结构损害，或深部大脑半球损害（双侧去大脑强直）。这类情况可见于脑外伤或心搏骤停复苏后脑缺氧性损伤后遗症，除非急症，禁忌择期手术。⑤昏迷伴腱反射亢进、趾背上翻者，提示存在中枢神经系统结构性病变，或存在尿毒症、低血糖或肝性脑病。如果昏迷伴腱反射低下、足趾跖屈，也无偏瘫征象者，提示不存在中枢神经系统结构性改变。⑥昏迷伴癫痫大发作，提示深部中线性脑干或丘脑损害，或局灶性运动中枢性改变，对其诱因应力求弄清，可因戒酒、尿毒症、妊娠毒血症、脑损伤、脑肿瘤、产伤、药物（戊四氮、印防己毒素、美解眠、士的宁等）、高血钙、低血钙、脑血管病变或脑血管意外等引起，也可能原因不明。术前均应针对诱发疾病进行积极处理，并用治疗剂量抗惊厥药，一直用至手术日晨，对癫痫本身一般无其他特殊处理。过去认为高浓度恩氟烷，特别在过度通气及低 $PaCO_2$ 情况下，可诱发脑电癫痫样波和强直性肌痉挛。今知，恩氟烷对人类并不增加癫痫的发生，可以选用。

（四）妊娠

同年龄组孕妇与非孕妇，其并发外科疾病的频率相等，麻醉医师必须熟悉手术适应证及其病情特点。孕期常见的外科疾病有：①急性阑尾炎，发生率为1∶2 000，所表现的征象与妊娠最初3个月期间的妊娠反应有相似处，容易混淆而被误诊，以致发展为阑尾穿孔和弥漫性腹膜炎，全身情况严重，麻醉危险性增加，同时流产率也增高。因此应尽早明确诊断，积极手术。②急性胆囊炎和胆石症，发生率为1∶（3 500～6 000），病情往往较重，手术较复杂，手术需时较长，麻醉中的变化较多，同时可能使胎儿受损害，故应尽量避免手术，采用输液、胃肠减压、解痉、止痛和抗生素等保守治疗，一般在2天内症状可得到明显改善。③急性机械性肠梗阻，较为少见。曾有腹腔手术史的孕妇，若腹腔内遗留粘连，妊娠后有可能诱发机械性肠梗阻。为避免病情趋于严重，一旦诊断明确，手术不宜延迟，如果已近临产，可先行剖腹产术以获得肠梗阻手术必需的术野显露。④食管裂孔疝，发生率较高，主要症状为反流性食管炎，饱食后取直坐位或服止酸药可缓解，一般不需急诊手术治疗。⑤乳腺癌，不多见，但一旦发生，其恶性程度高，应做活检确诊，然后施行根治术，同时终止妊娠。如果在分娩后再施行乳癌根治术，则复发率更增高。⑥卵巢肿瘤，多在妊娠初3个月内发生，只要不并发扭转、破裂或出血，可暂不考虑手术治疗。

妊娠并发外科疾病时，是否施行手术和麻醉，必须考虑孕妇和胎儿两方面的安全性。母体的风险主要是由妊娠期的生理学变化所致，常涉及气道、心肺、神经系统和消化系统。孕妇的误吸、困难气道、低氧血症、低血压、麻醉药物的过量和栓塞等风险增加。胎儿风险包括潜在致畸性、窒息和早产。一般讲，妊娠初3个月期间，若存在缺氧、麻醉药或感染等因素，则易诱发胎儿先天畸形或流产，因此应尽可能避免手术，择期手术宜尽量推迟到产后6周施行；危重手术应推迟至孕中期（15～28周），此时胎儿器官形成已经完成（15～56天）。如系急诊手术，尽可能选择局部麻醉或区域麻醉。高达30%的孕妇由于主动脉、腔静脉受压而易发生仰卧位低血压，仰卧位时需将子宫左移，麻醉时应充分供氧，避免缺氧和低血压。如必须全身麻醉，则气道检查尤为重要，妊娠会导致气道血管形成和水肿，增加困难插管的可能性。由于机械和激素水平原因导致孕妇误吸风险增加（妊娠12～14周后最为显著），且此时胃排空延迟、分泌增多、壁细胞活性增加使胃液pH值降低。肺功能残气量（FRC）和残气容积（RV）降低以及氧耗增加，导致孕妇易发生低氧血症。妊娠妇女对吸入、静脉和局部麻醉药的敏感性增加，MAC降低20%～40%（可能与黄体酮的镇静效应有关），局部麻醉药的需要量也减少约30%，因此麻醉药物的剂量须作相应调整。

（五）抗凝治疗

应用肝素抗凝时，静脉注射5 000U（相当于50mg），可使全血凝固时间延长2倍，维持3～4小时后，逐渐自动恢复正常。于此期间，如果需施行急诊手术，术前需采用鱼精蛋白终止其抗凝作用，具体方法为：①刚静注肝素不久者，鱼精蛋白的剂量（mg）相当于末次肝素剂量（U）的1/100；②静脉注射肝素已隔30分钟以上者，由于肝素的生物半衰期短于1小时，用鱼精蛋白的拮抗剂量只需上述剂量的1/2；③注射肝素已隔4～6小时者，一般已无须再用鱼精蛋白拮抗；④皮下注射肝素的吸收缓慢，鱼精蛋白剂量只需静注肝素（mg）量的50%～75%，但由于肝素仍在不断被吸收，故需重复注射鱼精蛋白。鱼精蛋白的静脉注射速度必须缓慢，若注速过快则可引起血小板减少；注药过量则鱼精蛋白本身可转为弱抗凝药，同时可能严重抑制循环，导致血压骤降而不易回升的后果。

应用双香豆素或其衍生物抗凝者，因凝血因子时间仅延长25%左右，故较肝素容易被掌握，如需终止其作用，只需在术前静脉注射维生素K_1 5mg，即可使凝血因子时间恢复至安全水平的40%以上，维持4小时，但完全恢复正常水平则需24～48小时，且对今后再使用双香豆素抗凝，可产生耐药性达1周以上。因此，如果手术仅需数小时的暂时终止抗凝，可不必用维生素K_1，只需静脉滴注新鲜冻血浆250～500mL即可。因双香豆素的作用仅是降低凝血Ⅱ、Ⅶ、Ⅸ和Ⅹ因子，而储存于血浆中的这些凝血因子仍很充足，故可达到暂时恢复凝血因子时间的目的。目前使用双香豆素类药物时一般用目标国际标准化比值（INR）进行疗效监测，接受华法林治疗，目标INR为2.0～3.0的患者，应在术前5天停止服药；目标INR为2.5～3.5的患者，应在手术前6天停止服药，手术前1天检查INR，如果>1.5，服用1mg维生素K_1。术后第一天华法林可恢复术前剂量，但须每日监测INR。

（葛　健）

第四节 麻醉选择

麻醉的选择取决于病情特点、手术性质和要求、麻醉方法本身的优缺点、麻醉者的理论水平和技术经验，以及设备条件等几方面因素，同时还要尽可能考虑手术者对麻醉选择的意见和患者自己的意愿。各种麻醉都有各自的优缺点，但理论上的优缺点还可因具体病情的不同，以及操作熟练程度和经验的差异，而出现效果上、程度上、甚至性质上的很大差别。患者对各种麻醉方法的具体反应也可因术前准备和术中处理是否恰当而有所不同。例如硬膜外麻醉用于早期休克患者，在血容量已经补足或尚未补充的两种不同情况下，其麻醉反应则可迥然不同。因此，麻醉的具体选择必须结合病情和麻醉者的自身条件和实际经验，以及设备条件等因素进行全面分析，然后才能确定。

一、病情与麻醉选择

手术患者的病情是麻醉选择最重要的依据：①凡体格健康、重要器官无明显疾病、外科疾病对全身尚未引起明显影响者，几乎所有的麻醉方法都能适应，可选用既能符合手术要求，又能照顾患者意愿的任何麻醉方法；②凡体格基本健康，但并发程度较轻的器官疾病者，只要在术前将其全身情况和器官功能适当改善，麻醉的选择也不存在大问题；③凡并发较重全身或器官病变的手术患者，除应在麻醉前尽可能改善其全身情况外，麻醉的选择首先要强调安全，选用对全身影响最轻、麻醉者最熟悉的麻醉方法，要防止因麻醉选择不当或处理不妥所造成的病情加重，也需防止片面满足手术要求而忽视加重患者负担的倾向；④病情严重达垂危程度，但又必须施行手术治疗时，除尽可能改善全身情况外，必须强调选用对全身影响最小的麻醉方法，如局部麻醉、神经阻滞；如果选用全身麻醉，必须施行浅麻醉；如果采用硬膜外麻醉，应强调在充分补液扩容的基础上，分次小量使用局部麻醉药，切忌阻滞范围过广；为安全计，手术方式应尽可能简单，必要时可考虑分期手术，以缩短手术时间。

小儿配合能力差，在麻醉选择上有其特殊性。基础麻醉不仅解决不合作问题，还可使小儿安静地接受局部浸润、神经阻滞或椎管内麻醉；如果复合全身麻醉，可做到诱导期平稳、全身麻醉药用量显著减少。又因小儿呼吸道内径细小、分泌腺功能旺盛，为确保呼吸道通畅，对较大手术以选用气管内插管全身麻醉为妥。

对老年人的麻醉选择，主要取决于全身状况、老年生理改变程度和精神状态。全身情况良好、动作反应灵敏者，耐受各种麻醉的能力并不比青壮年者差，但麻醉用药量都应有所减少，只能用其最小有效剂量。相反，年龄虽不很高，但体力衰弱、精神萎靡不振者，麻醉的耐受力显著降低，以首选局部麻醉或神经阻滞为宜，但后者的麻醉效果往往可比青壮年者好，全身麻醉宜作最后选择。

二、手术要求与麻醉选择

麻醉的首要任务是在保证患者安全的前提下，满足镇痛、肌肉松弛和消除内脏牵拉反应等手术要求。有时手术操作还要求麻醉提供降低体温、降低血压、控制呼吸或肌肉极度松弛，或术中施行唤醒试验等特殊要求。因此，麻醉的选择存在一定的复杂性。总的来说，对手术简单或病情单纯的患者，麻醉的选择可无困难，选用单一的麻醉药物和麻醉方法，就能取得较好的麻醉效果。但对手术复杂或病情较重的患者，单一的麻醉方法往往难以满足手术的全部要求，否则将促使病情恶化。此时，有必要采用复合麻醉（也称平衡麻醉），即同时或先后利用一种以上的麻醉药和麻醉方法，取每种麻醉药（方法）的长处，相互弥补短处，每种药的用量虽小，所得的麻醉效果恰已能符合手术要求，而对病情的影响可达到最轻程度。复合麻醉在操作管理上比较复杂，要求麻醉者有较全面的理论知识和操作管理经验，否则也未必能获得预期效果，有时反而会造成不良后果。

针对手术要求，在麻醉选择时应想到以下六方面问题。

1. 根据手术部位选择麻醉　例如颅脑手术选用局部麻醉或全身麻醉；上肢手术选用臂丛神经阻滞麻醉；胸腔内手术采用气管内循环紧闭麻醉；腹部手术选用椎管内麻醉或复合肌松药的全身麻醉；下肢

手术选用椎管内麻醉；心脏手术选用低温体外循环下全凭静脉麻醉。

2. 根据肌肉松弛需要程度选择麻醉　腹腔手术、长骨骨折或某些大关节矫形或脱臼复位，都需要良好的肌肉松弛，可选臂丛阻滞、腰麻或硬膜外麻醉，或全身麻醉并用肌松药。

3. 根据手术创伤或刺激性大小、出血多少选择麻醉　胸、腹腔手术，或手术区邻近神经干或大血管时，手术创伤对机体的刺激性较大，容易发生血压、脉搏或呼吸波动。此时，无论采用何种麻醉方法，均宜辅加相应部位的神经或神经丛阻滞，如肺门神经丛、腹腔神经丛、肠系膜根部阻滞或肾周围脂肪囊封闭、神经血管周围封闭等。对复杂而创伤性很大或极易出血的手术，不宜选用容易引起血压下降的麻醉（如蛛网膜下隙神经阻滞），全身麻醉常较局部麻醉为合适。

4. 根据手术时间长短选择麻醉　1 小时以内的手术，可用简单的麻醉，如局部麻醉、氯胺酮静脉麻醉、局部静脉麻醉或单次蛛网膜下隙神经阻滞等。长于 1 小时的手术，可选用长效局部麻醉药施行蛛网膜下隙神经阻滞、神经阻滞麻醉，或连续硬膜外麻醉或全身麻醉。对于探查性质手术，手术范围和手术时间事先很难估计者，则应做长时间麻醉的打算。

5. 根据手术体位选择麻醉　体位可影响呼吸和循环生理功能，需用适当的麻醉方法予以弥补。例如取俯卧或侧卧位时，应选用气管内紧闭麻醉、局部麻醉或硬膜外麻醉，不宜用蛛网膜下隙神经阻滞或硫喷妥钠麻醉。坐位手术时，应尽量选用局部麻醉等对循环影响小的麻醉方法。如需用全身麻醉，必须施行气管内插管，并采取相应的措施。

6. 考虑手术可能发生的意外选择麻醉　胸壁手术（如乳癌根治术）可能误伤胸膜而导致气胸，事先应做好吸氧和气管内插管的准备；食管手术有可能撕破对侧纵隔胸膜而导致双侧气胸，需有呼吸管理的准备。呼吸道部分梗阻或有外来压迫的患者，以选用清醒气管或支气管内插管为最合适。

三、麻醉药和麻醉方法选择

各种麻醉药和麻醉方法都有各自的特点、适应证和禁忌证，选用前必须结合病情或手术加以全面考虑。原则上尽量采用简单的麻醉，确有指征时才采用较为复杂的麻醉。

（一）全身麻醉

全身麻醉的首要目标是维持患者的健康和安全，提供遗忘、催眠（无意识）、无痛和最佳手术状态（如无体动现象）。麻醉医师选用自已最为熟悉的全身麻醉方法已为常理，但最近 Forrest 等总结来自多个中心单位采用全身麻醉的资料表明，选用全身麻醉方法可发生某些不良不良反应，其发生率具有统计学显著性差异。高血压在芬太尼麻醉中较为常见；室性心律失常在氟烷麻醉中较为常见；心动过速在异氟烷麻醉中较为常见。采用中至大剂量芬太尼的全身麻醉组患者，术后至少需施行 80 小时的机械呼吸，而在其他麻醉患者一般只需要 7 小时。一般认为，术后长时间机械呼吸可能带来不良后果。

（二）局部麻醉

（1）今已确认，在某些临床情况下，局部麻醉的优点超过全身麻醉。老年患者髋关节成形术和前列腺摘除术选用椎管内神经阻滞麻醉，可降低深静脉血栓的发生率；在低位蛛网膜下隙神经阻滞下，充血性心力衰竭的程度减轻或较少发作；从 ICU 病房对危重患者施行长时间硬膜外腔镇痛的结果看，器官功能的保留可较好，并发症发生率降低，甚至死亡率也降低。但长期以来人们都认为局部麻醉的操作耗时较长，技术不够熟练者尤其如此，且可能发生严重并发症。随着经验的积累，这些不足均可得到改善。

（2）许多患者在术前主动提出要求让他“入睡”，如果麻醉医师理解为患者欲选用全身麻醉，而据此做出选用全身麻醉的决定，现在看来是不一定恰当的。很久以来人们认为局部麻醉仅适合于少数场合，而全身麻醉几乎适合于任何手术，这也是明确的。今知，在区域阻滞麻醉下加用某些催眠药（如咪达唑仑、丙泊酚和芬太尼等），同样可使患者在局部麻醉下处于睡眠状态。

（三）术后镇痛

在充分评估病情的基础上拟订麻醉处理方案时，应考虑加用术后切口镇痛措施。近年来术后镇痛的优越性越来越受到肯定和重视，不论在全身麻醉前先施行标准的区域阻滞麻醉，或将区域阻滞麻醉作为全身麻醉的一项组成部分，或在区域阻滞麻醉基础上术后继续给予局部麻醉药阻滞，使患者在术后一段时间仍处于基本无痛的状态，一般可显著增加患者术后的安全性。Tverskoy 等指出，在区域阻滞麻醉下施行疝修补术，术后继续给予局部麻醉药施行术后镇痛，其效果比术后常规肌内注射阿片类药镇痛者为好，对患者十分有益。近年来，患者自控镇痛（PCA）技术得以应用，PCA 的按压次数和药物用量可由患者自主调节。这样可以以最小的剂量达到最佳的效果，不良反应更小，避免了传统方法药物浓度波动大，不良反应大的缺点。

四、技术能力和经验与麻醉选择

麻醉医师在日常工作中，原则上应首先采用安全性最大和操作比较熟悉的麻醉方法。遇危重患者，或既往无经验的大手术，最好采用最熟悉而有把握的麻醉方法，有条件时在上级医师的指导下进行。在上述考虑的前提下，尽量采纳手术医师及患者对麻醉选择的意见。

（燕建新）

第三章

麻醉常用药物

第一节 临床麻醉中常见的药物相互作用

麻醉期间的药物相互作用包括了术前、术中和术后治疗用药与麻醉用药间的相互作用及麻醉中各种麻醉药之间的相互作用。

一、抗高血压药与麻醉

这类药物种类多，作用机制各不相同。利舍平等萝芙木制剂主要是使儿茶酚胺储存耗竭，用药后在麻醉过程中可能发生严重低血压和心动过缓，因此，20世纪60年代曾主张术前用过利舍平或其他耗竭儿茶酚胺药物的患者，应停药2周再施行麻醉和手术。但后来的研究确认麻醉过程中血压下降，主要应考虑高血压患者的病理生理变化，由于动脉粥样硬化的存在，心血管调节功能差，而并非完全由于抗高血压药与全身麻醉药之间的相互作用所致。相反，接受抗高血压药物治疗的患者，如术前停用降压药，易出现血压反跳，急剧升高，甚至有引起心肌梗死、心力衰竭、脑血管意外等潜在的危险，且处理上远较低血压处理困难。所以，近年来意见已接近一致，即认为抗高血压药应继续用至术前。在麻醉处理上，应按高血压患者的要求。一旦出现血压下降，应及早用血管活性药，一般宜采用去氧肾上腺素或甲氧明。

利血平和α甲基多巴可耗竭中枢神经系统储存的儿茶酚胺引起中枢神经系统抑制，降低氟烷的MAC。可乐定（clonidine）可激活中枢节前α_2受体，抑制去甲肾上腺素释放，显著增加吸入麻醉药氟烷的麻醉效能。

二、β受体阻滞药与麻醉

β受体阻滞药常用于治疗高血压、心绞痛和心律失常。虽然吸入麻醉药与β受体阻滞药都有负性心变力作用，因而在抑制心肌收缩力方面呈现协同作用，并可加重血压降低和心率减慢，但也因此降低心肌需氧量，所以，只要给予适当监测和治疗仍然可以保证患者安全。对术前长期应用β受体阻滞药治疗高血压或冠心病者，如果术前突然停药，可能会使病情恶化，围手术期高血压和心肌梗死的发生率增加，因而主张持续应用到手术当天。在这种情况下，应适当掌握吸入麻醉药的用量，并应加强对血流动力学的监测。

β受体阻滞药可减少肝血流，抑制肝脏的氧化代谢，影响多种药物的代谢。布比卡因和利多卡因的清除率均被降低，多次给药时可能发生蓄积甚至达到毒性浓度。另外，β受体阻滞药也会拮抗氨茶碱和其他β_2受体激动药的扩张支气管作用。

三、抗心律失常药与麻醉

奎尼丁、利多卡因和普鲁卡因能阻滞神经肌肉传导，增强去极化和非去极化肌松药的作用。用利多卡因治疗的心律失常患者，其肌松药的残余作用可能增强。奎尼丁能从蛋白结合部位置换地高辛，增加其血浆浓度。

利多卡因与70% N_2O 合用时能产生镇静甚至意识消失的作用。有时气管插管时用利多卡因防治“呛咳”反应的方法可能会加深麻醉并使苏醒延迟。

氟烷有时出现干扰房室传导的作用，这时如出现传导异常引起的心律失常，应用利多卡因和苯妥英钠时可使抑制更明显。因此，氟烷麻醉时发生心律失常用利多卡因治疗可能无效。

四、强心苷与麻醉

用强心苷治疗的患者，阿托品常作为术前用药，以防止由于应用胆碱能药、抗胆碱酯酶药以及迷走神经兴奋而产生的心律失常。硫喷妥钠对心肌有抑制作用，降低心排血量，因而有对抗强心苷作用。氟哌利多有α肾上腺素能阻断作用、对抗心律失常和稳定自主神经系统作用，可用于应用强心苷的患者。地西泮虽可提高心室的应激阈和加强利多卡因抗心律失常效能，但对洋地黄化患者所引起的室性心动过速则无效。在洋地黄化患者，应用地西泮后个别有出现心室颤动的报道。氯胺酮具有拟交感神经兴奋作用，可减低心脏对强心苷的耐受性，因此不宜与强心苷并用。乙醚、甲氧氟烷、氟烷均可降低强心苷对心脏的毒性。又因氟烷可延长房室传导系统的不应期而使传导性变慢，故在房室传导障碍或洋地黄化的患者，使用氟烷麻醉时应格外小心。

琥珀胆碱用于洋地黄化患者，容易引起室性心律失常。而筒箭毒碱可使这些心律失常消失。接受强心苷治疗的患者，应用泮库溴铵及加拉碘铵，可发生窦性心动过速，后者还可能发生室性心律失常，因为这两种药物有直接或间接的拟交感神经作用，导致循环中儿茶酚胺含量增加，增加对强心苷的敏感性，易引起心律失常。

低钾血症可诱发洋地黄中毒，凡可降低血清钾的药物和措施都可降低对强心苷的耐受性，因此，使用强心苷的患者麻醉中应用呋塞米（呋喃苯胺酸）等利尿药和羟丁酸钠时应引起警惕。过度通气所致的呼吸性碱中毒也可使血清钾降低，对洋地黄化的患者也可诱发心律失常，所以，对洋地黄化的患者麻醉期间应避免不适当的过度通气而致的呼吸性碱中毒。高钙血症能加剧强心苷毒性，引起严重的心律失常，故大量或快速输血后使用钙剂应慎重。

五、单胺氧化酶抑制药与麻醉

单胺氧化酶抑制药（MAOI）包括苯乙肼、异唑肼（闷可乐）、苯丙胺等，是治疗精神抑郁症或高血压的药。其主要药理作用是抑制体内单胺氧化酶，从而使多巴胺、5-羟色胺、去甲肾上腺素等在组织中积聚。这一药理作用可持续数周，在此期间因多种酶受到干扰，所以，单胺氧化酶抑制药与其他药物合用可产生不良反应，给接受单胺氧化酶抑制药治疗的患者注射治疗剂量哌替啶等麻醉性镇痛药，可引起循环虚脱和长时间昏迷，甚至死亡；单胺氧化酶抑制药使巴比妥类药作用延长，并可以与吩噻嗪类药相互作用，引起锥体外系反应和高血压；接受单胺氧化酶抑制药的患者对升压药又极为敏感，可引起高血压危象、脑出血，甚至死亡。故主张在术前至少停用2周，即使停药2~3周后，仍可能发生危险，麻醉时仍须慎重处理。麻醉前用药禁止用哌替啶等麻醉性镇痛药和吩噻嗪类药，可用阿托品和东莨菪碱。局部麻醉药中不能加肾上腺素，脊椎麻醉和硬膜外阻滞最好不用，以免用升压药时发生危险。全身麻醉可选用恩氟烷、异氟烷、七氟烷，静脉硫喷妥钠剂量应减少，肌松药无禁忌。

一旦发生意外，应按以下措施处理：如应用麻醉性镇痛药后发生循环虚脱，可静脉注射氢化可的松，首次剂量至少100mg，每隔10~15min重复注射，同时静脉输平衡盐液或羟已基淀粉、琥珀明胶或尿联明胶250~500mL，直至循环稳定为止。如对升压药引起高血压反应，可静脉注射酚妥拉明5~10mg，必要时重复注射，直至症状消失。如有心动过速，静脉注射β受体阻滞药普萘洛尔，一次1~2mg，必要时10~15min后重复注射。

六、肾上腺素与麻醉

卤族吸入麻醉药对心脏有“促敏”作用，增加心肌对儿茶酚胺的致心律失常反应的敏感性。肾上腺素引起50%的患者出现室颤的剂量（ED_{50}）在氟烷、异氟烷和恩氟烷麻醉时分别是（2.11±1.5）

μg/kg、(6.72±0.66)μg/kg 和(10.9±8.9)μg/kg。氟烷麻醉时儿童的致颤阈值高于成人。

可卡因和三环类抗抑郁药能干扰肾上腺素能神经末梢和节前神经末梢的儿茶酚胺再摄取；氯胺酮抑制神经元内儿茶酚胺的摄取，都能降低肾上腺素的致颤阈。使用这些药物的患者，特别是同时应用卤族吸入麻醉药时，对应用肾上腺素要给以充分注意。

七、钙通道阻滞药与麻醉

钙通道阻滞药可阻滞钙离子向细胞内转运，降低血浆肾素的活性；抑制血管平滑肌的收缩，降低外周血管阻力，使血压降低；对心脏有不同程度的负性肌力作用，对窦房结的自律性和房室传导有抑制作用，使心率减慢；长期服用者，与全身麻醉药对心肌抑制和血管扩张有协同作用；有增强局部麻醉药对房室传导的阻滞作用；可增强芬太尼的心动过缓作用。吸入麻醉药与钙通道阻滞药之间在抑制心肌收缩力及外周血管阻力等方面有相加作用，而对心脏传导阻滞方面有协同作用。实验研究表明，在氟烷、恩氟烷或异氟烷麻醉时，如同时使用地尔硫䓬(diltiazem)可使地尔硫䓬的血药浓度提高30%~100%。在氟烷麻醉时同时使用维拉帕米(verapamil)，可使血压降低和PR间期延长。在恩氟烷或异氟烷麻醉期间，随着维拉帕米的用量增加，血压、心脏指数的降低越来越明显，恩氟烷麻醉时更为明显。此外，异氟烷或氟烷与维拉帕米伍用，可使肺血管缺氧性收缩反应降低40%~90%，这在单肺通气时应特别注意。

八、组胺 H_2 受体拮抗药与麻醉

西咪替丁常用于治疗消化性溃疡和反流性胃炎，也用于预防应激性溃疡的发生。西咪替丁可影响细胞色素酶P450，抑制一些药物在肝脏的代谢，也可因 H_2 受体阻断降低肝脏血流量发挥作用。西咪替丁能明显延长地西泮、咪达唑仑的镇静作用。西咪替丁抑制假性胆碱酯酶的活性，延长琥珀胆碱的神经肌肉阻滞时间。西咪替丁降低利多卡因的清除率，利多卡因的清除减慢，同时应注意利多卡因的毒性反应。阿片类如吗啡、哌替啶一部分经肝代谢，西咪替丁降低其清除率，使这些阿片类作用增强。

九、化疗药与麻醉

抗癌药及免疫抑制剂主要是经肝脏的混合功能氧化酶进行转化和代谢，化疗后必然对酶系功能产生干扰。由此增加患者对静脉麻醉药、麻醉性镇痛药等药的敏感性，容易发生对循环系统的抑制及麻醉药作用时间延长。此外，癌症患者的血清胆碱酯酶活性往往已有明显的抑制，化疗药也可干扰胆碱的合成或摄取，这对肌松药的应用可产生明显的影响。如环磷酰胺可明显增强琥珀胆碱的作用并延长其对呼吸抑制的时间。多柔比星(doxorubicin)和柔红霉素(daunomycin)可能引起心律失常，包括心脏阻滞和室速，呈剂量依赖性，并可能增加麻醉药对心肌的抑制作用。

十、抗癫痫药与麻醉

由于多数抗癫痫药的血浆蛋白结合率较高，如苯妥英钠，在麻醉期间发生相互竞争血浆蛋白结合部位，则可改变游离型和结合型药物的比例，常可导致药物的毒性增加。因全身麻醉药都有中枢神经抑制作用，可因竞争与血浆蛋白结合或干扰酶系而影响全身麻醉药的作用。如苯妥英钠与巴比妥类合用时，由于二者都有酶诱导作用，可增强对中枢神经及循环系统的抑制作用；与苯二氮䓬类药物合用，可增加苯妥英钠的毒性。

十一、抗生素与麻醉

胸腹部手术在关胸、关腹之前，为了预防感染，常常用新霉素、链霉素、卡那霉素等冲洗胸腔或腹腔，而这些抗生素具有箭毒样作用，可降低终板的敏感性，减少终板释放乙酰胆碱。与非去极化肌松药并用，易产生协同作用，出现所谓超敏感反应而致呼吸抑制延长，应引起重视。

应用青霉素时应注意电解质异常情况。大剂量青霉素G可引起高血钾或高血钠，因每一百万单位

约有 1.7mmol 的钾或钠。羧苄西林、替卡西林（羧噻吩青霉素）产生非可再吸收性阴离子可能引起低钾血症。

十二、吸入麻醉药与其他药物相互作用

硫喷妥钠、氯胺酮、咪达唑仑及丙泊酚都可使吸入麻醉药的用量减少，MAC 降低。麻醉性镇痛药与吸入麻醉药之间的相互作用是以降低 MAC 的程度来衡量。芬太尼、阿芬太尼和舒芬太尼都可降低吸入麻醉药的 MAC，但并不能使 MAC 降低到零，提示镇痛药并不是一种完全的麻醉药，应该与静脉或吸入全身麻醉药合用。

因吸入麻醉药能增加心肌对内源性和外源性儿茶酚胺的敏感性而容易引起心律失常。在氟烷麻醉下同时应用肾上腺素或去甲肾上腺素，容易引起室性心动过速。研究认为，氟烷增加心肌对儿茶酚胺敏感性的程度最高，恩氟烷次之，异氟烷、七氟烷和地氟烷最小。

氧化亚氮全身麻醉效能很差，不能单独用来做全身麻醉，需与其他麻醉药伍用。

十三、静脉麻醉药与其他药物相互作用

苯二氮䓬类的麻醉效应可被巴比妥类如硫喷妥钠增强，可能是苯二氮䓬受体与巴比妥结合点在同一大分子复合体上。苯二氮䓬类可降低硬膜外应用布比卡因的血清半衰期，有可能减低布比卡因的毒性反应。

硫喷妥钠与咪达唑仑合用可产生协同作用，硫喷妥钠的催眠作用可增加 96%。阿司匹林等药的蛋白结合率都较强，可增强硫喷妥钠的作用，包括对中枢和循环系统的抑制作用。因此，术前以上述药物治疗者，为避免硫喷妥钠在麻醉诱导时对循环的影响，应酌情减少用量。此外，硫喷妥钠可降低吸入麻醉药的 MAC，并可增强其对循环系统的抑制作用；与麻醉性镇痛药合用可进一步降低呼吸中枢对 CO_2 的敏感性，加重对呼吸的抑制作用；与非去极化肌松药合用可增强其肌松作用并延长作用时间。

阿片类药物与氯胺酮伍用在镇痛方面有协同作用，但对呼吸的抑制也增强。氯胺酮与硫喷妥钠或咪达唑仑之间，在催眠和抗伤害反应等方面都有相加作用，但未见协同作用。可能与氯胺酮的作用机制与硫喷妥钠不同有关。氯胺酮常与丙泊酚联合用于全凭静脉麻醉，在催眠或麻醉作用上有相加作用；丙泊酚对呼吸的抑制作用并未因氯胺酮而改变，但有利于维持血流动力学的稳定。

咪达唑仑与硫喷妥钠、丙泊酚及戊巴比妥有协同作用，咪达唑仑与阿片类药之间也有协同作用。

丙泊酚与硫喷妥钠及咪达唑仑之间有协同作用。丙泊酚与硫喷妥钠或咪达唑仑伍用时，可使硫喷妥钠的 ED_{50} 减少 55%，丙泊酚的 ED_{50} 减少 61%；小剂量的咪达唑仑（0.02mg/kg）可使丙泊酚的 ED_{50} 减少 31%。以丙泊酚行麻醉诱导时，与咪达唑仑（0.02mg/kg）伍用可使丙泊酚用量减少 49%；与阿芬太尼（0.02mg/kg）伍用有相加作用，可使丙泊酚的 ED_{90} 从 1.62mg/kg 降低到 1.24mg/kg；如果三种药联合应用，可使丙泊酚用量减少 86%。由于丙泊酚无明显镇痛作用，对心血管系统有较强的抑制作用，因此，临床上常与强效镇痛药联合应用。丙泊酚和阿芬太尼之间也可发生药效动力学方面的协同作用，二者合用比单独应用可产生更强的镇静和镇痛作用。而丙泊酚和芬太尼联合用于麻醉诱导仅有相加作用。利多卡因可明显增强丙泊酚的作用并与剂量相关。当静脉应用利多卡因 3.0mg/kg，可减少丙泊酚催眠剂量的 34.4%。因此，若在用丙泊酚之前用过利多卡因，应酌情减少丙泊酚的用量。丙泊酚与常用吸入麻醉药及肌松药之间未发现有明显的协同作用。丙泊酚可增加心肌对肾上腺素的敏感性，在丙泊酚麻醉期间，应用肾上腺素容易引起心律失常。

（石　军）

第二节　静脉麻醉药

静脉麻醉药是指将药物经静脉注入体内，通过血液循环作用于中枢神经系统而产生全身麻醉作用的药物。静脉麻醉药多达数十种，但目前临床应用的仅有十几种，其原因是，虽然这些药物均可产生全身

麻醉作用，但由于某些药物的理化特性、药代动力学及药效动力学的特性而影响了它们在临床的应用。理想的静脉麻醉药应具备如下几个条件：

（1）麻醉诱导迅速、平顺，在一次臂－脑循环时间内起效不易过量。

（2）对循环和呼吸无明显影响，术后并发症少。

（3）麻醉停止后意识恢复快，苏醒期短，无明显兴奋现象；亦无蓄积现象。

（4）对胃肠道及肝、肾功能无不良影响，同时不增高颅内压。

（5）具有良好的镇静功能。

（6）对静脉及周围组织无刺激，无损伤。

（7）理化性质稳定，易溶于水，溶液稳定，可长期保存。

（8）与其他药物同时伍用不应有不良反应。

尽管目前所应用的静脉麻醉药或多或少都具有如上的条件，但到目前为止，尚无任何一种单一的静脉麻醉药能够满足以上所有条件，这就迫使我们采用复合麻醉的方法，利用多种药物的组合，扬长避短，使麻醉方法趋于完善。

一、巴比妥类静脉麻醉药

巴比妥类静脉麻醉药的化学结构的特点是具有巴比妥酸，它本身没有麻醉作用，但其第5位碳上的两个氢原子，第1位碳上的氢原子或第2位碳上的氧原子被其他基团替代后便具有催眠及麻醉作用。按其替代基团的特点可分为三类，硫代巴比妥类（如硫喷妥钠）、苯基巴比妥类（如戊炔巴比妥）和甲基硫代巴比妥类（甲基硫代巴比妥钠）。虽然此三类药物可达七种之多，实际临床常用硫喷妥钠。

硫喷妥钠（thiopental sodium）是较为古老的静脉麻醉药之一，虽然在过去数十年中有很多新型麻醉药不断问世，但硫喷妥钠应用仍广泛。

1. 理化性质　硫喷妥钠化学名称为乙基（1－甲基丁基）硫代巴比妥钠盐，化学结构如图3－1。呈淡黄色，非结晶粉末，易溶于水和乙醇，溶解后有蒜臭味，纯硫喷妥钠容易被氧、二氧化碳、日光等破坏。硫喷妥钠为一种弱酸，加6%碳酸钠溶液成为碱性药，pH为10.6～10.8。硫喷妥钠溶液与酸性药物混合呈白色沉淀，5%溶液碱性更强，可引起静脉炎。水溶液在室温下放置24h后，如无沉淀，且保留蒜臭味时，还能使用，于冷暗处或冰箱内可保存2周左右，但效能可能降低。

2. 药理作用　如下所述。

（1）中枢神经系统：硫喷妥钠能产生进行性不规则的下行性抑制作用，出现嗜睡直至深睡状态。脑组织对氧的利用也由上向下受到抑制，其程度随剂量而递增。催眠量使脑耗氧量降低21%，即每100g脑组织耗氧量从3.4mL/min降到2.7mL/min。同时脑血管阻力增高，脑血流量从55mL/（100g·min）降到46mL/（100g·min）。大量硫喷妥钠可使脑耗氧量降低至1.5mL/（100g·min），脑血流量降至27.6mL/（100g·min）。颅内压也相应降低，甚至达50%。

硫喷妥钠具有较高的脂溶性，极易透过血－脑屏障进入脑组织。静脉注射后，当血浆内浓度达30mg/L时，就进入麻醉状态，意识首先消失。浅麻醉时浅表反射存在，镇痛效果差，疼痛刺激往往引起肢体运动反应，肌肉松弛也不完全。如增加注射速度，加深麻醉，则容易出现呼吸中枢和血管运动中枢的抑制。反之，如加大剂量缓慢注射，并不产生上述抑制，只是延长睡眠时间。硫喷妥钠对中枢神经系统的作用机制主要是抑制脑干的网状结构多突触系统的传导功能，也抑制了大脑皮质本身的多突触传递，使大脑皮质细胞从兴奋转入抑制而进入麻醉状态。

（2）循环系统：硫喷妥钠对循环系统也有抑制作用，当用量较大、注射较快时，可发生心肌收缩力减弱和血压下降。如将1.0g硫喷妥钠在数分钟内静脉注射时，脉搏、心排血量、心脏指数及血压等均不发生明显变化；而迅速注射时，则伴随麻醉过度加深，心脏指数、心排血量及血压均显示下降。这些变化是由于末梢血管扩张、血液淤滞、静脉回流障碍的结果，停药后3min内即可恢复。心肌抑制的程度也与心脏代偿功能有关。对于正常心脏可无明显影响，但对于休克、新鲜的心肌梗死、严重的瓣膜狭窄、严重的高血压或重症缩窄性心包炎患者，都可表现出明显的抑制作用，必须慎用。

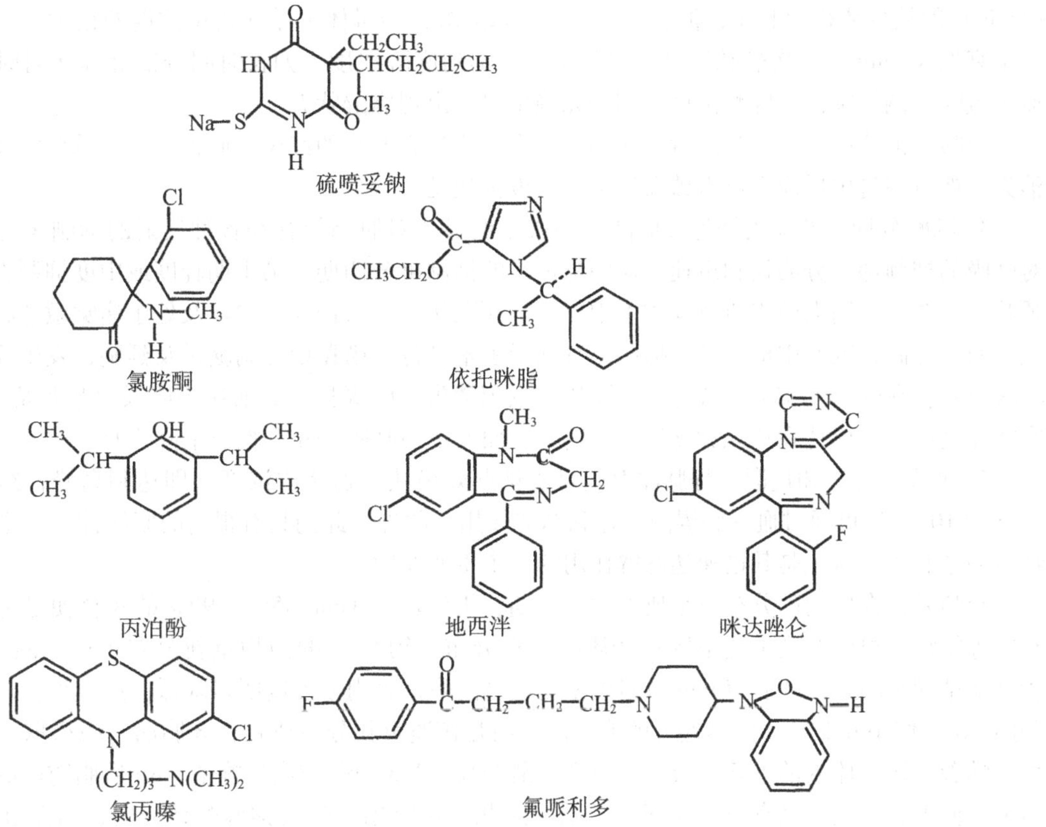

图 3-1 静脉麻醉药化学结构

（3）呼吸系统：硫喷妥钠对呼吸中枢的抑制作用，主要是使呼吸中枢对二氧化碳的应激性降低，甚至完全消失。这种抑制作用与注射速度关系密切。即用量虽不大，但注射速度过快同样可产生明显的呼吸抑制，甚至呼吸停止。相反，虽剂量较大，但注射速度缓慢时，则不一定产生呼吸抑制。因此，在麻醉过程中，应密切注意注射速度与呼吸的变化，并且应准备人工呼吸机。快速注射小剂量时，呼吸抑制或停止可在数十秒内自行恢复，剂量稍大则抑制时间要长，必须进行人工呼吸。因为呼吸中枢对二氧化碳的应激性降低，甚至完全消失，所以呼吸抑制后，血中虽有二氧化碳蓄积和缺氧现象，但二氧化碳却不能兴奋呼吸中枢，而只能依赖缺氧刺激，使主动脉体和颈动脉体引起反射性呼吸中枢兴奋，逐渐恢复呼吸。因而当硫喷妥钠抑制呼吸时，给以纯氧行人工呼吸，反使呼吸抑制时间延长。

硫喷妥钠麻醉非常平稳，如无外来刺激，不会引起喉痉挛。但由于它对交感神经有强烈抑制作用，使副交感神经紧张度相对增强，所以支配喉头的迷走神经自然处于极度敏感状态。当浅麻时刺激喉头（如分泌物，放置口咽通气道）或远隔部位（如牵引内脏引起的神经反射等），均可诱发喉痉挛。盆腔内或直肠手术的操作刺激，更易发生喉痉挛，即所谓直肠－喉反射现象。临床上常与肌肉松弛药并用，可避免喉痉挛的发生。

由于迷走神经兴奋的结果，患者有时发生支气管痉挛现象，特别是有支气管哮喘的患者更易发生。肌内注射硫喷妥钠时，个别患者可出现过敏现象，表现有支气管痉挛、发绀，可用肾上腺素、异丙肾上腺素或异丙嗪等抗过敏药物缓解。做肌内注射时，较少出现呼吸抑制及喉痉挛，只有应用于脱水、衰弱的患儿时，偶尔可发生呼吸停止。

（4）肝、肾功能：临床常用剂量对肝功能无明显影响，但大剂量时，手术后肝功能可轻度抑制，数日后自行恢复。肝功能差的患者，麻醉后嗜睡时间延长。对肾功能影响很小，仅在低血压时使肾血流量降低，尿量减少，但肾脏疾病也不必禁用硫喷妥钠。由于硫喷妥钠可使贲门松弛，出现胃反流现象，易引起窒息，因此，在麻醉过程中即使患者很平稳，也应予以高度警惕，以防反流造成窒息。

硫喷妥钠在分娩的第二期使用，不影响子宫收缩。但硫喷妥钠容易通过胎盘，静脉注射后瞬间

（1min）即从母体移向胎儿，但胎儿娩出时并未麻醉，因母体－胎儿血中浓度差很大。由于硫喷妥钠分布半衰期仅3min，单次静脉注射，胎儿血中达不到麻醉浓度。如长时间分次静脉注射时，母体和胎儿血中硫喷妥钠持续保持麻醉浓度，则胎儿娩出时可出现麻醉状态。

硫喷妥钠注射后，少数患者可在颈胸部出现成片、散在的红斑，此种红斑无重要意义，可很快自行消失。严重的过敏反应也可有致命后果，幸极少遇见。

3. 麻醉分期　硫喷妥钠静脉麻醉分期很不明显，对肌肉松弛和各种反射的抑制等均不够充分，但对呼吸的抑制却十分明显和迅速。对中枢神经的抑制可分四期：第Ⅰ期轻度或中度抑制大脑皮质，呈嗜睡状。第Ⅱ期抑制大脑皮质及皮质下中枢，呈深眠状，但兴奋迷走神经及处于痛觉敏感状态。第Ⅲ期皮质下明显抑制，继而中枢逐渐被抑制，有利于手术进行。第Ⅳ期抑制脑桥及延髓，发生呼吸停止，继而心跳停止。在临床上实际麻醉分期主要依靠意识消失、呼吸抑制、血压下降及疼痛反应来掌握。所以，麻醉深度应尽量保持在意识和疼痛反应消失，而又不使呼吸停止和血压下降为宜。

4. 吸收、分布和代谢　静脉注射硫喷妥钠起效极快，血浆内浓度立即达到高峰，约一次臂－脑循环（约10s）便可通过血－脑屏障，达到麻醉作用。此外，此药具有很高的脂溶性，与中枢神经系统有特殊的亲和力，这也是其迅速达麻醉作用的一个重要原因。

硫喷妥钠在体内的分布可呈典型的三个期：①注药后1min 55%～90%的药物便已进入脑、心、肝和肾等组织，血浆浓度迅速下降；②体内重新分布，约80%的药物重新分布于血流灌注缓慢的肌肉、骨骼及结缔组织。注药后30min肌肉中浓度达最高峰，脑内浓度则明显降低，患者很快清醒；而其所谓“超短效”作用并非在体内迅速分解或排出，而是快速重新分布所致；③脂肪组织摄取。开始时分布很少，随着药物在体内的重新分布，其浓度逐渐增高，2.5～6h浓度达峰值，8h后脂肪内的药物缓慢释放出来，使患者苏醒后又有较长时间的睡眠。因此，在应用硫喷妥钠麻醉诱导时，对肥胖患者用药量应酌减。

硫喷妥钠进入血液循环后，70%～86%与血浆的蛋白疏松结合而暂时失去活性。当血中游离药物浓度降低时再分离，因此不影响药物作用出现的时间。硫喷妥钠除微量经肾脏以原形排泄外，绝大部分在肝脏由微粒体酶代谢。肌肉和肾脏可能参与部分解毒作用，其代谢过程缓慢，消除半衰期为6.2h，每小时仅有10%～15%被分解，代谢产物经肾脏和消化道排泄一般需6～7d，以原形从肾排出不到1%。

5. 并发症　硫喷妥钠的并发症主要是局部反应和全身过敏反应。局部反应包括静脉炎、血栓性静脉炎，注入血管外可致疼痛、肿胀、红斑、硬结、溃疡甚至局部坏死。误入动脉可导致严重的动脉血管痉挛，阻塞小动脉和毛细血管。因此，注药前务求穿刺准确，并确定针头在静脉血管内。过敏反应较为罕见，主要发生在某些特异质的患者，表现为Ⅰ型过敏反应，即喉头水肿、支气管痉挛及皮肤反应，严重者可并有低血压，治疗方法与治疗其他过敏反应相同，可用肾上腺素、氨茶碱和肾上腺皮质激素。

6. 用法和剂量　全身麻醉诱导用2.5%水溶液，静脉注射剂量为4～8mg/kg，维持用量以1g为度，不应超过2g。基础麻醉多用于小儿，剂量为15～20mg/kg肌内注射，一次用量不超过0.5g，用于抗惊厥处理可用0.33%等渗溶液静脉滴注。

二、非巴比妥类静脉麻醉药

非巴比妥类药物是近年来发展较快的静脉麻醉药，目前已有多种药物应用于临床。其共同的特点是诱导迅速，作用时间相对短，苏醒较快，对呼吸、循环系统影响轻。此类药物由于其化学结构和成分各不相同，因此，临床使用只是按其具体药物来研究其药理特点，而不对此类药物再行分类。临床常用的非巴比妥类药物有氯胺酮、羟丁酸钠、依托咪酯和丙泊酚。

（一）氯胺酮

1. 理化性质　氯胺酮（ketamine）是苯环己哌啶类静脉麻醉药的代表。它的化学结构如前图所示。目前临床使用的氯胺酮是外消旋型的。氯胺酮是白色结晶，易溶于水，可经肌内及静脉途径给药，pH为3.5～5.5。氯胺酮溶液为非碱性，注射时无刺激性。

2. 药理作用　如下所述。

（1）中枢神经系统：氯胺酮能选择性地阻断大脑联络径路和丘脑新皮质系统，临床出现痛觉消失而意识可能部分存在，睁开眼睛呈木僵状，对周围环境的变化无反应，同时出现肌张力增强、眼球震颤、肢体无目的活动等意识和感觉分离状态。所以以往曾称这种麻醉为“分离麻醉或解离麻醉（dissociative anesthesia）”。脑电图显示丘脑新皮质系统出现超同步的 δ 波，但是海马和边缘系统都出现清醒型慢 θ 波，证明两处脑区有功能分离。继续加大剂量则网状激活系统、边缘系统甚至整个中枢神经系统也可出现短暂的轻微抑制，临床上仍可以显示浅全身麻醉状态。氯胺酮 2mg/kg 使脑血流量增加 80%，脑血管阻力下降，同时脑代谢率及耗氧量增加 16%，脑脊液压上升 250mmH_2O（2.45kPa）。因此，对脑血管疾病和颅内占位病变的患者应慎用。此外，术后对脑神经还有短时间的残余精神异常兴奋现象、幻觉、不安及噩梦等。

（2）循环系统：氯胺酮是唯一具有中枢性兴奋心血管作用的静脉麻醉药，促使血浆中儿茶酚胺升高，但对心肌局部却起着负性变力作用。所以对重危衰弱患者可能出现心血管抑制效应。一般年轻患者静脉注射小剂量（0.1mg/kg）氯胺酮，虽然不能引起入睡，但却使血压升高，心动过速。当氯胺酮剂量增加到 0.5mg/kg 时，平均动脉压、收缩压、舒张压及心率也进一步增加。当氯胺酮剂量介于 0.5～1.5mg/kg 时或反复注射，上述各项参数不进一步变化。当用氯胺酮 2mg/kg 静脉注射后，血压、肺动脉楔压、平均右房压、心率、体血管阻力、耗氧量、心脏指数和心排血量都增加。这是由于氯胺酮有可卡因样作用，抑制神经元和神经元以外组织摄取去甲肾上腺素。氯胺酮还有酪胺样（tyramine－like）作用，促使去甲肾上腺素释放及藜芦碱样（veratrum－like）作用，促使钙离子内流。因此，循环中内源性儿茶酚胺增多，从而引起交感神经兴奋所致。静脉注射氯胺酮后，心血管功能的各项参数在 3～5min 达到高峰，以后逐渐降低，10～20min 恢复正常，但个体差异很大。现已证实氯胺酮对心肌有抑制作用，使心肌收缩力及左室功能下降。临床上对重症脓毒血症、低血容量和心脏病患者注射氯胺酮，出现每搏量降低，肺动脉楔压增高，心排血量、平均动脉压、心脏指数降低，因此，氯胺酮对心储备力欠佳的患者不一定能改善心血管功能。

（3）呼吸系统：静脉注射氯胺酮后呼吸变浅、变慢，使潮气量明显减少，一般在 3min 内多可恢复，无须处理。新生儿至 6 个月的婴儿，用一般剂量，呼吸抑制难以预料，因此剂量应该减半。当麻醉前给予麻醉性镇痛药或快速大量注入氯胺酮时，可引起严重的呼吸抑制，甚至呼吸暂停，应引起注意。给氯胺酮后 $PaCO_2$ 通常无变化或增加 2～3mmHg。氯胺酮能明显地降低气道阻力，扩张支气管，并对抗组胺、乙酰胆碱和 5－羟色胺引起的支气管收缩作用，因此有人提出氯胺酮是支气管哮喘患者的理想药物。如出现木僵状时则降低肺－胸顺应性。

（4）肝、肾功能：近年来发现氯胺酮静脉麻醉后血清酶有变化，其中以丙氨酸转氨酶和 γ－谷氨酰转氨酶变化最明显，超过正常值 2～7 倍，因此，大剂量氯胺酮的使用，可改变肝功能，应引起注意，对肾功能尚无影响。

（5）对子宫的影响：妊娠早期氯胺酮可改善子宫血流，增加子宫的张力和收缩力。但对妊娠晚期的子宫作用不定，一般是小剂量（1.1mg/kg）影响不大，超过 2.2mg/kg 可使子宫收缩增强。氯胺酮在 60～90s 内通过胎盘，当氯胺酮剂量大于 2mg/kg 时对胎儿抑制的发生率较高，因此剖宫产时应注意。

（6）氯胺酮麻醉后，血糖升高，首次用药 1h 内平均升高 405mg/L；与此同时，血清钾下降，平均下降值为 0.46mmol/L。其升高血糖及降低血清钾的机制目前认为与糖皮质激素、醛固酮分泌增加有关。

3. 吸收、分布和代谢　氯胺酮静脉注射后 1min 或肌内注射后 5min 血药浓度即达峰值，并且很快分布到血运丰富的组织中，然后再分布到血流灌注差的组织。如果静脉注射 2mg/kg，30s 左右血药浓度平均达 30μg/mL，10min 后降到 1μg/mL，5～10min 后可检出代谢产物。分布半衰期 10～18min，消除半衰期为 2.5h。氯胺酮进入体内后，大部分经肝脏代谢，形成去甲氯胺酮（代谢产物Ⅰ）和去甲脱氢氯胺酮（代谢产物Ⅱ）等。经尿排除原形氯胺酮为 4%，以衍生物形式排除为 16% 左右，粪便中排除的仅 5% 以下。因此，氯胺酮主要在肝脏消除。

4. 用法和剂量　静脉注射剂量首次为 1% 溶液 0.5～2mg/kg，维持量为首次剂量的1/3～1/2，每

5～30min 一次。肌内注射首次剂量为5%～10%溶液4～10mg/kg，静脉滴注用0.1%浓度的等渗液。

（二）羟丁酸钠

羟丁酸钠（sodium oxybate）简称γ－OH，1961年开始应用于临床麻醉。

1. 理化性质　羟丁酸钠是结构简单的脂肪酸钠，分子式为 $OH(CH_2)_3COONa$，相对分子质量为126，是白色结晶，易溶于水，水溶液稳定。pH8.5～9.5，对静脉内膜无刺激性。

2. 药理作用　如下所述。

（1）中枢神经系统：静脉注射羟丁酸钠后很快引起睡眠，这种睡眠与自然睡眠的脑电图波十分相似。主要作用于皮质海马回和边缘系统，而对脊髓和丘脑传导系统无抑制作用，因此有镇静和催眠作用，而无镇痛作用，需辅以其他镇痛药。对脑血流量无影响，因此不增加颅内压。由于羟丁酸钠是γ－氨基丁酸的中间代谢产物，能透过血－脑屏障，在中枢产生麻醉作用。此药在血液中的浓度与意识状态有密切关系：浓度大于2.5μmol/mL出现深睡；浓度在2.5～1.5μmol/mL出现中睡；浓度在1.5～0.5μmol/mL出现浅睡；浓度小于0.5μmol/mL即可清醒。

（2）循环系统：静脉注射后常有心率减慢，收缩压轻度升高，脉压变大，心排血量无变化或略有增加，还增加心肌对缺氧的耐力，心电图除轻度心率减慢外基本正常。给全身麻醉剂量或入睡时，周围循环功能良好，表现为周围血管扩张，阻力减小，皮肤红润、温热，静脉穿刺容易。

（3）呼吸系统：呼吸频率减慢，潮气量增大，每分通气量不变或略有增加。但在反复用药或剂量较大时可见呼吸减慢至每分钟10～12次，甚至更慢。在体弱、老年和小儿静脉注射过快，用量较大时或与麻醉性镇痛药复合应用，更易发生呼吸抑制。羟丁酸钠能降低咽喉、气管的反射，可防止气管插管后呛咳动作，有利于浅麻醉时保留气管导管。此外还使黑－白反射抑制，便于扶助或控制呼吸。

（4）羟丁酸钠能增强子宫阵缩幅度，相对减慢频率。临产时宫颈容易张开，加速产程，有利于分娩。产后对子宫收缩无异常，不增加失血。对胎儿影响较小，娩出后肌张力良好，肤色红润，呼吸规律、有力，心率一般正常，因此有利于剖宫产。但少数胎儿娩出后可能出现半睡状态，无须处理多能自行消失。由于羟丁酸钠能促进血浆钾进入细胞内，可降低血浆内钾离子浓度，注射过快，特别在低血钾患者，偶尔出现肌肉震颤和癫痫样发作。应适当补充氯化钾溶液或静脉注射硫喷妥钠也可缓解。此外，还增强筒箭毒碱效应。并可轻度降温、减轻寒冷反应，有利于低温麻醉。羟丁酸钠对肝、肾实质和肝、肾功能无毒害或影响。肝脏患者即使出现黄疸，仍可应用。

3. 吸收、分布和代谢　羟丁酸钠虽能经胃肠道吸收，但可引起呕吐，不适于口服。静脉注射后15min血中浓度达峰值，60min内迅速下降，以后缓慢下降。羟丁酸钠几乎全部在体内代谢，90%以上转变成二氧化碳和水，并产生能量。24h从尿中排除量不到2%。一般于注射后30min左右，即可于血液内检得其中间代谢产物。

4. 用法与剂量　临床上可用于老年、体衰患者、小儿及危重患者、心血管及休克患者的麻醉诱导及配合芬太尼维持。小儿剂量为80～100mg/kg，成人剂量为2.5～5.0g。

（三）依托咪酯

1. 理化性质　依托咪酯（etomidate）又称乙咪酯，是一种快速的静脉麻醉药，目前制剂为溶于35%丙二醇或制成乳剂。丙二醇溶液的性能稳定，在室温下可保存2年。依托咪酯乳剂在药效上没有明显改变，但可减少注射部位疼痛、肌痉挛和局部血栓性静脉炎的发生。

2. 药理作用　如下所述。

（1）中枢神经系统：依托咪酯确切作用部位和机制不清楚。静脉注射后与血浆蛋白结合，迅速渗入脑组织，经一次臂至脑的循环时间即使意识消失，其作用强度4倍于戊炔巴比妥钠，12倍于硫喷妥钠。依托咪酯仅能催眠，无镇痛作用，但有加强其他麻醉药镇痛的作用。如依托咪酯诱导后，麻醉维持所需的氟烷浓度显著降低。依托咪酯还可减少脑血流量，降低颅内压。

（2）循环系统：依托咪酯麻醉后血流动力学特别稳定，周围血管阻力和冠状血管阻力明显降低，心脏指数反而增加。当剂量增加到0.6mg/kg时，仅平均动脉压、左心室每搏指数有所下降。与其他静脉麻醉药比较，依托咪酯不增加心肌耗氧量，可以使左心室的耗氧量降低。对单纯心脏瓣膜患者的血流动力学影响也不大，仅在主动脉瓣和二尖瓣联合病变时，血流动力学才有明显改变，使血压、肺动脉压、肺动脉楔压下降 11% ~19%。依托咪酯与 N_2O 复合应用时血流动力学无改变；当与氟烷合用时，收缩压及周围血管阻力有所降低。

（3）呼吸系统：常用剂量很少发生呼吸抑制或通气不足，但可能出现咳嗽及呃逆。术前如用哌替啶，还可有不同程度的呼吸抑制。

（4）肝、肾功能：大剂量依托咪酯对肝脏无毒性。大剂量依托咪酯可使肾血流量稍减，同时肾血管阻力轻度增高。妊娠妇女使用依托咪酯未见致畸胎或胎儿中毒。

（5）不良反应：10% ~65% 有轻微肌震颤或不自主肌肉运动，严重者仅 1.2% ~4%，发作时持续为 3 ~10min，类似癫痫，但脑电图未见癫痫波，常与总剂量或长时间应用有关。恶心、呕吐发生率达 30% ~40%，与芬太尼并用时明显增大。对肾上腺皮质功能有一定抑制作用，并与剂量相关，主要是抑制皮质醇的合成。临床研究表明，对危重患者持续输注依托咪酯作为镇静剂，有增加死亡率的报道。

3. 吸收、分布和代谢　静脉注射依托咪酯后不到 1min，脑组织内即达最高浓度，其脑内浓度与催眠作用呈直线相关。静脉注射依托咪酯 2min 后，肺、肾、肌肉、心和脾达最高浓度，以后药物再分布到胃肠和脂肪组织。依托咪酯在肝和血浆中主要被各种酯酶迅速水解，最初 30min 水解最快，其后 3.5h 稍慢，全部水解要在 6h 以上。依托咪酯分布半衰期为（2.6 ±1.3）min，消除半衰期为（4.6 ±2.6）h。主要代谢产物无麻醉作用。血浆内依托咪酯 78% 与血浆白蛋白结合，3% 与球蛋白结合，用量的 13% 从胆汁排除，87% 经肾排除，其中 3% 以原形随尿排出。

4. 用法与用量　主要用于麻醉诱导，尤其适用于低血容量、低心排血量、心脏压塞等心功能很差的患者。短时间的诊断性操作和门诊手术，要求立即苏醒且无后遗症，如内镜检查，电复律也可应用。诱导剂量 0.3mg/kg，老年患者可减为 0.15 ~0.2mg/kg。

（四）丙泊酚

丙泊酚（propofol）又名异丙酚，是一种新的快速、短效静脉麻醉药，化学分子式为 2，6 – 二异丙酚（2，6 – diisopropyl – phenol）。此药水溶性低，1983 年改制成 1% 新的油乳剂型，以 10% 豆油、1.2% 卵磷酸和 2.5% 甘油作溶媒的丙泊酚水溶性白色乳剂应用于临床。

1. 药代动力学　丙泊酚药代动力学符合三室模型，主要参数见表 3 –1。

表 3 –1　丙泊酚药代动力学参数（2.5mg/kg 静脉注射）

	清除率（L/min）	稳态分布容积（L/kg）	半衰期（min）		
			$t_{1/2}\alpha$	$t_{1/2}\beta$	$t_{1/2}\gamma$
青年	1.93	11.9	2.04	52.4	674
老年	1.63	12.4	1.84	69.3	834
小儿	2.14	10.9	4.15	56.1	735

丙泊酚显效快，静脉注入 2mg/kg 后，98% 与血浆蛋白结合，1min 后血药浓度达峰值，2min 血药浓度达 94%，10min 后降为 39%，1h 为 14%。注药后 2 ~6min 可维持麻醉所需浓度 2 ~5μg/mL，8min 后降至 1.5μg/mL，即可清醒。由于清除快，分布容积大，因此只有连续滴注，才可准确预计稳态血药浓度（Css）。如静脉滴注 3mg/（kg·h），Css 即可达（2.43 ±0.2）μg/mL，滴注 6mg/（kg·h）可达（4.75 ±0.17）μg/mL。停止滴注后，即可迅速清醒。

该药主要在肝脏代谢成葡萄糖醛酸丙泊酚及葡萄糖醛酚和硫羟化衍生物从尿排出。这些代谢产物无药理活性。仅 0.3% 以原形从尿排出。从粪便排出 1.6%。由于清除率大于肝血流量，提示除在肝内代谢外，其他脏器（肺和肾）也可能参与消除。产妇用药后可随乳汁排出。

2. 药效动力学　丙泊酚的 ED_{95} 为 2.5mg/kg，相当于硫喷妥钠 5mg/kg 效能。静脉注入后患者迅速入睡，无肌肉不自主运动、咳嗽及呃逆等不良反应。静脉注入 2mg/kg，不到 1min 即使睫毛反射消失，可满意地达到麻醉诱导深度。间断给药或连续静脉注射维持未见蓄积现象，也无毒性反应。停药后可在短期内苏醒，而且苏醒完全，没有兴奋现象。麻醉后恶心及呕吐率较低。丙泊酚与其他麻醉药并用有协同作用。麻醉后脑电图变化与其他静脉麻醉药相似，但丙泊酚有显著抗惊厥作用。

静脉注入丙泊酚 2mg/kg 后，动脉血压下降 22% ~32%，心率也增快。主要由于周围血管总阻力下降，前负荷也下降 12%，心排血量及每搏量下降。与氧化亚氮合用，每搏量可下降 11% ~20%，而心排血量下降 20% ~31%，但与芬太尼合用对心功能影响较小。

丙泊酚对呼吸抑制显著，剂量超过 2mg/kg 时出现呼吸暂停高达 83%。

丙泊酚直接扩张脑血管，降低脑血流量及颅内压和脑耗氧量。

丙泊酚注药部位疼痛发生率为 10% ~58%，静脉炎的发生率不足 1%。个别患者用药后有幻觉、欣快感及精神症状。

角弓反张是丙泊酚麻醉应用过程中很少见但非常重要的不良反应。其发病机制与 GABA 受体和甘氨酸受体的脱敏感阻滞、兴奋性氨基酸作用增加有关。

3. 临床应用　麻醉诱导用 1 ~2.5mg/kg，老年患者应适当减量且注意给药速度。维持用 50 ~150μg/（kg·min）滴注并用 N_2O 或阿片类药物。靶控输注（TCI）时血药浓度为6 ~8μg/L，合用阿片类药物时减量。小儿诱导剂量需 2.5 ~3.0mg/kg。成人抗恶心、呕吐剂量约 10 ~20mg。

镇静剂量为 25 ~75μg/（kg·min），在 ICU 用于机械通气患者可静脉滴注，从 5μg/（kg·min）开始，逐渐增大至患者能耐受气管插管及机械通气。50 ~75μg/（kg·min）可维持深度镇静。

三、苯二氮䓬类药及其拮抗药

苯二氮䓬类药（benzodiazepines）在临床麻醉上早期多用于麻醉前用药及麻醉诱导，近年来发展很快，新的水溶性苯二氮䓬类药咪达唑仑问世，由于消除半衰期短，已被纳入新型静脉麻醉药，广泛用于静脉麻醉。同时在脑内又发现苯二氮䓬类受体，从而相继推出苯二氮䓬类受体拮抗药，如同阿片类麻醉后可用拮抗药拮抗一样，使苯二氮䓬类药用于临床更易控制。

（一）苯二氮䓬类受体

中枢神经系统内大量存在抑制性递质即 γ-氨基丁酸（GABA），使神经元膜上氯离子通道开放，促使氯离子进入细胞内，造成细胞膜的超极化状态，抑制了突触前和突触后的传递。而苯二氮䓬类药即能增强 GABA 的抑制作用。1977 年，丹麦的 Squires 和 Baestrup 及瑞士的 Mohler 和 Okada 几乎同时发现脑内存在苯二氮䓬类受体。这些受体位于神经元突触的膜上，与 GABA 受体相邻。在苯二氮䓬类受体水平存在 GABA 调控蛋白（GABA-modulin），它能阻止 GABA 与受体结合，而苯二氮䓬类与其受体结合时能抑制此调控蛋白发生作用，从而增强 GABA 与其受体的结合，导致苯二氮䓬类的一系列作用。

苯二氮䓬类受体在大脑和小脑皮质中含量最丰富，可能与该类药的抗惊厥作用有关。在边缘系统和脊髓部分区域，该受体的含量也很高，前者与抗焦虑作用有关，后者与肌松作用有关。

目前能与苯二氮䓬类受体结合的外源性配体有三类：①苯二氮䓬类安定药，能增强氯离子通道的开放；②与苯二氮䓬类作用相反的激动药（如 β-carboline），减弱氯离子通道的开放；③竞争性拮抗药（氟马西尼），阻滞上述两类药的作用，而不影响氯离子通道。

（二）地西泮

地西泮（diazepam）又名安定（valium），是苯二氮䓬类药最常用的药，与其他苯二氮䓬类药药理作用相似，如镇静、催眠、抗焦虑、抗惊厥、肌松和遗忘作用，但在药代动力学方面它们之间有明显不同。

1. 理化性质　地西泮是一种无色结晶碱性化合物，不易溶于水，而溶于有机溶剂中。溶剂是由丙二醇、乙醇和苯甲酸钠盐制成的 pH6.6 ~6.9 的黏稠性的溶液。静脉注射或肌内注射时局部疼痛并易形成静脉血栓。地西泮用水或生理盐水稀释可产生白色云雾状，但不影响其药效。氟硝西泮是一种黄色结晶，也不溶于水，易溶于乙醇。氟硝西泮和氯羟西泮对注射部位刺激性小，静脉血栓发生率很低。

2. 药理作用　如下所述。

（1）中枢神经系统：对中枢神经系统的作用机制是通过γ－氨基丁酸对神经元传递有抑制作用而发挥药效。①可产生顺行性遗忘，主要使记忆的巩固受影响，静脉注射地西泮10～20mg，在2～5min内遗忘作用最强，持续30～40min。静脉注射氟硝西泮1～2mg遗忘作用更强，持续时间也较长。静脉注射氯羟西泮2～4mg，15～30min出现遗忘作用，但持续时间长达6h。苯二氮䓬类药如与麻醉药、其他神经安定药、吗啡及东莨菪碱并用，可加强遗忘作用；②抗惊厥作用是地西泮干扰网状联络系统和抑制整个边缘系统所引起。同时也产生抗焦虑作用，但后者的用药剂量要比前者小；③肌松作用主要是中枢性抑制脊髓神经元的传导，同时突触前膜释放乙酰胆碱的量减少所致。可减弱琥珀胆碱所致的颤搐和术后肌痛，也可有效地治疗局部麻醉药中毒；④降低颅内压及脑血流量，降低脑耗氧量；其中氟硝西泮静脉注射后3min脑脊液压力降至最低值，平均下降约30%。

（2）循环系统：正常人用地西泮进行麻醉诱导，血流动力学是相对稳定的，心室充盈压和心脏指数也无变化，但心率轻度增快9%～13%，平均动脉压下降约10%～19%，全身血管阻力也有适当下降且与剂量无关。临床观察也证明，地西泮还有硝酸甘油样作用，对缺血性心脏病患者静脉注射地西泮0.1mg/kg，尽管全身灌注压下降，但左心室舒张末期压明显下降，因而冠状动脉血流量和心脏指数保持正常或有所增加、同时心肌需氧量明显下降。值得注意的是，当地西泮与麻醉性镇痛药如吗啡、芬太尼等联用时，对心脏病患者血流动力学会产生一定的抑制，平均动脉压、心脏指数、心排血量明显下降。

（3）呼吸系统：地西泮和其他苯二氮䓬类药的临床用量可有轻微的呼吸抑制，主要表现为潮气量减少，动脉血氧分压轻微降低或（和）动脉血二氧化碳分压轻微升高。当地西泮与麻醉性镇痛药联用时，呼吸抑制加重，甚至呼吸暂停。由于地西泮不影响呼吸中枢对二氧化碳的反应，所以呼吸抑制主要是呼吸肌张力减弱的结果，而不是呼吸中枢被抑制。

（4）地西泮静脉注射后迅速通过胎盘，在5min内脐带血药浓度最高。如果产妇应用较大剂量地西泮，用药到分娩之间期又较长（投药－分娩的安全时距为13min左右），则新生儿可能出现"婴儿松软综合征"，因此，除非特殊情况（如产前子痫），剖宫产患者应慎用地西泮。

3. 吸收、分布和代谢　地西泮进入体内60～90s后产生最大抑制作用。先进入神经组织，然后再分布到体内各部。起始分布半衰期为9～130min，在血浆中的含量2～4h达高峰，其消除半衰期为7～10h。地西泮的代谢产物N－去甲基安定，其镇静和肌松作用仅略次于地西泮，且在体内代谢缓慢，其消除半衰期为2～8d。如大量应用，可使苏醒延迟。对肝功能不全患者，地西泮的消除半衰期可延长5～6倍，应引起临床重视。地西泮约1/3量在肝内代谢，70%由尿中排除。氟硝西泮几乎全部（98%）在肝内降解，仅2%以原形从尿中排除，其代谢产物无催眠作用。氯羟西泮静脉注射后5～6h，血药浓度可出现第二次峰值。

4. 用法和剂量　地西泮作为麻醉前用药口服吸收较肌内注射快，1h后血浆中浓度即达高峰，剂量10～20mg。肌内注射吸收率难以预测，因此，麻醉时应静脉注射，首次用量10～20mg，分次重复注射总量不宜超过30mg，老年人、小儿和肝脏疾病患者用量应酌减。氟硝西泮也常用做全身麻醉诱导、辅助用药或复合全身麻醉用药，其剂量按0.03mg/kg静脉注射。

（三）咪达唑仑

咪达唑仑（midazolam）又名咪唑安定，1978年合成，具有水溶性，为短半衰期的苯二氮䓬类药，克服了以往苯二氮䓬类药存在的固有缺点，扩大了麻醉的应用。

1. 理化性质　咪达唑仑化学结构具有融合的咪唑环，发展了苯二氮䓬类环，改变了理化性质，使溶液呈相对碱性，pKa达6.15，可形成稳定的水溶液，对血管无刺激，临床应用其盐酸盐，pH3.3，在体内生理性pH条件下，其亲脂性碱基释出，可迅速透入中枢神经系统。咪达唑仑制剂还可溶于5%葡萄糖液、生理盐水和乳酸林格液。但不能与硫喷妥钠相混，理化性质改变更促使代谢迅速消除。

2. 药理作用　如下所述。

（1）中枢神经系统：咪达唑仑对中枢的作用与苯二氮䓬类受体结合数有关。如与受体结合数

20% ~25%可显示抗惊厥效应，20% ~30%可显示抗焦虑效应，25% ~50%可显示镇静效应，达催眠效应需结合60% ~90%的受体。咪达唑仑起效迅速，静脉注入0.1mg/kg，约150s使睫毛反射消失，停药后约30min开始恢复，部分还恢复定向力。血浆浓度在唤醒时为180ng/mL，镇静遗忘时为75 ~100ng/mL，苏醒时小于50ng/mL。咪达唑仑不能镇痛，但静脉注射0.6mg/kg可使氟烷MAC降低30%。咪达唑仑的等效剂量约为地西泮的1/4，即作用强度应为地西泮的4 ~5倍。

（2）咪达唑仑的治疗指数：治疗指数（ThI）为静脉注入鼠类最大非致死量即最大耐量（MT）与临床应用剂量（CD）之比，即ThI = MT/CD。咪达唑仑的治疗指数较硫喷妥钠和丙泊酚为高。

（3）循环系统：对正常血流动力影响轻微。静脉注入后心率增加20%，平均动脉压及收缩压下降5% ~10%，心排血量较少改变，体血管阻力下降30%，很少影响心肌变力。左室充盈压及每搏量轻度下降，可能是对静脉血管直接作用所致。心肌耗氧量也中度降低。

（4）呼吸系统：同地西泮一样抑制呼吸中枢，注入0.15mg/kg后，CO_2反应自2.1mmHg/min降至1.4mmHg/min，对慢性阻塞性肺疾病患者更为严重，用药后15min可出现严重呼吸抑制。静脉注入0.2mg/kg可出现不呼吸达10s以上，通气不足近5min，给纳洛酮不能逆转。0.1mg/kg可抑制常人的缺氧性通气反应，特别对老年人不能耐受缺氧。氟马西尼虽可拮抗其镇静效应，但不能拮抗通气不足。

（5）对脑血流动力学及代谢的影响：静脉注入咪达唑仑0.15mg/kg后，脑血流量（CBF）下降39%，脑血管收缩使血管阻力增加，特别当累计量达17.2mg/kg时，脑氧耗量（$CMRO_2$）下降55%，CBF从104mL/（100g·min）降至31mL/（100g·min），但再增量也不再降低CBF。CBF下降主要还是代谢下降所致。颅脑手术应用咪达唑仑也可降低颅内压（ICP）及脑耗氧量。

3. 药代动力学　咪达唑仑口服吸收迅速，1h内血浆浓度达峰值，由于首关效应大，生物利用度仅40% ~50%。单次静脉注射后分布半衰期（$t_{1/2}\alpha$）为5.3 ~18.6min，相当于地西泮的1/2，消除半衰期（$t_{1/2}\beta$）为2.1 ~3.1h，相当于地西泮的1/10，与血浆蛋白结合率高达95%，稳态分布容积（Vdss）为0.68L/kg，血液总清除率为502mL/min，较地西泮高15倍。

咪达唑仑主要在肝内代谢成1 - 羟咪达唑仑及4 - 羟咪达唑仑及少量1 - 4 - 羟咪达唑仑，均无临床效应且很快耦合，给药后大部分（80%以上）在24h内自尿中排出1 - 羟咪达唑仑，原形排出不到0.5%。

4. 用法和剂量　如下所述。

（1）麻醉前用药：静脉或肌内注射0.05mg/kg，口服0.1 ~0.2mg/kg；小儿灌肠0.3mg/kg或肌内注射0.08mg/kg，也可滴鼻0.2mg/kg。

（2）术中催眠：如内腔镜或局部麻醉患者辅助催眠可静脉或肌内注射0.08mg/kg。

（3）全身麻醉诱导用0.2 ~0.4mg/kg静脉注射。

（4）全凭静脉麻醉：为了维持咪达唑仑血浆催眠阈值浓度（250ng/mL），开始30min内成人应给28mg，此后每30min给4mg；也可用静脉滴注。开始10min快滴25mg，此后按0.11mg/min滴注。最理想的用注射泵，先单次给5 770μg，再静脉滴注，开始为350μg/min，继而按指数递减至60min时为200μg/min，则总剂量最少。

（5）ICU中用于气管插管维持，在心脏手术后滴速应减慢至2mg/h（1 ~3mg/h）以达到镇静效应。停药后的恢复时间不决定于消除半衰期，而决定于停药时的累计总量。另外，个体差异也很大。也可应用TCI的方法维持镇静，靶浓度为60 ~300ng/mL。

5. 不良反应　咪达唑仑发生血栓性静脉炎较少，仅0 ~10%，较地西泮（10% ~78%）为少，注射痛为0 ~30%，诱导时不呼吸为0 ~80%。深度镇静时可出现舌后坠。硬膜外及蛛网膜下隙神经阻滞患者并用咪达唑仑有发生低氧血症可能，应密切监测。硬膜外注射阿片制剂时应避免用咪达唑仑。又咪达唑仑可与膜式氧合器结合，10min内可被硅膜吸收82%，应慎用。

（四）苯二氮䓬类拮抗药——氟马西尼

氟马西尼（flumazenil）是咪唑二氮䓬的一个衍生物，具有拮抗苯二氮䓬类药的作用。

1. 理化性质　氟马西尼为白色粉末，可溶于水；熔点200℃，pH1.7。其商品制剂为无色透明液，

10mL 内含氟马西尼 1mg，依地酸钠 1mg，氯化钠 93mg，乙酸 1mg，氢氧化钠（1mol/L）使 pH 配成 4，注射用水加至 10mL，此制剂可与生理盐水或 5% 葡萄糖液混合，在室温下可保持稳定 24h。

2. 药理作用　氟马西尼并不影响 GABA 的传递，故本身无药理作用，既不产生苯二氮草类的激动效应，也不产生其相反效应。但对中枢苯二氮草类受体有高度亲和力，通过竞争机制抑制苯二氮草类与其受体结合；对已用苯二氮草类的患者可拮抗苯二氮草类所有的效应。单次静脉注入后平均起效时间为 36s，65s 产生最大效应，拮抗效应持续60 ~ 120min。

氟马西尼本身对呼吸无影响，但可减轻苯二氮草类的呼吸抑制，而对吗啡的呼吸抑制作用无影响。对血流动力学及内分泌功能均无影响。该药的毒性极小，治疗指数高达3 212.5，中毒剂量至少为临床剂量数千倍。

3. 药代动力学　口服吸收迅速，20 ~ 40min 达峰值，但因首关效应大，生物利用度仅 16%。静脉注射后分布半衰期约 5min，与血浆蛋白结合率仅 40% ~ 50%，稳态分布容积 1.02 ~ 1.2L/kg。血浆清除率 1.14 ~ 1.31L/mm。消除半衰期为 0.7 ~ 1.3h。主要消除途径为通过肝脏代谢，形成无药理活性的羟酸衍生物和葡萄糖醛酸结合物。注射后 6h 以原形从尿排出的仅为 0.1%。由于消除半衰期较苯二氮草类药短，所以单次注射拮抗，一旦作用消失，可再重现苯二氮草类效应。

4. 用法和剂量　由于价格昂贵，多用于中毒的诊治，如果有效，基本可诊断为苯二氮草类中毒。治疗应小剂量（0.1mg 或 0.003mg/kg）分次静脉注射，每分钟一次直至苏醒或总量达 2mg。为维持疗效，需重复注射或静脉滴注（0.1 ~ 0.4mg/h）。同样也可用于麻醉后拮抗残余的苯二氮草类作用，特别在颅脑手术后，术终需立即进行神经功能评估者，或门诊患者需及早苏醒离院者。在 ICU 中，长期用苯二氮草类使患者耐受机械通气及气管插管，需要停机唤醒患者时也可应用。

5. 注意事项　长期用苯二氮草类治疗癫痫的患者应禁用，苏醒过早易产生焦虑的患者，特别对冠心病患者也应慎用。麻醉后残余肌松药阻滞时应先拮抗肌松药。

四、吩噻嗪类及丁酰苯类

吩噻嗪类及丁酰苯类药均可增加麻醉强度，常用于复合麻醉。

（一）吩噻嗪类药——氯丙嗪

吩噻嗪类药的衍生物很多，此类药的药理作用具有许多共同之处，但作用强度尚有不同，其中以氯丙嗪（chlorpromazine）的药理作用最复杂。

1. 理化性质　氯丙嗪其盐酸盐为白或乳黄色结晶粉末，无臭，稍带辛辣味与麻木感。熔点 195 ~ 198℃，易溶于水和乙醇，2.5% 水溶液 pH 为 5.3 ~ 5.6，易氧化，其水溶液若曝光较久易变成混浊的樱红色，毒性也随之增加，若加还原剂后，可保持其注射液的稳定性。其溶液呈酸性反应，具有刺激性，注射时最好用生理盐水稀释。乙酰丙嗪为带苦味的黄色三棱结晶体，熔点 135 ~ 136℃，也能溶于水和乙醇，1/1 000 水溶液 pH 为 5.2，遇硝酸则生成红色溶液。

2. 药理作用　氯丙嗪是一种神经阻滞药，它与氟哌利多尽管化学结构不同，但它们都对皮质下中枢和下丘脑有抑制作用，因此二者药理作用很相似。氯丙嗪作用过于复杂，由于显著地抑制网状结构，向上抑制皮质激活系统，向下广泛地阻断自主神经，因此对血流动力学影响较大，特别易发生直立性低血压，且削弱儿茶酚胺类药效应。麻醉时应用，咽喉保护性反射阻断时间又较清醒时间为长，术后易出现误吸窒息。对肝疾患患者可延长镇静的时间，偶尔还可能出现黄疸，并有一定潜伏期，一般为 2 ~ 4 周，可能系变态反应所致，黄疸持续时间为 8d 至 10 个月不等，多能自行恢复。肝功能检查偏于胆汁淤滞性改变，如碱性磷酸酶和血清黄疸指数多不正常，而肝细胞损害较少。肝活体组织检查类似肝外梗阻改变。乙酰丙嗪作用与氯丙嗪相同，但更易出现心动过速，不出现黄疸。总之，吩噻嗪类药在麻醉中应用已逐渐被氟哌利多所代替。

3. 吸收、分布和代谢　氯丙嗪口服或肌内注射都能吸收，并很快分布到全身。其消除半衰期为 16 ~ 36h，主要在肝脏代谢，其代谢产物 50% 经粪排除，另一半经尿排除。

4. 用法及剂量　氯丙嗪通常用量为 0.5 ~ 1mg/kg，静脉注射显效快，肌内注射显效时间约 30min，维持作用3~4h，首次量以不超过0.5mg/kg为宜，必要时可重复注射。多与异丙嗪及哌替啶配成冬眠合剂做肌内注射或静脉分次注射。

（二）丁酰苯类——氟哌利多

氟哌利多（droperidol）又名氟哌啶，是丁酰苯类（butyrophenone）的衍生物，是新型的神经安定药，用氟哌利多和芬太尼按50∶1配成合剂，即神经安定镇痛合剂，商品名为依诺伐（Innovar），5mL内含氟哌利多5mg及芬太尼0.1mg。

1. 理化性质　为白色结晶粉末、无臭，能溶于水。

2. 药理作用　如下所述。

（1）中枢神经系统：氟哌利多主要对皮质下中枢、边缘系统、锥体系统及下丘脑有抑制作用。氟哌利多可降低这些部位的神经细胞膜的通透性，而选择性作用于那些被多巴胺、去甲肾上腺素和5－羟色胺所激活的神经细胞膜，氟哌利多可占据该细胞膜上的7－氨基丁酸（GABA）受体，使该突触间隙的多巴胺蓄积，阻碍突触部位信息传递，从而抑制神经细胞对多巴胺和去甲肾上腺素的再摄取，因此产生镇静、安定效能。但由于网状结构上行激活系统功能仍然得以维持，因此，虽显示很强的镇静作用，对外界刺激只表现出淡漠，但意识存在处于醒觉状态。

氟哌利多使脑血管收缩，明显地降低脑血流量，并降低脑组织的耗氧量。但对脑局部缺血性疾病的患者可能引起窃血现象。

氟哌利多可抑制延髓的化学感受区，因此是一种有效的麻醉后止吐药。但对迷路引起的呕吐没有作用。应用较大剂量时，偶尔可发生锥体外系症状，如面颈部或肢体不自主运动或表现肌强直，静脉注射东莨菪碱0.3mg或地西泮5~10mg，可使上述现象很快消失。

（2）循环系统：氟哌利多虽然有α肾上腺素阻断作用，但抑制交感神经作用较弱，因此心血管功能稳定。但在低血容量时，可使体、肺血管阻力下降，出现动脉压、中心静脉压及心排血量轻度下降，持续15~30min。氟哌利多可降低心肌耗氧量，对心肌无明显抑制作用。还可防止儿茶酚胺诱发的心律失常。

（3）呼吸系统：静注氟哌利多后呼吸量及血气各项参数均在正常范围之内。

（4）氟哌利多对肝、肾功能无不良影响，并有增加肾血流的良好作用。由于主要在肝脏分解代谢，所以肝功能不全的患者可延长作用时间，应减少应用剂量。

3. 吸收、分布和代谢　静脉注射氟哌利多后2~3min显效，10~20min达到峰值，持续30min左右，有效期3~4h。氟哌利多主要在肝内代谢，其代谢产物大部分由尿排除，以原形排除的仅占1%。消除半衰期为4.4~7h。

4. 用法与剂量　一般采取静脉注射，常用量为0.05~0.2mg/kg。小剂量（1~2mg）可应用于术后谵妄的治疗。

（石　军）

第三节　局部麻醉药

一、酯类局部麻醉药

1. 普鲁卡因（procaine）　如下所述。

（1）普鲁卡因局部麻醉时效短，一般仅能维持45~60min；pKa高，在生理pH范围呈高离解状态，故其扩散和穿透力都较差。

（2）具有扩血管作用，能从注射部位迅速吸收，而表面麻醉的效能差。

（3）应用小剂量时，中枢神经系统表现为抑制状态，呈嗜睡、对痛觉迟钝等，故可与静脉全身麻醉药、吸入全身麻醉药或阿片类药合用，施行普鲁卡因静脉复合或静吸复合全身麻醉。

（4）普鲁卡因经血浆胆碱酯酶水解，它与琥珀胆碱作用于相同的酶，故普鲁卡因与琥珀胆碱复合静脉点滴时，可延长琥珀胆碱的肌松作用。

（5）抗胆碱酯酶药可抑制普鲁卡因降解，从而增加普鲁卡因毒性。先天性血浆胆碱酯酶异常的患者，也将使普鲁卡因代谢发生障碍。

（6）0.25%～1.0%普鲁卡因适用于局部浸润麻醉，其他神经阻滞可用1.5%～2.0%溶液，一次极量为1g。在行局部浸润或神经阻滞时，可加入1：（200 000～300 000）肾上腺素。静脉复合麻醉则可用1.0%～1.9%溶液。

2. 丁卡因（tetracaine） 如下所述。

（1）丁卡因是一种长效局部麻醉药，起效时间为10～15min，时效可达3h以上。

（2）丁卡因的麻醉效能为普鲁卡因的10倍，毒性也为普鲁卡因的10倍，而其水解速度较普鲁卡因慢2/3。

（3）眼科常以1%等渗液行角膜表面麻醉；鼻腔黏膜和气管表面麻醉常用2%溶液；硬膜外麻醉可用0.2%～0.3%溶液，一次用量不超过40～60mg，目前常与利多卡因合用，分别含有0.1%～0.2%丁卡因与1.0%～1.5%利多卡因，具有起效快、时效长的优点。

3. 氯普鲁卡因（chloroprocaine） 如下所述。

（1）氯普鲁卡因与普鲁卡因相似：在血内水解的速度较普鲁卡因快4倍，故其毒性低，时效短，时效为30～60min。

（2）不适用于表面麻醉：1%溶液可用于局部浸润麻醉，一次极量为800～1 000mg，加用肾上腺素后时效可达70～80min。2%～3%溶液适用于硬膜外阻滞和其他神经阻滞，具有代谢快，新生儿、胎儿血药浓度低的优点，适用于产科麻醉。

（3）禁用于蛛网膜下阻滞：当氯普鲁卡因与丁哌卡因或依替卡因混合应用时，后者有可能抑制氯普鲁卡因的代谢，其所引起的神经毒性，可能与干扰神经的能量供求平衡有关。

二、酰胺类局部麻醉药

1. 利多卡因（lidocainc） 如下所述。

（1）利多卡因为中效局部麻醉药，具有起效快，弥散广，穿透性强，无明显扩血管作用的优点。其毒性随药物浓度而增加，在相同浓度下，0.5%利多卡因与普鲁卡因相似；1%溶液则较后者大40%；2%溶液则比普鲁卡因大一倍。

（2）口咽和气管表面麻醉可用4%溶液，幼儿则用2%溶液；0.5%～1.0%溶液用于局部浸润麻醉；1%～2%溶液用于神经阻滞，起效需5～15min，时效为60～120min；硬膜外和骶管阻滞则用1%～2%溶液，出现镇痛作用需5min左右，时效为90～120min。

（3）神经阻滞和硬膜外阻滞时，成人一次极量为400mg，加用肾上腺素时极量可达500mg。硬膜外阻滞用量为400mg时，血药浓度为2～4μg/mL；出现中毒症状时，血药浓度已超过5μg/mL；出现惊厥症状时，血药浓度已达10μg/mL以上。

2. 布比卡因（bupivacaine） 如下所述。

（1）布比卡因（丁哌卡因）为长效局部麻醉药，镇痛作用时间比利多卡因长2～3倍，比丁卡因长25%。临床常用浓度为0.25%～0.75%，成人安全剂量为150mg，极量为200mg。胎儿/母血的浓度比率为0.30～0.44，故对产妇的应用较为安全。

（2）0.25%～0.5%溶液用于神经阻滞，若0.5%溶液用于硬膜外阻滞，则运动神经阻滞效果不够满意，起效时间为18min，时效可达400min；0.75%溶液用于硬膜外阻滞，起效时间稍可缩短，运动神经阻滞更趋于完善。

3. 罗哌卡因（ropivacaine） 如下所述。

（1）罗哌卡因与布比卡因、甲哌卡因结构相似。pKa与布比卡因相似，但脂溶性比布比卡因低。

（2）在低浓度下，对A－β纤维的阻滞较布比卡因弱，但对A－δ和C纤维的阻滞较布比卡因强；在较高浓度下，则两者呈相似的阻滞效应。低浓度罗哌卡因对感觉和运动神经的阻滞有较大差异，因此可能为临床镇痛而较少影响运动神经提供了方便。

（3）等剂量硬膜外给药时，对感觉神经的阻滞罗哌卡因与布比卡因无显著差别，但罗哌卡因对运动神经阻滞起效慢、阻滞效能弱、时效短。

（4）利多卡因、布比卡因和罗哌卡因致惊厥剂量之比为5：1：2，致死量之比为9：1：2。

（5）适用于局部浸润阻滞、神经阻滞和硬膜外阻滞，浓度可用0.25%、0.5%、0.75%和1%。0.5%溶液用于产科阻滞或镇痛，可避免运动神经阻滞。

4. 甲哌卡因（mepivacaine）　如下所述。

（1）甲哌卡因的麻醉效能和毒性均与利多卡因相似，以肝内代谢为主，仅1%～6%原形出现于尿液，极少量从粪便排泄。

（2）其pKa很接近生理pH，故注射后能离解出较大比率的不带电荷的脂溶性碱基，与利多卡因相比，其血药浓度高50%，胎儿/母体比率为0.65～0.70，产科麻醉应避用。

（3）2%溶液加1：200 000肾上腺素行硬膜外阻滞，起效稍慢于利多卡因，为6.2min，麻醉时效较利多卡因长20%。若不加肾上腺素，则时效短，局部麻醉效能差。

5. 依替卡因（etidocaine）　如下所述。

（1）依替卡因为利多卡因衍生物，其蛋白结合率较利多卡因增加50%，脂溶性增加50%。其优点为起效快、时效长。麻醉效能为利多卡因的2～3倍，皮下注射毒性为利多卡因的2倍，静脉内注射毒性为4倍。

（2）0.5%溶液适用于神经阻滞，0.5%～1.0%溶液适用于硬膜外阻滞，成人一次用量300mg，起效时间为4min，时效可达147～170min。其对运动神经的阻滞较感觉神经更为显著，适用于要求有满意肌松的腹部手术。

（3）注射初，少数患者有短暂的不适或疼痛感，这可能与其pH低（3.0～4.5）有关。蛛网膜下阻滞应禁用。

6. 丙胺卡因（prilocaine）　如下所述。

（1）丙胺卡因的结构与利多卡因很相似，易于分解，故毒性较为少见。

（2）适用于局部浸润麻醉、神经阻滞和硬膜外阻滞。起效时间较利多卡因慢。按麻醉时效与阻滞效能比较，其3%溶液相当于2%利多卡因加肾上腺素。局部浸润麻醉用0.5%溶液，2%～3%则用于硬膜外阻滞，成人安全剂量为400mg。

三、未来新型局部麻醉药应具备的特点

1. 全身毒性低　如下所述。

（1）罗哌卡因和左旋布比卡因的单一光学异构体制剂对大脑和心肌组织的亲和力降低。

（2）人类局部麻醉药毒性反应的发生率低于30%～40%。

2. 局部麻醉药时效延长　如下所述。

（1）局部麻醉药包裹于脂质体、微球体或多聚体，可延缓降解和释放。

（2）此类局部麻醉药可用于浸润性镇痛和急、慢性疼痛治疗时用于周围神经阻滞。

（石　军）

第四节　新型吸入麻醉药

自1884年氧化亚氮开始应用于临床麻醉以来，已先后使用过几十种吸入麻醉药。20世纪50年代开始使用氟烷，之后恩氟烷、异氟烷相继用于临床，后两种药已基本接近于理想吸入麻醉药的条件。20世纪60年代又发明的七氟烷和地氟烷在保留原有吸入麻醉药的理想特性的基础上，苏醒更快而且麻醉作用完全，成为新一代吸入麻醉药的代表，晚近又出现了惰性气体氙，并在一些国家得到应用。本节综述七氟烷和地氟烷及氙气的药理特性和临床应用进展。

一、七氟烷

七氟烷于1968年由美国Baxter Laboratories的Regan合成，1971年Wallin等最先报道，1975年Wallin在对七氟烷的理化性质、药理作用及毒理学进行评价后认为，该药诱导迅速、嗅味好、对循环抑制轻、无组织毒性。1976年由Holaday、1984年由池田和之分别进行临床一期试验，1986年完成了三期临床试验。20世纪90年代正式应用于临床。

1. 理化性质　七氟烷为无色、透明、带香味无刺激性液体，易为患者所接受，因而在小儿麻醉、门诊手术麻醉及口腔手术麻醉等方面有其优越性。本品血气分配系数为0.63；水：气为0.36；油：气为53.9。其在血液和机体组织中溶解性差，但高于地氟烷。对医用高分子材料如传导性橡胶、丁基橡胶、聚氯乙烯、聚乙烯的吸附性低于恩氟烷和氟烷，对铜、铝、不锈钢和铁无腐蚀性。可溶于乙醇、乙醚、氯仿、石油和汽油，难溶于水。临床麻醉浓度的七氟烷（2%～4%）在氧和氧化亚氮混合气体中燃烧危险性小，临床使用安全。七氟烷化学稳定性比其他目前使用的吸入麻醉药差。七氟烷与其他吸入麻醉药一样，对钠石灰也有吸附性，与钠石灰反应可产生5种产物，即脱氟化氢生成的氟甲二氟（三氟）乙烯醚（P_1）、甲氧化的氟甲基－二氟（三氟）乙醚（P_2）、脱氟化氢的氟甲基甲氧二氟乙醚（P_3）、氟甲基甲氧氟乙醚的顺式异构体及反式异构体（P_3、P_4）。这些产物的产生与温度有关，室温及40℃时只产生P_1，为七氟烷中不纯物，有微弱的麻醉作用，对机体无伤害其余分解产物在45℃以上出现，其中P_3对机体毒性尚不明确，临床上一般用半紧闭式循环麻醉回路，因而钠石灰的温度略比体温高，几乎不会超过55℃。所以在通常麻醉条件下是安全的，而全紧闭法时应予注意。

2. 麻醉效能　与其他强效吸入麻醉药相比，七氟烷麻醉效能较弱，其最低肺泡有效浓度（MAC）值较高。临床研究提示七氟烷的MAC在2.2%（青年人）与1.5%（老年人）之间，合用氧化亚氮可使七氟烷的MAC明显降低，Katoh证实，吸入63.5%的氧化亚氮，七氟烷的MAC从1.71%降低到0.66%。

3. 吸入、摄取和排出　七氟烷分配系数低，吸入后肺泡内浓度迅速升高，使肺泡内麻醉药浓度达到吸入气内麻醉药浓度的50%（$F_A/F_1=0.5$），所需的时间仅32±6.7秒（而异氟烷需要210±21秒），且七氟烷嗅味好，对呼吸道无刺激作用，因而诱导迅速。临床证明，经4～5次自发呼吸后，患者意识即可消失，且无呛咳、屏气等反应。七氟烷MAC高，麻醉中吸入量大，临床研究显示，吸入2%七氟烷1小时，血浓度为356.8～314μmol/L，由于分配系数低，七氟烷的组织摄取并不高。

4. 药理作用　如下所述。

（1）中枢神经系统：七氟烷的血：气分配系数小，其麻醉诱导速度要比其他吸入麻醉药快，用4%七氟烷、氧面罩吸入诱导2分钟，患者意识消失，同时突然出现节律性慢波。随着麻醉的加深，血中麻醉药浓度增加，慢波逐渐减少而出现快波。用1%七氟烷慢诱导，患者10分钟时神志仍不消失，脑电也无变化。

研究证明，七氟烷对中枢神经系统的作用是：①抑制中脑网状结构的多种神经元活动，其抑制作用随浓度的增加而增强；②浅麻醉时脑电波为高振幅慢波，深麻醉时为平坦脑电波和棘波组成的波形；③浓度增加可使脑电图感觉诱发电位的振幅增大；④深麻醉时如给予连续刺激，可能会出现全身性痉挛，但比恩氟烷弱，临床应用尚无顾虑。此外，七氟烷使颅内压增高，降低脑灌注压，但其作用比恩氟烷弱。

（2）循环系统：临床上自主呼吸2%～3%七氟烷可使收缩压降低约11%。七氟烷所致动脉压的降低主要是心脏收缩力降低，以及对周围血管的扩张作用所致。七氟烷降低心肌灌流量和冠状窦血流，加深麻醉后，冠状窦血流有所恢复，心肌耗氧量及乳酸摄取量均呈剂量依赖方式下降。深麻醉下，心肌摄氧和左室每搏功降低。七氟烷在1.5MAC以上浓度时冠状血管扩张明显，有可能造成类似异氟烷麻醉所引起的“窃血现象”，而加重心肌缺血。

用心肌敏感性评分表示吸入麻醉药时肾上腺素诱发室性期前收缩及心室扑动的程度。七氟烷的心肌敏感性评分为9.7，比氟烷的34呈明显降低。吸入七氟烷时肾上腺素诱发性心律失常，与吸入异氟烷一样，发生率较低。2%七氟烷使心脏每搏指数、射血率、收缩率均下降20%左右，提示对心肌收缩功能有一定抑制。临床上在紧张、疼痛等应激状态及心力衰竭等交感神经兴奋的患者，应用七氟烷会出现动脉压降低和心率减慢。

七氟烷对循环系统的影响可概括为：剂量依赖的抑制作用，血管扩张作用可能强于心肌抑制作用。

（3）呼吸系统：七氟烷对呼吸道刺激性比恩氟烷小，与氟烷一样可以平稳地进行面罩麻醉诱导。深麻醉时，随吸入浓度增加，七氟烷的呼吸抑制作用明显增强。由于七氟烷的血气分配系数低，因此七氟烷引起的呼吸抑制比其他吸入麻醉药恢复快。

七氟烷可以松弛气管平滑肌。与恩氟烷、异氟烷一样，随用量增加可抑制乙酰胆碱、组胺引起的支气管收缩。此外，七氟烷对哮喘患者有效，可用于哮喘患者的麻醉处理。

（4）对肝脏的影响：包括麻醉药的直接影响和对循环、代谢、内分泌系统等作用所产生的间接影响。

动物实验显示，与氟烷和恩氟烷相比，七氟烷维持肝血流于较高水平，肝动脉与门静脉血流比值不变。与氟烷、异氟烷相比，七氟烷致肝损害的发生率明显降低。吸入2.5%和5.0%浓度的七氟烷对大鼠肝组织细胞能量状态几乎无影响。临床麻醉观察表明，七氟烷麻醉后，少数病例在术后第1天或第7天肝功能轻度降低。另有报道对术后肝功能检查异常者进行远期随访，证实均与七氟烷无明显关系。

（5）其他系统：在1.5～2.0MAC下，七氟烷可使胃、小肠血流减少；肾、肾上腺血流无改变；脾血流增加。此外，七氟烷增强非去极化肌松剂的作用并延长作用时间，七氟烷可诱发恶性高热，但程度比氟烷轻。

5. 临床应用　七氟烷的MAC为1.71%，外科手术时95%的患者不动的AD_{95}为2.07%。七氟烷的油：气分配系数低，七氟烷的麻醉诱导和苏醒都迅速。另外，七氟烷麻醉时注意事项与其他卤族吸入麻醉药基本相同。

需全身麻醉的患者都适用于七氟烷麻醉。七氟烷苏醒迅速，苏醒意识清楚，对小儿、门诊患者以及做特殊检查时的患者更有其优越性。然而，对妊娠数周的患者；1个月以内接受过全身麻醉，且有肝损害者；对卤族麻醉药过敏；有恶性高热倾向者应慎用。

七氟烷的诱导方法与其他麻醉药相同，可用面罩诱导，也可用静脉诱导后以七氟烷维持。用面罩诱导时，并用70%氧化亚氮，七氟烷浓度可达4.5%，一般数次呼吸后意识即可消失，平均诱导时间<10分钟，七氟烷诱导期间血压稍有下降，维持期间多恢复正常。诱导过程平稳，呛咳、屏气等反应的发生率明显低于其他吸入麻醉药。

七氟烷的维持浓度，如使用面罩的患者为2.5%～4.5%，气管插管患者为1.5%～2.5%，维持期血压平稳，麻醉深度易调节。术中血气、心电图等均无明显改变。

眼耳鼻咽喉口腔科患者术中应用肾上腺素，一次量平均0.76μg/kg，均未见心律失常发生。

七氟烷1h以内麻醉后苏醒时间为10±4min，6h以上麻醉后为20±15min。苏醒过程较平稳，恶心、呕吐少见。

二、地氟烷

地氟烷是一个醚类吸入全身麻醉药，其化学结构和异氟烷及其他卤素化醚相近似。

1. 物理特性　与其他吸入全身麻醉药相比，地氟烷的溶解度低。脂质内溶解度低造成麻醉作用强度低，以MAC定量地氟烷作用强度比异氟烷及氟烷分别弱5.2倍及8.2倍。

地氟烷的MAC随着年龄增长而减少。与氧化亚氮、芬太尼或咪达唑仑同用时MAC值减少。MAC不受麻醉时间的影响，但随着伤害性刺激的强度而改变。苏醒最低肺泡浓度（MAC－awake）的定义是抑制对语言命令产生恰当反应的最低肺泡浓度。地氟烷的MAC－awake为2.4%～2.6%。

二氧化碳的吸收剂干碱石灰吸收地氟烷比异氟烷少23%。地氟烷在麻醉机呼吸回路的橡皮和塑料部分内的溶解也比异氟烷、七氟烷或氟烷少。在潮湿的碱石灰中，地氟烷≤60℃时不降解，在80℃时轻微降解，在这方面地氟烷比异氟烷及氟烷有利。异氟烷及氟烷在40℃时即有一定程度的降解。地氟烷的化学降解产物是一个相对无害的化合物三氟甲烷（Trifluoromethane）。地氟烷也能在干碱石灰或钡碱石灰内发生降解。

2. 摄入、排泄和代谢　地氟烷在血液及其他组织内特有的低溶解度预示着吸入及组织分压间的快速平衡，以及相应的快速摄取和排泄。麻醉浓度必然可以根据不同的外科手术情况而快速调整。比较肺泡“摄入”[即呼气终末肺泡浓度（F_A）接近吸入浓度（Fi）的速度]，证实地氟烷比氧化亚氮以外的其他吸入麻醉药快。

地氟烷组织分布与异氟烷无明显差别，这 2 种药的绝大部分分布于肌肉组织。与摄取一样，血液溶解度也是吸入麻醉药洗出的一个关键因素。溶解度高的药物多半从脑及其他组织洗出缓慢。地氟烷的低组织溶解度使它在麻醉停止后最初 2 小时内的洗出比异氟烷或氟烷快 2.0～2.5 倍。术后第 5 天，地氟烷肺泡浓度与麻醉期间的最后肺泡浓度（即肺泡洗出）的比例比氟烷或异氟烷低 10～20 倍。地氟烷比异氟烷或氟烷的洗出更快，地氟烷的肺清除率（4.11L/min）和异氟烷及氟烷（均为 3.94L/min）相似。地氟烷的机体总清除率（4.60L/min）也大于异氟烷（4.00L/min）和氟烷（3.94L/min）。

卤素化醚类的肾和肝毒性是由生物转化形成的毒性代谢产物所造成的。地氟烷确切的代谢机制不清楚。细胞色素 P450CYP2E1 似乎是特异的 P450 同种体，主要负责异氟烷的脱氟，相信地氟烷可能也经这一途径代谢。但地氟烷的代谢可以忽略，其生物转化约为异氟烷的 10%（而进入体内的异氟烷仅 0.2% 被代谢）。

3. 药理作用　地氟烷影响机体各个系统，包括中枢神经、呼吸、神经肌肉及心血管系统。与异氟烷相似，地氟烷多半以剂量依赖方式抑制这些系统。

（1）中枢神经系统：地氟烷的脑血管作用基本上与异氟烷及其他吸入麻醉药相似。地氟烷使狗脑血管扩张。当吸入浓度介于 0.5～1.5MAC，它产生剂量依赖性脑血管阻力及脑氧代谢下降，致使颅内压及脑脊液压升高。

1.0MAC 和 1.5MAC 的地氟烷和异氟烷对低碳酸血症的颅内肿瘤患者脑血流有相似的作用，而且在麻醉期间维持脑血管对二氧化碳增高的反应性。地氟烷以剂量依赖性方式破坏人的脑自主调节。0.5MAC 地氟烷使静态及动态调节都降低，而异氟烷使动态速率延缓，但保持自主调节的静态速率。在较高剂量（1.5MAC）的地氟烷和异氟烷麻醉期间，自主调节几乎完全消失。相反，丙泊酚以 100～200mg/（kg·min）静脉滴注对脑自主调节并无任何影响。

已有资料证明卤素化醚对 EEG 活性有广泛的影响。地氟烷≥1.24MAC（不同时用氧化亚氮）抑制人脑电图的活动度（挥发性抑制），加用氧化亚氮对 EEG 几无影响。地氟烷深麻醉期间或在低碳酸血症情况下不会诱发癫痫。人长时间吸入地氟烷（长达 6 小时）并无明显的脑耐受（即减弱脑血管作用的抑制）。地氟烷以剂量依赖方式（0.5～1.5MAC）抑制躯体感觉－诱发电位，亚 MAC 水平的地氟烷抑制健康志愿者中间－潜伏听觉－诱发反应。

（2）循环系统：在控制呼吸期间，0.83～1.66MAC 地氟烷产生剂量依赖性心血管功能及心肌收缩力的抑制，中心静脉压（CVP）及心率呈剂量依赖性增加，而体循环血管阻力、后负荷、心排血指数及平均动脉压（MAP）下降。左室搏出量虽下降，但因为心率加快及体循环阻力下降，故心排血量仍能维持不变。心动过速可能比 >1.0MAC 的等效剂量的异氟烷更明显。地氟烷对前负荷、心排血指数（CI）、左室环状纤维收缩速度、左室射血分数、肌血流及平均肺动脉压（MPAP）的作用没有临床意义。灌注压虽明显下降，但地氟烷麻醉期间仍能维持充分的组织灌流，这可由混合静脉血氧饱和度、氧耗、氧供及氧供/耗比不变来证明。随着地氟烷麻醉时间的延长（长达 7h），心血管抑制比麻醉的最初 90 分钟期间减轻，说明产生了心血管耐受性。

患者及健康志愿者在麻醉诱导期间，当地氟烷的呼气终末浓度最初快速增加达 1.0MAC 时，可以看到 2～4min 短暂的交感神经介导的心血管刺激（即心动过速、高血压、肾上腺素及血管升压素水平上升）。无论是健康志愿者还是冠脉疾病患者，地氟烷也和异氟烷一样使血管扩张，从而导致剂量依赖性体循环血管阻力及动脉压下降。一项健康志愿者的研究证明，地氟烷增加皮肤温度及引起皮肤血管扩张。

在地氟烷麻醉期间，狗低血压并没有改变肠及骨骼肌的灌注，而异氟烷及氟烷却减少这些血管床的灌注。地氟烷并不改变肝动脉血流，虽然门脉血流有轻度减少。狗在地氟烷和异氟烷麻醉期间还看到肝血管阻力下降。地氟烷和异氟烷一样，即使浓度达 2.0MAC 也不改变狗的肾血流。但曾有报道，地氟烷及异氟烷使肾皮质的血流减少；但只有地氟烷使肾皮质血管阻力下降。

在心肌缺血或有颅内压增高危险的患者，地氟烷（和异氟烷一样）作为唯一的麻醉药对伤害性刺激的升压反应不能提供充分的抑制。健康志愿者的研究证明，地氟烷（0.83～1.24MAC 时）不能抑制强直刺激引起的心血管反应（心率增快、MAP 升高、心排血量增加及肺动脉压上升），但当浓度达 1.66MAC 时这些心血管反应有所减弱。加用氧化亚氮可减弱心率及心排血量的峰反应，但 MAP 没有什么改变。

（3）呼吸系统：健康志愿者在地氟烷达 1.66MAC 时（不论是否合用氧化亚氮）产生剂量依赖性潮气量减少及相应的呼吸频率增加。通气频率虽增快，但每分钟肺泡通气量却减少。其他剂量相关的作用包括 $PaCO_2$ 升高、抑制对二氧化碳通气反应、肺内分流增加及无效腔通气/潮气通气比例上升。这些呼吸作用与异氟烷吸入浓度达 1.24MAC 时相似。

当地氟烷用作唯一的麻醉诱导药，浓度 >6% 时（不论是否合用氧化亚氮）会引起反射性呼吸道刺激，从而在麻醉诱导期间导致呼吸暂停、分泌增加及经常的屏气、咳嗽和喉痉挛。

体外及动物体内实验资料表明，吸入麻醉药对支气管平滑肌有直接作用，减弱各种机制引起的支气管收缩。有哮喘史的患者最初临床研究并没有报道地氟烷麻醉诱导期间发生支气管痉挛的任何证据。

（4）神经肌肉作用：对神经肌肉接头部位的作用与异氟烷相似，包括为气管插管提供充分的肌肉松弛，并加强神经肌肉阻滞药的作用。地氟烷产生剂量依赖性强直收缩衰减，它所产生的衰减比等效浓度的异氟烷（1.25MAC）所产生的衰减更明显。地氟烷的肌肉松弛作用部位可能为接头前、后膜，与去极化肌肉松弛药合用时有协同作用。

（5）对肝脏、肾脏的影响：男性健康志愿受试者吸入 3.6% 地氟烷 89min，分别测定吸入地氟烷后 4h、24h、72h 和 192h 的总胆红素、间接胆红素、血浆天冬氨酸氨基转移酶、丙氨酸氨基转移酶、γ-谷氨酸环化酶和碱性磷酸酶，结果显示上述各项指标均无显著变化。地氟烷吸入后对肾功能亦无明显影响。

4. 临床应用　地氟烷由于其血、组织溶解度低，麻醉诱导和苏醒快，体内生物转化少，对机体功能影响小，对循环功能干扰轻，且神经肌肉阻滞作用较其他氟化烷类吸入麻醉药强；其缺点是沸点低，室温下蒸气压高，不能使用普通的蒸发器，对呼吸道有刺激作用，药效低，价格昂贵。

（1）门诊麻醉：临床研究比较了地氟烷与丙泊酚或异氟烷用于门诊麻醉，如四肢骨科手术、腹腔镜手术或其他小手术的麻醉。所有患者均采用气管内插管和机械通气。肌肉松弛药则按需要应用。地氟烷麻醉恢复（平均麻醉时间 50～98min）比异氟烷（平均麻醉时间 46～127min）明显早约 5min，但后期恢复两组间无明显差别。术后早期到术后 90min，地氟烷麻醉患者认知功能（DSST）的障碍比异氟烷麻醉患者轻。

地氟烷与七氟烷比较研究的初步资料表明，虽然七氟烷麻醉较短（79～98min），地氟烷麻醉苏醒明显快，但在认知功能的恢复、定向及可以出院方面两组间没有差别。同样，另一个研究的初步资料显示地氟烷麻醉苏醒明显快于七氟烷麻醉。虽然地氟烷麻醉诱导及苏醒快，但术后恶心、呕吐发生率较高。

（2）心血管麻醉：有冠脉疾病患者的研究结果提示，地氟烷与异氟烷或阿片类药麻醉一样，并不加重术后不良结果的发生率。在一项地氟烷与异氟烷的比较研究中，两组在劈胸骨后平均心率均明显增加（与基础值比较），MAP 和肺动脉楔压（PAWP）明显下降。气管插管后两组全身血管阻力指数、收缩压、MAP、肺动脉压、CVP 及 PAWP 有一个降低的总趋势，不低于基值。地氟烷与异氟烷组在切开胸骨时观察到有统计学意义的差别，地氟烷组 MAP 明显下降，而异氟烷组在气管插管后及皮肤消毒及切开胸骨期间收缩压较高。地氟烷与异氟烷麻醉在冠脉手术期心肌缺血性 ECG 改变的发生率没有明显差别。一项随机研究比较异氟烷和地氟烷（氧流量 3L/min）对麻醉深度的影响，结果发现地氟烷能更精确地控制（呼气终末与吸入浓度的比例接近1.0）外科手术刺激所引起的高血压。

（3）产科麻醉：地氟烷用于产科麻醉研究发现地氟烷（1%～4.5%）在为阴道分娩提供良好的耐受和有效的镇痛方面相似。在失血及产妇或新生儿意外方面没有明显差别。

另一个对75例初次或再次择期剖宫产手术产妇的研究评价地氟烷（呼气终末浓度为3%或6%）和恩氟烷（呼气终末浓度为0.6%）对产妇及新生儿的作用，3%地氟烷提供与恩氟烷同样满意的镇痛而没有过度的子宫失血。没有1例患者发生术中知晓，所有患者在停止吸入麻醉药（麻醉时间为44～49分钟）后都迅速恢复（3～4分钟内睁眼）。3组间新生儿的结果同样良好，脐静脉及动脉酸-碱和血气资料也没有明显的差别。

（4）老年患者：地氟烷血溶解度低，麻醉深度易于控制，适合于老年患者术中血压管理。65～93岁老年患者的唤醒时间地氟烷为5.4min，而异氟烷为7min。迅速吸入高浓度地氟烷可引起交感神经活性增加，因而对有冠心病患者使用高浓度（10%）地氟烷可出现ST段改变，或心动过速及血压升高。对冠心病患者使用地氟烷维持麻醉并不加重心肌缺血。

三、氙气

氙气（Xenon，Xe）于1898年Ramsay和Travers在蒸发液态空气后剩余物质中发现，是迄今为止所发现的惰性气体中最稳定的气体。它无职业性及环境危害，不具有温室效应，其MAC为71%，麻醉作用较氧化亚氮（N_2O）强。在目前所有的麻醉剂中，氙气对血流动力学影响最小，血气分配系数最低，且有诱导迅速、苏醒快的特性，因此氙气堪称一种理想的麻醉药。在俄罗斯、德国、荷兰、瑞典等已被应用于临床麻醉。只是由于费用较昂贵、反胃率较高，在一定程度上制约了氙气的发展。

1. 物理特性　氙气为无色、无味的气体，相对分子质量143.3。有9种稳定同位素及多种人造同位素。冰点-111.9℃，沸点107.1℃。氙气密度较空气为重，不燃，也不助燃。在常压下为唯一有麻醉作用的气体，其油/水溶解系数为20，是所有惰性气体中最高的。即使与氧化亚氮（0.41）或氟醚（0.65）相比，它的血/气分配系数亦属极低（0.14）。氙气较易通过橡胶弥散，应用此种管道，麻醉中气体丢失明显，在硅胶导管呼吸回路系统中，气体丢失率为750mL/h。

2. 药理作用　如下所述。

（1）呼吸系统

1）中枢神经系统：Pittenger等在恒河猴中发现当氙气分压稍高于大气压时，其呼吸停止，其呼吸停止作用超出人们目前对麻醉浓度的认识和基于各种麻醉气体应用经验对麻醉深度的判断。通过吸入33%氙气对大脑血流的研究，发现呼吸频率显著下降，这与高浓度氙气使呼吸停止相类似，很可能属于同一中枢机制。呼吸频率减慢伴随着潮气量代偿性加大，从而使分钟通气量变化不明显。这与其他麻醉剂增加呼吸频率、减少潮气量及分钟通气量不同。

2）肺机械力学：呼吸道阻力不仅取决于呼吸道几何形态也取决于气体流速、密度及黏滞度。在层流时呈黏度相关性，而涡流时呈密度相关性。氙气密度及黏度均高于氧化亚氮（约分别为3倍和1.5倍），吸入时预期会增加患者尤其是伴阻塞性肺部疾病患者的呼吸道阻力。氙气用于神经放射学检查是相当安全的。不过基于安全考虑有人建议对肺功能低下的患者不宜应用。

Lachmann等比较了70% Xe/30% O_2 及70% N_2O/30% O_2 组对肺机械力学的影响，发现两组呼气肺阻力均较基础值有所增高，但两组差异不显著。他们认为：应用氙气麻醉时肺机械力学下降轻微，并建议氙气可用于老年慢性肺疾患患者的麻醉。

3）弥散性缺氧（Fink效应）：吸入富含氧化亚氮混合气体的患者突然转而吸空气，可见PaO_2下降，被称为弥散性缺氧或Fink效应。氙气麻醉中同样可观察到此现象。近期研究测定猪于氙气与氧化亚氮排除阶段的PaO_2，发现氙气比氧化亚氮降低轻微，认为氙气几乎不会发生部分弥散性缺氧。可能的解释为气体经血或水弥散时，决定弥散速率的主要因素是气体在液体中的溶解度。氙气的血/气分配系数远低于氧化亚氮，故氙气弥散入肺泡的速度较氧化亚氮为慢。

（2）循环系统：在临床麻醉中通过测定受试者的心电图、心脏指数、血压及全身血管阻力，发现氙气对心血管影响不大，没有引起心肌收缩性的显著改变。类似的研究表明，在妇科、整形科、骨科手术中，比较吸入70%氙气/30%氧气混合气体与70%氧化亚氮/30%氧气混合气体，发现氙气组对心血管影响小。另一动物实验研究发现：吸入不同浓度（30%、50%、70%）氙气产生的血流动力学变化不大。

（3）中枢神经系统

1）配体门控性离子通道：配体门控性离子通道，尤其是与乙酰胆碱受体同源的受体超家族，是吸入全身麻醉药可能的作用靶位。临床浓度的吸入麻醉药可改变许多配体门控离子通道的功能，临床浓度的氙气和氧化亚氮对配体门控离子通道的影响与其他吸入麻醉药不同。氙气和氧化亚氮对NMDA受体具有抑制作用，而对GABA受体功能无增强作用，类似于分离性静脉麻醉药氯胺酮。来自英国皇家医学院的Nicholas Franks教授及其同事认为氙气能够阻断NMDA谷氨酸盐受体的作用，NMDA谷氨酸盐受体是一种位于神经细胞表面的分子，它在神经细胞死亡的过程中发挥着至关重要的作用。研究人员发现在小鼠的大脑损伤发生之前使用氙气治疗，其脑损伤的程度可以降低45%。而治疗中所应用的氙气浓度低于麻醉的用量，因而研究认为在心脏手术中使用氙气能够在一定程度上预防脑损伤。

2）脑血流及颅内压：放射性核素Xe能用以测定脑血流量（CBF），吸入恒定的氙气，能增强CT影像，不过有人对Xe加强扫描效果的安全性及准确性提出质疑。清醒猴吸入33%氙气可使CBF下降12%，脑氧耗下降16%，而用芬太尼麻醉的动物未产生任何影响。临床受试者吸入33%氙气，发现CBF有所增加。急性脑损伤患者吸入33%氙气，发现CBF有所增加，脑灌注压下降。作者认为：只要用高通气量保护颅内压不致升高，用氙气增强扫描是安全可行的。增强CT扫描时，为避免其增加CBF的可能性可缩短氙气吸入时间。

目前认为，用经颅多普勒超声研究发现，在腹部手术时，吸入65%氙气可使脑局部血流增加，因此氙气尚不宜用于神经外科的麻醉。

（4）肾：氙气对肾的特殊作用所知甚少，只有Lachmann等指出氙气可增加肾血流。

（5）内分泌系统：俄罗斯一项研究发现，对38例患者分别施以氧化亚氮+氧气或氙气+氧气麻醉，应用放射免疫法测定血浆中ACTH，皮质醇及催乳素浓度均增高。作者认为氙气不会降低手术的应激反应。

（6）毒性研究

1）血液学：现知长时间应用氧化亚氮，因其与维生素B_{12}相互作用，对血液学、胎儿毒性及神经有一定影响。有一项研究，对四组怀孕小鼠分别给予氮气+氧气混合气体、氙气+氧气混合气体、氧化亚氮+氧气混合气体及氧气各24h。20d后，检查胎儿，发现前3组显微镜下观察到器官异常，例如脑积水、腹裂畸形的发生率为1%~3%。氧化亚氮组其发生率显著增高到15%，骨骼异常发生率可高达37%。氧化亚氮可能有致畸作用，因其代谢产物经血流作用于子宫，并对维生素B_{12}生物合成有影响。虽然氙气效能至少与氧化亚氮相似，但其内在的麻醉机制并不与氧化亚氮致畸机制有关。

2）恶性高热：有证据表明氙气不触发恶性高热。取16例恶性高热易患患者的肌肉标本置于氟烷、咖啡因中，发现这些标本对此类药物呈现出典型的收缩阈值降低；而暴露于氙气，未发现氙气对其有类似影响，并无证据提示氙气可触发人类恶性高热。

3）弥散入密闭腔隙：氧化亚氮可弥散并增大密闭腔隙如大肠、气胸、中耳及气管导管套囊。因氧化亚氮弥散较氮气快25倍。理论上吸入60%氧化亚氮与33%氧气的混合气体，肠管内含气量可扩大为原来的200%。在猪氙气麻醉中显示有氙气积聚于大肠腔内。气体密度不同，对其弥散速率影响很小，影响弥散速率的主要因素为气体在液体中的溶解度。氧化亚氮血/气分配系数为0.47，而氙气仅为0.14。因此氙气可产生此种现象，但从现有资料看弥散人密闭腔隙的程度为轻。

（7）代谢/排除：氙气尽管是一种惰性气体，但在一定条件下仍可与活性强的化学元素形成化合物，如笼形化合物、氟化物、氯化物、氯氟化物、氧化物、氧氟化物等，也观察到与酶反应。氙气作为麻醉药几乎不参与任何生化反应。氙气主要经肺排出。Luttropp等以猪作实验，以100%氧气机械通气，70%氙气持续2h麻醉所得出的结果表明：呼气中测定5~10min洗出氙气第1L，15~20min洗出第2L，30min洗出第3L。经4h吸氧呼吸后，约洗出氙气4L。

3. 临床麻醉　1951年Cullen对一18岁睾丸切除患者应用氙气麻醉。经过10min吸氧后，吸入80%

氙气，患者于3min内意识丧失，麻醉后10min手术开始。麻醉结束2min后患者意识恢复，5min内完全清醒。

俄罗斯一项研究中，12例患者吸入70%氙气+30%氧气，曾描述氙气麻醉过程中的4个时期。第1期感觉异常，痛觉减轻伴全身“针刺样”感觉。第2期欣快感，患者精神活动明显增强，竭力想去掉面罩，能完整回忆，对指令拒不执行。第3期为无痛和部分记忆缺失，发生在吸入后第三、四分钟，第4期即外科麻醉期，肌肉松弛膈肌呼吸明显。所有患者停止吸入均在2分钟内苏醒，4分钟内意识完全恢复。

近期日本的一项研究，分别用以下3种麻醉药60%氙气、60%氧化亚氮+0.5%异氟烷、60%氧化亚氮+0.7%七氟烷进行2h的麻醉，记录麻醉后苏醒的时间。到患者能在15s内从10倒数到1，其平均时间（SD）分别为6（1.6）、14.3（2.8）、10.5（2.5）min。因此不论麻醉持续时间多久，氙气麻醉消退最快，这与它的血/气分配系数相一致。氙气曾用于各种类型的手术麻醉，包括普外科、骨科及妇科手术。至少有1例用于剖宫产，未报道有任何问题。

Lachmann等比较了70%氙气/30%氧气及70%氧化亚氮/30%氧气混合气体的麻醉效能。为确保原先测定的血流动力学稳定，氙气组芬太尼需要量仅为氧化亚氮组的1/5。可惜这两种气体等值的MAC浓度未作对比。Luttropp等发现氙气麻醉时需要芬太尼辅佐的平均剂量相当低，这与Boomama等认为氙气是强效镇痛剂是一致的。也有研究氙气亚麻醉剂量的镇痛效应。日本的一项研究测定0.3MAC氙气或氧化亚氮对痛阈及听力的时间反应，两组气体的镇痛效应无差异。两组镇痛作用均不能被纳洛酮拮抗。俄罗斯一项研究曾描述以氙气治疗心绞痛及换药时的疼痛。

4. 氙气的非麻醉作用　30多年来氙气被用以测定和标明脑各血管区血流量。氙气应用有两种形式：作为一稳定的放射性致密分子以增强断层照相（Xe/G）；或作为放射性核素Xe以检查其颅外清除率。氙气可经颈动脉注射，静注或吸入。估算氙气清除率是根据弥散气体摄取与清除量和组织血流量成比例这一基础。

氙气也可作为MRI的对照剂。氙气经激光照射可被“超极化”而提供更强的MRI信号。当溶于适量液体并注入体内，所见的图像质量与应用放射性核素所见相类似。

氙气用于神经放射学，已成为研究阻塞性脑血管疾患、痴呆、精神病患者、局部脑血液变化的一项重要工具。氙气也可用以监测严重颅脑损伤患者的脑血流变化与研究麻醉过程中脑灌注情况。

5. 降低氙气麻醉费用的途径　空气中氙气浓度极低，分离空气每天能产氧>1 000kg的工厂才可能获得足够的氙气，而每天也只能产氙气4L，且得到的为氙氪混合气体，要从实验室分离出纯氙气量尤其微小。现今生产每升氙气的费用在美国为10美元，英国为10英镑。为使利于临床应用和开展，目前主要着眼于有效的呼吸回路及（或）回收反复利用的装置。已有报道的有半紧闭系统、低流量系统及全紧闭系统等的应用。因氙气易通过橡胶或硅胶弥散丢失，故以上装置呼吸回路及折叠风箱的材料选用上宜加注意。

氙气为一种吸入性镇痛药和麻醉药。其麻醉效能好，所需辅助用药极少，诱导快，苏醒快，不易受生物转化的影响，是现知对心血管影响最小的一种麻醉药，已用于多种手术的麻醉，如普外科、妇科、整形科及骨科手术。除其价格昂贵外，不失为一种理想的麻醉药。技术的进步将很快生产出经济实用的输送装置，并可反复利用。再者考虑到氧化亚氮的“温室效应”，由麻醉排放的氧化亚氮可能被来自太阳的紫外线降解，生成NO自由基而破坏臭氧层。常用的挥发性麻醉气体如恩氟烷、异氟烷等同样不可忽视其对臭氧层的破坏。因此从环境因素考虑，即使成本稍高，开发氙气作为麻醉药是值得的，利用一种取自大气而又能以原样回到大气的麻醉气体是相当引人注目的。

（谭志敏）

第五节　麻醉性镇痛药

麻醉性镇痛药（narcotic analgesics/narcotics）又称阿片类镇痛药，是指作用于中枢神经系统能解除或减轻疼痛并改变对疼痛的情绪反应的药物。因其在非医疗目的情况下的不合理使用能产生瘾癖，同时在大剂量应用时，能引起意识消失和呼吸抑制等类似麻醉状态的反应而得名。目前，麻醉性镇痛药和精神药品属于国家管制类的药品，临床医师在使用此类药物时需遵守国家相关文件的规定。该类药物目前主要用于临床麻醉以及慢性中、重度疼痛（包括癌痛和非癌痛）的治疗。

麻醉性镇痛药在临床麻醉中不可或缺，尤其在心血管手术麻醉中的作用更为重要。此类药物的使用虽然历史悠久，但仍有新品不断地投入临床，并有新的理念和临床经验不断产生。近年，国内出现的新品主要为芬太尼家族的成员，比如瑞芬太尼和舒芬太尼等，同时在平衡麻醉和平衡镇痛理念的倡导下，麻醉性镇痛药的应用领域也在不断扩展。

为使读者更好地理解本章节所讲述的内容，现将与“麻醉性镇痛药”相关的名词及其内涵解释如下。①阿片（opium）：为罂粟科植物罂粟（papaver somniferum）未成熟蒴果浆汁的干燥物，含有20余种生物碱，从化学结构上可分为菲类和异喹啉类两大类型，前者如吗啡（含量约10%）和可待因，具有强效镇痛作用；后者如罂粟碱，不具有镇痛作用，具有平滑肌松弛作用；②阿片类药（opiates）：严格地讲，它仅指天然的阿片生物碱及其半合成的衍生物；③阿片样物质（opioids）：是能与阿片受体结并发产生不同程度激动或拮抗效应的天然或合成的物质的统称，在实际工作中往往将阿片类药和阿片样物质这两个名词混用；④麻醉性镇痛药（narcotic analgesics/narcotics）：在英语习惯中，它最初是指所有能够导致睡眠的药物，后来指强效阿片类镇痛药，现在用来表示多种阿片及非阿片类有滥用倾向的物质，多用于非正式语言中，在规范的药理学概念中已不再使用。本章为保持读者的阅读习惯，仍沿用“麻醉性镇痛药”的名称。

一、麻醉性镇痛药的化学结构

1952年，盖茨等人成功地实现了吗啡的人工全合成，明确了吗啡的化学结构。自此，人们以吗啡的分子结构为基础，通过对其进行化学修饰或结构简化等处理，陆续合成了多种性能不同的麻醉性镇痛药，如哌替啶、芬太尼等，并广泛地应用于临床。

麻醉性镇痛药有明确的构效关系，吗啡作为此类药物的经典代表，其分子结构由四部分组成（图3-2A）：①保留四个双键的氢化菲核（环A、B、C）；②与菲核环B相稠合的N-甲基哌啶环（环D）；③连接环A与C的氧桥（环E）；④环A上的一个酚羟基与环C上的醇羟基。其中氢化菲核是麻醉性镇痛药的基本骨架，而γ-苯基-N-甲基哌啶是该类药物发挥镇痛作用的重要结构（图3-2B）。天然的吗啡具有左旋光性，左旋吗啡［（-）-morphine］是由5个环稠合而成的刚性结构，构象呈三维的“T”形，环A、B和E构成“T”形的垂直部分，环C和D为其水平部分，吗啡的镇痛活性与其立体结构严格相关，仅左旋吗啡有活性。当吗啡分子结构基团或构象发生变化时，其相应产物的药性也将随之发生明显的改变。如吗啡环A的3位和环C的6位分别有一个羟基，当3位羟基被甲氧基取代时，即变成可待因，而3位和6位羟基均被甲氧基取代时，就成为蒂巴因，药理性能发生明显改变；γ-苯基-N-甲基哌啶结构中的甲基被烯丙基取代，即生成具有拮抗作用的药物，如烯丙吗啡；当环A与环C之间的氧桥被破坏时，则形成阿扑吗啡，失去其镇痛效能而产生很强的催吐作用。

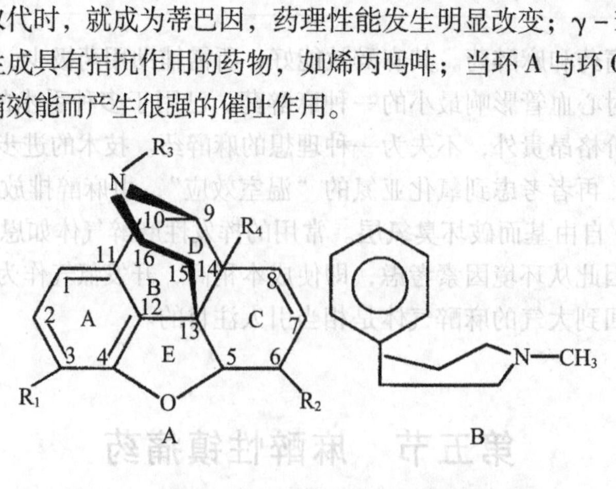

图3-2 吗啡及其重要基团的分子结构示意图

A. 吗啡；B. γ-苯基-N-甲基哌啶

二、内源性阿片物质

阿片类药物的镇痛和镇静作用是通过模拟内源性阿片物质——阿片肽，对阿片受体产生的效应。1973年实验证实了鼠脑中存在阿片受体，提示体内存在内源性配体，之后人们从哺乳动物脑中分离出两个具有吗啡样镇痛活性的多肽，称为脑啡肽（enkephlin），即亮氨酸脑啡肽（Leu - enkephalin Try - Gly - Gly - phe - Leu）和甲硫氨酸脑啡肽（Met - enkephalin Try - Gly - Gly - Phe - Met），二者仅碳端残基不同。它们在体内易被肽酶水解失去活性，不能用于临床。其后一些其他内源性阿片样多肽陆续被发现，例如β内啡肽（β - endorphin）为31肽，以及β内啡肽的多种生物活性片断：α内啡肽（1～16片段）、γ内啡肽（1～17片段）、δ内啡肽（1～27片段）等，强啡肽（dynorphine）为17肽，这些内源性阿片样物质统称内啡肽，但由于易与β内啡肽混淆，现在常使用阿片样肽类（opioid peptides）这一术语来表示。

三、阿片受体

现已明确的阿片受体有三种：μ、δ和κ，它们的分子结构已被确定，并被成功地克隆，而既往曾提出的σ和ε受体依照目前的判定标准认为还不能确定为阿片受体。阿片受体广泛分布在与内源性阿片肽相应的区域或部位，如中枢神经系统的导水管周围灰质、内侧丘脑、杏仁核及脊髓罗氏胶质区（substantia gelatinosa）等。近年的研究证明，外周也存在阿片受体，在背根节神经元及初级传入神经末梢均有μ、δ和κ受体分布，但交感神经节后神经元上无阿片受体。这些受体在通常情况下没有活性，但在炎性组织的特殊条件下，受体构型能够发生改变而表现出活性。炎症时的酸性环境能增加阿片受体与神经元膜上G蛋白的结合而增强阿片样物质的激动效应；同时炎症反应还破坏了神经束膜的屏障作用，使阿片样物质更易于接近神经元上的阿片受体。

目前认为，阿片受体均属于G蛋白偶联受体家族。激动剂与阿片受体结合后能激活Gi蛋白，并引发细胞内一系列复杂的瀑布级联反应，如腺苷酸环化酶（cAMP）的抑制、G蛋白偶联受体激酶（GPK）、PKC和MAPK的激活等，从而引起N型电压依赖性钙通道的关闭和钙依赖性内控钾通道的开放，使神经细胞发生超极化而表现为兴奋性下降，阻断了痛觉的传递。纳摩尔级的阿片类药物并不产生抑制效应，而是激活兴奋性Gs蛋白偶联受体而产生兴奋效应，表现为瘙痒、恶心、呕吐和痛觉过敏等反应。因此，临床上在使用阿片类药物治疗同时，如果合用极低剂量的拮抗剂如纳洛酮或纳美芬等，就能够在不影响阿片类药物镇痛作用的同时减少上述不良反应。

总之，阿片受体和内源性阿片样肽的发现，为解释麻醉性镇痛药的作用机制提供了明确的理论依据。

四、麻醉性镇痛药的分类

1. 按药物的来源分类　如下所述。

（1）天然的阿片生物碱：吗啡（morphine）、可待因（codeine）和二甲基吗啡（thebaine）。

（2）半合成的衍生物：海洛因（heroin）、二氢吗啡酮（dihydromor phone/morphinone）。

（3）合成的麻醉性镇痛药，按其化学结构不同又分为四类。①苯基哌啶类（phenylpiper - idine derivatives）：哌替啶（meperidine）、芬太尼（fentanyl）、舒芬太尼（sufentanil）、阿芬太尼（alfentanil）和瑞芬太尼（remifentanil）等；②吗啡喃类（morphinans）：羟甲左吗喃（levorphanol）及丁啡喃（butorphanol）；③苯丙吗啡烷类（benzomorphans）：喷他佐辛（pentazocine）；④二苯甲烷类（diphenylmethanes）：美沙酮（methadone）。

2. 按药物与阿片受体的关系　进行分类临床更习惯于按照药物与受体的关系进行分类，具体类别如下：

（1）阿片受体激动药（opioid agonists）：主要激动μ受体，如吗啡、哌替啶等。

（2）阿片受体激动 - 拮抗药（opioid agonist - antagonits）：又称部分激动药，主要激动κ和δ受体，

对 μ 受体有不同程度的拮抗作用，如喷他佐辛等。

（3）阿片受体拮抗药（opioid antagonists）：主要拮抗 μ 受体，对 κ 和 δ 受体也有一定的拮抗作用，如纳洛酮。

五、阿片受体激动药

1. 药效学　阿片受体激动药多为相对选择性 μ 受体激动药，化学结构与吗啡相似（图 3－3），它们能够激动中枢神经系统内不同部位的阿片受体，而产生特异性兴奋和抑制效应，如吗啡可兴奋延髓呕吐中枢而产生恶心、呕吐等反应，同时又可抑制其邻近的呼吸中枢而引起呼吸频率和幅度的减小。阿片受体激动药的作用机制相同，但由于化学结构的不同，它们在药效及药动学等方面还存在许多差异，如在组胺释放、用药后峰值效应时间及作用持续时间等方面均有差别，临床应根据药物的特性合理选择用药。

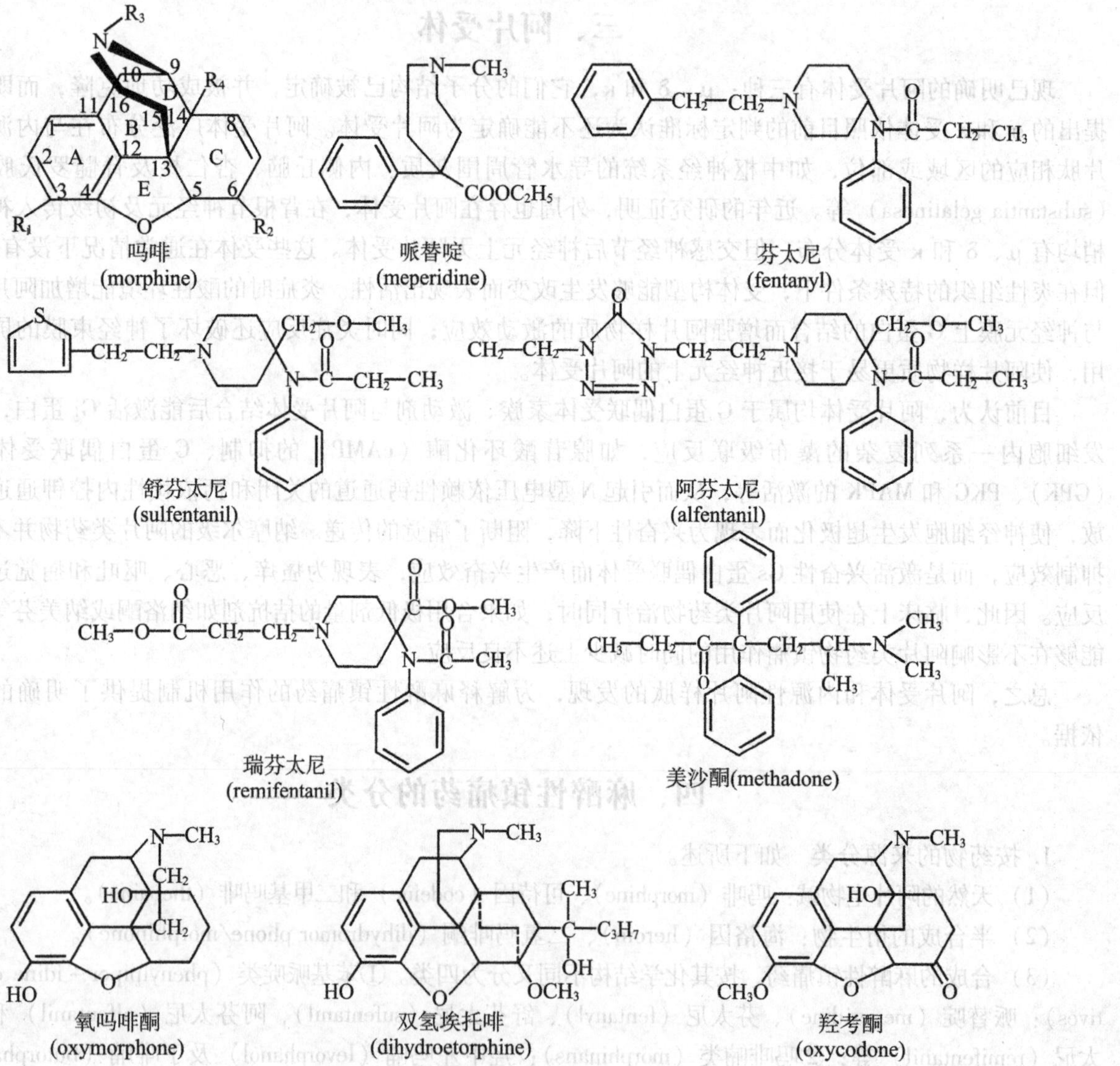

图 3－3　纯阿片受体激动药化学结构

（1）对中枢神经系统的影响

1）镇痛与情绪反应：镇痛剂量的阿片受体激动药通常不影响感觉（听觉、光觉、触觉），也不产生睡眠。其镇痛效应是通过三个不同神经水平综合作用的结果：①直接作用于脊髓后角抑制疼痛信息的发生；②激活脑干部位疼痛上行传导抑制通路；③作用于大脑皮质（灰质），改变对疼痛的情绪反应。近年来证实阿片受体激动药还可以通过外周阿片受体而发挥镇痛作用，此种综合效应的结果能够提高痛阈，改变情绪反应，患者在疼痛和恐惧解除后，在安静环境中可进入睡眠状态，同时可能产生幻觉或欣快感。随着剂量的增加，阿片受体激动药对不同类型的疼痛可以产生不同程度的缓解，其中对钝性牵拉痛比锐痛更有效，对单纯由 A_{δ} 或 C 纤维介导的伤害性痛觉超敏有效，而对于由 A_{β} 纤维介导的动态型痛觉超敏和神经病理性疼痛的效果则较差。术中应用阿片类镇痛药可以减轻自主神经和躯体神经对手术刺激的反射。阿片受体激动药的“等效”剂量、静脉注射后的峰效应时间和持续时间见表 3-2。

表 3-2　麻醉性镇痛药的等效剂量、峰效应时间和作用持续时间

纯阿片受体激动药	等效剂量（mg）	峰效应时间（min）	持续时间（h）
吗啡	10	20~30	3~4
哌替啶	80	5~7	2~3
氢化吗啡酮	1.5	15~30	2~3
羟吗啡酮	1	15~30	3~4
美沙酮	10	15~30	3~4
芬太尼	0.1	3~5	0.5~1
舒芬太尼	0.01	3~5	0.5~1
阿芬太尼	0.75	1.5~2	0.2~0.3
阿片受体激动-拮抗药			
喷他佐辛	60	15~30	2~3
布托啡诺	2	15~30	3~4
纳布啡	10	15~30	3~4
丁丙诺啡	0.3	<30	5~6
地佐辛	10	15~30	3~4

2）中枢毒性：除哌替啶和可待因外，大部分阿片受体激动药不引起患者烦躁不安。大剂量哌替啶可产生癫痫样发作，因其代谢产物去甲哌替啶具有神经毒性，尤其对肾功能不全的患者，由于代谢产物排除受限，更容易引发毒性反应。在有 CO_2 蓄积或通气不足时，应用阿片类药物可升高脑脊液压力，因此，对可疑颅内压升高者，应禁用阿片类药物，但是在麻醉诱导期充分供氧的情况下，芬太尼类药物可抑制气管插管反应，又可防止颅内压升高。

3）缩瞳：阿片类药物能刺激动眼神经副交感核（Edinger-Westphal 核）产生缩瞳作用。“针尖”状瞳孔是阿片类药物过量或中毒的体征，用纳洛酮可迅速逆转，也可以用阿托品或神经节阻滞剂来拮抗。由于大部分阿片类药物即使在小剂量应用时也可产生明显的瞳孔缩小，因此，不能将其作为评价镇痛强度的指征，但瞳孔恢复通常可提示阿片类药物作用已消除。另外，缩瞳并非是阿片类药物的特异反应，一方面，长期（半年以上）应用此类药物的患者可能发生耐受而不表现出明显的瞳孔缩小，但增加剂量时可重新出现缩瞳反应；另一方面，某些颅内疾病如桥脑出血或缺血性损伤后也可出现同样体征，因此，临床应注意鉴别。

4）恶心、呕吐：小剂量的阿片类药物通过刺激位于第四脑室腹侧面极后区的化学感受器触发带（chemoreceptor trigger zone，CTZ），而依次兴奋延髓呕吐中枢，引起呕吐；中等剂量时则可直接刺激该中枢触发恶心、呕吐反应，并且用药后如果活动或站立，还可能因前庭区受到刺激而使反应加重；但大剂量的吗啡或芬太尼可直接抑制延髓呕吐中枢，反而不出现恶心、呕吐反应。临床上，呕吐常涉及多巴胺、胆碱能和 5-羟色胺神经介质等多方面因素的参与，因此，针对不同因素采取多种手段治疗，常能收到满意的疗效。多巴胺受体拮抗剂有丁酰苯类（氟哌利多）、甲氧氯普胺类（胃复安）和酚噻嗪类（氯丙嗪）等药物；抗胆碱药有东莨菪碱；抗组胺药有异丙嗪；5-羟色胺 3（5-HT_3）受体拮抗药有盐酸昂丹司琼等。

5）肌肉强直：阿片类药物对神经－肌结合部和肌膜无明显作用，但可轻度抑制脊髓单突触传递而兴奋多突触传递，引起神经反射，产生全身骨骼肌张力增强。静脉大剂量使用芬太尼及其衍生物常易引发肌肉强直，多在麻醉诱导期患者意识消失前即可出现，表现为胸壁顺应性降低，咽喉肌收缩致声门上梗阻，造成机械通气困难，在老年患者辅用氧化亚氮麻醉时该现象发生率增高，静脉注射小剂量肌松药可快速、有效地解除肌肉强直。另外，阿片类药物与纹状体上的 μ 受体相互作用，能增加纹状体内多巴胺生物合成并减少抑制性神经递质 γ－氨基丁酸的释放，也是阿片类药物引起肌强直的重要因素。

（2）对呼吸系统影响：阿片类镇痛药对呼吸几乎都有不同程度的抑制，且与剂量呈正相关，轻度的呼吸抑制作用表现为呼吸频率减慢但潮气量不变，严重的呼吸抑制潮气量也将减低，并最终可能导致呼吸停止，因此，呼吸抑制是阿片类药物最大的危险。其发生机制在于药物能直接抑制脑干的呼吸中枢和中枢对二氧化碳的反应，同时能降低主动脉和颈动脉体化学感受器对缺氧的反应。呼吸抑制的程度主要取决于药物的剂量，并与下列因素相关：年龄、基础疾病、合并用药、睡眠－觉醒状态及疼痛程度等。低龄尤其是新生儿，由于血－脑屏障发育不健全，吗啡类药物易于进入中枢神经系统，因此，对此类药物的耐受力低，应禁忌使用；对老年患者，呼吸抑制的影响较年轻人为甚，可能按体重给药时，老年人血浆中及脑内的药物浓度相对较高；当患有甲状腺功能低下、呼吸或中枢神经系统疾病或联合使用苯二氮䓬类药物时，更易产生呼吸抑制；如患者处于睡眠状态时，则镇痛药对呼吸抑制更为显著；强烈的疼痛刺激能有效地拮抗由麻醉性镇痛药引起的呼吸抑制，因此，可将其作为现场急救时最有效、最便捷的手段。值得注意的是，呼吸抑制并非是阿片类药物镇痛效能的指征，有时尽管患者意识清楚、呼吸频率正常甚至还有一定程度的疼痛，但由于呼吸驱动力方面的异常，患者仍然存在呼吸抑制的潜在危险，治疗过程中应予以足够的重视。阿片类药物还可以作用于延髓孤束核，对咳嗽反射有强烈的抑制作用，其中海洛因作用最强，可待因次之，哌替啶作用最小。

除上述中枢方面的作用外，吗啡等可引起组胺释放，导致支气管平滑肌痉挛，对气道高反应的患者存在风险。

（3）对心血管系统的影响：阿片受体激动药，除哌替啶外，对心血管系统的影响都很小，但大剂量使用或与其他麻醉药伍用时，则能产生心动过缓或血压下降。其发生的机制在于：阿片类药物能兴奋中枢迷走神经核并直接抑制窦房结而产生心动过缓，当与其他具有迷走神经兴奋作用的药物（如维库溴铵）伍用时则更明显，使用微量纳洛酮或阿托品能拮抗或预防这一反应，另外，在麻醉诱导时建议使用泮库溴铵，因为它具有轻微的心率增快的作用；阿片类药物能抑制延髓血管运动中枢而引起外周血管扩张，大剂量吗啡还可通过组胺释放作用造成阻力和容量血管同时扩张，引起血压下降或直立性低血压，如在低血容量、冠心病、心力衰竭时应用，可导致严重低血压。哌替啶对心肌有直接抑制作用，使心肌收缩力减低并能使周围血管扩张，导致心排血量减少、血压下降，同时它具有轻度阿托品样作用，能使心率增快。

芬太尼对心血管影响更小，不引起静脉扩张，即使剂量从 25～30μg/kg 增到 30～160μg/kg，左室压力上升速率及血压也不改变。对犬增到 3mg/kg 时，出现心率减慢，心排血量、血压及周围血管阻力轻度减少，心搏量反而增加。但近年研究证明，芬太尼及其衍生物如与地西泮并用，可减低心肌收缩力，使血压下降，特别对心脏病患者，如同时辅助氧化亚氮吸入，也可显著降低心排血量及增加周围血管及肺血管阻力和心率，机制不明。芬太尼与泮库溴铵并用，很少抑制心肌或引发心律失常。吗啡、芬太尼及其衍生物可降低中枢交感神经紧张度，明显提高心室颤动阈值，对室性心律失常有防治作用。

（4）组胺释放：吗啡和哌替啶能进入组织肥大细胞竞争性地取代 H_1 或 H_2 受体蛋白氨基引起非免疫性组胺释放，表现为局部瘙痒、红丘斑疹，有时出现全身皮肤发红或周身血管阻力下降，可用 H_1 或 H_2 受体拮抗药预防。芬太尼及其衍生物无组胺释放作用。硬膜外隙注入小剂量阿片类药物，常可发生难以忍受的全身瘙痒，颈及面颊部发热感，可能是在脑干水平产生的触觉异常征所致，无组胺释放作用的芬太尼亦可引起此种症状，抗组胺药物治疗无效，确切的机制不详。

（5）对平滑肌的作用：阿片类药物可直接作用于胃、肠道平滑肌，使平滑肌和括约肌张力增强，导致消化道蠕动减弱而易引发恶心、呕吐及便秘，口服用药该作用更为明显。溃疡性结肠炎患者服用阿片类药物有导致中毒性巨结肠的危险。阿片类药物同样可引起胆管平滑肌和欧狄括约肌痉挛，诱发胆绞痛，并能够导致术中胆管造影呈现假阳性及器械进入胆总管困难等，这一作用可用纳洛酮完全拮抗，用硝酸甘油或阿托品能部分拮抗。哌替啶对胆管平滑肌的影响较吗啡和芬太尼为轻。阿片类药物可增高尿道平滑肌、膀胱逼尿肌及尿道括约肌的张力，导致尿潴留，男性多见，尿潴留还是腰段硬膜外隙使用吗啡的常见并发症。由于围生期影响子宫平滑肌收缩的因素很多，目前尚无确切的循证医学资料阐述麻醉性镇痛药对子宫平滑肌的直接作用，但实践证明，在第一产程中使用哌替啶能够发挥良好的镇痛作用，不会抑制子宫平滑肌的收缩而延长产程，并且在胎儿娩出前4h以上使用此类药物，对新生儿的呼吸无明显影响，因此，哌替啶适用于产科镇痛。近年，麻醉性镇痛药常与局部麻醉药联合用于硬膜外分娩镇痛，此种途径用药剂量小，因此，对全身的作用包括对子宫平滑肌的收缩或胎儿的呼吸等方面的影响均很微弱。

（6）耐受性及依赖性：所有阿片受体激动药长期反复大量应用均可产生耐受性（tolerance）和依赖性（dependence），但新近有报道，短期使用阿片类药物也可以产生快速耐受和痛觉过敏现象。耐受是机体对长期用药产生的适应性反应，属于正常的生理现象，表现为原有剂量的药理作用减低，但增加剂量后仍能产生同样的药理作用，在治疗中要注意鉴别药物耐受和病情加重之间的区别。世界卫生组织（WHO）提出取消“药物成瘾（drug - addiction）”的称呼，代之以“药物依赖（drug - dependent）”，其中“药物依赖”又分为“躯体依赖（physical dependence）”和“精神依赖（psychological dependence）”。准确地讲，多数情况下我们所说的“成瘾”是指“精神依赖”。“精神依赖”属于社会心理问题，也有人认为它是一种脑病，表现为患者把觅药行动作为生命的第一需要，明知用药有害，仍强制性地去寻求药物。精神依赖通常是在非医疗目的情况下不规则地大剂量使用强效及依赖性强的（如海洛因）物质而产生的，在正常治疗的情况下极少出现。“躯体依赖”同样是机体对药物的一种适应状态，表现为在突然停药、迅速减量或使用阿片药物拮抗剂时，躯体出现的一组典型症状，包括焦虑、易激惹、震颤、皮肤潮红、关节疼痛、出汗、卡他症状、发热、恶心、呕吐、腹痛、腹泻等。在临床上，通过逐渐减量的方式通常可避免躯体依赖的发生。

目前的研究证实，有多方面的机制参与了阿片类药物耐受和依赖的形成，其中包括中枢神经系统的功能核团、神经递质、阿片受体及受体后信号传导等方面的内容。现已明确，与阿片类药物相关的脑内奖赏系统包括弓状核、杏仁核、蓝斑核（locuscoeruleus，LC）、中脑导水管周围灰质、腹侧背盖区（VTA）、伏隔核（NAc）等，在这些区域，阿片受体的分布密度高，动物实验表明，奖赏系统在阿片耐受和依赖中具有重要地位。长期使用阿片类药物能引起体内多种神经递质及其受体发生变化，包括乙酰胆碱、肾上腺素、多巴胺、5 - 羟色胺、γ - 氨基丁酸及一氧化氮等。最重要的是，近年来人们认识到所有阿片受体都是蛋白偶联受体，通过与第二信使cAMP偶联而产生效应。长期接受阿片类药物后，G蛋白 - cAMP系统发生适应，逐渐上调，形成稳态。当骤然撤药时，上调的G蛋白 - cAMP系统失去阿片类药的抑制而导致稳态失衡，引发cAMP依赖蛋白激酶（PKA）的活性升高；随之一些PKA底物蛋白（如儿茶酚胺生物合成的限速酶酪氨酸羟化酶）的磷酸化增加，从而出现一系列的戒断症状，尤以去甲肾上腺素能系统紊乱为明显。在G蛋白偶联受体介导的信号传导过程中，阻抑蛋白家族起着重要的调节作用，其中β - 阻抑蛋白1（β - arrestinl）和β - 阻抑蛋白2（β - arrestin 2）尤为重要，我国学者马兰教授和裴钢院士在这方面有深入的研究。还有人提出，长期应用吗啡后有抗阿片样物质（anti - opioids）释放到脑脊液，导致阿片受体上调，产生耐受性和依赖性。抗阿片样物质中最重要的是缩胆囊肽（chole - cystokinin），后者是胃肠道分泌的八肽激素，具有抗阿片受体的作用，可能是通过负反馈机制产生的内源性拮抗阿片受体的物质。

关于阿片类药物的快速耐受及痛觉过敏现象产生的原因，有人认为是与缩胆囊肽、脊髓5 - 羟色胺活性和NMDA - 一氧化氮（NO）系统相关，但此方面的观点尚存在争议。

2. 药代动力学　人类对阿片类药的反应存在个体差异，这种差异至少可达3 ~ 5倍，且对药代动力学和药效学参数均有影响，因此，在用药时，我们应尽量遵循剂量个体化原则，在慢性疼痛治疗中，阿片类药物的剂量通常需要进行滴定来确定。

阿片类药物的药动学及药效学参数与它们的理化性质相关，此类药物多数呈弱碱性，在溶液中以离子化和非离子化药物的形式存在，二者含量的比例取决于溶液的 pH 和药物的解离常数（pKa）。相对于离子化成分而言，非离子化药物成分的脂溶性高，易于透过血－脑屏障而迅速发挥药效。在正常的生理环境下，药物的解离程度与其 pKa 呈正比，即 pKa 小的药物解离程度低，非离子化药物成分含量高，因此起效快，反之则起效慢，但同时还要综合考虑药物的脂溶性及蛋白结合率等因素，即理论上 pKa 小、脂溶性大且蛋白结合力低的药物起效最快。当药物进入中枢神经系统后，由于阿片受体只能识别离子化形式的阿片分子，因此解离度高的药物作用强度大。

随着计算机技术的发展和药理学研究的深入，人们发现经典的“药物终末半衰期”这个参数对于某些药物而言缺乏临床实用性，如对于多室模型描述的药物，我们在预测给药后某一特定时间的药物浓度时，应该考虑到多种半衰期及其他参数的影响，单纯的终末半衰期无法准确预测某一特定时点的药物浓度下降值，因为此类药物浓度下降经常发生在周边室，而终末消除半衰期忽略了药物的分布过程，因此，更具有临床意义的药代学参数应该是“时量相关半衰期（context－sensitive half－time）”，它是指在一个药物的稳态水平下，在不同时间终止持续输注后，药物浓度降低 50% 所需要的时间。对于麻醉性镇痛药而言，引入“时量相关半衰期”概念后结合计算机技术，实现了药物的靶控输注，使麻醉过程变得更加精确和可控。

（1）吗啡：吗啡的脂溶性很低，在 pH 等于 7.4 时为 1.4，因此穿透生物膜缓慢，全身用药后仅有极少量的吗啡能穿透血－脑脊液屏障而发挥镇痛作用。肺脏对吗啡没有首过吸收效应，因此，吗啡与芬太尼类药物的代谢特点有很大差异。口服吗啡易吸收，但由于肝脏的首关效应，其生物利用度仅为 30%～40%。皮下、肌内或静脉注射吗啡无肝脏首关效应，生物利用度接近 100%。静脉注射后 15～30 分钟达峰值效应浓度，30～60min 后可能产生剂量相关的呼吸抑制。进入体内的吗啡约有 70% 经肝脏进行生物转化，生成吗啡－3－葡萄糖醛酸（M3G）和吗啡－6－葡萄糖醛酸（M6G），其中 M3G 是主要的代谢产物，约占 90%，无药理活性，但可以拮抗吗啡的镇痛效能，这一作用可能与吗啡治疗中的耐受及过量使用后易导致痛觉过敏等现象有关。M6G 约占 10%，其镇痛活性比吗啡还强且作用时间长，是吗啡发生延迟性呼吸抑制的主要因素。有 7%～10% 的吗啡从胆汁排泄，另有 5%～15% 以原形经尿液排出。吗啡在肝脏的转化率接近肝血流，因此，肝功能异常很少影响吗啡代谢，但肾功能异常可以导致 M3G 和 M6G 的蓄积，从而限制吗啡的用量。

（2）哌替啶：哌替啶是苯基哌替啶的衍生物，具有较大脂溶性，比吗啡起效快但持续时间短。口服用药的生物利用度仅为肌内注射的一半，肌内注射后 5～15 分钟达峰值，蛋白结合率为 60%～80%。哌替啶主要经肝脏进行生物转化，约 90% 水解成哌替啶酸或去甲哌替啶，后者可进一步转化为去甲哌替啶酸而随尿排出，另有 7% 以原形经尿排除，消除半衰期 3～4 小时。去甲哌替啶具有 50% 哌替啶镇痛效能，同时又是强效致惊厥剂，其消除半衰期长达 8～12 小时，是反复使用哌替啶后出现不良反应的主要因素。哌替啶的血浆浓度与其镇痛效能有良好相关性，但个体差异较大，其变异度为 40%。

（3）芬太尼：是合成的强效阿片受体激动药，脂溶性高，容易通过血－脑屏障，因而起效迅速。大约 80% 的芬太尼与血浆蛋白结合，且很大一部分（40%）被红细胞摄取。单次静脉注射后 3～5min 达峰值效应，短时间内分布全身，包括脑、心脏及高血流组织，肺脏对其具有明显的首关效应，能一过性摄取约注射剂量的 75%，使血中浓度迅速下降，5min 后脑组织中浓度比血液高 10 倍以上，再分布迅速完成，终止其药理效应，犹如硫喷妥钠的时效过程。芬太尼的稳态分布容积为 4L/kg，说明它在体内有广泛的分布，因此消除项缓慢，90% 以上的芬太尼在肝脏转化成去甲芬太尼和羟基化合物而失去药理活性，仅 6%～8% 以原形经尿排除，肝清除率为 12～13mL/（kg·min），但由于药物分布容积大，由周边室进入中心室过程缓慢，致消除半衰期延长。体外循环情况下血液稀释，使血药浓度降低，同时低温使酶活性减弱，芬太尼的消除半衰期可延长至 10 小时以上。脑脊液和血液药物浓度与其药理效应具有极好的相关性，对临床有重要意义，反复用药易产生蓄积作用。利用芬太尼高脂溶性的特点，将其制备成了透皮吸收的贴剂——多瑞吉，可用于中、重度慢性疼痛的治疗。

（4）舒芬太尼：是芬太尼的衍生物，有较高的脂溶性，它与 μ 受体的亲和力比芬太尼强 7～10 倍，静脉用药后起效迅速，血流动力学稳定。舒芬太尼的安全阈较宽，其LD_{50}/ED_{50}为2 521 ：1，高于芬太尼的277和吗啡的69.5。其血浆蛋白结合率为92.5%，主要在肝和小肠内进行生物转化，包括氧化脱羟作用、脱甲基作用、芳香的羟化作用和葡糖苷酸形成。舒芬太尼的代谢产物去甲舒芬太尼也有药理作用，其效价为舒芬太尼的1/10，亦即与芬太尼相当。在体外循环期应用可受血液稀释影响，并大量分布于肺组织和肌组织，以及被体外循环的氧合器和管道吸附，在停止体外循环时又可重新释出入血流。舒芬太尼可用于麻醉诱导、维持及术后镇痛、分娩镇痛和无痛内镜检查等。

（5）阿芬太尼：阿芬太尼静脉注射后的起效时间比芬太尼快，因为其pKa（6.5）相对较低，大部分（90%）药物呈非解离形式存在，易于透过血－脑屏障而发挥作用。阿芬太尼的主要代谢途径与舒芬太尼相似，其降解产物几乎无阿片活性，人体阿芬太尼代谢主要通过细胞色素P450 3A3/4。据了解，这种酶在人体内活性程度的差别可以达到8倍之多，因此，推测该药可能具有较大的个体差异。小剂量的阿芬太尼可用于镇静催眠，短小手术可用阿芬太尼持续输注，推荐剂量为0.5～2μg/（kg·min），或间断静脉注射10μg/kg，单次注射后药物作用仅持续15min，但反复用药亦可产生蓄积作用，其适合于短小的门诊手术麻醉。

（6）瑞芬太尼：是纯粹μ受体激动剂，临床效价与芬太尼相当，高于阿芬太尼而低于舒芬太尼，与异氟烷合用可以使MAC下降，下降程度与年龄相关。静脉输注瑞芬太尼，能使动脉压和心率下降，但下降的幅度与剂量无关，瑞芬太尼不引起组胺释放，可引起恶心、呕吐和肌僵硬。其化学结构是在芬太尼的N－乙酰基的侧链上结合了一个不稳定的甲酯链，因此易被血浆、红细胞和其他间质组织的脂酶分解，其清除率为30～40mL/（kg·min），终末半衰期为9.5分钟，即使连续输注达4小时也无蓄积作用。瑞芬太尼的代谢产物几乎无活性，经肾脏排出，其清除率与年龄、性别及体重无关，也不依赖于肝、肾功能。有严重肝功能异常的患者，其药代动力学与正常人比也无显著差异，是真正的短效阿片类药。市售的瑞芬太尼中含有甘氨酸，对脊髓有毒性，因此不能用于椎管内注射。

（7）羟考酮：是μ、κ受体激动剂，等效镇痛剂量是吗啡的2/3，镇痛无封顶剂量，对内脏性疼痛的作用比单纯μ受体激动剂强。羟考酮的血药浓度与药效之间的相关性好，年龄和性别对药效的影响小。其口服的生物利用度为42%～87%，是阿片类药物中最高的。羟考酮主要经肝代谢，转化为去甲羟考酮和羟氢吗啡酮，其中去甲羟考酮几乎无镇痛作用，而羟氢吗啡酮虽有吗啡样作用，但其含量极微，因此，羟考酮的镇痛作用主要取决于其自身的血药浓度，而与其代谢产物无关。肝功能异常的患者羟考酮的血药浓度提高90%，肾功能异常血药浓度提高60%，老年人的血药浓度提高15%。羟考酮目前主要用于慢性疼痛的治疗，奥施康定是羟考酮的控释片，具有双向释放的特点，其中38%为即释成分，其余为缓释成分，其吸收半衰期分别为0.6h和6.9h，该药物可在1h内起效，作用维持12h，方便于慢性疼痛患者的使用。泰勒宁是对乙酰氨基酚和羟考酮的复方制剂，每片含有羟考酮5mg和对乙酰氨基酚325mg，目前是中、重度疼痛治疗的常用药物。羟考酮作为阿片受体激动剂，不良反应与其他同类药物相似。

（8）双氢埃托啡：是于1967年合成的纯阿片受体激动药，与μ、κ、δ受体均有很强的亲和力，对小鼠和兔的镇痛效价分别是吗啡的6 277倍和11 488倍。此药也有呼吸抑制、缩瞳和减慢心率等作用，呼吸抑制的程度较吗啡轻，舌下含服发生率低（0.82%），静脉注射则可引起呼吸暂停。纳洛酮可拮抗此药的镇痛和呼吸抑制等作用。双氢埃托啡对兔和小鼠的治疗指数（LD_{50}/ED_{50}）分别为109和174 468。此药曾试用于麻醉，但由于个体差异大，剂量不易掌握，并未被推广。连续使用易产生依赖性，目前该药在临床已很少使用。

以上介绍了常用阿片类药物的理化性质及药代学参数，在实践中我们还应注意到其他可能影响药物作用的因素，比如年龄、体重、肝功能、肾功能、体外循环、酸碱平衡状态及血容量等情况。

3. 阿片受体激动药在围手术期的应用　阿片受体激动药尤其是芬太尼家族的成员在围手术期有着广泛的应用。主要涉及如下领域：镇静和镇痛、平衡麻醉、神经安定镇痛麻醉、全凭静脉麻醉及心脏外科大剂量阿片类药的麻醉等。

（1）吗啡：吗啡作为阿片受体激动药曾经用于术中麻醉，但现已被各种芬太尼类药物所取代，而主要用于术后镇痛及心脏外科手术的术前用药。成人术后镇痛可以每次10mg皮下或肌内注射，小儿每次0.2～0.3mg/kg肌内注射。目前，吗啡术后镇痛多采用静脉患者自控镇痛（patient controlled analgesia PCA）的方式进行，推荐的剂量为：药物浓度1mg/mL，负荷剂量2mL，每次追加用药剂量1.5mL，锁定时间10min，持续剂量1.5mL/h。由于阿片类药物的个体差异大，在临床应用中还应视具体情况进行调整。吗啡禁用于下列情况：①支气管哮喘；②上呼吸道梗阻；③严重肝功能障碍；④伴颅内高压的颅内占位性病变；⑤诊断未明确的急腹症；⑥待产妇和哺乳妇；⑦1岁以内婴儿。由于吗啡起效相对慢，同时对呼吸有一定程度的影响，因此很少用于监测麻醉和区域麻醉中。

（2）哌替啶：在我国的使用比较广泛，主要用于术后镇痛，成人每次75～100mg肌内注射。在监测麻醉和区域麻醉中，哌替啶50～100mg肌内注射或静脉注射，用于辅助镇痛、镇静或预防寒战及恶心、呕吐等反应。冬眠合剂由盐酸氯丙嗪50mg加盐酸异丙嗪50mg加盐酸哌替啶100mg组成，现已不常使用。

（3）芬太尼及其衍生物：在保留呼吸的监测麻醉和区域麻醉中，经常使用芬太尼家族药物进行辅助镇痛或镇静，它们具有起效快、镇痛作用强及可控性好等优点，但是剂量过大或注射速度过快时也可能出现肌肉僵硬、恶心及呼吸抑制等不良反应。通常推荐单次静脉注射的剂量分别为：芬太尼1～3μg/kg、阿芬太尼10～20μg/kg或舒芬太尼0.1～0.3μg/kg；持续输注的剂量为：芬太尼0.01～0.05μg/（kg·min）、阿芬太尼0.25～0.75μg/（kg·min）、舒芬太尼0.001 5～0.01μg/（kg·min）以及瑞芬太尼0.05～0.25μg/（kg·min）。以往的神经安定镇痛麻醉常用芬太尼和氟哌啶醇，我国简称氟－芬合剂，由于氟哌啶醇具有潜在的心脏毒性，目前已很少使用，取而代之的是咪达唑仑与芬太尼的联合使用，咪达唑仑具有顺行性遗忘作用。

芬太尼及其衍生物最常用于平衡麻醉。所谓平衡麻醉即不同的麻醉药物或麻醉方法联合应用以期达到效果最优、不良反应最小的一种麻醉理念。现在的麻醉都属于平衡麻醉，以往的由单一药物乙醚独立完成麻醉的时代已不复存在。全身麻醉时，芬太尼的诱导剂量通常是2μg/kg静脉注射，之后可根据手术强度和持续时间每15～30分钟追加25～50μg或以0.05～0.2μg/（kg·min）速度持续静脉注射维持。阿芬太尼能迅速穿过血－脑屏障，与镇静－催眠药物具有明显的协同效应，25～50μg/kg阿芬太尼和小剂量的镇静－催眠药合用即可预防插管反应，同时对于短小手术，可用阿芬太尼0.5～2.0μg/（kg·min）持续输注或间断单次静脉注射5～10μg/kg补充应用，为避免残余的呼吸抑制作用，在手术结束前15～30分钟，应逐渐减少阿芬太尼的输注，直至手术结束后停药。舒芬太尼的诱导剂量建议为0.1～0.25μg/kg，持续输注剂量为0.5～1.5μg/（kg·h）。由于瑞芬太尼作用持续时间极短，为了维持药物作用，在初始单次给药之前或即刻就可以开始输注，推荐的剂量为0.1～1.0μg/（kg·min）。

全凭静脉麻醉主要是阿片类药物和静脉麻醉药物的联合应用。常用的静脉麻醉药为丙泊酚，它具有起效和消除都很迅速的特点，而芬太尼家族中的每种药物都可用于全凭静脉麻醉，它们各自不同的特点为全凭静脉麻醉提供了多种选择，表3－3中列出了芬太尼及其衍生物在全凭静脉麻醉中的用量参考。

表3－3　芬太尼及其衍生物在全凭静脉麻醉中用量参考

	诱导剂量（μg/kg）	维持剂量［μg/（kg·min）］	追加剂量
阿芬太尼	25～100	0.5～2.0	5～10μg/kg
舒芬太尼	0.25～2	0.01～0.03	2.5～10μg
芬太尼	4～15	0.05～0.2	25～100μg
瑞芬太尼	1～2	0.1～1.0	0.1～1.0μg/kg

芬太尼及其衍生物在心脏外科麻醉中的地位是不可替代的，尤其在体外循环期间，同时，瑞芬太尼的应用还为心脏外科的“快通道”麻醉提供了有力支持。通常在心脏外科的手术中需要使用大剂量的麻醉性镇痛药，比如芬太尼的诱导剂量是5～75μg/kg，维持剂量是0.1～1.0μg/（kg·min），在早产儿诱导剂量<50μg/kg，小儿为50～100μg/kg；阿芬太尼诱导剂量为150μg/kg，维持剂量为2～12μg/（kg·min）；舒芬太尼诱导剂量为2～20μg/kg，维持剂量为1.0～2.0μg/（kg·h）；瑞芬太尼的诱导剂

量为 2μg/kg，维持剂量为 0.25 ~2μg/（kg · min）。在制定麻醉方案时，除了要考虑药物的特性外，我们还应考虑到药物经济学方面的因素，通常在心脏外科的麻醉中倾向于使用芬太尼和舒芬太尼，另外，临床观察表明，芬太尼家族中的任何一种药物都适用于“快通道”心脏手术。

4. 阿片受体激动药在慢性中、重度疼痛治疗中的应用　阿片受体激动药具有镇痛作用强、长期使用对脏器功能的影响轻微、多数药物无剂量“封顶效应”等特点，因此，在慢性中、重度疼痛治疗中占有重要地位。用于慢性疼痛治疗的阿片类药物主要包括吗啡、羟考酮、可待因及芬太尼等，哌替啶不建议在慢性疼痛治疗中使用。吗啡有注射剂、即释和控缓释制剂以及栓剂等，羟考酮有即释和控缓释制剂，而芬太尼则仅有透皮贴剂可供慢性疼痛治疗之用，近年又研发了芬太尼棒棒糖，可以经口腔黏膜吸收，但在国内尚未使用。

在慢性疼痛治疗中，为保证长期用药的安全性和有效性，我们应遵循 WHO 制定的“癌痛三阶梯镇痛治疗原则”，该原则同样适用于慢性非癌性疼痛的治疗，它是进行规范化疼痛治疗（good pain management GPM）的重要依据。该原则的主要内容包括以口服用药为主，同时做到按时给药、按阶梯给药和个体化给药，在用药的全过程中注意具体细节。该原则提示在慢性疼痛治疗中应首选无创的方式用药；强调按时用药，即控缓释制剂要按时使用来控制基础疼痛，即释剂可以按需使用控制暴发痛，按时用药可以保证血药浓度稳定以提供良好的镇痛，同时避免了因药物过度的峰谷波动而产生的不良反应和快速的药物耐受；由于患者的疼痛程度各不相同，同时阿片类药物存在较大的个体差异，因此要强调个体化用药。阿片类药物应通过剂量滴定的方式实现个体化用药，同时不同的阿片类药物之间可以进行转换，等效剂量换算关系见表 3 -4，需要注意的是，在进行药物转换时，应在换算后剂量的基础上降低 50% ~70%，以避免因不完全交叉耐受而导致的难以预料的不良反应。关于“全过程中注意具体细节”，即强调在慢性疼痛治疗中应经常对患者的疼痛进行评估，及时调整治疗方案，同时重视不良反应的处理。使用阿片类药物常见的不良反应有恶心、呕吐、头晕、便秘及排尿困难等，除了便秘之外，多数不良反应可以逐渐耐受并被有效控制，对于不良反应强调以预防为主。

表 3 -4　常用阿片类药物剂量换算表

药物	非胃肠道给药	口服	等效剂量换算
吗啡	10mg（静脉）	30mg	静脉：口服 =1 ：3
可待因	130mg（静脉）	200mg	静脉：口服 =1 ：1 ：2
			吗啡：可待因 =1 ：6.5（口服）
羟考酮	N/A	20mg	吗啡：羟考酮 =3 ：2（口服）
芬太尼透皮贴剂	25μg/h	N/A	芬太尼透皮贴剂（μg/h，每 72 小时 1 次）
			剂量 = 口服吗啡日剂量 ×1/2

当以无创的方式使用阿片类药物效果不佳或不良反应过大时，还可以考虑经过椎管内用药，一般不主张同时使用两种强效的阿片类药物，因为这样只能使不良反应增加而无协同镇痛的作用。对于吗啡而言，不同途径用药的等效剂量关系为：蛛网膜下隙：硬膜外隙：静脉：口服 =1 ：10 ：100 ：300。由此可见，吗啡在蛛网膜下隙用药能避免因大剂量口服所带来的不良反应。另外，对于一些阿片类药物不敏感的神经病理性疼痛，还强调在阿片类药物治疗的基础上联合使用其他作用机制的药物，比如抗抑郁、抗惊厥或膜稳定剂类药物，或在药物治疗的基础上采取非药物的治疗手段。

六、阿片受体拮抗药

阿片受体拮抗药对 μ 受体有很强的亲和力，同时对 κ 受体和 δ 受体也有一定的亲和力，但药物与受体结合后并无激动效应，可移除与这些受体结合的阿片类药物，从而产生拮抗效应。目前临床上应用的阿片受体拮抗药，主要是纳洛酮，其次是纳曲酮和纳美芬。新近还出现了以口服方式给药的甲基纳曲酮（MNTX）和阿维莫泮，用于拮抗阿片类药物的胃肠道不良反应，但不拮抗阿片类药物的镇痛作用。

1. 纳洛酮　纳洛酮（naloxone）是烯丙基取代氧吗啡酮（oxymorphone）上的 N - 甲基的衍生物

（图 3－4）。纳洛酮是目前唯一用于临床麻醉的阿片受体拮抗药，能竞争性地拮抗所有阿片受体，对 μ 受体有更大亲和力。小剂量即可拮抗阿片受体激动药和激动－拮抗药的作用，对非麻醉性镇痛药无拮抗效应。临床拮抗剂量纳洛酮对心血管系统无明显影响，大剂量（4mg/kg）时可引起心率增快、收缩压升高及脑电图 α 波活动降低。

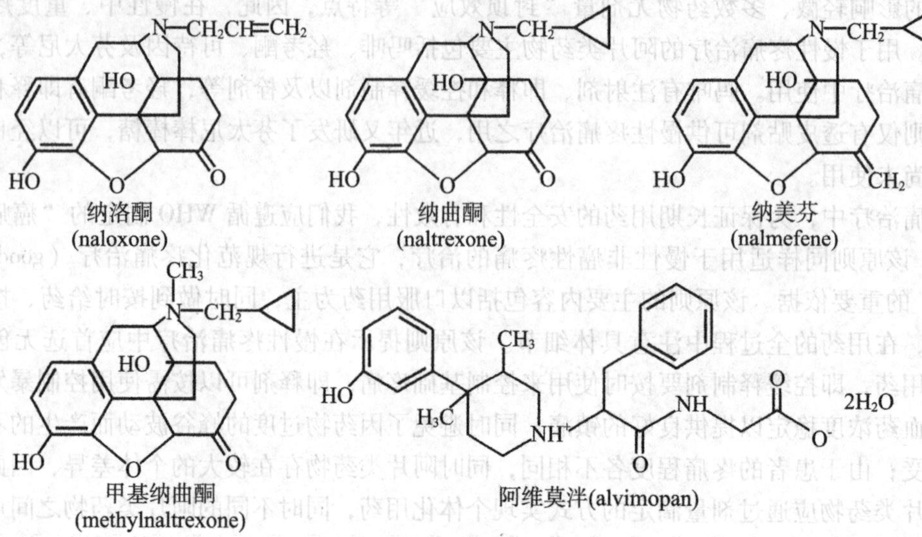

图 3－4　纯阿片受体拮抗药化学结构

纳洛酮静脉注射后 2～3min 达峰值，维持时间 45min，肌内注射可维持 2.5～3h，其脂溶性比吗啡高 30 倍，故易透过血－脑屏障，蛋白结合率为 46%，快速再分布后由肝脏生物转化排除，消除率高达 30mL/（kg·min），最终消除半衰期为 1～2h。

纳洛酮主要用于拮抗麻醉性镇痛药的残余作用，起效迅速，但持续时间短，增加剂量并不增加持续时间。对于手术后发生"阿片化"而出现呼吸抑制的患者，成人以 0.04mg/kg 静脉注射，根据情况每 3min 可以重复静脉注射首次的半量，或单次静脉注射 0.2～0.4mg 后续以肌内注射 0.6mg。纳洛酮还可用于诊断或急救治疗，0.01mg/kg 纳洛酮经脐带注射可有效地抢救因母体内阿片类药物引起的新生儿呼吸抑制；对纳洛酮治疗无效者，可除外阿片类药物中毒性昏迷。因纳洛酮拮抗呼吸抑制的同时也拮抗阿片类药物的镇痛效能，突然疼痛刺激可引起心率增快、高血压、血浆儿茶酚胺水平升高，也有发生突发性肺水肿、严重心律失常的个别报道，故对患有高血压、心脏病、脑血管疾病及嗜铬细胞瘤者应禁用。实验结果证实，大剂量纳洛酮有抗休克作用，可能通过抑制内源性阿片肽释放或增加交感－肾上腺活动起效，但临床上应用尚有争议。最近还有人提出用纳洛酮解救酒精急性中毒，静脉注射 0.4～0.6mg，几分钟后即可使意识恢复，其作用机制可能是酒精的某些代谢物具有阿片样作用，而纳洛酮可拮抗这些作用。

2. 纳曲酮　纳曲酮（naltrexone）为氧吗啡酮的衍生物，其化学结构与纳洛酮相似，只是 N 上烯丙基被丙甲基所取代，拮抗吗啡作用的效能是纳洛酮的 2 倍。该药目前仅有口服制剂，主要用于治疗海洛因中毒或成瘾患者，不适用于临床麻醉。纳曲酮口服后迅速吸收，生物利用度为 50%～60%，蛋白结合率 20%，分布容积 16.1L/kg，95% 经肝脏代谢，代谢产物 6－β 纳曲醇（6－β－naltrexol）具有主要药理活性，消除半衰期 12.9h，停药后其拮抗效应仍可持续 2～3d。

3. 纳美芬　纳美芬（nalmefen）为纳曲酮的衍生物，是纳曲酮 6 位上的氧被亚甲基取代所得，它是一种强效、长效的阿片受体拮抗药，能够与阿片受体激动药竞争中枢的 μ、κ 和 σ 受体的作用位点，而本身无激动作用。临床观察表明，纳美芬 0.4mg 拮抗吗啡的呼吸抑制效应与 1.6mg 的纳洛酮相似，作用持续时间约为纳洛酮的 3～4 倍，作用持续时间与剂量相关。静脉注射后其消除半衰期为 9h，2mg 纳美芬可阻断反复注射芬太尼的效能达 8h 以上，一次剂量即可消除麻醉性镇痛药的残余作用。纳美芬也可引起类似纳洛酮的自主神经反应性增强现象。

4. 甲基纳曲酮 甲基纳曲酮（methylnal - trexone，MNTX）是第一个外周性阿片受体拮抗剂，其分子结构是在纳曲酮的 N 末端连接一个甲基基团，该基团中含有一个正电子，因此不易通过血 - 脑屏障，从而实现了其仅作用于外周阿片受体而不影响中枢阿片受体的作用。MNTX 对 μ 受体有高选择性，高浓度时也可作用于 κ 受体，而对 δ 受体无效。实验证实，MNTX 对受体的拮抗作用为竞争性拮抗，它作用于肠道的 μ 受体后，可促使肠蠕动加速，从而改善阿片类药物引起的恶心、呕吐和便秘等不良反应。由于延髓化学感受器触发区位于血 - 脑屏障之外，因此，MNTX 入血后还可以作用于该中枢，从中枢机制方面减轻阿片类药物引起的恶心、呕吐和瘙痒等不良反应。口服 MNTX 的生物利用度低，血药浓度与胃肠道的作用不相关，提示口服 MNTX 后主要是通过胃肠道局部的阿片受体而发挥作用。MNTX 有注射的剂型，单次静脉和皮下注射的起效时间分别为 5min 和 16min，并迅速达峰，血浆半衰期为 2 ~ 3h。在其临床试验中推荐的用药剂量为：静脉注射 0. 3 ~ 0. 4mg/kg；皮下注射 0. 1 ~ 0. 3mg/kg；口服肠溶 MNTX3. 2mg/kg 或 6. 4mg/kg，最大剂量 19. 2mg/kg，治疗阿片类药物引起的不良反应，疗效确切，未见明显的不良反应，个别报道有直立性低血压发生。

5. 阿维莫泮 阿维莫泮（alvimopan）是特异性外周阿片受体拮抗剂，与 μ 受体有高亲和力，对 κ 和 δ 受体的亲和力弱。2005 年被 FDA 批准用于治疗术后便秘（postoperative ileus,POI）和阿片类药物引起的肠功能紊乱（opioid - induced bowel dysfunction，OBD）。其分子质量相对较大，为两极性化合物，难以通过血 - 脑屏障，因此不会干扰阿片类药物的中枢镇痛作用。实验证实，阿维莫泮对小鼠的外周阿片受体作用是中枢的 127 倍，在人体不影响吗啡的镇痛和缩瞳作用。口服阿维莫泮人体吸收不足 1%，且清除迅速，绝大部分在 24h 内经粪便以原形排出。疗效呈剂量依赖性增加，用于治疗 POI，推荐在术前 2h 口服 6mg 或 12mg，术后每日 2 次口服上述剂量的药物，直至肛门排气，肝、肾功能不全的患者无需减量。每日 1 次口服 0. 5 ~ 1. 0mg 的阿维莫泮，可以有效地改善 OBD 所致的胃肠功能紊乱。目前临床报道的阿维莫泮的常见不良反应有恶心、呕吐和低血压。阿维莫泮只有口服制剂，服用后仅作用于胃肠道受体，不吸收入血，无全身作用，与 MNTX 相比，其治疗阿片类药物引起的恶心、呕吐和瘙痒等不良反应的疗效差，且起效慢。

七、阿片受体激动 - 拮抗药

1. 化学结构及作用机制 阿片受体激动 - 拮抗药均为合成或半合成物质，化学结构与吗啡相似（图 3 - 5），对不同的阿片受体有相应的激动和拮抗作用，据此可将药物分成两类，即 κ 部分受体激动型和 μ 部分受体激动型。κ 部分受体激动型药有烯丙吗啡（nalorphine），喷他佐辛（pentazocine），布托啡诺（butorphanol）和纳布啡（nalbuphine）等，这类药物分子对 κ 受体具有高度选择性，与受体结合后能产生镇痛、镇静效能，同时又能与 μ 受体密切结合但不产生激动作用，因此，可完全拮抗吗啡等纯阿片受体激动药对 μ 受体的激动效应而发挥拮抗作用。μ 部分受体激动型药有丁丙诺啡（buprenorphine）和地佐辛（dexcine）等，这类药物只与 μ 受体结合且产生激动效应，当单独应用时能产生类似吗啡的（如地佐辛）或更强的镇痛效能（如丁丙诺啡是吗啡的 30 倍），如果与纯阿片受体激动剂同时使用，则能竞争性地置换出结合于 μ 受体的阿片受体激动药而产生拮抗作用，当其效应剂量比纯阿片受体激动药占优势时，又可增强后者效能或显示出其本身的镇痛作用。不同阿片受体激动 - 拮抗药的镇痛和拮抗效能见表 3 - 5。

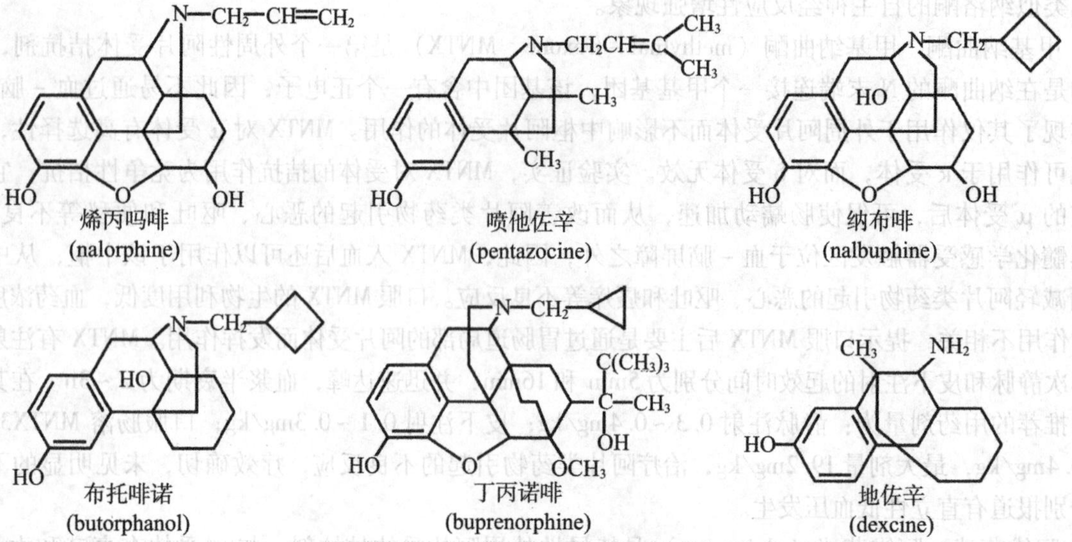

图 3-5　阿片受体激动-拮抗药化学结构

表 3-5　阿片受体激动-拮抗药的镇痛和拮抗效能

类型	药名	激动部分受体	镇痛效能	拮抗部分受体	拮抗吗啡效能
κ:	烯丙吗啡	κ	1	μ	1
	喷他佐辛	κ	0.2	μ	0.02
	纳布啡	κ	1	μ	0.25
	布托啡诺	κ	5	μ	–
μ:	丁丙诺啡	μ	25	μ	30
	地佐辛	μ	1	μ	–

注：* 以烯丙吗啡为 1 的比值。

2. 药理作用及临床应用　如下所述。

（1）镇痛、镇静作用：阿片受体激动-拮抗药可用于急、慢性疼痛的治疗。镇痛效能除喷他佐辛是吗啡的 1/4 外，其余均相当于或超越吗啡的镇痛效能。此类药物可经口服、舌下含服、滴鼻、静脉注射或患者自控装置等途径用药。大部分阿片受体激动-拮抗药不能明显降低吸入性麻醉药的 MAC，故较少用于临床麻醉目的；椎管内注药用于术后或慢性疼痛治疗已有报道，但其效果尚待证实。

因 κ 受体位于大脑皮质深层结构，κ 部分受体型激动-拮抗药可产生"淡漠性镇静"作用，即镇静而不产生类似吗啡的情绪反应增高的欣快感，故滥用可能性小，很少产生精神依赖。在未发生镇痛作用时即可产生类似咪达唑仑的镇静效能；达到镇痛剂量时可产生高度镇静，表现为意识存在，能清晰对话；当剂量继续增加时，喷他佐辛可引起烦躁、不安、幻觉或轻度欣快感等不适反应，而布托啡诺、纳布啡反应轻微，丁丙诺啡和地佐辛则产生类似吗啡效应。

（2）呼吸抑制作用：大部分阿片受体激动-拮抗药的呼吸抑制作用较纯阿片受体激动药为轻，抑制程度与剂量无正相关关系，也就是说不随剂量增加而增强，即存在所谓的呼吸抑制"封顶效应"。如纳布啡和地佐辛的"封顶"效应剂量是 30mg，布托啡诺为 4mg。但是，在辅用地西泮等中枢抑制性药物或患者并发有中枢神经系统及呼吸系统疾病时应用，仍可产生较严重呼吸抑制。喷他佐辛在等效镇痛剂量下产生的呼吸抑制程度类似于吗啡，一旦出现，可用纯阿片受体拮抗药纳洛酮进行逆转，但不能用阿片受体激动-拮抗药拮抗。呼吸抑制"封顶效应"对丁丙诺啡具有特殊重要意义，因其与 μ 受体亲和力极强，一旦产生呼吸抑制，即使使用大剂量（16mg）纳洛酮也难于拮抗。

（3）对心血管系统的作用：不同阿片受体激动-拮抗药对心血管系统的影响差别较大，在有心肌缺血、心力衰竭等心血管疾患时应用能显示出类似于吗啡的效应，对血流动力学的干扰大于芬太尼及其衍生物。喷他佐辛能直接抑制心肌收缩力、增加外周血管阻力、升高血压及左室舒张终末压，增加儿茶酚胺释放等，以上作用能明显增加心肌耗氧量，易导致心肌梗死再发或心肌缺血区的扩展，故心肌缺血者应禁忌应用喷他佐辛。布托啡诺 2mg 使肺动脉压轻度升高而全身动脉压稍降低，心率稍减慢，但并不随剂量增加而加重，对心血管系统影响也显示出“封顶”效应，在冠状动脉旁路手术患者应用 25mg 剂量仍属安全。丙苯诺啡和纳布啡对心血管系统作用类似吗啡。地佐辛在疼痛治疗中应用，对血流动力学也无明显影响。

（4）其他作用：纳布啡、布托啡诺及喷他佐辛等不增加胆管内压力，而丁丙诺啡可使之轻度升高。所有阿片受体激动 - 拮抗药对胃肠道、泌尿道及膀胱的平滑肌影响轻微，不引起便秘和尿潴留。

烯丙吗啡作为吗啡拮抗药最早被应用于临床，但现已被弃用。纳布啡和丁丙诺啡作为强效纯阿片受体激动药的拮抗剂曾经应用于临床，但是后来人们认识到使用纯粹阿片受体拮抗药 - 纳洛酮逆转麻醉性镇痛药的残余作用更安全、可靠。因此，目前此二类药物在临床仅用于急、慢性疼痛的治疗。反复长期应用阿片受体激动 - 拮抗药同样可产生机体依赖和耐受性，需引起注意，但停药后引起的戒断症状较轻。

八、曲多朵

曲多朵（tramadol）是由两种对映体组成的消旋体，为（+/-）-E-2［（二甲氨基）甲基］-1-（3-甲氧基苯基）环已醇盐酸盐，相对分子质量 299.84，结构式见图 3-6。研究发现，（+）-曲多朵对 μ 受体有亲和力，效能约相当于吗啡的 1/6 000，但缺乏对，κ 和 δ 受体的亲和力，纳洛酮能拮抗其镇痛效应；而（-）-曲多朵也能产生类似的镇痛作用，但不被纳洛酮所拮抗，α_2 - 肾上腺素受体拮抗剂育享宾和 5-羟色胺拮抗剂利坦色林可以拮抗该镇痛作用，这些单胺类神经递质能增强中枢神经系统下行抑制通路的镇痛效应。由此可见，曲多朵是通过阿片受体激动剂和抑制去甲肾上腺素及 5-羟色胺再摄取的双重机制而发挥镇痛作用的。曲多朵主要有 O 位去甲基和 N 位去甲基两种代谢方式形成葡萄糖醛酸酐和硫酸盐。其中 O 位去甲基形成的（+）-O-去甲基曲多朵（M1）对 μ 受体的亲和力约为曲多朵的 200 倍，是主要发挥镇痛作用的代谢产物，由细胞色素 P450（CYP）2D6 催化降解而成，CYP 的多态性决定了曲多朵在药理作用方面的个体差异。

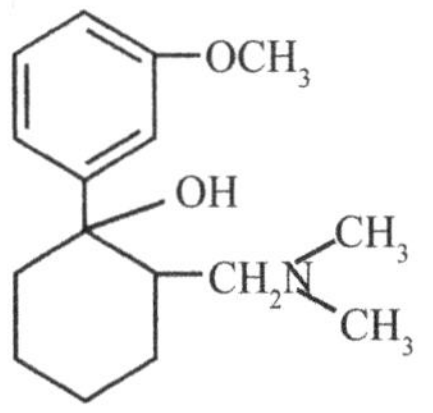

图 3-6 曲多朵结构式

曲多朵 100mg 口服和 2mg/kg 静脉注射具有显著的镇痛效果，其镇痛效能约为吗啡的 1/10，口服后 20～30min 起效，维持时间3～6h，缓释剂 1～1.5h 起效，维持时间约 12h。肌内注射后 1～2h 产生峰效应，镇痛持续时间 5～6h。曲多朵通常不产生欣快感，镇静作用较哌替啶稍弱，镇咳作用约为可待因的 50%。治疗剂量不抑制呼吸，大剂量则可引起呼吸频率减慢，但程度较吗啡轻。对心血管系统基本无影响，静脉注射后 5～10min 产生一过性心率增快和血压轻度增高。不引起缩瞳，无组胺释放作用。初始剂量宜小（如 50mg），然后逐步增加剂量，如果初始剂量大（如 100mg）或静脉注射的浓度高、速度快时，可引起恶心、呕吐的反应。初始用药可能引起患者排尿困难，尤其在老年男性患者，但随着用药时间延长，该作用可以出现耐受而减轻或消失。动物实验证明，此药仅产生轻微耐受性和依赖性。一些临床观察表明，产生依赖性的危险很小，约为 1/10 万。但需要引起注意的是，曲多朵在国内存在滥用现象，同时对于长期用药的患者而言，在骤然停药时也常见心悸、失眠等不适症状。

曲多朵有片剂和注射剂等剂型，其中片剂还有即释和缓释两种剂型，适合于中等强度的急、慢性疼痛的治疗。口服曲多朵吸收快速而完全，单次服药后生物利用度 65%～68%，显著高于吗啡；多次服用后由于肝脏的首过效应达到饱和，使生物利用度增至 90%～100%。对组织的亲和力高，表观分布容积 203L（静脉注射）至 306L（口服），血浆蛋白结合率约为 20%。此药在肝脏内降解，口服后约 85% 被代谢，先经 N-或 O-甲基，然后与硫酸或葡萄糖醛酸结合，其中（+）-O-去甲基曲多朵（M1）具有很强的镇痛活性。曲多朵口服后约 90% 代谢物经肾脏排出，其余随粪便排出，消除半衰期为 5～6h，肝、肾功能障碍时，消除半衰期延长约 1 倍。曲多朵的药物代谢特性是年龄不依赖形式的，儿童肝脏 CYP 系统 1 岁后发育即接近成人，在药物代谢方面与成人相似。有文献报道，75 岁以下人群的药物代谢参数无明显差异，但大于 75 岁的人群药物清除时间延长。选择性 5 - 羟色胺 3（5 - HT_3）受体阻滞剂昂丹司琼能减弱曲多朵的镇痛效果。

曲多朵在围手术期有如下应用：在区域阻滞麻醉中静脉注射曲多朵 0.7 ~ 2.5mg/kg，呈剂量依赖性地减少术中及术后寒战的发生率和程度，同时有协同镇痛的作用；对于成人，曲多朵 100mg 单次肌内注射用于控制中等程度的术后疼痛，文献报道在儿童泌尿外科手术后，持续静脉注射 0.25mg/（kg · h）的曲多朵能提供有效镇痛，1 ~ 2mg/kg 骶管给药也可用于儿童的术后镇痛；在术后患者自控静脉镇痛（PCIA）治疗中，推荐曲多朵的剂量为负荷量 1.5 ~ 2mg/kg，PCA 量（单次按压的追加剂量）30mg，锁定时间 5 分钟，持续剂量 5mg/h，几项双盲的 PCA 试验报道了曲多朵和其他阿片类药物的等效镇痛剂量，曲多朵：芬太尼为 979 ：1，曲多朵：哌替啶为（1.1 ~ 1.2）：1。在术后镇痛中若使用昂丹司琼将影响曲多朵的镇痛效果。目前，对硬膜外使用曲多朵的研究较少，此种给药途径尚未被注册，在临床应用中须引起注意。在全身麻醉中联合静脉麻醉药使用曲多朵没有加强麻醉深度的作用，因此不推荐作为麻醉性镇痛药物使用。

（谭志敏）

第四章

麻醉机

第一节　麻醉机的结构和原理

一、麻醉机的结构

现代麻醉机主要用于实施全身麻醉、供氧及进行辅助或控制通气，它的基本结构包括：①供气装置；②麻醉蒸发器；③二氧化碳吸收器；④麻醉呼吸机；⑤麻醉废气清除系统；⑥安全监测装置；⑦其他附属装置。

（一）供气装置

包括气源、压力表、压力调节器、流量计和配比系统。

1. 气源　现代麻醉机一般有氧气、氧化亚氮以及空气的管道进气接口，通过硬质皮管与中心供气系统或压缩气筒连接。主要气源为：中心供气系统和钢瓶气源。

2. 压力表和压力调节器　压力表连接在气筒阀和减压阀之间，用以指示压缩气筒内的气体压压力调节器又称减压阀，其作用在于降低高压压缩气体的压力，使之降至可安全使用的、恒定的低压（0.3～0.4MPa），避免高压气流直接冲击麻醉机。实际上压力表通常与压力调节器制成一体出厂。

3. 流量计　流量计能准确地控制和量化到达新鲜气体出口的气流量，流量计主要包括传统的玻璃流量计和新型的电子流量计。

4. 配比系统　为了防止麻醉机输出低氧性气体，除气源接口采用轴针安全系统和口径安全系统外，麻醉机还会采用流量计联动装置和氧比例监控装置，以控制气体的输出比例，使新鲜气体出口输出氧浓度不低于23%～25%。

（二）麻醉蒸发器

麻醉蒸发器也称挥发罐，是一种能将液态、可挥发性吸入麻醉药转变成蒸气并按一定量输入麻醉回路进行吸入麻醉的装置，也是麻醉机的重要组成部分，蒸发器提供的麻醉药浓度与蒸发器的调节旋钮刻度控制的通过蒸发器的气流量成正比。蒸发器只对专一的麻醉药定标并有专用的加药器以防发生加药种类的失误。

蒸发器的种类目前主要有：①可变旁路式蒸发器；②地氟烷 Tec6 蒸发器；③Datex－Ohmeda Aladin 盒式蒸发器。

（三）二氧化碳吸收器

呼吸回路的功能除了向患者提供氧气和麻醉气体外，还应清除患者排出的二氧化碳。因此，CO_2 吸收器为紧闭式麻醉机的必备设备，借吸收罐中的碱石灰（或钡石灰）与 CO_2 起化学反应的性能，清除呼出气中的 CO_2。碱石灰是氢氧化钠（5%）、氢氧化钙（80%）和硅酸盐等加适量水分（15%）所组成，其吸收 CO_2 时的化学反应方程式为：

A. $CO_2 + H_2O \rightarrow H_2CO_3$

B. $H_2CO_3 + 2NaOH$—$Na_2CO_3 + 2H_2O$ + 热

$H_2CO_3 + Ca(OH)_2 \rightarrow CaCO_3 + 2H_2O$

C. $Na_2CO_3 + Ca(OH)_2 \rightarrow 2NaOH + CaCO_3$

A 和 B 反应极为迅速，仅 0.032 秒即可完成，呼出气体中的 CO_2 只要与碱石灰接触立即被吸收，同时产生大量热，碱石灰罐温度上升，同时由于 $Ca(OH)_2$ 变成 $CaCO_3$，使碱石灰变硬，吸收 CO_2 的能力下降，C 反应比较缓慢，使用碱石灰时，必须先认真筛净粉末后方可装罐使用，以免吸入肺内诱发肺水肿或支气管痉挛。CO_2 吸收罐必须装满碱石灰，以减少机械无效腔量，CO_2 吸收罐过热时，应及时更换并行降温处理，碱石灰失效时应及时更换，以免造成 CO_2 蓄积。

（四）麻醉呼吸机

（1）麻醉呼吸机是现代麻醉机的必配设备，其主要作用是替代麻醉通气系统中的贮气囊，变手法人工呼吸为机械控制呼吸。

（2）麻醉呼吸器结构简单，在麻醉过程中起着控制通气的作用，由于使用时间短，一般都不配备湿化器，多数无同步呼吸性能，需通过转换开关选择手控呼吸和机械控制呼吸。

（3）麻醉呼吸机多为气动、电控、定时兼定容切换，直立型密闭箱内风箱式呼吸机，用压缩氧气或压缩空气驱动，吸气相时，呼吸机根据设定的通气量的大小，密闭箱内驱动的气体部分压缩或完全压缩风箱，将风箱内的气体挤进患者的肺脏，同时也关闭呼吸器内的减压阀，呼气相时驱动气停止进入密闭箱，由麻醉机流量计提供的新鲜气和部分呼出气进入风箱，同时减压阀开启，部分呼出气和余气经废气排除系统排出体外。

（4）麻醉呼吸机的呼吸参数设定包括：潮气量、分钟通气量、呼吸频率、呼吸比值、吸气流速、PEEP、气道压限定等，在进行小儿麻醉时，大多数呼吸机需要换成小儿风箱。许多新型的呼吸机可提供压力控制和容量控制两种呼吸模式，在进行容量控制通气时，呼吸机的流量补偿系统会对新鲜气体流量的变化，较小的呼吸回路系统漏气，肺顺应性的改变等情况进行自动调整，使患者的通气量基本保持不变。麻醉呼吸机基本都设有窒息报警、潮气量、分钟通气量、气道压力、氧流量等上下限报警，气源中断或过低、电源中断报警等。

（五）麻醉废气清除系统

麻醉废气清除系统是指收集并排放麻醉机内的麻醉废气。多数情况下，用于麻醉患者的气体量远大于该患者实际需要量，因此废气清除系统用于排出过剩气体，以免造成手术室内空气污染。

麻醉废气清除系统主要包括：①残气收集装置；②输送管道；③废气清除中间装置；④废气处理集合管；⑤废气处理装置。

其中废气处理装置又分为主动式和被动式处理系统两种。

（六）安全监测装置

（1）自气源开始，为防止气体连接错误，近年来国际上已逐渐采用轴针指数安全监测装置，每种麻醉气体有其各自固定的轴孔与轴针。为保证 N_2O 和 O_2 混合适当，避免发生麻醉机输出低氧混合事故，流量计通路前设有 N_2O-O_2 比例调控保护装置，以保证输出混合气中 O_2 浓度不低于 25%，而 O_2 流量又可单独调节，现代麻醉机一般配备 1～3 个麻醉专用蒸发器，各蒸发器之间采用机械保险装置，当打开一个蒸发器的浓度控制钮时，其他蒸发器则自动锁定，以避免蒸发器同时输出两种以上不同麻醉气体。

（2）另外，现代高档麻醉机几乎包括所有必需的监测，如潮气量、通气量、气道压、呼吸阻力、胸肺顺应性、呼出末二氧化碳、吸入氧浓度、麻醉药物浓度、心电图、有创血压、无创血压、血氧饱和度、肌松监测等。

（七）其他附属装置

1. 贮气囊　用于贮存气体，主要作用有：①进行辅助或控制呼吸，提供足够的气量；②缓冲和防止高压气流对肺的损伤；③便于观察患者的呼吸频率、幅度和呼吸道阻力；④便于麻醉气体和氧的均匀混合；⑤可使萎陷肺膨胀。

2. 呼吸螺纹管　在闭式环路麻醉机吸入和呼出活瓣两端各接一根螺纹管，称为吸气和呼气管。

3. 面罩　由富有弹性的橡胶制成。面罩供氧是麻醉诱导和复苏的重要工具。

4. 呼吸活瓣　呼吸活瓣是单向活瓣，用来控制呼吸气流的方向，是保证呼吸正常功能的关键部件之一。吸气活瓣在吸气时开启，呼气时关闭；呼气活瓣在呼气时开启，吸气时关闭。这些活瓣引导气流呈单方向运行，使呼吸气体不会混杂。

二、麻醉通气系统的种类和原理

麻醉机的各种部件进行组装，构成完整的吸入麻醉装置，并与患者的呼吸道相连，两者形成一个系统，称之为麻醉通气系统．患者呼吸通过此系统，即由麻醉机向此系统提供麻醉混合气体并传送给患者，与此同时患者能进行正常的 O_2、CO_2 交换。

（一）麻醉通气系统的分类

（1）麻醉通气系统有许多分类方法，现按重复吸入程度及有无 CO_2 吸收装置分成开放式、半开放式、半紧闭式及紧闭式 4 种。

（2）分别为：①呼出气体完全不被重复吸入为开放式；②无 CO_2 吸收装置，有部分呼出气体被重复吸入者为半开放式；③有 CO_2 吸收装置，呼出气体较多的部分被重复吸入者为半紧闭式；④有 CO_2 吸收装置，呼出气体全部（经 CO_2 吸收后）被重复吸入者为紧闭式。

（二）各种通气系统（呼吸回路）

1. 开放系统　开放法的麻醉通气装置是纱布片覆盖的面罩，结构简单，麻醉药液滴在纱布上蒸发后，随空气被患者吸入，呼气全部经纱布而排入大气。

2. 无重复吸收系统　是通过吸入和呼出两个单向活瓣来控制呼吸气流，患者吸气时经吸入活瓣吸入由麻醉机提供的麻醉混合气体，呼气时由呼出活瓣全部排入大气，在气流量等于或超过每分通气量的情况下，可无 CO_2 重复吸入。

3. T 形管系统　又称 Ayre－T 形管装置，由较长的横管与较短的竖管垂直相交形成 T 形，横管的一端接气管导管，另一端为排气口，可与呼气管相连接，竖管为供气管，可与麻醉混合气体送气管连接。由于没有 CO_2 吸收器，所以 T 形管系统是一种需要高流量麻醉混合气体的麻醉通气系统，避免 CO_2 的再吸收。

4. 麦氏（Mapleson）通气系统（半紧闭装置）　根据新鲜气流入口、螺纹管、贮气囊及呼气活瓣的安装位置不同，可分为麦氏 A、B、C、D、E、F 6 型。该系统均无 CO_2 吸收装置，CO_2 的重复吸入程度与新鲜气流量的大小密切相关，气流量越小，重复吸入 CO_2 越明显。

（1）麦氏 A 型：即 Magill 环路，患者自主吸气时吸入麻醉机提供的气体或新鲜气流，不足部分由贮气囊供给，呼气时，呼出气流的最初部分为不含 CO_2 来自解剖无效腔的气体逆行流入呼吸管至贮气囊，并与新鲜气流相遇，系统压力上升，当压力上升到使逸气活瓣开放的程度时，含有 CO_2 的肺泡气经活瓣排入大气中，此时呼气初期逆行进入呼吸管的呼出气也被继续而来的新鲜气流顶回，并经活瓣排出，只要新鲜气流量不低于患者自主呼吸的分钟通气量，就几乎没有 CO_2 再吸收的现象。但在实行控制通气时，新鲜气流量必须增加到每分通气量的 3 倍时，才能避免 CO_2 的再吸收。

（2）麦氏 B 型：将麦氏 A 型新鲜气流入口移到紧靠逸气活瓣的位置时，即为麦氏 B 型，可用于任何呼吸方式，其再吸入的程度取决新鲜气流量的大小，为防止再吸入，新鲜气流量应大于患者每分通气量的 2 倍。

（3）麦氏 C 型：将麦氏 B 型的呼吸管显著缩短后即成麦氏 C 型，同麦氏 B 型一样，当新鲜气流量大于患者每分通气量的 2 倍时，才能防止再吸入现象的发生。

（4）麦氏 D 型：除逸气活瓣移至靠近贮气囊上方的位置外，其余同麦氏 B 型回路。

（5）麦氏E型：为AyreT形管的改良型，亦即麦氏D型去掉贮气囊和逸气活瓣，所以新鲜气流量在每分通气量3倍时即可避免呼出气再吸入。

（6）麦氏F型：将麦氏D型的逸气活瓣取消，同时贮气囊的末端开放于大气中即成F型，为防止CO_2重复吸入，新鲜气流量必须是每分通气量的3倍，如吸气时关闭贮气囊尾端同时挤压贮气囊，呼气时放松尾端开口，即可行辅助或控制呼吸。

5. 同轴环路装置　同轴环路装置主要分为以下两种：

（1）Bain同轴环路装置：基本构成与MaplesonD相同，但其输气管放在呼吸管内，一端固定于患者面罩，另一端与新鲜气源相连，用于输送氧气或麻醉气体。螺纹管的末端可与贮气囊或呼吸机相连行辅助或控制通气。为维持$PaCO_2$于正常水平，在自主呼吸时供气量应为200～300mL/（kg·min），控制呼吸时成人应为70mL/（kg·min），小儿为100mL/（kg·min）。

（2）Lack同轴环路装置：也即Mapleson环路A的同轴环路装置，与Bain环路供气正好相反，新鲜气流由外套管供给，外套管容积应在500mL左右，呼出气可自中心内套管经呼气活瓣排出。

6. 循环式密闭装置　循环式密闭法由CO_2吸收装置、贮气囊（及人工通气机衔接管）、吸气和呼气活瓣、蒸发器、两根螺纹管、三通接头等组成。并附有密闭面罩、压力调节阀（排气活门）、供氧装置等。患者呼气时吸气活瓣关闭，呼气沿呼气螺纹管经呼气活瓣进入CO_2吸收罐再入贮气囊，吸气时呼气活瓣关闭，吸气活瓣开放，贮气囊内混合气体汇合新输入的麻醉气体经吸气螺纹管吸入肺内，气流在循环式装置中单向循环重复流动。

（黄　波）

第二节　麻醉机安全操作检查

一、麻醉机使用前常规的检查

在使用麻醉机之前，应对即将使用的麻醉机进行全面的检查，通过检查，确定麻醉机各组成部分性能及状态良好，可以减少由于麻醉器械而引起的麻醉意外的发生，从而提高麻醉安全性，检查顺序如下。

1. 应急通气装置　检查是否备有简易呼吸器以及是否完好。

2. 高压系统　如下所述。

（1）检查氧气瓶是否有气：打开氧气瓶开关，至少应处于半充满状态。（>1 000psi）

（2）检查中心供气系统：管路是否接得正确，压力表读数应在50psi左右。

3. 低压系统　如下所述。

（1）检查低压系统的基本情况：关闭流量开关和蒸发器，检查蒸发器内麻醉药的量，扭紧加药器盖。

（2）检查低压系统漏气情况

1）确认总开关和流量开关处于“关闭状态”。

2）将负压吸引球接于新鲜气流出口处。

3）反复挤压负压吸引球，使球内无任何气体。

4）确认气球处于无气状态持续至少10s。

5）打开蒸发器，重复进行3）和4）步骤。

6）取下负压球，重新连接新鲜气体管路。

（3）打开总开关和所有仪器的开关。

（4）检查流量计

1）使所有气体的流量计开至最大，然后检查流量计浮标的运动是否平滑和灵活，并观看流量计管是否有破损。

2）开大 N_2O 流量和调小 O_2 流量，检查流量变化是否准确，是否报警。

4. 检查和调节废气排放系统　如下所述。

（1）确认废气排放系统与限压排气阀和呼吸机排气阀连接无误。

（2）调节废气负压值（如果有可能）。

（3）完全打开限压排气阀，阻塞 Y 形接头。

（4）将氧流量调至最小，使废气贮气囊完全塌陷，确认碱石灰罐上的呼吸通道压力计读数为零左右。

（5）快速充气，使废气贮气囊完全充满，确认碱石灰罐上的呼吸道压力计表读数小于 0.98kPa（$10cmH_2O$）。

5. 呼吸环路　如下所述。

（1）校对 O_2 检测仪

1）在室内空气情况下，读数为 21%。

2）确认在低 O_2 状态下 O_2 报警器工作正常。

3）将 O_2 传感器放置在呼吸环路中，打开 O_2 快速开关进行充气。

4）测氧仪读数应大于 90%。

（2）检查呼吸环路的基本状态

1）将通气选择开关调至手动呼吸位置。

2）检查呼吸环路的完整性，不存在损坏和阻塞。

3）CO_2 吸收剂应不失效。

4）安装呼吸环路配件（如湿化器、PEEP 阀）。

（3）检查呼吸环路漏气情况

1）将所有气体流量计关至零（或最小）。

2）关闭限压排气阀，并阻塞 Y 形接头。

3）打开氧快速充气阀，使呼吸道压力为 2.94kPa（$30cmH_2O$）。

4）确定此时的压力稳定在一个固定值至少 10s。

5）打开限压排气阀，使压力减少。

6. 手控和机械通气系统　测试呼吸机和单向阀

（1）在 Y 形接头处连接另一个贮气囊。

（2）为下一例患者设定好呼吸机参数。

（3）将通气模式调至机械通气位置。

（4）打开氧快速充气开关，将呼吸机风箱充满，然后开呼吸机。

（5）将 O_2 流量调至最小，而其他气体流量为零。

（6）确认吸气期风箱可提供合适的潮气量，呼气期风箱全部充满。

（7）将新鲜气体设置在 5L/min 左右。

（8）确认呼吸机风箱和模拟肺充满，然后排空气体，在呼气期末无持续性正压。

（9）检查单向阀的活动度和灵敏度。

（10）测试呼吸环路附件，确保其功能正常。

（11）关闭呼吸机，调至手动通气方式。

（12）进行手动通气，确保模拟肺扩张和收缩，并可感觉到该系统的阻力和顺应性。

（13）从 Y 接头上取下贮气囊。

7. 检查监测仪　检查、校对和（或）设定所有监测仪的报警限。

8. 检查麻醉机的最终状态　如下所述。

（1）关闭蒸发器。

（2）打开限压阀。

（3）呼吸模拟钮放置在手动通气上。

（4）所有流量均归零。

（5）吸引系统工作正常。

（6）准备好呼吸环路待用。

另外，在相同麻醉机使用后的第二例接台手术，这些检查步骤可以不必重复。

二、关键部件的检查

除麻醉前常规检查外，尚有氧浓度监测、低压系统的泄漏试验和循环回路系统试验等关键部件的检查。

1. 氧浓度监测仪的校准　氧浓度监测仪是麻醉机输出氧浓度的监测装置，用于监测流量阀以后的气体浓度的变化，并评估麻醉机呼吸回路的完整性。将氧传感器置于空气中，进行氧样校正十分重要。校准方法为：将氧传感器探头取下，暴露于室内空气中，观察到检测数值回到21%后，将传感器探头插回原位。

2. 低压回路系统的泄漏试验　低压回路系统泄露实验的目的是检测麻醉机内部回路的完整性，低压回路系统的泄漏可以引起患者缺氧及麻醉中知晓。

（1）回路正压试验：用于无单向止回阀的麻醉机的检测。具体方法为：首先关闭排气阀，充氧，使回路内压力达30cmH_2O或50cmH_2O，将氧流量阀关闭或者调至300mL/min以下，在至少30秒的时间内，观察压力表的压力能否维持住。这种试验不需特别的装置，操作简单，但试验的灵敏度较差，对于<250mL/min的泄漏常不能检出。

（2）负压泄漏试验：主要用于低压系统内装备有止回阀的麻醉机的检测，其方法为：首先关闭所有流量控制阀（或关闭麻醉机主开关），将压扁的小球接至共同输出口。此时小球在低压系统内形成负压，并使止回阀开放，若小球能够维持萎缩状态30s以上，说明无泄漏存在。如小球在30s内膨起，说明有泄漏存在。随后，逐个打开蒸发器浓度调节钮，检查蒸发器的泄漏。负压试验十分敏感，能检出30mL/min的泄漏存在。

3. 回路系统试验　回路系统试验是患者呼吸回路系统的完整性的测试，它包括了共同输出口至Y接口之间的所有部件。试验分为泄漏试验和活瓣功能试验两部分。行泄漏试验时，应当关闭放气阀，堵住Y接头，快速充氧使回路内压力达30cmH_2O左口，如有泄漏，压力将不能保持。进行活瓣功能试验时，取下Y接头，试验者分别通过吸气和呼气螺纹管进行呼吸。若活瓣功能正常，则吸气螺纹管只能吸气不能呼出，呼气管只能呼出不能吸入。

（黄　波）

第三节　麻醉机及附件的清洁与消毒

任何与患者接触过的麻醉机包括所有的麻醉器械用具均有细菌污染，为避免交叉感染，必须重视麻醉器械用具的清洁与消毒工作。对特殊感染患者用过的器械用具更需强调严密的隔离消毒处理。

（1）一般患者使用过的器械，如麻醉面罩、贮气囊、呼吸管、接头、通气道、喉镜片、气管或支气管导管、导管芯、插管钳、牙垫、吸痰管等，使用后均应首先用肥皂水将其内外洗刷干净，并用清水反复冲洗，擦干。然后将塑料和橡胶类用具用70%～80%乙醇浸泡半小时，用无菌钳取出，存放于清洁容器内，下次使用前再重复消毒一次。金属、玻璃等用具可用高压蒸汽消毒处理。

（2）对于特殊感染或传染病患者使用过的器械，如果条件允许，最好采用一次性使用物品。麻醉装置最好采用来回吸收式通气系统，以便可以拆卸、清洁和消毒。如需要重复使用，必须进行彻底灭菌消毒。

（牛　伟）

第五章

气道管理技术

第一节 人工气道工具

为保证呼吸道通畅并进行呼吸管理，必须要熟悉保持呼吸道通畅的各种用具和正确的操作技术。用于维护呼吸道通畅的有关器械用具大致可分为三大类：

（1）基本器械用具：指任何麻醉方法都适用的器械用具，包括麻醉面罩（facemask）、口咽通气管（oral airway）、鼻咽通气管（nasal airway）、喉镜（laryngoscope）、气管内导管（endotracheal tube）等。

（2）特殊器械用具：指根据患者的特殊病理解剖特点，或根据手术需要而设计的特殊用途的器械用具，主要包括：①双腔支气管导管（dubble lumen bronchial tube）；②喉罩通气管（larygeal mask air-way）；③纤维光束喉镜和支气管镜（fiberoptic larygoscope and bronchoscope）；④发光棒（lightwand）；⑤改良型特殊喉镜；⑥气管导管换置器（tube changer）等。

（3）辅助插管工具：包括：①导管芯；②气管插管钳；③喷雾器；④吸痰管；⑤牙垫；⑥滑油剂等。

（4）一般情况下，在手术室（OR）内施行呼吸管理，可选用最简单的器械用具来完成，如经鼻咽通气管输氧，或麻醉面罩吸氧等。但如果要做到全面的呼吸管理，则需借助于气管内或支气管内插管，并施行辅助通气或控制呼吸；紧急上呼吸道完全阻塞的情况下还需要施行环甲膜切开术（cricothy-roidotomy）或气管造口术（tracheotomy）。

（牛 伟）

第二节 气管插管前的准备和麻醉

一、适应证和禁忌证

气管或支气管内插管是实施麻醉的一项安全措施，因此不论成人或小儿，只要初步具备适应证，就可选用。

（一）适应证

主要适应证包括：①需要保障上呼吸道开放的手术；②为避免胃内容物误吸的患者；③需要长时间正压通气的患者；④术中需要反复吸除气管内分泌物的手术患者；⑤满足某些特殊手术要求的麻醉。

（二）禁忌证

1. 绝对禁忌证 理论上，气管插管应无绝对禁忌证。

2. 相对禁忌证 患者并存出血性血液病（如血友病、血小板减少性紫癜等）时，气管内插管易诱发气管黏膜下出血或血肿，可继发呼吸道急性梗阻，应列为相对禁忌证。鼻咽部血管瘤、鼻息肉及有反复鼻出血者，禁忌经鼻气管内插管。插管基本知识未掌握、插管操作不熟练的麻醉者或插管设备不完善，应列为相对禁忌证。

二、插管前的评估和准备

（一）麻醉前访视及评估

（1）应检查气管经路是否有阻碍，以便选择经口或经鼻插管。绝大多数患者都适用经口明视插管，只有在经口插管困难或导管在口腔内妨碍手术进行时，方选经鼻气管插管。

（2）正常成人张口度应大于4cm，如小于2.5cm，则难以置入喉镜，常见于颞下颌关节强直或面部瘢痕收缩。下颌畸形、发育不全者，均可使喉头显露困难。正常人颈椎伸屈范围为165°~90°，若头后仰不足80°将使插管困难。

（3）常见的影响气管插管的颈部病变有：①过度肥胖（颈粗短、高喉头等）；②类风湿关节炎累及颈椎关节；③先天性疾病（如斜颈）等。此时往往需用盲探插管或纤维支气管（喉）镜协助。若计划经鼻插管，应了解既往是否进行过鼻及声带手术，并分别测试两侧鼻孔的通气状况。

（二）经口插管前准备

（1）应了解牙齿松动情况，若患者有松动的切牙，应先用打样膏或丝线固定，以防止操作过程中掉入气管内。

（2）有活动义齿者，应在麻醉前取下；上齿全部脱落的患者，在置入喉镜时，声门裂显露相对上移。

（3）若左侧上切牙脱落，置入喉镜后，右牙可阻碍视线影响插管操作，所以插管前应先用口腔科常用的打样膏，作成牙堤状模型垫于左侧齿龈上，以便插管时承托喉镜片保护齿龈，并扩大视野和插管空间，也可用紧的纱布垫垫于左侧上齿龈，便于插管操作。

（三）导管的选择

1. 成人导管的选择　如下所述。

（1）导管内径（ID）的选择：经口腔气管导管在男性一般需用内径7.5~8.0mm的导管；女性成人需用内径7.0~7.5mm的导管。经鼻腔气管导管的内径一般需减少1mm。

（2）导管插入的长度：自门齿计算，女性气管导管插入长度为20~22cm；男性气管导管插入长度为22~24cm；如系经鼻腔插管，需分别增加2~3cm。

2. 儿童导管的选择　儿童气管导管内径及导管长度的选择，可利用公式初步估计：

公式1：导管内径（mm ID）=4.0+年龄/4

公式2：导管长度（cm）=12+年龄/2

公式1中所指导管ID为不带套囊型导管，若使用带套囊型导管，管号应比公式所得型号小0.5号。

三、插管前的麻醉

气管插管前的麻醉方法有两类：

1. 诱导插管法　诱导插管法是目前临床上最常用的插管方法，指在全身麻醉达到一定深度后，进行插管操作。

（1）预充氧：氧流量6L/min，用尽可能密闭的面罩吸氧，平静呼吸时间3~5min或连续做3次以上的深呼吸。

（2）全身麻醉诱导：过去曾普遍使用静脉注射硫喷妥钠和琥珀胆碱诱导，现在多使用丙泊酚、依托咪酯、咪达唑仑复合芬太尼代替硫喷妥钠，肌松药主要使用非去极化肌松药。

2. 清醒插管法　指对插管所经通路的黏膜先进行表面麻醉后，再施行气管内插管操作。其注意事项主要包括：

（1）对接受清醒插管的患者插管前预先给予适当的镇静药，如咪达唑仑，并复合小剂量的芬太尼。

（2）麻醉前给予抗胆碱药，以减少呼吸道分泌物。

(3) 对插管通路进行充分的表面麻醉。

(4) 因局部麻醉药在口咽部吸收较快，应注意严格控制用药剂量。

四、预防插管时的心血管反应

(1) 呼吸道操作，特别是放置喉镜及气管内插管时，可引起强烈的心血管反应。主要表现为高血压、心动过速和颅内压增高，有些甚至会造成心肌缺血、脑血管或主动脉血管破裂。

(2) 预防措施

1) 加深麻醉，阿片类药物可有效减弱刺激引起的血流动力学反应；丙泊酚可以提供足够深的麻醉，有效抑制插管的心血管反应。

2) 静脉给予利多卡因1.5mg/kg。

3) 表面麻醉或神经阻滞。

4) 应用血管活性药如硝酸甘油、艾司洛尔等。

(牛 伟)

第三节 气管内插管

一、经口明视气管内插管

(1) 正确的体位是插管成功的首要条件：患者的头应与麻醉医师的腹部水平一致或略高，以免在操作喉镜时引起背部不必要的劳累，适度抬高头部（离手术台5~10cm）并外展寰枕关节可使患者处于较理想的嗅花位，患者的口应尽量张开。

(2) 麻醉诱导之前，应预充氧3~5min。

(3) 置入喉镜

1) 置入喉镜时易使下唇卷入下切牙与喉镜片间，造成下唇挤伤，故应先推开下唇。

2) 左手持喉镜沿右侧口角置入，轻柔地将舌体推向左侧，使喉镜片移至正中，见到腭垂，然后顺舌背弯度置入，切勿以上切牙为支点，将喉镜柄后压，以免碰掉上切牙。

3) 喉镜片进入咽部即可见到会厌，见到会厌后将喉镜片置入会厌与舌根交界处（即会厌谷），再上提喉镜，使舌骨会厌韧带紧张，会厌翘起，即可显露出声门。如使用直喉镜，应将喉镜片置于会厌下，上提喉镜即可显露声门裂。

(4) 气管导管的插入

1) 显露声门后，右手以持笔式将导管对准声门，轻柔插入气管内。如果导管内带有管芯，则过声门后即应将管芯拔出，以免损伤气管。如果插管时麻醉变浅，应重新加深麻醉或用喷雾器对准声带进行表面麻醉，以抑制反射便于插管。

2) 待声门张开时，迅速插入并立即加深麻醉。如声带较高，需将导管前端翘起以接近声门，可用中指按压导管中段，以上切牙为支点增加弯度，使导管前端上翘。

3) 切勿把导管向后下用力，徒使导管变形，导管前端反而远离声门，甚至把管芯弯成双曲线，更难插入气管内。

(5) 插管后，要立即听诊胸部和上腹部，通过二氧化碳波形监测来确认导管在气管内的位置。

(6) 气管插管完成后，放置牙垫，固定导管。

二、经鼻明视插管

在明视下将气管导管经鼻腔插入气管内。经鼻插管术多应用于张口困难或喉镜不能置入及口腔内手术的患者。

(1) 麻醉前先从鼻前孔滴1%麻黄碱溶液，促使鼻黏膜血管收缩。因气管导管斜口均面向左侧，因而选择左侧鼻前孔插管较容易接近声门。临床上，多在经左侧鼻前孔插管妨碍手术时才选择右侧鼻前孔。

（2）麻醉后将导管与面部垂直的方向，沿下鼻道经鼻底部，出鼻后孔至咽喉腔。

（3）当导管插入的深度相当于鼻翼至耳垂的距离时表示导管前端已越过鼻后孔进入咽喉腔，此时术者左手持喉镜显露声门，右手继续推进导管入声门。如有困难，可用插管钳夹持导管前端送入声门，其后操作同经口腔插管法。

三、经口盲探插管法

（1）本法多采用清醒插管方式，主要适用于部分张口困难、颈项强直、颈椎骨折脱臼、颈前瘢痕挛缩、喉结过高、颈项粗短或下颌退缩的患者。

（2）具体操作

1）事先利用导管芯将气管导管弯成鱼钩样的弯度以利于导管口接近声门。

2）利用呼吸气流声响作导管的引导，也可利用术者的左手示指经患者右口角探触会厌游离缘的位置以作插管的引导。

3）根据导管内通气响声，判断声门位置。在响声最强处，持住导管同时抽出管芯并将导管继续向前推进，此时多能使导管进入气管。

四、经鼻盲探插管法

本法适用于张口困难或喉镜无法全部置入口腔的患者，具体操作基本同明视经鼻腔插管法，导管通过鼻后孔后，需依据倾听导管内呼吸气流的声音，判断导管口与声门之间的距离。

五、盲探插管受阻时的处理

（1）如导管前进受阻，呼吸声中断，可能为导管滑入一侧梨状隐窝。

（2）如同时出现窒息症状，则可能为头部过度后仰，导管插至会厌与舌根交界处，造成会厌压住声门所致。

（3）如阻力消失，而呼吸声中断，多为头前屈过度，导管误入食管所致。如出现以上情况，应将导管退出少许，待出现呼吸响后，再调整头部位置重新插管。

（4）导管出鼻后孔后，反复盲探插管如遇到困难，可用喉镜经口腔显露声门，右手推进导管，在明视下插入气管；也可用插管钳夹持导管前端送入声门，再将导管推进 3 ~5cm 即可。

（牛　伟）

第四节　特殊装置辅助气管插管法

一、纤维光导支气管镜引导插管法

（1）利用纤维光导支气管镜引导气管导管插入气管，是解决困难气道常用的方法。

1）应用前先用抗雾剂擦净管端镜面，以防水蒸气模糊镜面。纤维外径约 6mm，应充分涂抹滑油剂，预先插入内径 6.0mm 以上的气管导管。

2）小儿纤支镜直径为 3.5 ~4.0mm，可通过内径 5.0mm 以上的气管导管，表面麻醉后，置入牙垫后随同气管导管经口或经鼻插入至咽喉部，需要时可经纤支镜吸引管吸出分泌物或给氧，经纤支镜窥见会厌后，将纤支镜前端穿过声门。

3）然后气管导管可在纤支镜的引导下插入气管，插管完成后，再将纤支镜拔出。

（2）注意事项

1）分泌物过多时常使镜像不清，所以麻醉前应使用抗胆碱能药物。

2）纤维支气管镜应置于正中位，以免误将梨状窝当作声门，纤维支气管镜头部一旦通过声门即可从颈前部见到喉及气管处透亮。否则，可能表示纤支镜进入食管。

3）气管导管内径如小于6mm，则插入纤维喉镜将堵塞通气，应引起注意。

二、顺行引导管引导插管法

（1）本法类似上述纤镜引导，但无光纤装置，仍需使用喉镜协助。多应用于声门过高（前），喉镜只能暴露会厌，或导管过声门受阻于前壁时。应用前先调整气管导管位置使通气声最响亮，再插入带钢丝的输尿管导管，导管一旦进入气管常有呛咳反应，然后沿此引导管插入气管导管即可。如能用2.5mm直径的螺纹钢丝作引导管，效果更佳。

（2）本法也可应用于术中更换气管导管或拔管后可能发生气管萎陷梗阻的患者，在拔管前先放置引导管，再插管时沿引导管插入，较为实用。

三、逆行引导管引导插管法

（1）表面麻醉后，局部用普鲁卡因浸润，再用连续硬膜外穿刺针刺透环甲膜，针头斜口向头，然后经穿刺针插入连续硬膜外导管作为引导管逆行通过声门，抵达口咽处，即拔出穿刺针，用插管钳挟引导管拉至口外。或经鼻行插入吸痰管至口咽处，再将此引导管置入吸痰管后一起拉出鼻孔外。

（2）气管导管可套入此引导管经鼻或口导入声门，拔去引导管后再将气管导管推进至气管中段。此法对插管经路有一定损伤，故应慎用。

（牛 伟）

第五节 支气管插管术

支气管插管术的目的在于将健康肺和患病的肺分隔开，以防病变或分泌物经支气管播散或发生急性呼吸道阻塞等意外。主要有两种基本方法：①单腔导管健侧支气管插管；②双腔导管支气管内插管。

一、适应证及优点

（1）支气管插管术的适应证：大咯血患者、肺脓肿、支气管扩张、痰量过多、肺大疱有明显液面、支气管胸膜瘘、气管食管瘘等患者拟行肺叶或全肺切除术时特别适用支气管插管，以避免大量血液，浓痰或分泌物污染健侧的肺。

（2）另外，外伤性支气管断裂及气管或支气管成形术时，可防止患侧支气管漏气，保证健侧肺有足够通气量。单侧肺功能试验或单肺冲洗治疗时必须插入双腔支气管导管。

二、单侧支气管插管术

（1）单侧支气管插管用的支气管导管长度一般为32～36cm，管径相当于F26～34号。导管前段如附有套囊，其长度不应超过2cm，且紧邻导管斜口。左支气管导管顶端斜口与一般气管导管相同；但右侧支气管导管顶端斜口凹向右后方。因右主支气管起始部距右肺上叶支气管开口仅2cm，支气管导管不可插入过深，以免堵塞上叶支气管，若过浅则不易固定。所以右侧支气管导管顶端形状需适于固定导管又不致堵塞上叶支气管。

（2）单侧支气管插管的麻醉要求与一般气管内插管相似，可以在清醒表面麻醉或全身麻醉下进行操作，但全身麻醉下插管也应在气管内喷入表面麻醉药，以免刺激隆突引起反射性心律失常或心搏骤停。

（3）导管插入声门后即可使患者头部尽量侧向患侧，并使导管向健侧插入，导管即可进入肺支气管，直到遇阻力为止；然后用听诊器仔细听两侧肺呼吸音，证实健侧肺呼吸音与插管前相同，而患侧呼吸音减弱或消失，插管即告成功。如导管前段有套囊，可给予充气。如右主支气管插管后，右肺上叶呼吸音消失，即应稍向外退出导管。直到右上叶呼吸音恢复为止。在翻身摆体位后应重复确认导管位置。

（4）单侧支气管插管麻醉下不必堵塞咽喉部，可采用体位引流方法（下叶有病采取头低位），使患侧肺内分泌物或浓痰沿导管外壁流至咽喉腔，便于吸引清除，保证健肺不受播散。

三、双腔支气管插管术

（一）双腔支气管导管的特点

（1）利用双腔支气管导管即卡伦（carlens）或怀特（white）双腔管插入支气管内，使左、右支气管通气隔离，可通过任意一侧或双侧管腔通气。当吸引患侧肺分泌物时，健侧仍可继续通气，是目前最常用的支气管内通气方法。

（2）卡伦双腔管插入左主支气管常妨碍左全肺切除。应采用右分支管插入右主支气管的怀特双腔管，其右分支管顶端有向右上叶支气管开口的小孔。

（3）双腔支气管导管外径较粗，常用的F39号及F37号双腔导管外径分别较单腔导管F40号及F37号为粗，而内径较小，双腔导管F39号及F37号内径分别相当于单腔导管F28号及F26号。卡伦双腔管的左分支管形态近似左主支气管，可以插入左主支气管内。其右分支管开口较左分支管为高，导管插入后，即对准右主支气管口。在右分支开口部下方分出一舌状小钩，导管插入后，此小钩恰好“骑跨”于隆突上。左分支管上附有套囊及“红”色充气管，充气后可堵塞左主支气管。右分支开口上方，另有一套囊及“白”色充气管，充气后可达到密闭气管的目的。

（二）双腔支气管插管的麻醉

（1）双腔支气管插管的麻醉要求同单侧支气管插管术。只是用快速诱导插管时，琥珀胆碱用量应稍大，机体需要充分氧饱和，以便有充裕时间进行操作。

1）插管时，患者取仰卧位，尽量使头后仰，将导管左分支端向上进行明视插管，便于进入声门。一旦进入声门即将导管旋转180°，使舌状小钩位于上方，左分支管端向下与气管走向相符，整个导管即可进入气管。

2）舌状小钩通过声门后，依顺时针方面转90°，同时推进导管，遇到阻力时即为双腔导管的左分支管与舌状小钩“骑跨”于隆突部，左分支管也即准确地进入了左主支气管。

3）插管后先将左侧套囊充气，如需作控制呼吸，再将导管套囊充气，然后用听诊器分别听两肺呼吸音，闭住左分支气管时，左肺呼吸音应消失，右肺呼吸音应正常，闭住右分支管时，则相反。

4）如果出现反常现象，则可能为插管时旋转不当，误将左分支管插入右侧支气管。此时，应立即将导管退至主气管内，调正导管后再次插入直至遇有阻力，听诊双肺呼吸音确认后，予以固定。如为左肺切除术采用怀特双腔管更为适宜。

（2）双腔支气管导管管腔较窄，呼吸阻力大为增加，即使采用大号（39号）导管，呼吸阻力仍为正常时的4倍，所以麻醉过程中必须持续进行控制通气。同时吸痰管应选用细长稍硬的塑料管，并使用滑油剂以便顺利插入，切勿使用暴力，否则一旦将导管间隔插破，即失去双腔隔离的目的，应予以警惕。

（三）Robershaw双腔管

Robershaw双腔管，类似卡伦双腔管及怀特双腔管，只是取消了卡伦钩，便于插管操作。由于管壁较薄，管腔较大。由于这类双腔管没有卡伦钩，插管时不致卡阻于声门处，但过声门后仍应放正导管后再深入支气管；又因在隆突处无卡伦钩支撑，侧身位时导管的高位开口易贴附于气管壁阻塞主支气管通气，应特别警惕。

四、支气管插管注意事项

（1）由于双腔支气管导管或阻塞支气管导管插入支气管内，必然增加对隆突部的机械刺激，更易发生反射性心律失常或心搏骤停，因此支气管插管操作，不论全身麻醉下或清醒插管都应该对气管表面进行完善的麻醉以抑制反射。

（2）插入支气管的导管应涂抹滑油剂。

（3）对导管也须妥善固定，严防脱出而造成意外。

（4）由于支气管导管内径较小，增加了呼吸阻力，加之肺泡通气面积减少，更易发生缺氧和二氧化碳蓄积。所以必须给予辅助呼吸或控制呼吸。如呼吸阻力过大，可使用肌松剂抑制呼吸运动，便于管理呼吸，同时降低机体代谢，减少氧耗量。

（牛　伟）

第六节　气管、支气管拔管术

一、概述

（1）一般认为，全身麻醉时只要患者的潮气量达到正常水平，咳嗽、吞咽反射恢复和呼之能应即可拔管，但也有拔管后因通气障碍或药物残余作用而再次紧急气管插管者。分析其原因可能与环咽肌和颏舌肌的张力未能完全恢复，不能支撑气道通畅和无法自行清除呼吸道分泌物有关。

（2）全身麻醉（尤其应用了肌松药）之后不能只满足于正常的潮气量，还应把患者最大吸气负压（MIP）达 52cmH_2O，能抬头举腿 5 秒，作为更可靠的拔管指征。在口腔颌面部手术患者中，因组织肿胀，术野渗血和舌咽肌肉活动受累，更易导致呼吸道梗阻，应待患者完全清醒，确认已能保持呼吸道畅通后才能拔管。

二、拔管标准

1. 呼吸频率及幅度　呼吸浅快或反常呼吸提示拔管有风险。

2. 呼吸肌张力　拔管前呼吸肌张力的临床评价包括观察抬头和（或）对抗气道堵塞产生的最大吸气负压（MIP），患者的平均 MIP 值达 52cmH_2O，抬头 5s 试验能连贯重现。这些是判断肌肉张力恢复情况的最简单和可靠的方法。

3. 意识程度　当患者的潮气量和咳嗽、吞咽反射恢复正常后，达到呼唤能应的麻醉恢复程度，才能进行拔管。

三、拔管术

1972 年，Mehta 对六种气管拔管技术防止误吸的功效进行评价，发现有两种技术没有误吸的 X 线征象。其一，气管内导管套囊的近端正好仅次于声带下方；其二，是手术床头抬高 10°，吸引咽部，然后经气管内导管置入吸引导管，在轻柔吸引的同时将气管内导管随同吸引管一起拔出。但 Cheney 坚决反对在退管的同时经导管进行吸引，以免肺部氧贮备耗竭，并干扰空气及氧气吸进肺内。提出在套囊放气之前及气管内吸引后给患者纯氧数次正压呼吸。

1. 正压呼吸与拔管术　拔管前及时提供高正压呼吸的方法已得到证实。说明肺必须得到充分膨胀（接近总肺容量），然后将导管套囊放气，再行气管拔管。

2. 深麻醉与清醒下拔管术对比　气管拔管的前提必须是患者完全清醒或处于手术麻醉（深麻醉）期，由于平衡麻醉的普遍应用使对怎样的麻醉水平才是适当的深麻醉尚有争议。

3. 药物的应用　如下所述。

（1）Steinhaus 与 Howland 注意到，静脉注射利多卡因可成功治疗喉痉挛与过度咳嗽。Cross 等发现，雾化吸入布比卡因可显著抑制用柠檬酸刺激气管引起的咳嗽。

（2）Bidwan 与 Wallin 等认为拔管前 2min 静脉注射利多卡因对防止拔管后 1min 和 5min 血压和心率的升高有效。利多卡因可能是气管拔管期间防止颅内压（ICP）升高的一种有效的方法。

（3）Dyson 等发现艾司洛尔 0.5～2.0mg/kg 可减轻气管拔管的血流动力学反应，并推荐以静脉注射艾司洛尔1.5mg/kg作为最佳量。

（4）Coriat等报道硝酸甘油0.4μg/（kg·min）连续注射可显著减少拔管后3min发生轻度咽痛患者的左心室射血分数。然而，硝酸甘油注射不能抑制拔管期间心率和收缩压的升高。

4. 气管拔管　常规气管拔管前必须有适度的自主呼吸。如果应用肌松剂，必须适当拮抗。抬头5s试验仍是最可靠的方法。临床经验显示静脉注射利多卡因1.0~1.5mg/kg后，轻柔的口咽吸引，在有效吸气的开始气管拔管很少导致喉痉挛，且能最低限度地干扰自主呼吸。

5. 拔管后低氧血症的预防与治疗　如下所述。

（1）拔管前呼吸100%氧气3min或拔管前即时给一次深呼气，可减轻肺膨胀不全。Browne等发现，吸入氧气与氮气混合气体可降低肺膨胀不全的发生率。

（2）防止患者全身麻醉恢复中发生低氧血症的其他方法包括鼓励性呼吸量测量与让患者半卧位（沙滩椅位）。

（3）喉痉挛诱发低氧血症的治疗包括放置人工气道，静脉注射利多卡因以及应用100%氧气持续气道正压通气（CPAP）。在严重的病例中一，喉痉挛只有经过注射肌松剂才能解除，常用小剂量（20mg）静脉注射琥珀胆碱。

6. 困难气道的拔管　美国麻醉医师学会特别强调困难气道拔管的管理并制定了实施准则如下：

（1）衡量清醒拔管与意识恢复前拔管的相对优缺点。

（2）评价拔管后对患者通气产生不良后果的常见临床因素。

（3）拔管后如果患者不能维持适当的通气量，则实施所制定的气道管理计划。

（4）在气管拔管前向导管腔插入引导管（即气管导管更换器）并留置于气管内，这种方法利于紧急时再插管和（或）通气。

7. 备好必要的设备　困难气管拔管前必须备好必要的设备以便随时急用，包括合适的监护，如脉搏血氧饱和度仪。

8. 拔管后通气或氧合不足的处理　如果拔管后通气或氧合不足，接下来的处理则由情况的紧急程度决定，包括：

（1）通过导管更换器和（或）面罩补充大量氧气。

（2）用100%氧气正压呼吸。

（3）如果不能紧急再插管和（或）显著低血氧时，经导管更换器或经气管用16G或18G注射针行环甲膜穿刺喷射通气。

（4）经喉镜导管更换器，紧急的支气管镜或应急的环状软骨切开术再插管。

四、注意事项

全身麻醉结束后拔除气管或支气管导管，操作虽简单，但如不注意细节的处理，仍有相当的危险。

1. 具体要求　如下所述。

（1）只有当患者的呼吸通气量和咳嗽、吞咽反射已经恢复正常后，最好达到呼之能应的麻醉恢复程度，方可拔管。

（2）拔管前必须将存留在口、鼻、咽喉及气管内的分泌物吸引干净。气管内吸引的时间一般每次不超过10秒钟，否则可导致低氧，可按间歇吸引、轮换吸氧的方式进行。

（3）拔管前，应先将吸引管前端超越出导管的斜口端，一边继续作气管内吸引，一边随同气管一起慢慢拔出（5s左右），这样可将存留在气管与导管外壁缝隙中的痰液一起吸出。

（4）导管拔出后的一段时间内，喉头反射仍迟钝，故应继续吸尽口咽腔内的分泌物，并将头部转向一侧，以防止呕吐误吸；也可能出现短暂的喉痉挛，应积极吸氧，同时密切观察呼吸道是否通畅，通气量是否足够，皮肤、黏膜色泽是否红润，血压脉率是否平稳。

（5）在过浅的麻醉下拔管，偶尔可发生因喉痉挛而将导管夹住，不能顺利拔管的特殊情况，此时不应勉强硬拔，否则有造成严重喉头损伤的可能。可以先充分供氧，等待声门松弛后再拔管，必要时可给予琥珀胆碱0.5mg/kg，过度通气数次后拔管，然后立即用面罩控制呼吸，直至肌松作用完全消失。

2. 特殊情况的个别考虑　遇到下列情况时，对拔管时间应作个别考虑。

（1）麻醉仍较深，咳嗽、吞咽反射尚未恢复，必须先设法减浅麻醉，待反射恢复后再行拔管。

（2）饱胃的患者要谨防拔管后误吸，必须等待患者完全清醒后，在侧卧头低体位下拔管。

（3）颌面、口腔、鼻腔手术后，如果存在张口困难或呼吸道肿胀者，也应待患者完全清醒后再慎重拔管。

（4）颈部手术，尤其是甲状腺切除术，有喉返神经损伤或气管萎陷的可能，拔管前应先置入喉镜（或导引管），在明视下将导管慢慢退出声门，一旦出现呼吸困难，应立即重新插管。

（牛　伟）

第六章

困难气道处理技术

第一节　困难气道的基本问题

临床上一般是将面罩通气困难（Difficult mask ventilation）和直接喉镜下气管插管困难（Difficult endotracheal intubation）统称为困难气道（Difficult airway）。困难气道的程度越高，患者发生脑损害或死亡的危险就越大。在与麻醉有关的死亡病例中，因严重困难气道处理失败者大约占30%。大多数困难气道患者经过仔细的手术前访视检查就能加以识别，在麻醉前容易引起重视，通过充分的准备和选择适当的方法进行处理均能得到满意解决。然而，有些患者外表似乎完全正常，但仍有可能给气管插管带来意想不到的困难。如果气管插管困难未能料及，并且处理不当，则有威胁患者生命安全和导致死亡的潜在危险，常常需要进行正确的紧急处理，才能转危为安。本章就困难气道的概念、原因、处理原则和常用处理方法等相关问题进行阐述。

一、基本概念

在美国麻醉科医师协会（ASA）制定的“困难气道处理实用指南”中，对困难气道的定义是指受过常规训练的麻醉科医师所经历的困难面罩通气或/和困难气管插管临床情况，主要标准如下：

（一）困难面罩通气

（1）麻醉前 $SpO_2 > 90\%$ 的患者，麻醉科医师如无他人帮助，用100%氧和面罩进行正压通气不能维持 $SpO_2 > 90\%$。

（2）在面罩正压通气过程中，麻醉科医师如无他人帮助，不可能防止和纠正通气不满意。面罩通气不满意的临床征象包括（但不仅仅限于）：发绀；呼出气中无 CO_2；通气量计上无呼出气流，胸廓无运动；听诊无呼吸音，但有严重气道阻塞征象；胃充气扩张；与低氧血症和高碳酸血症有关的血流动力学改变，例如高血压、心动过速和心律失常。严重者可导致心动过缓甚至心搏停止。

（二）困难气管插管

（1）使用直接喉镜进行气管插管操作，试插3次以上方获成功。

（2）使用直接喉镜操作进行气管插管，操作时间超过10min方获成功。

二、困难气道的程度

困难气道的程度可以从0（极容易）直至无限大（无法进行）。当面罩通气和直接喉镜气管插管均告失败并且改用其他方法也不能成功时，则将发生患者的脑损害或死亡的后果。在这两个极端情况之间，可将困难气道的程度分成若干种（图6－1）。

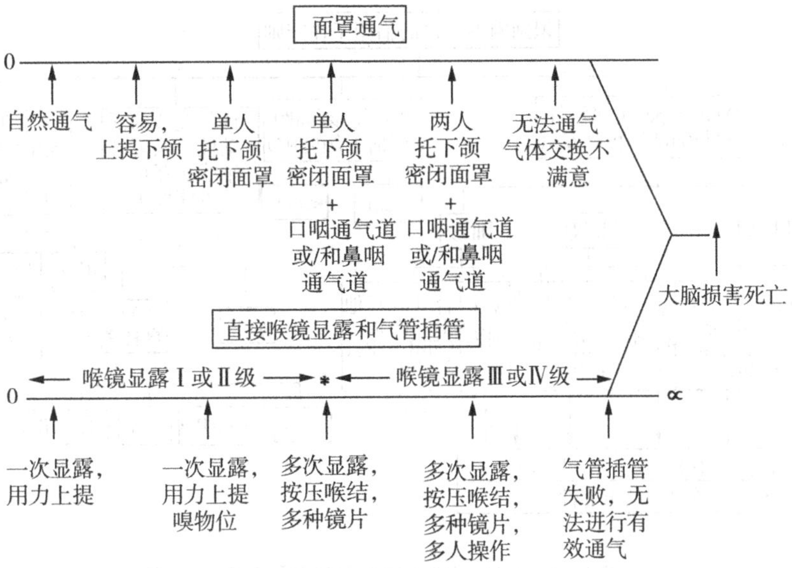

图6－1　困难气道程度的分级

三、困难气道的发生率

困难气管插管的发生率根据其严生程度而有所不同。一般患者中气管插管失败的比例约为1∶2 303，而在产科患者明显增高，可达1∶300。

四、困难气道的发生因素

许多因素可通过改变气道的大小、形状、对称性和活动性而影响其结构完整性，从而导致气道功能受损，尤其是在应激情况下。在众多的病因中，无论影响气道的机制如何，气道解剖的受累程度可能对清醒的健康患者在功能上并没有重要的临床意义，这是因为未受抑制的神经性和反射性代偿机制对机体的保护所致。但是，在常规麻醉诱导后则可出现难以缓解的气道梗阻，因为麻醉诱导可削弱或解除代偿机制。

（石　军）

第二节　困难气道的评估

图6－2为ASA为识别困难气道而提出的临床工作方案。该原则结构简单，易于记忆和实施，无须增加任何费用。其临床应用需4步：①应用Mallampati舌咽部结构分级法。②用手指或直尺测量甲－颏间距。③评估关节的活动度。④前位及侧位观察头部和颈部。

一、病史复习

阅读病史是早期估计潜在困难气道和避免发生意外的最好方法。在术前访视中，询问每一位患者是否有全身麻醉史十分重要的，大多数患者均能满意回答该问题。在全身麻醉史中需重点了解患者既往有无困难气道等情况。如果患者既往曾有过困难气道的病史，在可能的情况下应查阅患者既往的所有麻醉记录单（不仅是一份记录单），因为从中可寻找到对气道处理极为有用的信息。很显然，在麻醉记录单中最重要的部分即是与气管插管有关的记录，尤其是近年来的麻醉记录。如果可能，应从前次实施麻醉的医生手中获得第一手的资料。

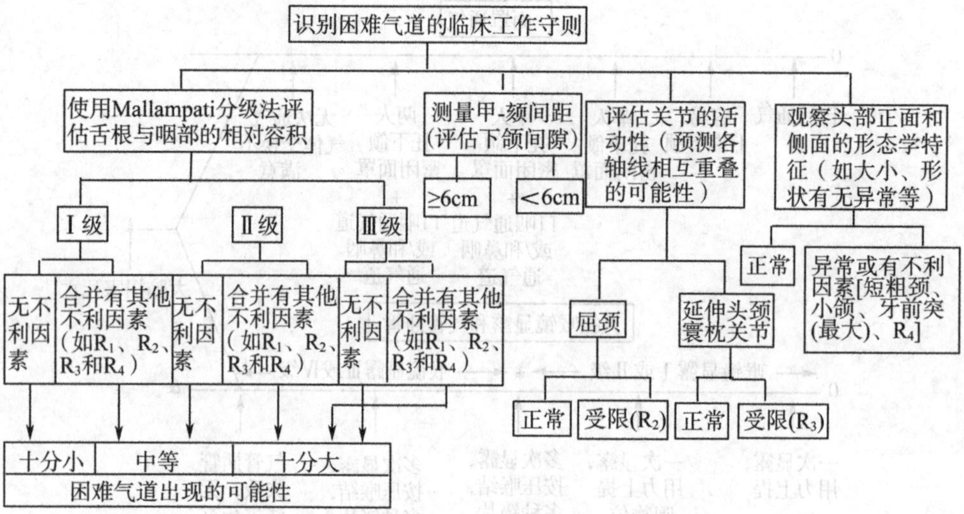

图6－2　ASA制定的困难气道临床识别工作方案

特别强调口咽结构分级，甲－颏间距测量，头颈部活动范围和颈部形态等特点

R_1：甲－颏间距＜6.0cm；R_2：颈部屈曲受限；R_3：头后仰受限；R_4：颈部短粗

在查阅患者的病史时，应特别注意以下4个重要问题，以弄清困难气管插管的性质、程度和处理方法：①气管插管的困难程度及所采用的解决办法。②直接喉镜操作期间患者的体位，是“嗅物位”还是其他体位。③气管插管所用的器械，即使在首次气管插管试操作时采用的是直接喉镜，亦应注意在随后的试操作中是否曾采用了Bullard喉镜或光导纤维支气管镜，因为这些方法均无须使口、咽和喉三轴线相互重叠。④操作者对患者既往所采用的气管插管方法是否熟悉。

在术前了解既往病史时，关于患者面罩通气难易程度和对麻醉药耐受程度等内容的记录亦很有价值。另外，对于曾出现局部麻醉药不良反应和小剂量麻醉性镇痛药，即引起呼吸暂停的患者，麻醉科医师亦应给予高度的重视。

复习完病史，术前采集病史的重点应放在上次麻醉后所发生的事件上，如肥胖患者的体重有无进一步的增加；既往气道手术是否引起了相关结构的狭窄；患者有无车祸、曾接受整形手术（如下颌骨植入物和颈部瘢痕修复术）、类风湿性关节炎恶化等临床病史。

二、一般检查

在术前访视时，应特别注意患者有无颈粗短、下颌短小、腭裂、牙齿松动和突出、颞颌关节强直以及前述的一些病理改变，如颈部肿物、瘢痕和气管移位等。

三、张口度

张口度是指患者最大张口时上下门齿之间的距离（图6－3），正常值为3.5～5.6cm（成年人为2～3横指以上的宽度）；小于3cm提示气管插管有困难；小于1.5cm提示无法用直接喉镜进行气管插管。

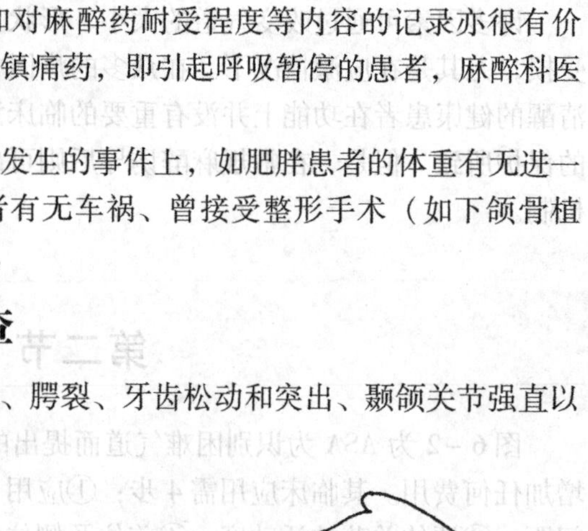

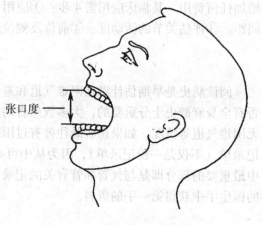

图6－3　张口度的测量方法

四、舌咽解剖结构

舌不仅是口咽腔内最大的内容物，而且舌根部与喉口相临近。当舌根部在口咽腔容积中占的比例不适当地增大时，将导致面罩通气、喉镜显露和气管插管操作困难。从理论上讲，喉部显露困难可能是因为舌根部和喉夹角更为

锐利，或是因为喉被较大的舌体遮盖过多，或两者兼而有之。由于不可能测量舌根部相对于口咽腔容积的大小，所以一般认为当舌体挡住腭弓和悬雍垂时，即可推断出舌根部不成比例的增大。进行此征象的评估相对比较容易。患者保持坐位，头部于中线位，让其尽量张口和伸出舌头，尽可能让患者避免主动发音，以防止对咽部的评估出现假阳性征象。为避免假阳性或假阴性征象，至少应重复进行两次。根据舌根部对咽部结构的遮盖程度，Mallampati 将舌咽部结构分为 4 级。Ⅰ级：可见悬雍垂，咽腭弓，软腭；Ⅱ级：悬雍垂被舌面遮盖，只可见咽腭弓，软腭；Ⅲ级：只可见软腭；Ⅳ级：仅可见硬腭（图 6-4）。

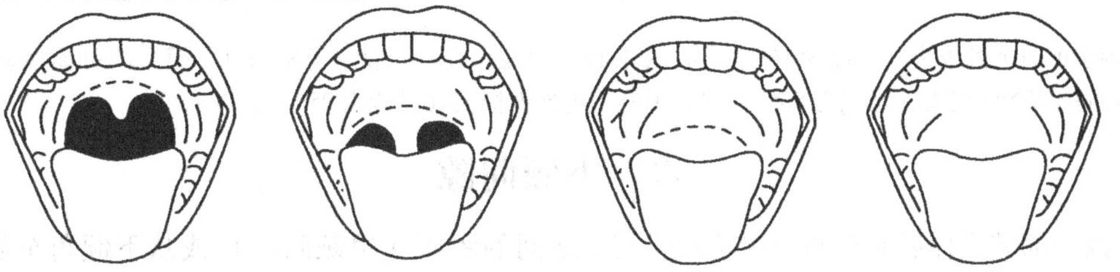

图 6-4　Mallampati 舌咽部结构分级法

A. Ⅰ级；B. Ⅱ级；C. Ⅲ级；D. Ⅳ级

虽然此预测方法常用、简单、快速，但并不是最可靠的方法，单独应用该方法，大约能预测 50% ~60% 的困难气管插管。Ⅳ级和部分Ⅲ级舌咽部结构患者，气管插管存在困难。而Ⅰ级和Ⅱ级舌咽部结构的患者，气管插管一般不存在严重困难，除非患者并发有其他一些不利因素，如颈部粗短、下颌后缩，颈椎和寰枕关节活动度减小，甲 - 颏距离 <6cm。

五、寰枕关节伸展度

当颈部向前中度屈曲（25° ~35°）而头部后仰时，寰枕关节伸展最佳，此时口、咽和喉 3 条轴线最接近为一条直线，此位称为“嗅物位”或 Magill 位。在此位置，舌遮咽部较少，喉镜上提舌根所需用力也较小。寰枕关节正常时，可以伸展 35°。

检查时患者取坐位，头垂直向前看，上齿的咬合面与地面平行。然后，瞩患者张口并尽力后仰头部以伸展寰枕关节，测量上齿咬合面旋转的角度（图 6-5）。可用量角器准确地测量上齿旋转的角度，也可用目视法进行分级：Ⅰ级为寰枕关节伸展度无降低；Ⅱ级降低 1/3；Ⅲ级降低 2/3；Ⅳ级为完全降低。根据寰枕关节的分级和舌咽结构分级，Bellhouse 等提出了一种预测气管插管困难的两因素分析表（表 6-1）。

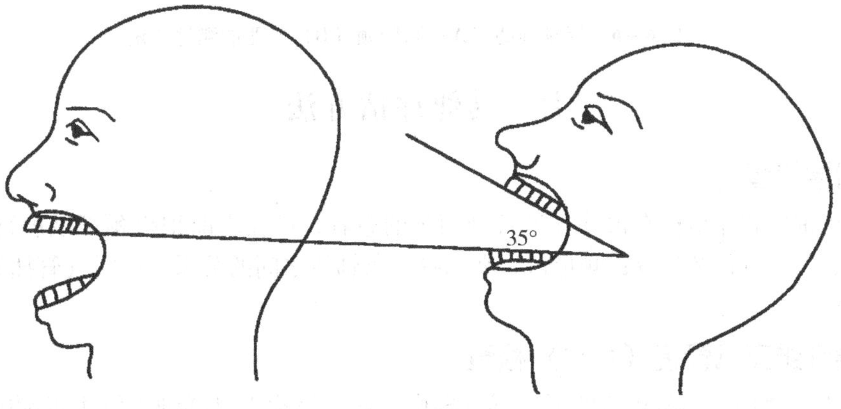

图 6-5　寰枕关节仰伸度的测量方法

表6－1 困难气管插管程度的双因素预测表

寰枕关节伸展度分级	舌咽结构分级			
	4	3	2	1
Ⅰ	D	A	A	A
Ⅱ	E	B	B	A
Ⅲ	E	C	B	B
Ⅳ	E	D	C	B

注：A. 困难的可能性极小（可能为1%）；B. 困难的可能性存在（可能为5%）；C. 困难的可能性显著（可能为20%）；D. 困难的可能性较大（可能为50%）；E. 困难的可能性极大（可能为95%）。

六、下颌间隙

通常是以颈部完全伸展时颏凸至甲状软骨切迹之间的距离（甲颏间距）或从下颌角至颏凸（下颌骨的水平长度）之间的距离或胸骨上窝和下颌骨颏凸的距离（胸颏间距）来描述下颌间隙的大小（图6－6），并据此预测气管插管的难度。甲颏间距大于6.5cm，气管插管无困难；6～6.5cm，气管插管可能有困难；小于6cm，气管插管多不成功。下颌骨的水平长度大于9cm，气管插管大多无困难；小于9cm，则困难气管插管的发生率很高。正常人的胸颏间距大于12.5cm，如果术前检查发现患者的胸颏间距小于12.5cm，多提示气管插管存在困难。

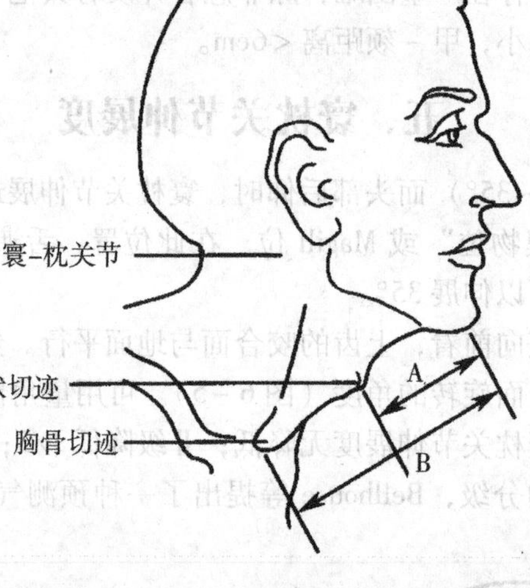

图6－6 甲颏间距（A）和胸颏（B）间距的测量方法

七、其他评估方法

（一）放射学检查

对于通过病史询问和体格检查预计气道管理困难的患者，可在术前拍摄颈部及胸部正、侧位X线片，以了解颈椎、气管直径及位置；测量口、咽和喉三条轴线之间的关系，以对气管插管的困难程度做出进一步的估计。

（二）光导纤维支气管镜（FOB）检查

经鼻进行FOB检查时，清醒患者的不适感觉轻微。通过该检查可详细了解患者咽喉部有无累及气道的新生物等，必要时可借助FOB进行气管插管操作。但是，FOB检查正常并不能保证使用直接喉镜实施气管插管一定能够成功。

（三）直接喉镜检查

在一些困难气道程度不明确的患者，可在术前经过适当准备后进行清醒直接喉镜检查，以帮助确定气管插管是否困难。如果在清醒状态用直接喉镜可见会厌和声带，则基本可以确定麻醉诱导和肌肉松弛后直接喉镜显露和气管插管操作无困难。

（石　军）

第三节　困难气道的处理

一、常用的临床技术

（一）清醒气管插管技术

对于通过术前评估预计存在困难气道的患者，大多数麻醉科医师主张是在镇静和局部麻醉下进行气管插管。原则上，无气管插管成功把握者不得轻易作全身麻醉诱导，安全的处理是保持患者清醒和自主呼吸，妥善完成气管插管后再实施全身麻醉。

1. 采取清醒气管插管的原因　虽然清醒气管插管较为费时，患者也不易接受。但对于已知的困难气道患者，采用清醒气管插管有以下 3 个理由。

（1）清醒患者能较好地维持自然气道的通畅。

（2）清醒患者能维持足够的肌肉张力，使上气道组织相互独立，便于识别，如舌根、会厌、喉、咽后壁等。而在应用全身麻醉和肌肉松弛药后，肌张力下降，上气道组织结构塌陷，如舌后坠，不利于对声门的识别和面罩通气中气道的开放。

（3）由于清醒患者可以满意维持气道和自主呼吸，所以能够给麻醉科医师提供足够的操作时间和机会，减轻其心理负担，并减少因忙乱所致不当处理情况的发生。

2. 患者的准备　清醒气管插管成功的关键条件就是准备工作充分，以使患者安静合作，喉头对刺激无反应。适当的准备工作包括患者的心理准备、完善的气道局部麻醉、应用抑制气道分泌的药物和适量的镇静药物等。

3. 常备器械　麻醉科应有一个困难气道处理专用器械箱或推车，每天常规检查一次，以确保在紧急情况下随时可能使用。其器械项目参考如下：①面罩和简易呼吸器。②各种类型和型号的喉镜，包括直形喉镜、弯形喉镜或特殊形式的硬式直接喉镜，每种喉镜至少配有大、中、小 3 种喉镜片。③各种类型和型号的通气道，包括口咽和鼻咽通气道、FOB 引导气管插管专用通气道等。④各种型号的气管导管。⑤各种气管插管引导器，如可进行喷射通气的空心引导芯、弹性橡胶引导芯、光索等，这些器械有助于控制气管导管前端的方向。⑥FOB。⑦逆行引导气管插管所需的器械。⑧紧急情况下进行紧急通气所需的设施，如喉罩通气道（LMA）、经气管喷射呼吸器、联合导气管等。⑨紧急气管切开器械。

4. 气管插管方法的选择　清醒气管插管的方法很多，其选择可根据麻醉科医师对各种气管插管技术的熟练程度，现有仪器设备以及患者的具体情况而定。一般原则如下：

（1）不能开口或开口度受限者：可采用清醒经鼻盲探气管插管，但鼻部极易出血，如经 2 ~ 3 次操作不能成功，则应考虑逆行引导气管插管或 FOB 引导气管插管。

（2）能开口但无法显露喉头：如术前已预测患者气管插管困难，可直接采用经鼻盲探气管插管或逆行引导经鼻气管插管。

（3）能显露喉头但气管插管困难者：对喉部恶性肿瘤患者，术前应详细了解肿瘤的部位、病变性质及阻塞程度。对无气道阻塞或症状较轻者，可采用经口或经鼻清醒气管插管。对气道阻塞严重者，应考虑在局部麻醉下行气管切开术。对这类患者进行气管插管时，操作务必轻柔，以防肿瘤组织破碎、脱落或出血而造成窒息。

5. 清醒气管插管失败的原因和处理　如下所述。

（1）原因：主要包括：①准备不充分，常因忽略一些细节而导致失败，如气道分泌物过多或出血使 FOB 视野不清。②患者不合作。③仪器或技术水平的限制。

（2）清醒插管失败后的处理：主要措施包括①取消手术，患者需要做进一步的准备。②采用全身麻醉诱导，如果患者不合作，或拒绝清醒气管插管，而且可以用面罩进行满意的肺通气，则可进行全身麻醉诱导。③手术干预，如口、面、颈部烧伤后的瘢痕挛缩，可预先在局部麻醉下切开扩大口裂，横断导致严重颏胸粘连的颈部瘢痕后，再行常规气管插管操作。④在局部麻醉下进行手术或通过手术建立通畅的气道，然后再实施全身麻醉。

（二）全身麻醉气管插管技术

1. 原因　对于术前已预知的困难气道患者，虽然清醒气管插管是保证患者安全的第一选择，但因以下原因则需在全身麻醉下实施气管插管。

（1）清醒气管插管给患者带来的痛苦和精神负担往往使其终生难忘，并对麻醉和手术产生恐惧感，以致患者拒绝治疗或放弃治疗，尤其是在需反复进行手术才能完成治疗的患者，如烧伤后颈部瘢痕挛缩的患者。

（2）在张口受限、颈部僵直和头部屈曲畸形的患者，因咽喉显露不满意，实际上很难真正做到咽喉部及会厌表面麻醉完全。另外，颏胸瘢痕粘连患者也大都无法经环甲膜穿刺注入局部麻醉药或进行舌咽神经和喉上神经阻滞。气道局部麻醉很难达到满意效果，故气管插管时不仅患者非常痛苦、难受，而且常存有不同程度的吞咽反射动作对抗气管导管接近声门，同时伴有患者的挣扎，使气管插管操作的困难进一步增大。在麻醉状态下进行气管插管不仅可减轻患者的恐惧及不良刺激，而且可改善气管插管条件，使麻醉科医师能够在更安静的状态下盲探声门，更有利于顺利完成气管插管操作。

（3）对于 14 岁以下小儿、情绪紧张或神志不清又不合作的患者，从根本上就拒绝或不能耐受清醒气管插管。

（4）麻醉诱导后才发现气管插管操作存在极大困难的患者。

（5）各种新技术在处理困难气道方面的广泛应用，如 LMA、联合导气管和经气管喷射通气等。

2. 术前准备和麻醉用药原则　如下所述。

（1）术前准备：一般术前准备和气管插管准备同清醒气管插管，但在预计为Ⅳ喉显露的困难气管插管患者，应准备 FOB、应急气道（如 LMA 和联合导气管等）、经气管高频喷射通气装置等。

（2）麻醉用药原则

1）对于预测重度困难气管插管的患者（Ⅳ级喉显露）和需要应用 FOB 引导气管插管的患者，主要采用全凭静脉麻醉和吸入麻醉。使麻醉深度达到吞咽反射消失，而自主呼吸不受明显的影响，必要时停止麻醉后患者可很快清醒。

2）对于无面罩通气困难、喉显露为Ⅱ、Ⅲ级的困难气管插管患者，可在满意预氧后进行常规麻醉诱导，于完全肌肉松弛状态下进行气管插管操作。如果气管插管失败或困难气管插管的程度比预计的严重，应采用面罩给氧 3～5min，待自主呼吸恢复，改吸入麻醉或丙泊酚全凭静脉麻醉进行气管插管。

（三）常用的气管插管方法

1. 直接喉镜　在所有的气管插管技术中，直接喉镜是麻醉科医师最为熟悉的方法。但对清醒患者的刺激较大，需要对患者进行良好的准备，操作应轻柔。当声门显露不佳时，如呈Ⅱ级或Ⅲ级喉显露时，可由助手在颈部进行喉外部压迫操作，大多可使直接喉镜视野有不同程度的明显改善。

对于直接喉镜仅能显露部分喉结构或完全不能显露的患者，需要在气管导管内放置插管芯，以使气管导管维持预应用的固定形状。在高位喉头患者时，常需将插管芯和气管导管塑形成 J 形或鱼钩状。

在插入直接喉镜后，对于喉显露呈Ⅱ级和Ⅲ级（可见杓状软骨或会厌）的困难气管插管患者，可将带有插管芯并已满意塑形的气管导管前端置于会厌下，在中线位置向上、向前盲探声门（图 6－7），待呼吸气流声出现（完全肌肉松弛患者可用轻压胸廓法听呼吸气流声），即可向前进一步推送气管导管，以使气管导管顺利滑入声门。

对于喉显露Ⅳ级（不能显露会厌）的困难气管插管患者，在用直接喉镜提起舌根部后，可将带有插管芯并已塑形成相应弧度的气管导管从中线方向插入喉咽部，在距食管口0.5～1.0cm处的左上方盲探寻找声门，一旦出现呼吸气流声，即可向前进一步推送气管导管；如遇阻力，可采用以下措施：①如果怀疑气管导管受阻于两侧声带附近，左右转动气管导管，大多可使气管导管顺利滑入声门（图6－8）。②用右手固定气管导管，退出直接喉镜，用左手示指进入口腔，向上轻托气管导管的下缘，以使气管导管的前端下降，多可使气管导管顺利进入声门（图6－9）。如仍有阻力，在向上托起气管导管下缘的同时，可由助手将患者的头部缓缓前屈，亦有助于气管导管进入声门。因为此种情况多是由于气管导管前端顶在了声门前联合或气管前壁所致。

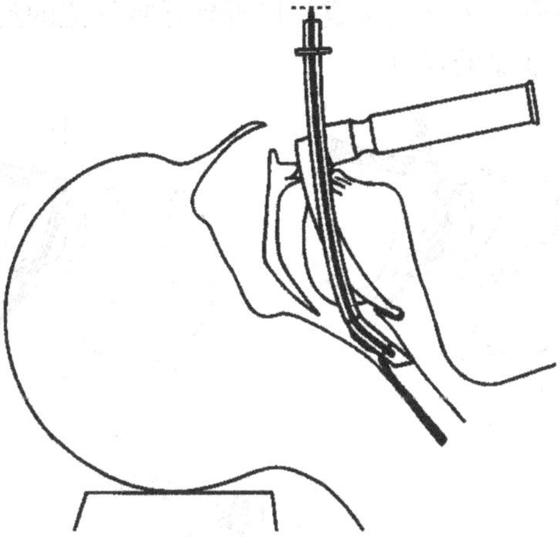

图6－7　将带有插管芯的气管导管前端置入会厌下盲探声门

2. 弹性橡胶引导管引导气管插管　在以下情况下，可采用弹性橡胶引导管协助进行气管插管。①操作者仅能看到一些咽喉部解剖学标志，但不能在直视下将气管导管插入声门。②患者的头和/或颈部活动度不满意。③用直接喉镜显露声门后，直接插入气管导管可明显影响操作者对声门的持续观察。④牙齿损伤高度危险的患者。

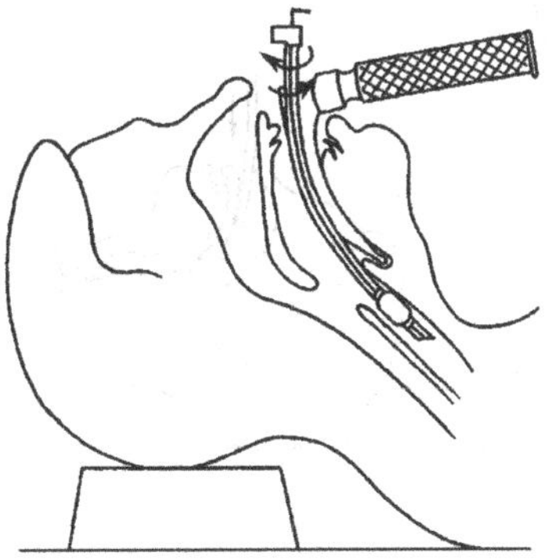

图6－8　左右转动气管导管有助于气管导管顺利滑入声门

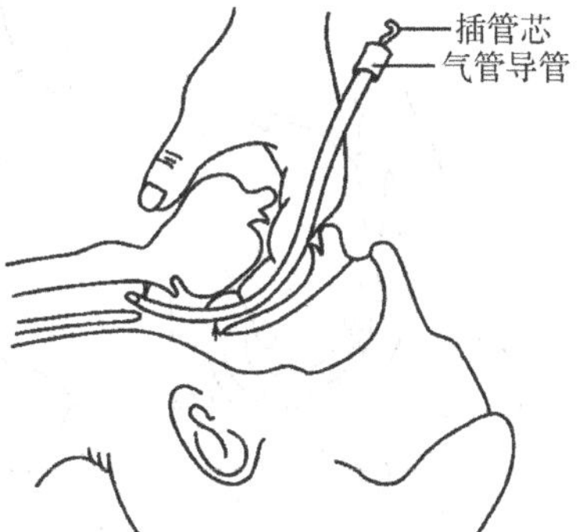

图6－9　用右手示指向上托气管导管可使其前端下降离开气管前壁

在采用弹性橡胶引导管进行气管插管时，需要用直接喉镜提起舌根明视会厌，并将弯曲度合适的弹性橡胶引导管保持在中线从会厌的后面向声带方向推进（图6－10A），然后根据以下方法来判断其是否已被盲探插入气管内。①当弹性橡胶引导管进入气管内时，由于其圆钝的前端在气管软骨环上滑动，通常能感觉到一种特殊的滑动感。②在插入过程中，如果弹性橡胶引导管的前端到达第三级小支气管，进一步推送该装置时可感到一种阻挡感，通常是发生在插入深度为20～40cm（平均31.9cm）处。如果其在食管内，则仍可进行推送。③如果患者是处于清醒状态或是处于全身麻醉但肌肉松弛不完善的状态，将弹性橡胶引导管插入气管内时可诱发患者出现咳嗽。④通过相应的装置将弹性橡胶引导管连接到 CO_2 分析仪上来判断其是否在气管内。

一旦确认弹性橡胶引导管已被插入气管内，即可通过其将气管导管于中线方向推送入气管内（图 6－10B）。如果沿弹性橡胶引导管推送气管导管进入气管内发生困难，大多是气管导管前端受阻于右侧声带所致，沿弹性橡胶引导管将气管导管逆时针旋转 90°常常可使其顺利进入气管内。在气管导管被插入足够深度后，退出弹性橡胶引导管（图 6－10C）。

3. 经鼻盲探气管插管　经鼻盲探气管插管是指通过鼻腔将鼻气管导管推送至鼻咽部，然后在呼吸气流声的引导下逐渐将鼻气管导管的前端对准声门并插入气管内（图 6－11）。主要适用于张口困难且无法插入直接喉镜的患者。在协助经鼻盲探气管插管的众多方法中，最有价值的是让患者保持自主呼吸，从而允许操作者在鼻气管导管的末端直接或间接听到呼吸气流的运动。亦可在鼻气管导管的末端连接发音器，如哨笛，以加强对此征象的观察。

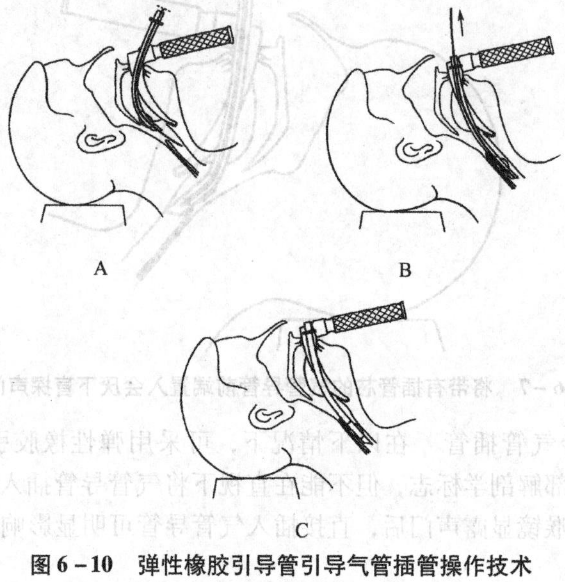

图 6－10　弹性橡胶引导管引导气管插管操作技术

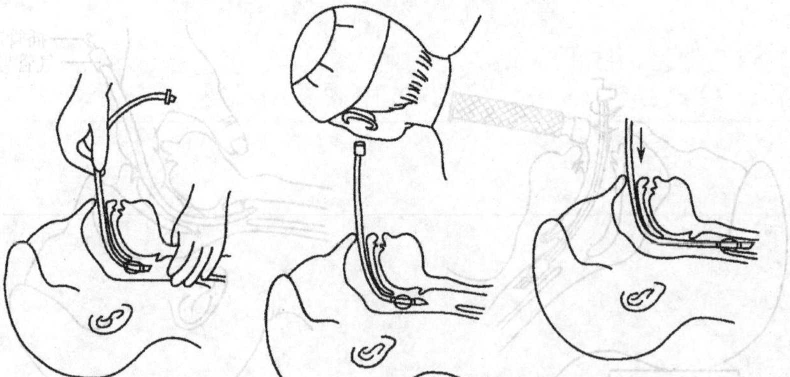

图 6－11　经鼻盲探气管插管的示意图

A. 通过鼻腔将鼻气管导管推送至鼻咽部；B. 在呼吸气流声的引导下将鼻气管导管前端对准声门；C. 将鼻气管导管插入气管内

在气管插管操作中，一旦鼻气管导管前端通过鼻后孔，操作者应缓缓推进鼻气管导管，用耳靠近导管口倾听呼吸气流声，根据气流的大小来判断鼻气管导管前端的方向及位置。操作者可一手持鼻气管导管调整其进出及左右旋转，另一手托住患者的枕部调整头位。鼻气管导管前端偏向一侧时可感到阻力，并能从颈部看到该侧皮下隆起，可稍退鼻气管导管。

如果其前端偏向右侧，应逆时针方向旋转鼻气管导管，以使其前端向左侧移动，或把头颈部略向右侧偏移。如果鼻气管导管前端偏向左侧，则应顺时针方向旋转鼻气管导管使其前端向右侧移动或把头颈部向左侧偏移。如果鼻气管导管前端进入会厌上区域，则能从颈正中甲状软骨上方看到皮下隆起，可稍微后退鼻气管导管，在略前屈患者头部后再推进鼻气管导管。如果鼻气管导管进入食管，则呼吸音消失，推送鼻气管导管无阻力；可后退鼻气管导管，并后仰患者头部，然后再推送鼻气管导管。

在偶然情况下，虽然经过前述的各项操作，鼻气管导管仍滞留在鼻咽部气道内而不能进入声门。此时一个有用的方法是通过鼻气管导管插入 FOB，首先将其插入气管内，然后沿 FOB 鼻气管导管插入声门，然后退出 FOB。

4. 光索引导气管插管技术　大量临床应用表明，在常规气管插管操作中，光索至少与采用直接喉镜一样有效。在操作熟练的情况下，光索较直接喉镜更好、更准确和更易被患者耐受。在选择合适光索芯的情况下，其可用于所有年龄患者的气管插管操作。在困难气管插管患者，可将光索与 FOB、插管型喉罩通气道和直接喉镜等联合应用。目前光索引导气管插管已被 ASA 推荐作为直接喉镜气管插管失败但面罩通气满意患者控制气道的第一选择。

在气管插管前，需将光索适度润滑，然后将其插入所选用的气管导管内，直至灯泡刚好位于气管导管的前端。然后在套囊上部的近端处将气管导管折弯。在头部处于中位的患者，折弯的角度大约为 90°。如果患者头部处于轻度前屈或后仰位（图 6－12A），折弯的角度应适当缩小（图 6－12B）或增大（图 6－12C）。光索前端折弯的长度大约相当于下颌骨颏部与舌骨之间的距离（图 6－13）。

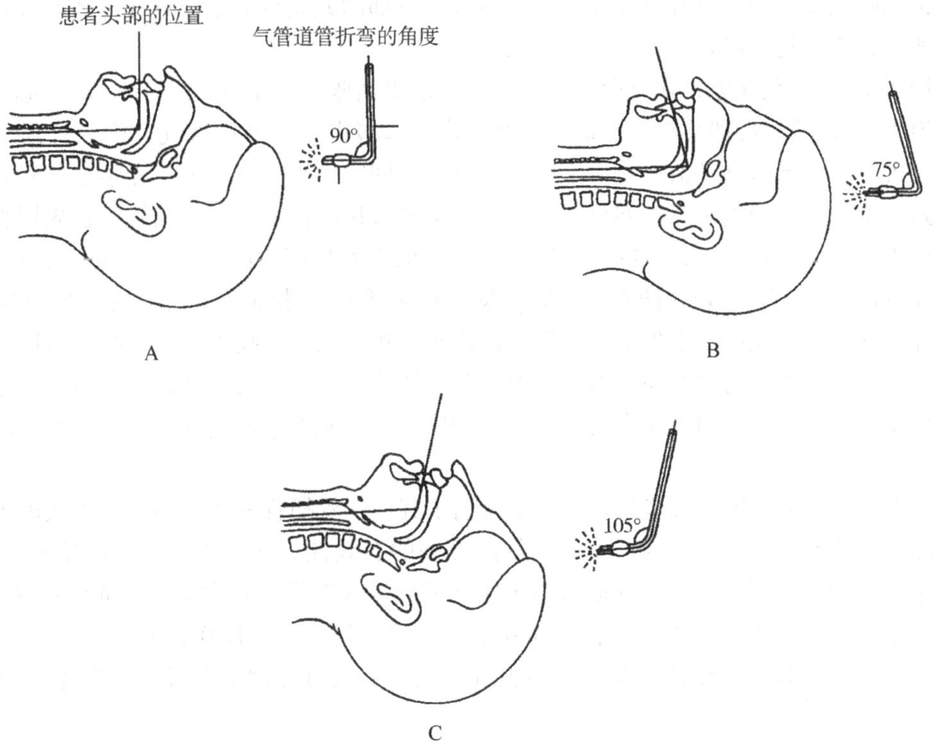

图 6－12　患者头部位置与气管导管折弯角度的关系

A. 头部处于正中位；B. 头部处于轻微屈曲位；C. 头部处于"嗅物位"

对于能主动满意合作的患者，首先应让其伸出舌头；如果患者不能主动合作，可用戴手套的左手和纱布夹持患者的舌头，并将其牵出口外。此操作对维持气道通畅十分有益。将带光索的气管导管从一侧口角插入口腔内（图 6－14A）；在颈前部寻找合适的光亮点（图 6－14B 和 C）；如果光亮点首先出现在食管内，可提起光索并逐渐后退，当气管导管前端位于声门口时，可有突然性落空感，并且颈前部有光亮点透出。

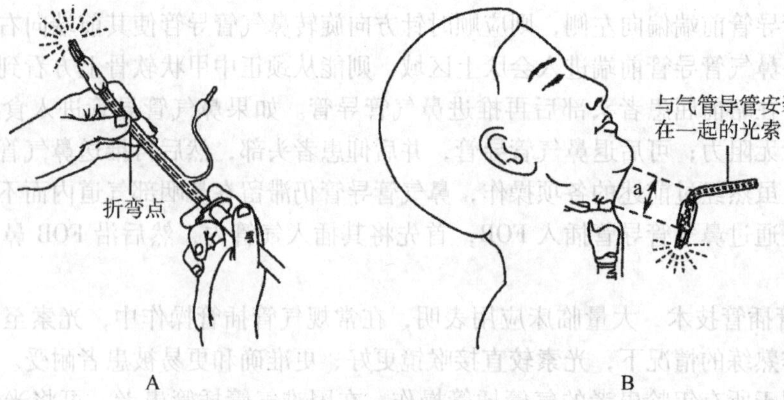

图 6－13　气管导管前端被折弯的长度

A. 折弯气管导管的方法；B. 折弯的长度

a：光索前端折弯的距离长度相当于下颌骨颏部与舌骨之间的间距

当在颈前喉结下方见到边界清晰明亮的光亮点后，即可用左手将气管导管沿光索插入气管内。推送气管导管时，必须考虑位于喉内光索的弯曲部分。如果光亮点是位于甲状软骨前壁，可相当容易地使气管导管从固定的光索上滑下进入气管内（图 6－14D）。如果将光索和气管导管一同推进，不仅不能成功，而且可损伤喉前部。当气管导管被插入气管内时，颈部的光亮点似乎被分开，随着气管导管进入胸腔内，将形成一扩大的透光哑铃。

如果采用 Trachlight 型光索，在颈前喉结下方见到边界清晰明亮的光亮点后，应首先将光索内的硬质芯向外退出 10cm，然后再把柔软的光索与气管导管一起缓慢向下推送入气管内，直到光亮点在胸骨切迹处消失，说明气管导管前端恰好是位于声带与隆突之间的中点。然后再将光索从气管导管内退出。

在喉显露为Ⅲ级或Ⅳ级的患者，亦可联合应用光索与直接喉镜实施气管插管。首先用直接喉镜提起舌根部，然后沿中线方向插入带光索的气管导管，在舌根下方盲探声门，一旦在喉结下方出现光亮点，即说明气管导管前端位于喉口处（图 6－15A），即可由助手沿光索推送气管导管。另一种方法是将带光索的气管导管在直接喉镜明视下先插入食管内，此时在颈部无透光亮点，然后缓慢后退光索，当其退出食管进入咽部时，颈部即有透光亮点出现，而且此时气管导管前端大多是位于声门处。亦可在直接喉镜协助下先单用光索在中线方向盲探声门（图 6－15B），一旦光索进入气管内，再沿光索推送气管导管进入气管内。

由于光索引导气管插管的关键步骤几乎完全有别于其他气管插管方法，即需光线从机体内部透射至外部，所以能够干扰此过程的任何因素均能降低此方法的有效性，如严重的颈前部瘢痕（包括屈曲性挛缩）和颈前脂肪组织堆积等。如果气道内的血性分泌物进入气管导管内覆盖在光索前端的灯泡之上，亦可造成光线穿透能力下降。另外，由于光索引导气管插管是一盲探操作，所以对于上气道病变如肿瘤、囊肿、感染（会厌和咽后脓肿）和创伤的患者，或有上气道异物的患者，应避免使用光索进行气管插管操作。

5. FOB 引导气管插管技术　如下所述。

（1）经鼻气管插管技术：可在气道局部麻醉或全身麻醉下实施。气管插管前应按经鼻气管插管的要求对患者进行相应的准备。用硅油或利多卡因软膏润滑鼻气管导管，移去鼻气管导管的接头，将鼻气管导管套在 FOB 上。操作者站在患者右侧并面向患者，把 FOB 通过给氧面罩的专用操作孔插入至患者较大的鼻孔中（图 6－16A），定位 FOB 镜干的方向，使其朝向曲率半径较大的角度。在镜体和手控镜干之间应保持有轻微的张力，这样镜体部的旋转运动或角度改变更容易转递至镜干的气道部分（图 6－16B）。当必须进行气道吸引时，可前进和后退 FOB 1～2cm。

沿鼻腔基底部推送 FOB，此能持续看到鼻甲并容易辨认到达的鼻腔部位，如果观察到的鼻腔结构消失，应缓慢后退 FOB，直至再辨认到鼻腔结构，然后稍微调整 FOB 旋转的角度和 FOB 前端的角度

（通常是向下）后再向前推送。一般来讲，保持 FOB 前端在中间位（不弯曲）大多能顺利通过鼻腔进入鼻咽部。在鼻咽部，应将 FOB 前端向下弯曲，以使其沿此弯曲从鼻咽后部进入口咽部，此时可见会厌。

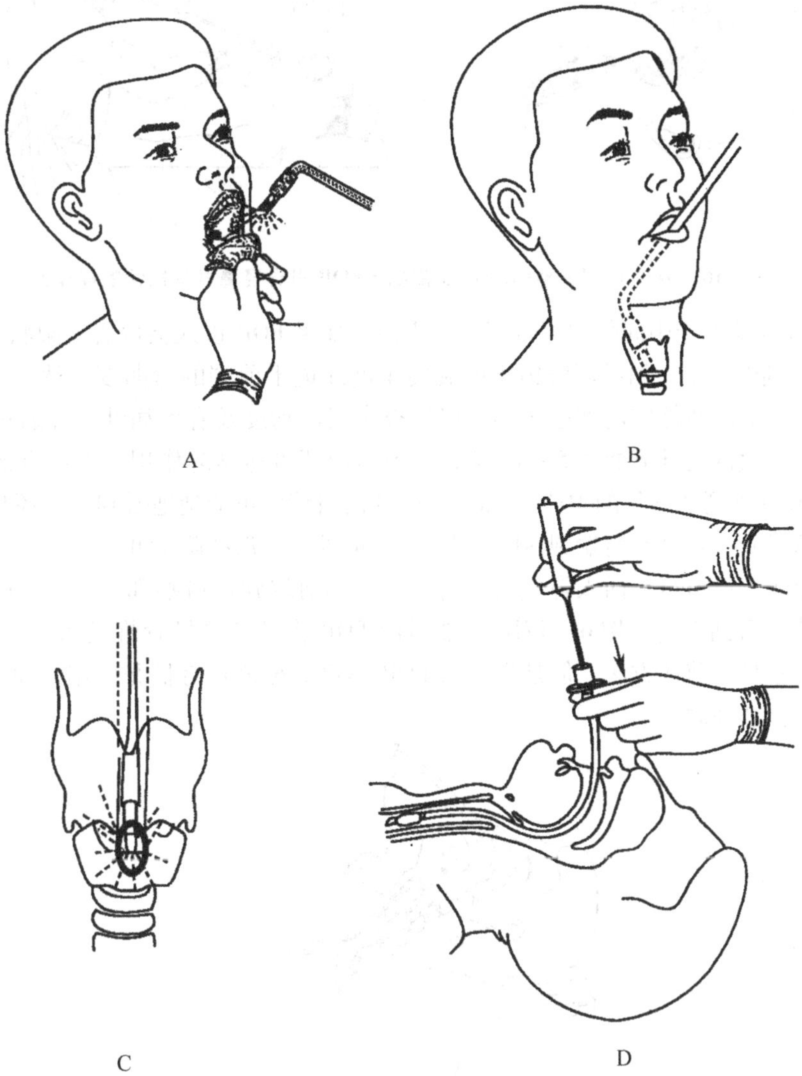

图 6－14　光索引导气管插管的示意图

A. 将患者的舌头牵出口外并从一侧口角插入带有光索的气管导管；B. 光亮点在颈前部的可能位置（侧面观）；C. 光亮点在颈前部的可能位置（正面观）；D. 沿光索将气管导管推送入声门内

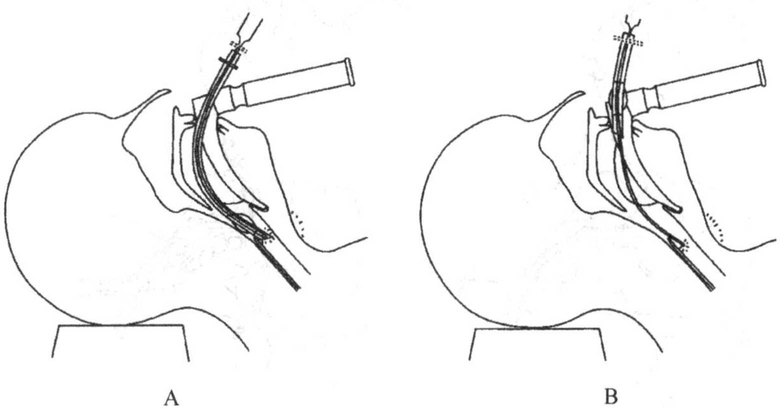

图 6－15　联合应用光索和直接喉镜的气管插管技术

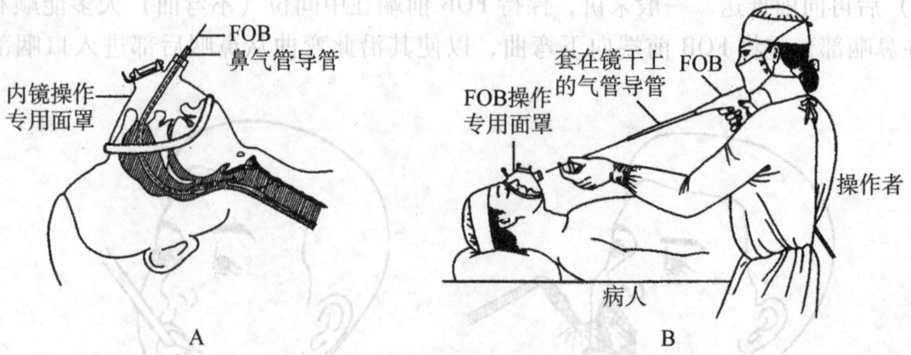

图 6-16　通过 Patil-Syracuse 面罩实施 FOB 引导经鼻气管插管的操作方法

通常保持 FOB 前端处于中间位即可将其对准声门。如果 FOB 进入会厌谷、梨状隐窝或食管，应后退 FOB，直至能看到咽后壁。稍微调整镜干的旋转角度或镜干前端的弯曲度，然后再次推送 FOB，直至能够看到声门。此时应暂停向前推送 FOB，以检查声门活动度及有无病灶。并通过 FOB 的吸引通道在声带及其附近部位喷洒局部麻醉药 5~10mL，在数秒内即可达麻醉作用，然后再推送 FOB 进入声门和气管，直至 FOB 前端到达气管的中段，此时从 FOB 的目镜中可清楚地看到气管环和隆突。沿 FOB 镜干轻柔推送鼻气管导管，直至其前端到达隆突上 2~3cm 处，然后拔除 FOB。

另一种方法是先经鼻道盲探插入鼻气管导管，直至其前端到达口咽部（图 6-17A）。通过鼻气管导管插入 FOB，直至看到声门（图 6-17B）。然后沿 FOB 将鼻气管导管推送入气管内（图 6-17C）。该方法在技术上要求低于前述方法，但是先置入 FOB 不仅对鼻道具有扩张作用，而且可确认鼻道内是否具有病变，如息肉或肿瘤。

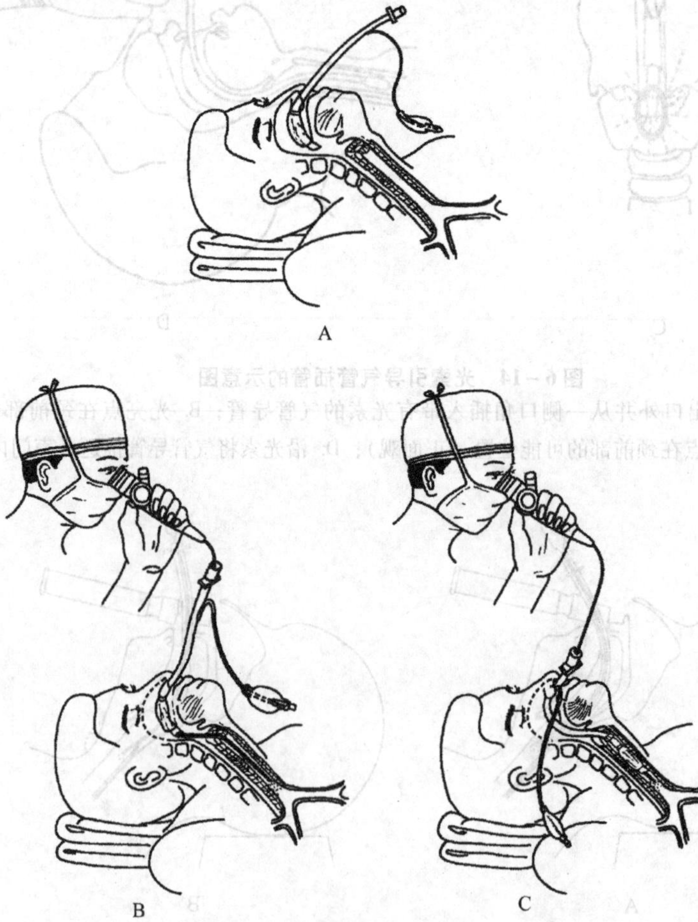

图 6-17　FOB 引导经鼻气管插管操作技术

（2）经口气管插管技术：在清醒患者实施FOB引导经口气管插管时，可在患者口腔内放置专用的通气道，以防止患者咬伤FOB镜干。然后将气管导管插入专用通气道内，直至其前端位于通气道的中下1/3处（图6－18A）；通过气管导管插入FOB，直至看到声门（图6－18B）；然后将FOB插入气管内，并沿镜干推送气管导管直至其前端到达隆突上2～3cm处（图6－18C）。

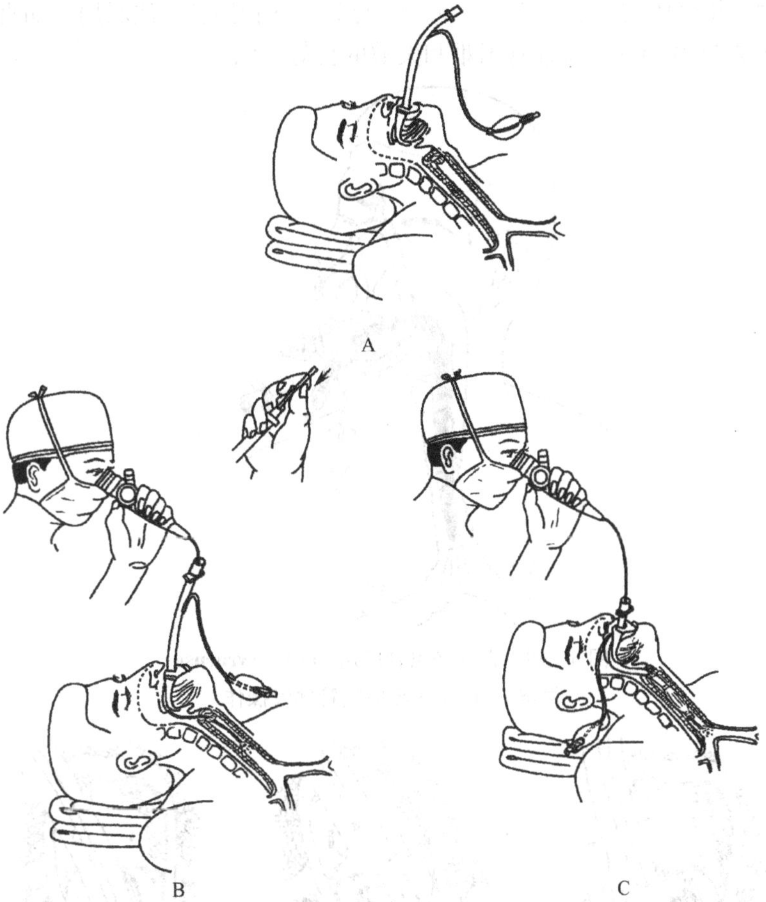

图6－18 清醒患者FOB引导经口气管插管操作

在全身麻醉患者实施FOB引导经口气管插管时，可使用内镜操作专用面罩供给100%的氧和吸入麻醉药。通过面罩的自封性隔膜将FOB插入气管插管专用通气道（图6－19）；面罩放在患者面部以通常方式维持呼吸。当FOB进入气管内时，沿FOB将气管导管经面罩的自封性隔膜孔推送入气管内，在气管导管到达合适位置后，退出FOB，然后在口唇周围握持气管导管，移去内镜操作专用面罩。

（3）FOB引导气管插管失败的原因和处理

1）原因：在应用FOB处理困难气管插管时，成功率为92%～98.5%。FOB引导气管插管失败的主要原因如下：①缺少培训和经验是最主要的原因。②分泌物和出血黏在FOB前端，导致气道结构观察困难。③物镜和聚焦镜存在冷凝雾气。④局部麻醉效果不满意。⑤会厌前端碰到咽后壁或上抬功能差，如会厌偏大、会厌上囊肿、口咽部肿瘤、水肿或炎症、颈椎严重弯曲畸形等。⑥气道解剖严重变异，如肿瘤、感染或外伤。⑦将气管导管插入气管困难：常见局部麻醉效果不佳、镜干与气管导管内径的差距过大、气管移位或异常。⑧镜干退出困难：常见原因是镜干误入气管导管前端的侧孔、气管导管偏细与镜干紧贴，而且润滑不足等。

2）处理措施包括：①因为FOB引导气管插管失败的主要原因是经验不足，所以初学者应先在气管插管模型和正常人体上进行一定的技术练习和经验积累。②经口气管插管时，因镜干较软常常偏离中线，可应用专用通气道或由助手用直接喉镜推开舌根，将镜干放于正中线。③需要满意的表面麻醉，以抑制咽喉反射和防止镜干进入声门发生困难。④如镜干已进入气管内，但推送气管导管发生困难，大多可能是气管导管前端顶在右侧杓状软骨或声带（3点钟）上所致（图6－20A），此时将气管导管后退稍许，然后逆钟向旋转气管导管90°，使其前端对着12点或者来回旋转气管导管15°（图6－20B），再轻轻推送气管导管即可（图6－20C）。⑤气管插管前先将气管导管套在镜干上，可避免镜干误入气管导管前端的侧孔和推送气管导管困难。⑥如果会厌过大或上抬功能差导致声门显露困难，可由助手协助托起下颌，此操作将有助于将会厌的前端抬离咽后壁。⑦与其他气管插管方法联用，如直接喉镜和逆行引导气管插管法等，是解决FOB引导气管插管困难和失败的良好方法。

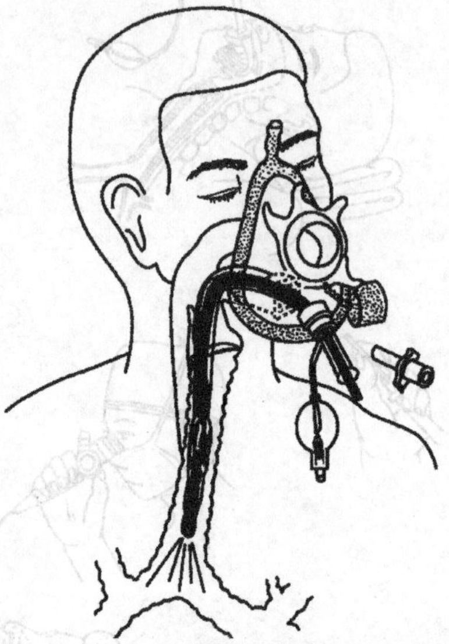

图6－19 在麻醉患者应用Patil－Syracuse面罩进行FOB经口气管插管操作

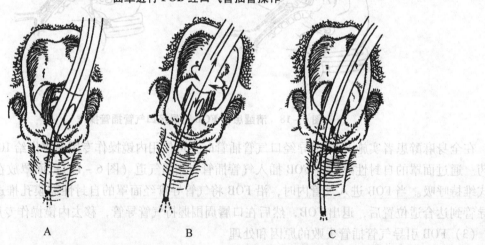

图6－20 FOB引导气管插管操作中气管导管在声门受阻的原因和处理

6. 逆行引导气管插管技术 该技术是利用穿刺针作环甲膜穿刺，然后将引导管和或丝经穿刺针向头侧插入气道内，使引导管和/或丝逆行通过声门抵达口腔或鼻咽腔，将它们从口或鼻孔牵出，然后将气管导管套在引导管和/或丝外，借此做引导，沿其将气管导管经过声门而插入气管内（图6－21）。此方法特别适用于因头颈部创伤、颈关节炎、颞颌关节强直、牙关紧闭等所致的困难气管插管，尤其是颈椎损伤和其他气管插管方法已告失败的紧急困难气管插管患者，不需特殊设备和专门技巧是其突出的优点。

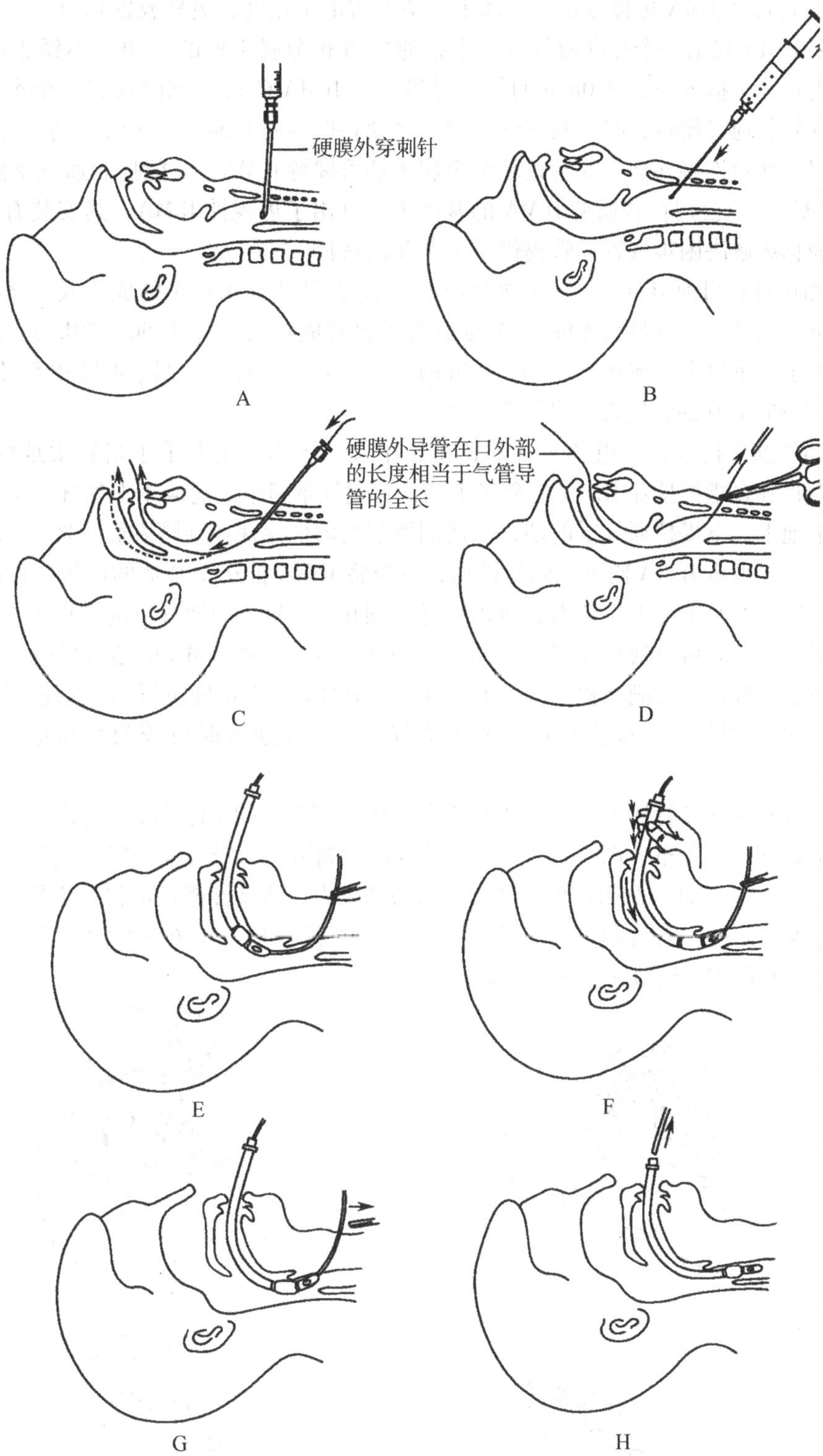

图 6－21　逆行引导气管插管的示意图

A. 硬膜外穿刺针穿刺环甲膜；B. 穿刺针在气管内的推进方向；C. 从口腔或鼻腔拉出硬膜外导管；D. 拔除穿刺针，并用血管钳将硬膜外导管固定于颈部；E. 将气管导管套在硬膜外导管上并沿其向下推送；F. 气管导管前端抵达硬膜外导管从环甲膜进入气管内的部位；G. 从颈部移去固定硬膜外导管的血管钳；H. 从气管导管近端拔出硬膜外导管的同时向下推送气管导管进入气管内

7. 气管插管型喉罩通气道（ILMA）引导气管插管技术　ILMA 是一种专门为气管插管而设计的改

良型 LMA，其较标准型 LMA 更接近正常人体上气道的解剖学弧度，更易放置和引导气管插管操作。

（1）结构：ILMA 包括一个标准通气罩、连接通气罩和金属手柄的预塑形不锈钢通气导管。ILMA 的通气导管相当粗，可插入内径 9.0mm 的气管导管。在 ILMA 的通气罩内仅有一个类似三角形的活动性栅栏，当气管导管通过栅栏处时，其能够相当容易地将栅栏向上推开，从而有利于气管导管顺利通过栅栏而进入声门。通过连接在通气导管近端的金属手柄可握持 ILMA，并能控制通气罩栅栏开口的方向。2004 年北美喉罩通气道公司在普通型 ILMA 的基础上又推出了可视性 ILMA，其安装有光导纤维束和可拆卸显示器，为临床解决困难气管插管提供了一个新的选择。

（2）型号和选择：目前 ILMA 共有 3 种型号。3 号，适用于体重较小的成年人（体重30～50kg）或年龄较大的儿童，通气罩充气量为 20mL；4 号适用于正常成年人（体重 50～70kg），通气罩充气量为 30mL；5 号适用于体重较大的成年人（70～100kg），充气量＞35mL。3 号、4 号和 5 号 ILMA 分别适宜插入 F7.0、F7.5 和 F8.0 的特制带套囊气管导管。

（3）气管插管操作技术：将患者头颈部置于正中位，操作者用左手手指轻柔地将患者的口张开。操作者用右手拇指和食指握持住 ILMA 的金属手柄，将通气罩扁平的前端于上切牙后方抵住硬腭插入患者口腔内。轻柔地上、下提拉通气罩前端，以使润滑剂均匀地涂抹在硬腭表面（图 6－22A）。

沿通气导管的弧度将 ILMA 向下、向后推送，直至将 ILMA 推送至合适的位置。此时通气导管近端正好是位于口唇处，并基本与上切牙内表面相平行（图 6－22B）。当通气罩前端进入喉咽部基底时，操作者可感到有阻力。此时可将通气罩充气（图 6－22C）。然后，将 ILMA 的通气导管与呼吸囊或通气环路相连接，评估患者肺通气的满意程度（图 6－27D）。ILMA 处于正确位置的征象包括：①正压通气时能产生 20cmH_2O 的气道压。②能满意进行人工通气。③正压通气时可较为容易地获得 8mL/kg 的潮气量。

将准备好的特制气管导管插入 ILMA 的通气导管中。旋转并来回上下移动气管导管．以使润滑剂在其通气导管管壁表面均匀分布（图 6－22E）。在达到满意润滑后，轻柔推送特制气管导管，直至插入深度超过 15cm 处的黑色标记线。如果在推送过程中未遇到阻力，活动性栅栏可将会厌抬向上方，并使特制气管导管顺利进入气管内。当特制气管导管被插入至满意深度后（图 6－22F），将套囊充气（图 6－22G），并连接通气环路进行试通气（图 6－22H）。

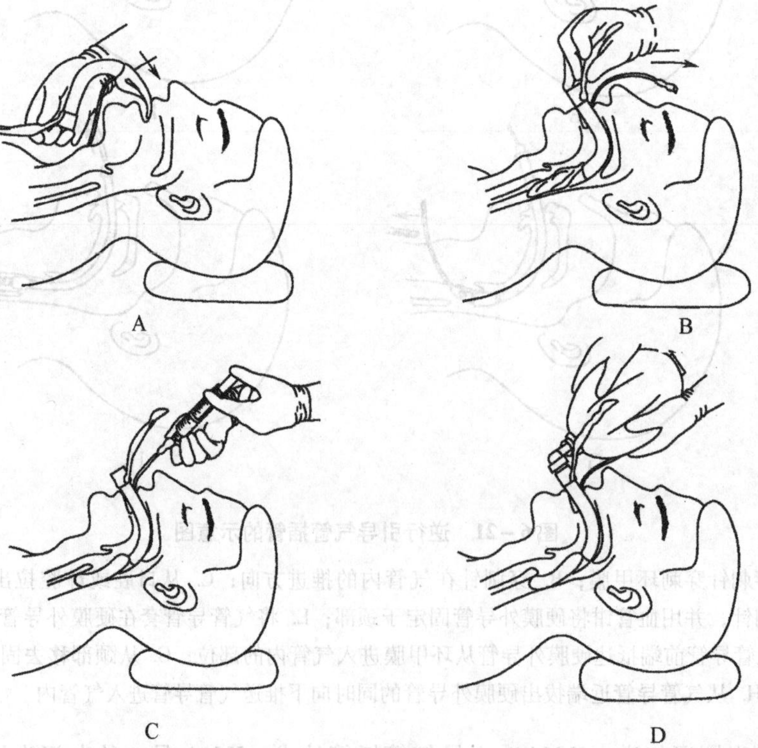

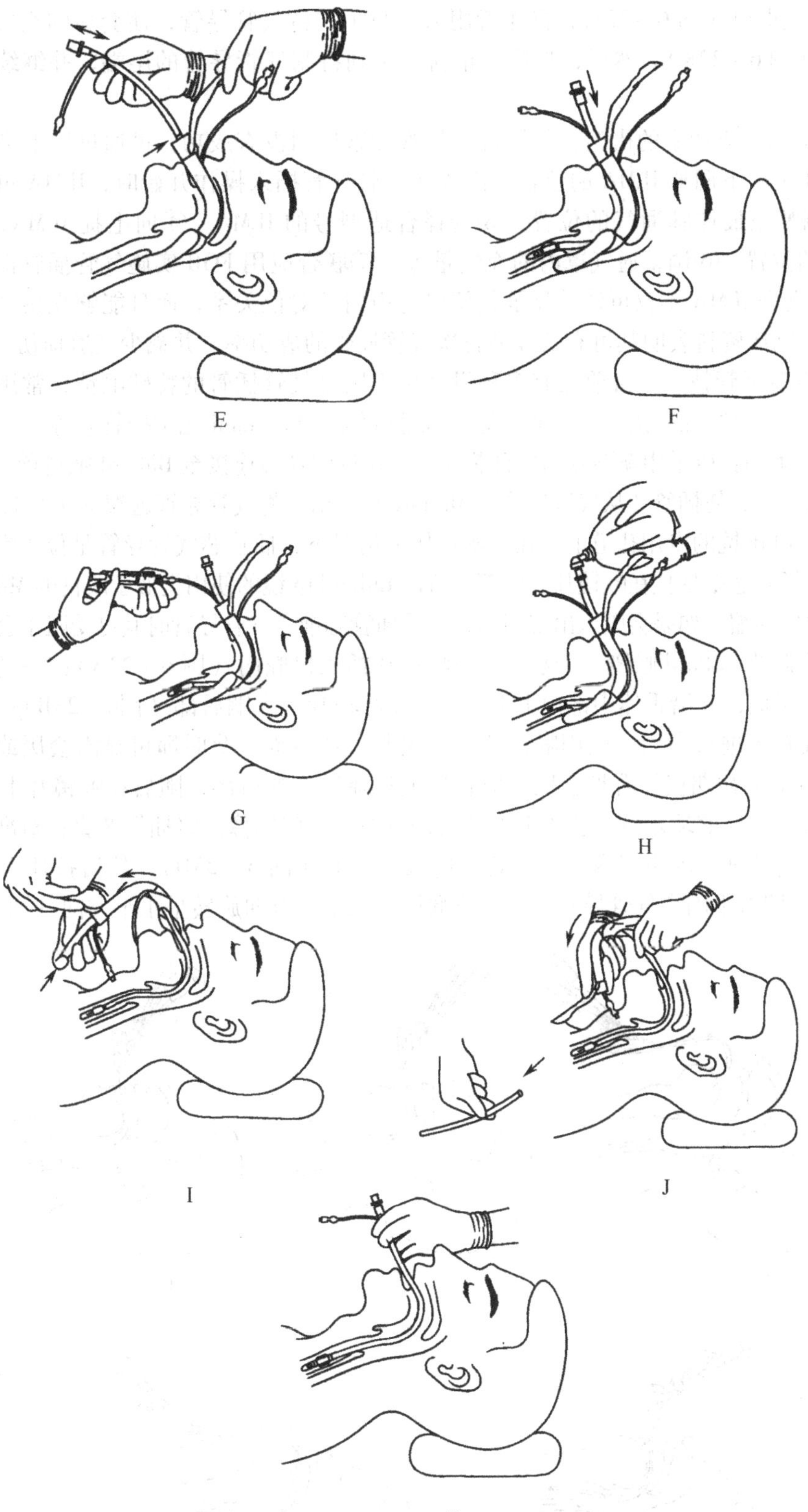

图 6-22 ILMA 引导气管插管的操作技术

在确认特制气管导管已被成功插入气管内之后，可按以下步骤拔除 ILMA：①取下特制气管导管的接头。②抽尽 ILMA 通气罩内的气体。③将 ILMA 从患者口腔内拔出的过程与插入过程完全相反，但是在退出 ILMA 的过程中，需要采用专用的稳定棒协助保持气管导管在合适的位置（图 6-22I），然后将

ILMA 从口腔内完全退出（图 6－22J），操作者用另一只手扶持气管导管，使套囊的充气导管顺利地从通气导管内穿出（图 6－22K）。然后，将接头重新连接到特制气管导管的尾端，并继续对患者进行通气管理。

（4）提高气管插管成功率的措施：如果首次气管插管试图没有成功，可通过以下措施来提高气管插管的成功率。①上、下调整 ILMA 的位置，因为在气管导管插入操作开始时，ILMA 可将喉部向下推移。②将 ILMA 调整至最佳肺通气的位置。③选择合适型号的 ILMA。④向上提 ILMA，并稍向后退。⑤调整患者头颈的位置。⑥调整通气罩内的充气量等。⑦联合应用 FOB 实施气管插管操作。⑧采用可视性 ILMA，此改良型 ILMA 不仅可清楚显示其位置与声门的对位关系，而且能够观察气管导管进入声门和气管的过程。临床资料表明其可有效提高首次气管插管的成功率，并减少气道损伤。

8. 特殊喉镜气管插管技术　目前已有多种设计用于困难气管插管的特殊喉镜，常用的有：①Bullard 喉镜。②Upsher 光导纤维喉镜。③硬质光导纤维芯喉镜。④Shikani 光学插管芯等。

（1）Bullard 型喉镜：以采用新型专用插管芯为例。在将插管芯连接至 Bullard 喉镜前，必须将气管导管预先安装在插管芯上，使插管芯从气管导管的 Murphy 孔穿出。将气管导管远端推送至喉镜片前端附近，将插管芯夹在 Bullard 喉镜的专用孔道上。在正确连接的情况下，插管芯气管导管是位于喉镜片后部凸起的右侧。因为新型插管芯是悬挂在喉镜片的后部，所以 Bullard 喉镜的使用类似于改良的 Miller 喉镜片，需使会厌向舌后部方向回缩。如果会厌未出现回缩，当沿插管芯推送气管导管时其可受阻于会厌谷。

操作者用左手握持 Bullard 喉镜，于水平面将喉镜片插入口腔内（图 6－23A）；一旦看清舌部，将喉镜片旋转成垂直平面，并沿舌体中部向下滑动，直至喉镜片进入咽后部（图6－23B）；然后采用挖掘样动作在垂直平面轻柔进行牵引，以用喉镜片向上提起舌体后面，此时即可显露会厌或声门（图 6－23C）。如果喉镜片插入初期仅能看见会厌，应将喉镜片降低至咽后部，随后在喉镜片上使用更明显的挖掘样运动，以使喉镜片前端定位于会厌下方并获得清晰的声门图像。将插管芯直接对准声门口，用右手将气管导管沿插管芯推送入声门内，直至套囊进入声门下（图 6－23D）。然后按插入时的相反方向退出 Bullard 喉镜，即右手固定气管导管，左手将喉镜片从垂直方向旋转呈水平方向（图 6－23E）。

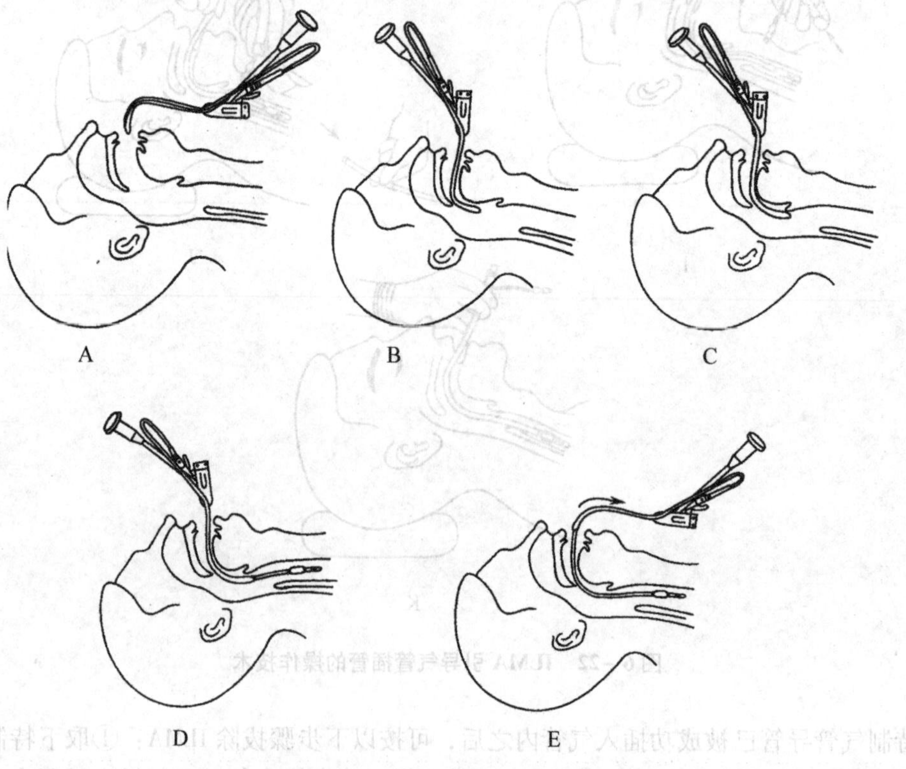

图 6－23　应用 Bullard 喉镜进行气管插管的操作技术

（2）Upsher 光导纤维喉镜：在气管插管前，需将气管导管置放在喉镜片中间的半开放状专用槽内，其适用于内径为5.5～9mm 的气管导管。气管导管前端与镜片下缘的前端相平行。

在使用 Upsher 光导纤维喉镜进行气管插管前，操作者应具有使用 Macintosh 喉镜的丰富经验。将其前端沿中线插入口腔后向前推送，其弯曲的喉镜片可以自然地随正常的咽弯曲而被推进至会厌下的声门附近。一旦从目镜中看到声门，即可在直视下向前推送气管导管进入气管内。在一些情况下，为了获得更好的声门视野，可能需将喉镜向上提起。

Upsher 光导纤维喉镜的主要优点是能够用于张口受限和颈部不能伸展的患者，似乎弥补了 Macintosh 喉镜和标准光导纤维喉镜之间的空白。

（3）光导纤维可塑芯硬喉镜：该装置的主要结构类似于 FOB，但是其镜干为一 30cm 长的金属芯，能根据需要进行塑形，主要适用于头后仰活动受限和张口受限的困难气管插管患者。

1）准备工作：使用光导纤维可塑芯硬喉镜进行气管插管时，依次需要进行的准备工作有：①接通电源。②调整焦距。③根据患者的解剖畸形，将镜干前端适当塑型呈 L 形。④在镜干上涂抹润滑油。⑤将适当型号的气管导管套在镜干上，气管导管前端的位置以超过镜干 0.5～1.0cm 为宜。⑥麻醉方法。麻醉前需应用适当剂量的镇静药（如地西泮）和抗胆碱药（如东莨菪碱或阿托品）。⑦其他。需要准备常规气管插管所需的物品，连接 ECG 导联，血氧饱和度仪探头等。

2）操作步骤：①患者取平卧位。②操作者位于患者头端或侧方。如果患者存在严重颈部瘢痕挛缩和颈椎前屈，操作者在右侧更易于操作。③助手在患者头顶侧，协作托起下颌或将舌体拉出，以保持呼吸道通畅。④将套有气管导管的镜干沿口腔中线插入食管内，向上提拉喉镜，经目镜进行观察，同时缓慢后退镜干，当镜干前端退出食管口，一般正好是位于会厌下，看清会厌后，在会厌下方寻找声门。⑤清楚显露声门后，在声门处于开放时迅即将气管导管插入气管内，然后缓慢退出镜干，并同时将气管导管推送至合适深度。

3）优点：在困难气管插管的处理中，应用光导纤维可塑芯硬喉镜具有以下明显的优点。①可以起着插管芯和舌拉钩样作用，气管插管操作时可向上提起舌根，有助于保持气道通畅。②可按要求将镜干塑形成一定的弯度，有助于适应患者气道的解剖弯曲。③镜干较硬，在口外操作就能使其在咽喉部按所需方向任意移动和进退，可相当容易地寻找到声门口，从而提高气管插管的成功率和缩短气管插管的操作时间。④对麻醉深度的要求相对较低。

4）缺点：①镜干不能套入直径6mm 以下的气管导管，所以不能用于年龄更小的患者。②不具有吸引装置，难以及时清除阻碍视线的分泌物或经吸引装置实施表面麻醉。③不具有给氧装置，操作中不能同时进行给氧或喷射通气。④因镜干较硬，不适应鼻道的弯度，所以仅适用于经口气管插管操作。

（4）Shikani 光学插管芯（SOS）：设计 SOS 的主要目的是处理困难气管插管，其结合了光索和 FOB 的优点。SOS 有小儿和成人两种型号，小儿 SOS 的镜干适用的最小气管导管内径为 2.5mm。

1）结构：该气管插管装置是由镜干、镜体和带电池的手柄组成，镜干和镜体内含有光导纤维用于照明和成像，手柄尾端有目镜和光源开关。目前已有可外接光学纤维成像系统的 SOS。

2）准备工作：采用 SOS 实施气管插管的准备工作基本上同光导纤维可塑芯硬喉镜，将适当型号的气管导管套在镜干上并用导管固定器固定，并将镜干前端适当塑形呈 L 形。

3）操作技术：发明者 Shikani 推荐的标准气管插管操作方法是，操作者站在患者头端，采用左手提起下颌或采用直接喉镜提起舌体，右手持 SOS 并从中线将 SOS 插入，沿舌体表面推进并通过目镜寻找会厌和声门等解剖结构，在清楚显露声门后，将 SOS 前端插入声门下，然后沿 SOS 将气管导管插入气管内。

北京中日友好医院的贾乃光教授等曾提出通过左侧磨牙入路采用 SOS 实施气管插管，具体操作方法是：操作者站在患者左侧近头端的位置，用左手上提下颌，用右手握持 SOS，将装有气管导管的 SOS 紧贴患者左侧口角插入口腔，操控 SOS 使其与患者躯干平行向尾端插入，直至在患者左侧颈部出现光亮点。固定 SOS 在患者口角的位置，右手操控手柄使镜体远端向患者颈部中线轻轻滑动，直至感到落空感并观察到光亮点位于颈部中线甲状软骨下。此时，操作者通过 SOS 目镜可清楚地看到声门，直视下继续推进 SOS 使之通过声门并见到气管环，然后用左手沿 SOS 镜干将气管导管插入气管内，同时用右手将 SOS 沿患者口咽部生理弧度退出。至今他们采用此方法已经完成了 15 000 多例气管插管操作，发现该入路在诸多方面优于正中入路。

二、面罩通气不能且气管插管失败患者的处理

在麻醉诱导后，如果患者出现面罩通气不能且气管插管失败（CVCI）状态，SpO_2 将急剧下降，这种情况持续 3～5min 就会导致患者脑缺氧，甚至心搏停止和脑死亡。这种情况异常危急，麻醉科医师必须立即采取有效措施进行处理。这些处理措施包括非手术方式和紧急手术方式。

（一）非手术处理方式

1. 联合导气管　联合导气管是一新型紧急气道，它是双腔导管，包括食管腔和气管腔。无论是插入食管还是气管内，只要将通气环路连接至相应的管腔，均可实现有效的肺通气。在 CVCI 处理中，应用联合导气管的主要优点有：①插入不需要直接喉镜、良好的照明和其他器械，所以建立通畅气道不受不利环境因素或缺乏熟练操作人员的阻碍。②因其使用无须显露声门，所以对于声门显露困难的气管插管不再是障碍。③如联合导气管进入食管，则可经气管腔进行胃液抽吸，口咽部套囊能有效地防止口内容物误吸。④如果需将其替换成气管导管，将口咽部套囊放气后可用直接喉镜或 FOB 寻找声门。⑤联合导气管无须进行外固定，因为口咽部套囊充气后正好挡在硬腭的后面。

2. LMA　在困难气道患者，LMA 不仅可作为 CVCI 患者的应急气道，而且可协助完成气管插管操作。在 CVCI 患者的处理中，及时正确地使用 LMA 可避免经气管通气。

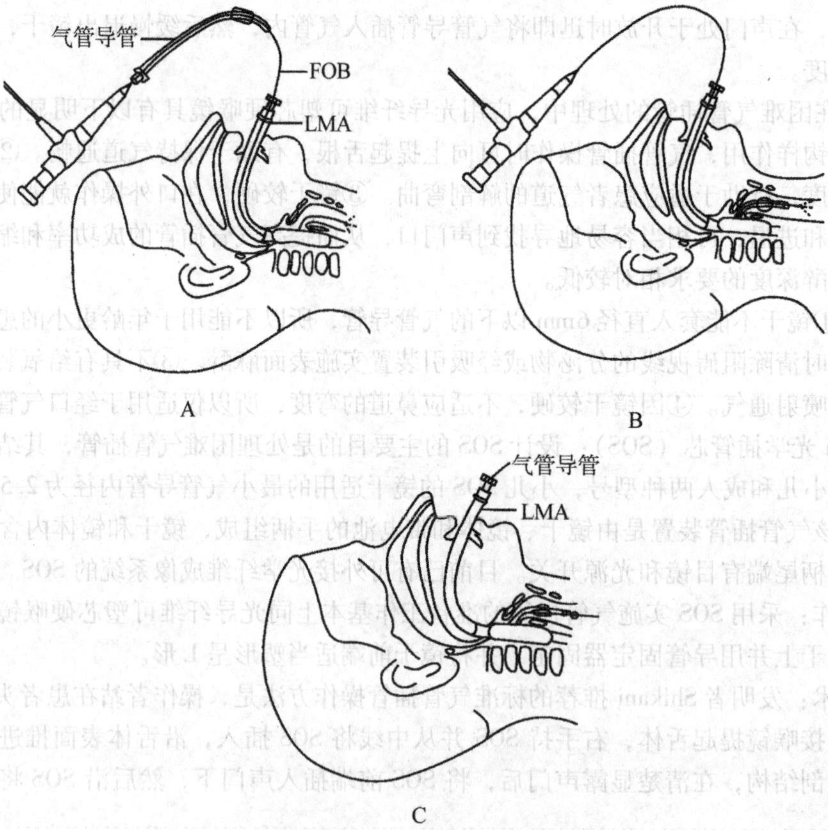

图 6－24　通过 LMA 应用 FOB 引导气管插管的操作方法

经过 LMA 插入 FOB 在直视下进行气管插管是最准确的方法。在 CVCI 患者按常规方法插入 LMA 后，检查其位置正确和通气功能良好后，将套有气管导管的 FOB 镜干插入 LMA 的通气导管内；一旦其前端从栅栏口探出，稍微向前推进 2～3cm 即可见到会厌和声门。在声门处于开放位的情况下将 FOB 插入气管内（图 6－24A）。即使 LMA 的通气导管与气管不在同一轴线上，亦可通过改变 FOB 前端的角度

将其插入气管内。沿 FOB 的镜干将气管导管经 LMA 插入气管内（图6－24B）；然后退出 FOB，将气管导管和 LMA 的通气导管一起固定（图6－24C）。如果气管插管后需要退出 LMA，可采用以下方法：采用另外一个稍细的气管导管顶住已经插入气管内的气管导管，然后将 LMA 退出，操作中谨防将气管导管从气管内退出。在气管导管内插入一个气管导管交换器或喷射通气芯，将 LMA 和气管导管一起退出，然后沿气管导管交换器或喷射通气芯再将气管导管插入。

在困难气道患者，亦可通过 LMA 插入光索进行气管插管。操作时，首先将润滑良好的光索套上气管导管，将光索插入 LMA 的通气导管内向下推送。一旦光索的前端从 LMA 的栅栏口探出，再稍微向下推送即可在喉结附近看到清晰的透光点，说明光索的前端已位于会厌附近。向下继续推送光索，如果透光点移行至胸骨上窝上方，此乃光索前端在气管内而非食管内的准确征象（图6－25）。当将光索推进至胸骨下时，光亮点消失，然后沿光索将气管导管插入气管内即可。

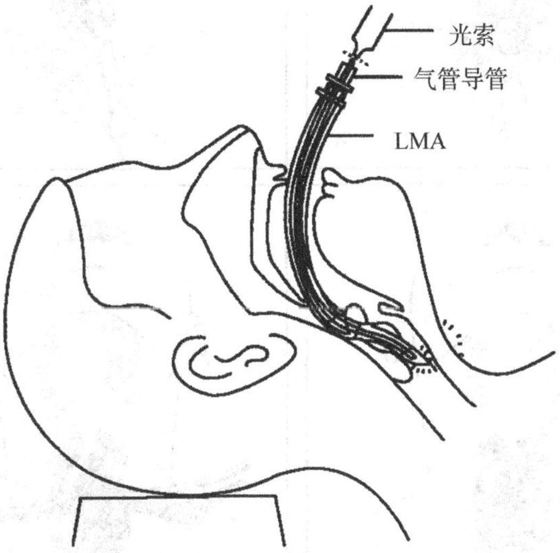

图6－25　通过 LMA 应用光索引导进行气管插管的示意图

3. 喉导管　与联合导气管一样，喉导管的通气导管上安置有两个套囊，上方的口咽套囊充气后可阻塞住鼻和咽部，以防止通气中气流从鼻腔和口腔流出；下方的食管套囊充气后可有效将食管阻塞，不仅能有效防止正压通气中出现胃充气，而且可使气流向喉－气管内流动。

临床应用表明，喉导管具有以下明显的优点：①插入操作简单、与喉口对合良好，密闭可靠。②在需要进行紧急气道控制的患者，如果操作者实施气管插管操作不方便或不熟练，插入喉导管能迅速建立有效肺通气。③由于其独特的 S 形短通气导管设计，故与上气道解剖具有良好的适应性。④喉导管的插入操作属于盲探性质，不需任何特殊器具（如喉镜），故在因喉镜显露差而导致气管插管困难的患者，插入喉导管建立有效肺通气亦不再困难。⑤由于喉导管不需插入声门和气管内，故对声带和气管无刺激作用。⑥直接插入便可到达食管入口处，由于进入食管内的长度较短，故对食管损伤的可能性亦较联合导气管小。⑦能有效预防胃内容物误吸。⑧由于其材料中不含乳胶，故与机体组织的相容性较好，对口腔、咽和喉组织的刺激性较小。

（二）紧急手术处理方式

1. 经气管喷射通气　采用粗口径静脉套管针穿刺环甲膜进行 TTJV 是一种操作简单，并且相对安全和有效的肺通气方法，尤其是在缺乏富有气道管理经验麻醉科医师和必要气道管理设备的情况下。但是，TTJV 不是一种安全保证患者气道的确切方法，在可能的情况下，应尽快完成气管插管或改用其他更确切的通气装置。

2. 气管切开术或环甲膜切开术　如果经上述处理无法解决问题，就应该立即采用紧急气管切开术或环甲膜切开术。即使外科医师不在场，麻醉科医师亦可做简单的类似手术。与气管切开术相比，环甲膜切开术更为简单、安全，经过适当的训练可在 30s 内完成整个手术过程（图6－26）。亦可采用经皮穿刺环甲膜切开术，目前已经有多种此类商品性器械，能够更快捷地建立通畅的气道，从而挽救患者的生命。这些手术气道技术训练均已被列入医学院校麻醉科的教学课程之中。

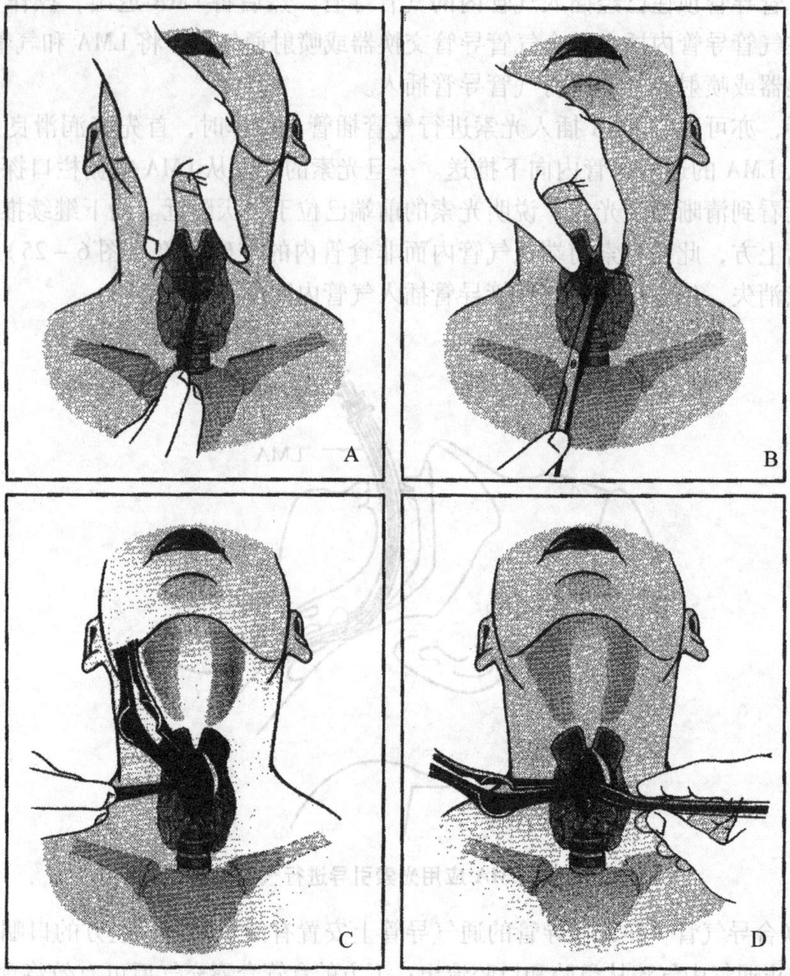

图 6-26　紧急环甲膜切开术的操作示意图

A. 切开皮肤和皮下组织；B. 撑开皮下组织显露环甲膜；C. 切开环甲膜；D. 插入专用气道导管

三、困难气道患者的拔管

气管插管和拔管是困难气道患者麻醉处理过程中的两个重要步骤。对于困难气道患者，在手术结束后必须安全地拔管。在拔管前，必须考虑造成困难气道的原因是否仍然存在，然后再根据患者的具体情况采取相应的措施。

（一）困难气道的原因已解除

如果造成困难气道的原因经手术治疗已经消除（如颈部瘢痕已被切除），预计拔管后的气道控制不再困难，可进行常规拔管处理。最简单的方法是在拔管前用直接喉镜显露咽喉部，如果可清楚看到气管导管进入声门的位置，示再次气管插管无明显困难。

（二）困难气道的原因依然存在

如果手术结束后困难气道的原因仍然存在，拔管后患者则有再度发生呼吸窘迫的危险，那么再次气管插管和通气将更加困难甚至无法进行。在此种情况下，理想的拔管方法应当是逐步、渐进和可控的。可采用以下方法进行安全拔管。

（1）在患者呼吸恢复良好和完全清除口、咽、鼻和气管导管内分泌物后，待患者完全清醒后再拔管。此方法尤其适用于饱胃、口腔手术伤口仍有渗血或实施上、下颌骨固定的患者。虽然此方法的安全性高，但较为费时，患者的痛苦也较大。另外也不适用于高血压、心脏病、颅内压增高和气道高敏患者。

（2）拔管前通过气管导管在气管内放置引导管，如胃管，较软的空心引导管、气管导管交换器等，拔除气管导管后保留引导管在气管内，根据患者的气道情况决定是接着拔除引导管还是顺着引导管重新插入气管导管。必要时可在空心引导管近端连接合适的接头，并与氧源或喷射呼吸机相连接，以进行气管内吹氧或通气。

（3）经喷射通气引导芯拔管：是更为理想的方法。在拔管前，经气管导管插入喷射通气引导芯（图 6－27A），为了证实其确切位于气管内，插入后可在其近端连接 CO_2 测定装置，如果有满意的呼出气 CO_2 波形，则说明其位置正确（图 6－27B）。在患者深吸气后气管导管套囊放气，并同时拔出气管导管，而喷射通气引导芯仍留在气管内（图 6－27C）。自主呼吸下可经喷射通气引导芯吸氧，一旦患者出现呼吸困难，即刻就能经喷射通气引导芯进行喷射通气。必要时，可沿喷射通气引导芯再次插入气管导管（图 6－27D）。

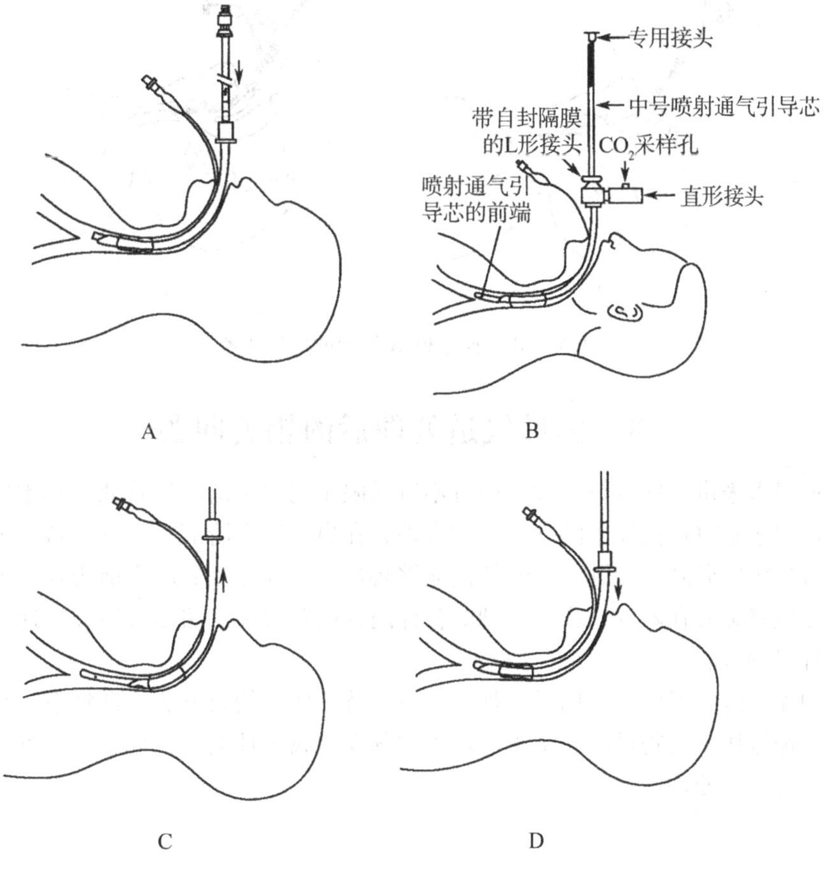

图 6－27 通过喷射通气引导芯拔管的操作技术

（4）经 FOB 拔管：拔管前通过气管导管将 FOB 插入气管内（图 6－28A），然后将气管导管退至 FOB 镜干后端，而 FOB 留在气管内（图 6－28B），这样经 FOB 吸引通道不仅可进行气管内吸引、给氧或喷射通气，而且亦可观察整个气道的情况（图 6－28C），必要时可以沿 FOB 重新将气管导管插入气管内（图 6－28D），尤其是在长期气管插管的患者。

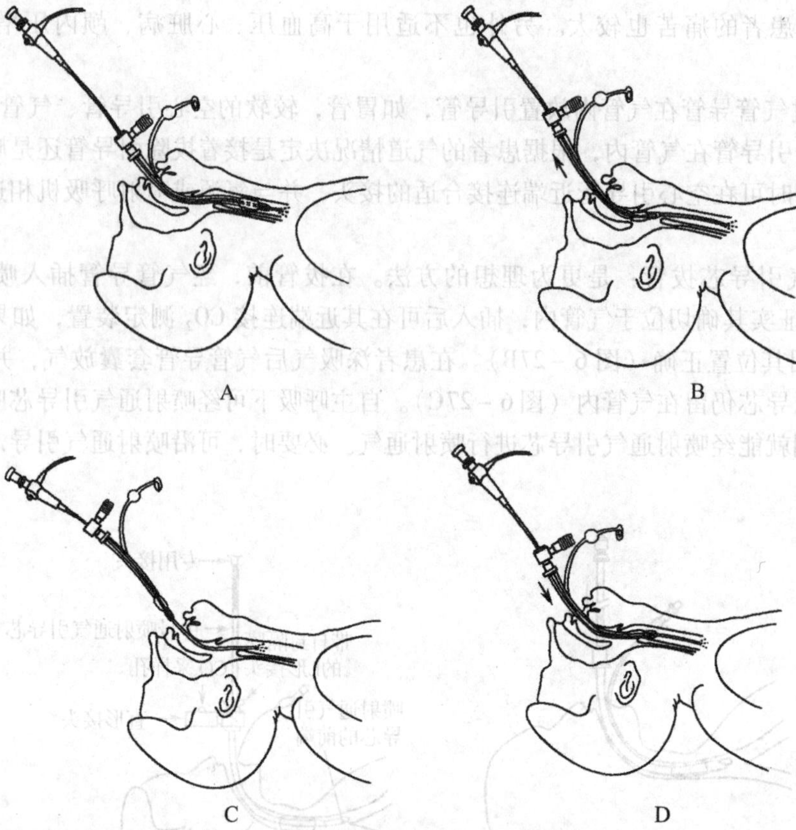

图 6－28　通过 FOB 拔管的操作技术

四、困难气道处理后的相关问题

对于困难气道患者来讲，麻醉科医师的职责不应局限于完成术前的气管插管和术后的安全拔管。为了预防这类患者再次手术时可能发生的气道管理意外，在患者完全清醒后，麻醉科医师应向患者及其家属详细介绍气道管理中所遇到的问题，以便他们能够将这一情况在日后的术前告知有关麻醉科医师。另外，麻醉科医师亦应将患者在麻醉过程中遇到的各种问题以及解决方法尽可能详尽地记录在病案中，以作为日后手术麻醉时参考。

在西方发达国家，医学界已经采用了一种记录患者特殊病史的新方法，即将患者某些有特殊记载的病史如心肌梗死、糖尿病、药物过敏和困难气道等均刻在金属手环上。在危急情况下，医护人员可以此为依据对患者进行适当的处理。

（石　军）

第七章

喉罩通气的临床应用

一、喉罩分类

1. 普通喉罩（第一代） 如下所述。

（1）经典喉罩（Classic LIA cLMA）。

（2）一次性使用普通喉罩（LMA - Unique，LM - Ambu AuraOnce）。

（3）可弯曲喉罩（LMA - Flexible）。

2. 插管喉罩（第二代） 如下所述。

（1）气管内插管型喉罩（LMA - Fastrach）。

（2）可视插管喉罩（LMA - CTrach）。

（3）Cookgas 喉罩。

（4）AmbuAura - i 喉罩。

（5）BlockBuster 喉罩。

3. 气道食管双管喉罩（第三代） 如下所述。

（1）复用性双管喉罩 Proseal 喉罩（LMA - Proseal）。

（2）一次性使用双管喉罩（LMA - Supreme、I - gel 喉罩、Guandian 喉罩）.

二、喉罩分类特点

1. 普通喉罩（第一代）特点 如下所述。

（1）经典喉罩

1）经典喉罩罩囊由硅橡胶材料制成，口咽部密封压为 16 ~ 24cmH_2O，没有食管引流管，主要用于择期空腹患者的四肢、体表短小手术，可保留自主呼吸。短时间的正压通气是安全的，不推荐长时间的正压通气。

2）推荐使用 40 次，需要清洗和消毒。合理选择患者配合良好的术中管理，喉罩麻醉发生误吸的风险是非常低的。Bernardini 等人分析了 35 630 例经典喉罩使用的数据，发现仅有 3 例报道发生误吸。Sidaras 研究指出使用经典喉罩发生误吸的概率约为 1/11 000。

3）由于经典喉罩消毒步骤复杂，并且即使在消毒后仍可被检测出残存有血及蛋白类物质，因此一次性使用喉罩越来越受到关注。

（2）一次性使用普通喉罩（LMA - Unique）

1）LMA - Unique 是一次性使用的普通喉罩，罩囊由 PVC 材料制成，在一次置入成功率、总体置入成功率、口咽部漏气压、置入耗时、术后并发症（咽痛、吞咽痛和声嘶）的发生率均与经典喉罩相近。

2）LM - Ambu AuraOnce 喉罩是于 2004 年上市的一次性单管喉罩。它的通气管被预塑成一定角度以便于置入喉罩；通气道末端无栅栏。与经典喉罩相比，Ambu 喉罩一次置入成功率与经典喉罩相当，置入时间短，口咽部漏气压高，可用于保留自主呼吸和 IPPV 的麻醉管理。

（3）可弯曲喉罩（LMA - Flexible）

1）可弯曲喉罩是 Brain 设计的主要应用于口咽部、头部、颈部和上部躯干手术的喉罩。

2）可弯曲喉罩的罩囊由硅橡胶材料制成，其平均密封压 20cmH_2O，由一个与普通喉罩相同的通气罩和一个可弯曲的钢丝加强通气管构成，它的通气管比普通喉罩的通气管长且细。通气管长度的增加是为了使麻醉回路远离手术野；通气管口径较细，是为了行口腔内手术时，减少通气管占用口腔内的空间；通气管使用钢丝加强管是为了减少打折的机会。

3）可弯曲喉罩不适用于需置入器械到呼吸道、肺和胸廓的顺应性不好、饱胃或需要长时间保留自主呼吸的患者。

2. 插管喉罩（第二代）特点　如下所述。

（1）气管内插管型喉罩（ILMA，LMA FastrachTM）

1）出现于 1997 年，可用的型号有 3 号、4 号和 5 号，最大可通过 ID 8.0mm 的 ETT。

2）通气管与引导手柄连为一体，由不锈钢制成，弯度更大，会厌提升栅栏降低了 ETT 插入时受阻的概率，出口的 V 形凹槽引导坡道使 ETT 始终处于中间位置而易于通过声门。

（2）可视插管喉罩（LMA - CTrach）

1）LMA - CTrach 是一种改良型插管喉罩，含有内置式光导纤维和一个可拆卸的屏幕，可以提供 ETT 通过声门的实时影像。

2）CTrach 喉罩是唯一可以同时通气、气管插管和可视的工具，与 Fastrach 喉罩相比，CTrach 喉罩在正常气道的患者首次插管成功率更高（96%）。

（3）Cookgas 喉罩

1）Cookgas 喉罩于 2004 年被应用于临床，兼具 Classic 喉罩管壁柔软、变形能力强和 Fastrach 喉罩管腔大、引导插管简单且喉罩退出容易的特点。

2）Cookgas 喉罩材质较软，罩体较大，置入的条件较低，甚至可经 1cm 张口度完成喉罩置入，插管成功后可以继续保留原处并在紧急情况下辅助拔除 ETT。

（4）Ambu Aura - i 喉罩

1）Ambu Aura - i 喉罩是 Ambu 公司推出的一款插管型喉罩，有 8 种型号可供选择，可用于新生儿、儿童和成人，最大可通过 ID 8.0mm 的 ETT。

2）喉罩弯曲度符合解剖弯曲，置入方便，可采用普通 PVC 导管插管。无会厌栅栏，纤支镜检查和引导插管方便，亦可使用配套的可弯曲可视工具 aScope，一般不建议盲探插管。

（5）BlockBuster 喉罩（鸣人喉罩）

1）BlockBuster 喉罩是 2013 年新上市的一款多功能插管型喉罩，兼具 Classic 喉罩管壁柔软、Supreme 喉罩置入方便、ProSeal 喉罩食管引流功能、密封性能出色以及 Fastrach 喉罩引导插管简单的特点。

2）BlockBuster 喉罩通气管短粗且无会厌栅栏的设计方便纤支镜等可视工具检查，插管成功后易于退出喉罩。

3）扁圆形通气管可避免出现过度弯曲和打折，双管喉罩的设计则有助于减少误吸。

4）通气管出口带有斜坡，ETT 与喉罩通气管角度较大，有助于引导 ETT 指向声门。与其配套的特制 ETT 采用直型钢丝加强型设计，尖端较长且非常柔软，无论导管如何旋转尖端始终居于中心位置，具有自身引导插管的功能。

3. 气道食管双管喉罩（第三代）特点　如下所述。

（1）与单管喉罩相比，双管喉罩有与通气管完全隔离的食管引流管，口咽部密封压高于单管喉罩，有效性和安全性提高，适用手术类型更广，可应用于腹腔镜、剖宫产等腹压较高、反流风险较大的患者，并可满足较长时间的机械通气。

（2）复用性双管喉罩 Proseal 喉罩（LMA - Proseal）

1）LMA - Proseal 是最早出现的复用型双管喉罩，罩囊由硅橡胶材料制成，其最大特点是口咽密封压高达 30cmH_2O，具有完全分开的气管通路和食管通路，可经食管通路置入胃管，降低了反流误吸的风险，具有里程碑的意义。

2）与经典喉罩相比，Proseal 喉罩主要有以下改进。

A. 设置有单独的食管引流管，可减少反流误吸的风险。通过置入胃管，可检查喉罩对位是否良好、吸引胃内容物、减少胃胀气及吸引胃反流物。

B. 通气罩背面附加气囊，可将通气罩推向喉部组织，其口咽部密封压比经典喉罩增加 50%，因此减少术中漏气发生概率，保证有效的通气量；同时提高气道安全性。

C. 通气罩罩体较深，减少会厌阻塞通气罩远端开口的机会。

D. 通气管远端无栅栏，但引流管可起到一定栅栏的作用。

E. 已有内置牙垫。

F. 如位置不正确，很容易识别。与经典喉罩相比，Proseal 喉罩首次置入成功率比经典喉罩低，但总体成功率相近。

3）置入双管喉罩建立有效气道耗时比经典喉罩长。

4）除经典喉罩的适应证外，Proseal 喉罩还可应用于剖宫产、腹腔镜等较高反流误吸风险的手术，还可用于侧卧位及俯卧位等特殊体位的手术，可耐受较长时间的正压通气。

（3）一次性使用双管喉罩（LMA – Supreme、I – gel 喉罩、Guandian 喉罩）

1）Supreme 喉罩

A. Supreme 喉罩具有 ProSeal 喉罩、一次性使用喉罩和插管型喉罩的特点，由 PVC 材料制成，N_2O 不能透过 PVC 进入罩囊。

B. Supreme 喉罩平均气道密封压为 24cmH_2O，通气管切面呈椭圆形，预塑有符合人体口咽部解剖的弧度，以便于喉罩置入。通气管有内置牙垫，设有与通气管独立的食管引流管，可放置胃管进行胃减压。

C. 与 Proseal 喉罩相比，Supreme 喉罩在置入耗时、口咽部漏气压和术后并发症（咽痛、吞咽痛及声嘶）等方面均无明显差异。

2）I – gel 喉罩

A. I – gel 喉罩是免充气的一次性双管喉罩，气道密封压为 28 ~ 30cmH_2O。整个喉罩由硅酮材质所制，硬度适中，不需充气，应用较为简单快捷。

B. 通气管呈椭圆形，可防止置入后移位或扭曲。通气管较粗且通畅，可用于无痛纤支镜检查和经 I—gel喉罩行气管插管。

3）Guardian 喉罩

A. Guardian 喉罩是国产一次性使用的双管喉罩，罩囊由硅橡胶材料制成，气道密封压平均为 30cmH_2O，通过食管引流管可置入 14F 的胃管。

B. 有罩囊压力指示器，可监测罩囊内压力，避免或减少因罩囊内压力过高引起的咽部不适的发生率。

三、主要优点

（1）使用简便，迅速建立人工气道（自主、控制）。

（2）插管成功率高，未训练 87%，总成功 99.81%。

（3）通气可靠，取代面罩效果更好。

（4）可避免咽喉、声带及气管损伤。

（5）刺激小、心血管反应小。

（6）急救（紧急通气）。

四、缺点

（1）封闭效果不好，可发生胃胀气（尤其 IPPV），不宜过高正压通气。

（2）喉罩比面罩易发生食管反流，饱胃患者禁用。

（3）口腔分泌物增多。

（4）部分类型喉罩不能使用普通吸痰管通过喉罩吸引气管内的分泌物。

五、临床中的应用

（1）作为通气工具用于全身麻醉术中的气道管理，可保留自主呼吸，也可行 IPPV。

（2）当发生插管困难和面罩通气困难时，插入喉罩，进行 IPPV。

（3）对困难气道患者，先插入喉罩，后经喉罩行气管插管。

（4）用于急救和心肺复苏的气道管理。

六、适应证

（一）一般适应证

（1）门诊及短小手术全身麻醉患者。

（2）全身麻醉下行成人和儿童的短小体表和四肢手术。

（3）需要紧急建立人工气道的患者。

（4）需要气道保护而不能气管插管的患者。

（5）CT 检查及介入治疗镇静或全身麻醉的气道管理。

（6）颈椎不稳定全身麻醉患者。

（7）危重患者 MRI 检查。

（8）腹腔镜手术。

（9）眼科手术适宜使用喉罩，较少引起眼压升高，术后较少呛咳、呕吐，喉罩拔出反应小，眼压波动幅度小，利于保证眼科手术治疗，尤其利于闭角型青光眼患者，喉罩可列为首先。

（二）特殊情况下的适应证

1. 并发有心血管疾病的患者　如下所述。

（1）LMA 可用于有冠心病患者需要在全身麻醉下行短小的体表和四肢手术。

（2）LMA 的插入对心血管的影响比在直接喉镜下行气管内插管要小。

2. 神经外科手术患者　在颅内动脉瘤夹闭手术患者和颅内压升高的患者，手术操作结束后，在较深麻醉下拔出 ETT，插入 LMA，这样可减少全身麻醉患者在拔管时出现的高血压和咳嗽，避免颅内压升高。

3. 头颈外科和眼科手术　如下所述。

（1）LMA 非常适用于全身麻醉下行头部、颈部的短小手术。包括眼科手术、耳鼻喉手术和整容手术。

（2）LMA 通气道可弯曲，可减少对手术野的影响。对眼内压升高的患者行眼内手术，麻醉诱导后在直接喉镜下行气管内插管操作和术后拔出 ETT 将明显增加 IOP，而 LIAL 的插入和拔出对 IOP 的影响较小。

4. 呼吸内科和胸外科　如下所述。

（1）在表面麻醉加镇静或全身麻醉下，插入喉罩，保留自主呼吸，用静脉麻醉或吸入麻醉维持。

（2）通过喉罩行纤维喉镜和纤维支气管镜检查。

（3）通过喉罩用 Nd - YAG 激光切除气管内和隆突上肿瘤。

（4）通过喉罩放置气管和支气管扩张器。

5. ICU　如下所述。

（1）可通过喉罩放入纤维支气管镜，在纤维支气管镜指导下行经皮气管造口术。

（2）由于在困难气道患者硬气管镜放置困难和气管插管困难或由于气管肿瘤靠近声门而不宜行气管插管患者，通过喉罩行纤维喉镜、纤维支气管镜检查或行激光切除气管内和隆突上肿瘤是唯一选择。

七、禁忌证

（一）绝对禁忌证

（1）未禁食及胃排空延迟患者。

（2）有反流和误吸危险：如食管裂孔疝、妊娠、肠梗阻、急腹症、胸腔损伤、严重外伤患者和有胃内容物反流史。

（3）气管受压和气管软化患者麻醉后可能发生的呼吸道梗阻。

（4）肥胖、口咽病变及 COPD、妊娠超过 14 周。

（5）张口度小，喉罩不能通过者。

（二）相对禁忌证

1. 肺顺应性低或肺阻力高的患者　此类患者通常正压通气（25 ~ 30cmH_2O），常发生通气罩周围漏气和麻醉气体进入胃内。

2. 咽喉部病变　咽喉部脓肿、血肿、水肿、组织损伤和肿瘤的患者。喉部病变可能导致上呼吸道梗阻时。

3. 呼吸道不易接近或某些特殊体位　如采用俯卧、侧卧和需麻醉医师远离手术台时。因 LMA 移位或脱出及呕吐和反流时，医师不能立即进行气管插管和其他处理。

八、插入方法

1. 喉罩置入麻醉　同气管插管麻醉，麻醉不能过浅，等下颌松弛，咽喉反射消失，可置入喉罩，但绝对不能用硫喷妥钠静脉诱导，因极容易引起严重喉痉挛，选用氯胺酮时注意术前选用止分泌物的药物。

2. 喉罩置入法　如下所述。

（1）盲探法：较常用，有两种方法。

1）常规法：头轻度后仰，操作者左手牵引下颌以展宽口腔间隙，或是麻醉助手双手提起下颌，操作者右手持喉罩，罩口朝向下颌，沿舌正中线贴咽喉壁向下置入，直至不能再推进为止。

2）逆转法：置入方法与常规方法基本相同，只是将喉罩口朝向硬腭置入口腔至咽喉底部后，轻巧旋转 180°，再继续向下推置喉罩，直至不能推进为止。

（2）喉罩置入的最佳位置

1）最佳位置是指喉罩进入咽喉腔，罩的下端进入食管上口，罩的上端紧贴会厌腹面的底部，罩内的通气口正对声门，如果位置不正，可以轻轻按压甲状腺软骨可以方便调整位置。

2）小于 10 岁的患儿置入喉罩的平均深度 = 10cm + 0.3 × 年龄（岁）。

（3）鉴定喉罩位置是否正确方法

1）置入喉罩后施行正压通气，观察胸廓起伏的程度，听诊两侧呼吸音是否对称清晰，听诊颈前区是否漏气和杂音。

2）观察呼吸机，气道压力设定是否在 25cmH_2O，否则易发生漏气或气体入胃。

（4）喉罩的型号与套囊充气范围及患者体重关系见表 7 - 1。

表 7-1 喉罩的型号与套囊充气范围及患者体重关系

喉罩型号	喉罩充气范围（mL）	患者体重（kg）
1	4~6	<5
1.5	7~10	5~10
2	10~15	10~20
2.5	14~21	20~30
3	20~30	30~50
4	30~40	50~70
5	40~60	70~100
6	55~75	>100

九、喉罩麻醉注意事项

（1）小潮气量 6~8mL/kg，呼吸频率 10~14 次/分。

（2）罩囊内压 <60cmH_2O。

（3）如使用硅橡胶罩囊的喉罩，N_2O 可透过硅橡胶进入罩囊内，可增加罩囊内的压力，需要监测罩囊内压，避免罩囊内压 >60cmH_2O。

（4）如使用双管喉罩，建议常规经食管引流管置入胃管，先主动吸入，后开放胃管，不需要用负压吸引器持续吸引胃管。

（5）喉罩置入的原则是下颌关节松弛，根据手术的需要来决定是否给予肌松剂，如不给予肌松剂，可以做保留自主呼吸的全身麻醉。

（6）喉罩下面涂上润滑油，前面尽量少涂或不涂以免插入后诱发咳嗽；置入喉罩要轻柔，避免暴力引起的气道损伤。

（7）麻醉术中需要适当的睡眠、镇痛和肌松，避免麻醉过浅。

（8）手术结束，成人可在清醒后拔出喉罩，儿童可在深麻醉、右侧卧位下拔出喉罩。

（9）喉罩在困难气道中的应用

1）喉罩作为通气工具或插管引导工具，可用于颈椎病、使用颈托、产科、强直性脊柱炎、睡眠呼吸暂停、肥胖、先天性疾病和有反流误吸风险等多种困难气道的患者，Mallampitti 分级和 Cormack - Lehane 分级与喉罩置入的难易程度无关。

2）当遇到不能插管，又不能通过面罩通气（CICV）时，首先置入喉罩进行通气，并通过喉罩行气管插管。

十、小结

（1）麻醉医师在麻醉术中最重要的任务之一是维持患者的气道通畅和保证有效的气体交换，气道工具的选择取决于手术入路、手术时间长短、误吸风险、患者的体重以及麻醉医师个人经验等。

（2）要熟练掌握各种喉罩的特点，喉罩的适应证、禁忌证以及喉罩术中管理才能在喉罩麻醉中游刃有余。

（王国喜）

第八章

吸入全身麻醉技术

第一节　吸入麻醉药的药理学基础

一、肺泡最低有效浓度

（一）定义

肺泡最低有效浓度（minimum alveolar concentration，MAC）是指在一个大气压下，50%的患者对外科手术切皮引起的伤害性刺激不产生体动或逃避反应时肺泡内麻醉药浓度，一般以所测呼气终末吸入麻醉药浓度予以代表。（表8-1）

表8-1　常用吸入麻醉药的MAC（1个大气压下，37℃）

	0.65MAC	1.0MAC	MACawake	2MAC
氧化亚氮	65.00	105	41.00	202
氟烷	0.48	0.75	0.30	1.50
恩氟烷	1.09	1.7	0.67	3.36
异氟烷	0.75	1.2	0.46	2.32
七氟烷	1.11	2.0	0.78	3.42
地氟烷	6.0	-	-	-
氙气	-	71	-	-

注：氧化亚氮：N_2O。

（二）MAC的临床意义

（1）吸入麻醉药在肺泡与血液内达到平衡后，MAC即可能反映脑内吸入麻醉药分压，类似于量-效曲线的ED_{50}，一般认为可借此评价不同吸入麻醉药的效能，且此时与其他组织的摄取和分布无关。但MAC不能代表反映麻醉深度的所有指标，在相等的MAC下，药物对机体的生理影响并不相同。

（2）由于进入麻醉状态主要取决于麻醉药的分子数量而不是分子类型，因此，MAC具有相加性，即若同时吸入两种麻醉药，各为0.5MAC，其麻醉效能相当于1.0MAC的单一吸入麻醉药。临床上利用此特性复合应用两种吸入麻醉药，以减轻各自的不良反应。

（3）外科手术一般需要1.5~2.0MAC方可达到适当的麻醉深度。

（三）MAC的延伸

1. MAC_{95}　其意义类同于ED_{95}，可使95%的患者达到对切皮引起的伤害性刺激无体动反应时的MAC，一般为1.3MAC。

2. MAC awake　MAC $awake_{50}$，即停止吸入全身麻醉后患者半数苏醒时肺泡气浓度，亦即50%患者能执行简单的指令时呼气终末吸入麻醉药浓度（代表肺泡气浓度）；MAC $awake_{95}$是指95%患者达到上述条件。一般可视为患者苏醒时脑内吸入全身麻醉药分压，不同吸入麻醉药的MAC awake均约为0.4MAC。

3. MAC EI　指患者气管插管时声带不动以及插管前后不发生体动时的MAC，其中MAC EI_{50}为50%患者满足上述插管条件时的肺泡气麻醉药浓度，通常为1.5MAC；MAC EI_{95}则是95%患者满足上述条件时的肺泡气麻醉药浓度，一般为1.9MAC。

4. MAC BAR　为阻滞肾上腺素能反应的肺泡气麻醉药浓度，MAC BAR_{50}意即50%的患者在切皮时不引起交感、肾上腺素等内分泌反应的MAC，一般为1.6MAC；MAC BAR_{95}则为95%的患者不出现此应激反应的MAC，通常为2.5MAC。

（四）与MAC相关的因素

1. 影响MAC的内在因素　如下所述。

（1）体温：在哺乳动物中，MAC可随着体温下降而下降，此特性系由麻醉气体的液相效能在温度下降时仍能保持相对稳定所决定，但体温每下降1℃时不同麻醉药的MAC下降幅度不一致。

（2）年龄：MAC值在6个月龄时最高，以后随年龄增长而下降，一般年龄每增长10年，MAC值下降6%，至80岁时，其MAC仅为婴儿期的一半。

（3）甲状腺功能：在甲状腺功能亢进状态下，由于全身各组织对吸入麻醉药的摄取量相应增加，故MAC无明显影响；但亦有学者认为MAC值下降。

（4）妊娠：妊娠可使MAC降低，尤其是前8周，MAC下降1/3，产后72h后MAC即可恢复至妊娠前水平。

（5）血压：平均动脉压（MAP）<50mmHg时可使MAC下降，高血压则对MAC影响不大。

（6）血容量：贫血状态时，红细胞压积（Hct）<10%可使MAC下降，等容性贫血时影响不大。

（7）动脉二氧化碳分压（$PaCO_2$）、动脉氧分压（PaO_2）：$PaCO_2$ > 90mmHg或PaO_2 < 40mmHg（动物研究）时均可使MAC下降。

（8）酸碱度：一般认为代谢性酸中毒可降低MAC。

（9）离子浓度：在动物实验中发现，低钠血症可使MAC下降，而高钠血症则升高MAC，血浆镁离子高于正常值5倍以内不影响MAC，但在10倍范围内，则降低MAC，而高钾血症对MAC则无明显影响。

（10）酒精：急性酒精中毒可使MAC下降，但长期嗜酒者MAC上升。

2. 药物对MAC的影响　如下所述。

（1）升高MAC：使中枢儿茶酚胺释放增加的药物如右旋苯丙胺等。

（2）降低MAC：使中枢儿茶酚胺释放减少的药物如利舍平、甲基多巴等以及局部麻醉药（可卡因除外）、阿片类、氯胺酮、巴比妥类、苯二氮䓬类、胆碱酯酶抑制剂、α－肾上腺素受体阻滞药等降低MAC。近年来的研究表明，以羟乙基淀粉、明胶、平衡盐等行高容量血液稀释亦可降低MAC。

3. 其他因素　种族、性别、昼夜变化均不影响MAC。传统观念认为麻醉持续时间不影响MAC，但近年来的许多研究表明，吸入麻醉持续时间、伤害性刺激方式和部位均可影响MAC。在动物研究中，当生物体所处环境压力增加，MAC则下降，称为“麻醉作用的压力逆转”，其产生机制及意义目前尚无定论。

二、吸入麻醉药的药动学

麻醉气体在各种组织器官的分配系数是决定其摄取、分布、排泄的重要因素，分配系数与麻醉诱导、维持及苏醒过程密切相关。

1. 吸收　如下所述。

（1）吸入麻醉药的吸收过程包括麻醉药从麻醉机挥发罐，氧化亚氮（N_2O）从气体管道经过呼吸管道到达血液循环。在向肺泡内输送气体的过程中，麻醉药吸入浓度越高，肺泡内气体浓度上升越快，此为浓度效应。若两种不同浓度的麻醉气体同时输送，则高浓度气体（称为第一气体）被吸收的同时，可提高低浓度气体（称为第二气体）的吸收速率，此种现象谓之第二气体效应（图8－1）。常用吸入麻醉药的分配系数，见表8－2。

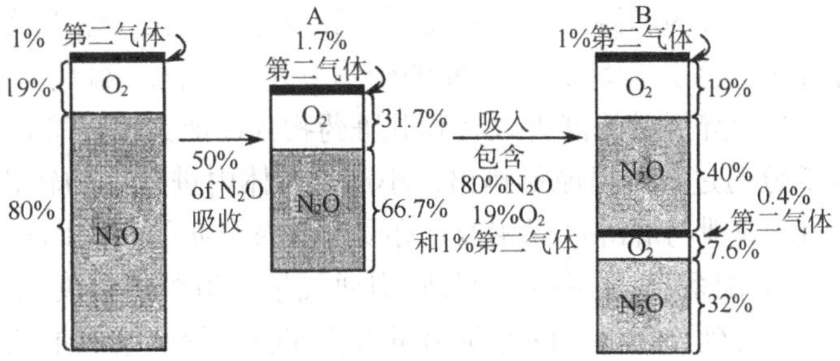

图8－1　第二气体效应

表8－2　常用吸入麻醉药的分配系数（1个大气压下，37℃）

	血/气	脑/血	肌肉/血	脂肪/血
氧化亚氮	0.47	1.1	1.2	2.3
氟烷	2.5	1.9	3.4	51
恩氟烷	1.8	1.4	1.7	36
异氟烷	1.4	1.6	2.9	45
七氟烷	0.65	1.7	3.1	48
地氟烷	0.45	1.3	2.0	27
氙气	0.115	0.13	0.1	-

（2）肺循环对吸入麻醉药的摄取取决于麻醉气体的血/气分配系数（λ）、心排出量（Q）和肺泡－静脉血麻醉药分压差（P_A-P_V），通常用公式“摄取＝［（λ）×（Q）×（P_A-P_V）/大气压］”表示，λ大者，麻醉气体易溶于血，可经肺循环被迅速移走，使肺泡内分压上升速度慢，麻醉诱导时间长；λ小者则相反，其麻醉诱导时间缩短。肺循环与心排出量对肺内吸入麻醉药分压的影响与其同理，肺血流增加以及心排出量增加，均能使药物迅速被血流移走而降低肺泡内分压。而存在心力衰竭、休克等情况时，药物移走速度减慢，肺内分压则很快上升。

2. 分布　如下所述。

（1）吸入麻醉药吸收进入血液循环后，很快随血流到达全身各组织器官。某一组织所摄取的麻醉药量与组织的容积、组织对麻醉药的亲和性或该药的溶解度密切相关。气体麻醉药在各个器官内的分布与麻醉诱导、维持以及恢复均密切相关。

（2）一般根据麻醉药的分布将不同组织分为四组：脑、心、肝、肾、内分泌器官等为血管丰富组织（VRG），在诱导早期便能摄取大量的药物，使组织内麻醉药分压与动脉血分压迅速达到平衡，在4～8min内，便能达到动脉血中的95%；肌肉和皮肤组成肌肉群（MG），在VRG达平衡后的长时间内，MG是主要的麻醉药分布系统，在2～4h内可达到平衡；脂肪群（FG）是MG达平衡后的主要药物贮藏库；由韧带、肌腱、骨骼和软组织等组成的血管稀疏组织（VPG）血流灌注少，所以并不参与麻醉药的分布。

（3）在麻醉诱导开始时，VRG的摄取决定脑内达到所需MAC的时间。在麻醉维持阶段，麻醉药在不同组织内的分布差异相当大，并影响麻醉药的用量以及药物对各器官的作用。当停止输送麻醉气体，机体转入麻醉恢复阶段时，VRG的分压迅速下降，并与肺泡内分压相等。但对MG、FG、VPG而言，麻醉时间长短决定其达到平衡与否及药物摄取量的多少。因此在麻醉恢复中，若麻醉维持时间短，血流灌注量少的组织由于吸入麻醉药量少，此时仍未与血中浓度达到平衡而继续摄取，从而使动脉血中麻醉药浓度下降，对麻醉的苏醒具有促进作用；但长时间麻醉后，上述组织群内吸入麻醉药摄取量增多并已达平衡，一旦血中麻醉药浓度降低，则低血流灌注组织中向血中释放麻醉药，再分布至 VRG，使苏醒时间延长。

3. 转化　各种吸入麻醉药在体内均有不同程度的生物转化，目前在临床应用的吸入麻醉药中，以地氟烷在体内代谢最少。吸入麻醉药脂溶性大，首先要在肝内进行氧化代谢以及与亲水基团结合，最后才能经肾排出体外。肝内的细胞色素 P450，是主要的药物氧化代谢酶。氟烷、甲氧氟烷、N_2O 均有自身酶诱导作用，长时间吸入亚麻醉剂量的健康人，其肝脏药物代谢能力明显增强。

4. 排泄　麻醉气体大部分通过肺部以原形排出，小部分在体内进行生物转化，极少量经手术创面、皮肤排出体外。吸入麻醉药的排泄与麻醉过程相似，亦受吸收及分布等相关因素的影响，其中最大影响因素为血液溶解度、组织/血分配系数、心排出量及肺泡通气量。组织溶解度大者，从组织释放回血液到肺泡的速率则减慢，导致苏醒延长。足够的心排出量可快速将药物从组织带到血液中，再经血液从肺泡排出。目前临床所应用的吸入麻醉药均具有苏醒快的优点，停止吸入后多能在 6～10min 内达到苏醒浓度以下，尤其与 N_2O 合用时，苏醒更迅速、平稳。

三、临床常用吸入麻醉药的药理学特点

（一）氟烷

氟烷（fluothane，halothane）又名三氟氯溴乙烷，1951 年由 Sukling 合成，1956 年开始广泛应用于临床。

1. 药物作用　如下所述。

（1）中枢神经系统：氟烷为强效吸入麻醉药，对中枢神经系统可产生较强的抑制作用，但镇痛作用差，并有扩张脑血管作用，可增高颅内压。

（2）循环系统：氟烷对循环系统有较强的抑制作用，主要表现为抑制心肌和扩张外周血管。由于其抑制交感和副交感中枢，削弱去甲肾上腺素对外周血管的作用，因而交感神经对维持内环境稳定的调控作用减弱，使氟烷对心脏的抑制得不到代偿，两者共同影响使血压下降程度较其他吸入麻醉药强。

（3）呼吸系统：氟烷对呼吸道无刺激，不引起咳嗽和喉痉挛，可用于小儿麻醉诱导，同时由于其具有抑制腺体分泌和扩张支气管的作用，故术后肺部并发症少。

（4）肝脏：对肝脏有一定影响，尤其是短期内再次接受氟烷麻醉者，可出现“氟烷相关性肝炎”。肝损害的表现为：在麻醉后 7d 内发热，同时伴有胃肠道症状，血中嗜酸性粒细胞增多，血清天冬氨酸转氨酶（谷草转氨酶）、碱性磷酸酶增高，凝血因子时间延长，并可出现黄疸，病死率高。建议在 3 个月内避免重复吸入氟烷。

（5）肾脏：氟烷降低血压的同时可减少肾小球滤过率及肾血流量，直至血压恢复，对肾脏无直接损害。

（6）子宫：浅麻醉时对子宫无明显影响，加深麻醉则可使子宫松弛，收缩无力；用于产科宫内翻转术虽较理想，但可增加产后出血。

（7）内分泌系统：氟烷麻醉时可使血中 ADH、ACTH、肾上腺皮质醇、甲状腺素浓度增高。浅麻醉时升高血中儿茶酚胺浓度，加深麻醉后则无影响。不影响人类生长激素及胰岛素水平。

2. 临床应用　氟烷麻醉效能强，适用于各科手术，尤其适用于出血较多、需控制性降压的患者。对气道无刺激，诱导和苏醒迅速，适用于吸入诱导，尤其小儿麻醉诱导。有扩张支气管的作用，可用于哮喘、慢性支气管炎或湿肺患者。不升高血糖，可适用于糖尿病患者。术后很少发生恶心、呕吐，肠蠕动恢复快。但氟烷具有较强的呼吸、循环抑制作用，不适用于心功能不全以及休克等心血管功能不稳定的患者；由于可增高心肌对肾上腺素的敏感性，从而易致心律失常。安全范围小，镇痛作用弱，肌松不充分，对橡胶、金属有腐蚀作用，并可发生严重的肝损害，故虽麻醉效能强，但目前已不主张单独使用。

（二）异氟烷

异氟烷（isoflurane，forane）是恩氟烷的同分异构体，合成于1965年，自1978年始广泛应用于临床。

1. 药物作用　如下所述。

（1）中枢神经系统：异氟烷对中枢神经系统的抑制呈剂量依赖性，在低 CO_2 条件下对颅内压的影响小于氟烷和恩氟烷，吸入浓度达0.6～1.1MAC时，不增加脑血流量；1.6MAC时，脑血流量虽增加，但增幅不如氟烷。深麻醉、低 CO_2 或施加听刺激时不产生恩氟烷样的抽搐，故可安全用于癫痫患者。

（2）循环系统：异氟烷对心血管功能仅有轻度抑制作用。在2.0MAC以内，对心肌的抑制小，能降低心肌氧耗量及冠脉阻力，但不减少冠脉血流量；异氟烷致血压下降的主要原因是其降低周围血管阻力。异氟烷能增快心率，却较少引起心律失常。

（3）呼吸系统：异氟烷抑制呼吸与剂量相关，可大幅度降低肺通气量，在增高 CO_2 的同时抑制中枢对其引起的通气反应。异氟烷增加肺阻力，并能使肺顺应性和功能余气量减少。

（4）肝脏：异氟烷物理性质稳定，临床应用证实对肝脏无损害，潜在的肝脏毒性很小。

（5）肾脏：异氟烷在体内代谢少，对肾功能影响小，虽能通过降低全身血压而减少肾血流量，但并无明显肾功能抑制和损害，长时间麻醉后血清尿素氮、肌酐和尿酸不增加。

（6）子宫：异氟烷对子宫肌肉收缩有抑制作用，与剂量相关。浅麻醉时并不抑制分娩子宫的收缩，深麻醉时则有较大的抑制作用，故能增加分娩子宫的出血。浅麻醉时对胎儿无影响，但深麻醉时由于降低子宫血流灌注，可对胎儿产生不良影响。异氟烷类同于恩氟烷，能增加人流术中的子宫出血，故不提倡用于该类手术。

（7）神经肌肉：异氟烷有肌肉松弛作用，能强化去极化和非去极化肌松药的效应，术中可减少肌松药的用量，因此适用于重症肌无力患者。

2. 临床应用　异氟烷具有很多优点，其麻醉诱导迅速，苏醒快，不易引起呕吐，可适用于各种手术。由于其对心血管功能影响很轻，并可扩张冠脉，故可安全用于老年、冠心病患者。不增加脑血流量，适用于神经外科或颅内压增高的手术，尤其是癫痫患者。吸入低浓度异氟烷尚可用于ICU患者的镇静。

异氟烷镇痛作用较差，并有一定刺激性气味，麻醉诱导时小儿难以合作。能增快心率；由于扩张阻力血管而降低血压。可增加子宫出血，不适用于产科麻醉。

（三）恩氟烷

恩氟烷（enflurane，ethrane）由Terrell在1963年合成，于70年代应用于临床。

1. 药物作用　如下所述。

（1）中枢神经系统：对中枢神经系统的抑制随血中浓度升高而加深，吸入3%～3.5%的浓度时，可产生暴发性中枢神经抑制，脑电图呈现单发或重复发生的惊厥性棘波，临床上可伴有四肢肌肉强直性、阵挛性抽搐。惊厥性棘波是恩氟烷深麻醉的特征性脑电波，也称之为癫痫样脑电活动，低 CO_2 时棘波更多，此种发作为自限性暂时性。在动脉压波动不大时，恩氟烷可使脑血管扩张，增加脑血流量，从而使颅内压增高。

（2）循环系统：恩氟烷对循环系统的抑制程度呈剂量依赖性。增快心率，抑制心肌收缩力，并能减少每搏量及心排血量，使血压下降，而右房压增高。血压下降与心肌抑制相关外，尚由外周血管阻力下降所致。血压下降与麻醉深度呈平行关系，可作为麻醉深度的判断指标。恩氟烷不增加心肌对儿茶酚胺的敏感性，可安全用于嗜铬细胞瘤患者的麻醉。

（3）呼吸系统：恩氟烷对呼吸道无刺激作用，不增加气道分泌物，不引起气道痉挛和咳嗽。但对呼吸有较强的抑制作用，强于其他吸入麻醉药，主要是减少潮气量，也可降低肺顺应性。

（4）肝脏：对肝脏功能影响轻微，研究表明多次重复吸入恩氟烷不产生明显的肝脏损害。

（5）肾脏：对肾脏功能有轻度抑制作用，但麻醉结束后可迅速恢复。恩氟烷麻醉后血清中无机氟可升高，但未超过肾功能损害的阈值，如术前肾功能受损者，需谨慎或避免应用。

（6）子宫：恩氟烷有松弛子宫平滑肌的作用，呈与用药剂量相关性宫缩减弱，甚至出现宫缩乏力或产后出血。

（7）神经肌肉：恩氟烷具有肌肉松弛作用，亦可增强肌松药的神经肌肉阻滞效能，单独使用所产生的肌松作用可满足手术的需要。恩氟烷的肌肉松弛作用与剂量相关，新斯的明不能完全逆转其神经肌肉阻滞作用。

（8）眼内压：恩氟烷能降低眼内压，故可适用于眼科手术。

（9）内分泌：恩氟烷麻醉时可使血中醛固酮浓度增高，而对皮质激素、胰岛素、ACTH、ADH及血糖则均无影响。

2. 临床应用　恩氟烷诱导及苏醒相对较迅速，恶心、呕吐发生率低，对气道刺激性少，不增加气道分泌物，肌松效果佳，可适用于各部位、各种年龄的手术，如重症肌无力、嗜铬细胞瘤手术等。但恩氟烷对心肌有抑制作用，在吸入高浓度时可产生癫痫样脑电活动，深麻醉时抑制循环及呼吸。因此对于严重的心、肝、肾脏疾病以及癫痫、颅内压过高患者需慎用或禁用。

（四）七氟烷

七氟烷（sevoflurane）由Regan于1968年合成，1990年在日本正式开始使用。

1. 药物作用　如下所述。

（1）中枢神经系统：七氟烷抑制中脑网状结构的多种神经元活动，与剂量相关，在吸入4%浓度时，脑电图可出现有节律的慢波，随麻醉加深慢波逐渐减少，出现类似巴比妥盐样的棘状波群。麻醉过深时可出现全身痉挛，但较恩氟烷轻。七氟烷亦增加颅内压，降低脑灌注压，但程度较氟烷弱。

（2）循环系统：吸入一定浓度的七氟烷（2%～4%），可抑制左室收缩及心泵功能，且与剂量相关，对心率的影响不大，但能使血压下降，与其抑制心功能、减少心排血量以及扩张阻力血管有关。

（3）呼吸系统：七氟烷对气道的刺激非常轻，尤其适用于小儿麻醉面罩诱导，此特点与氟烷相似。在麻醉加深的同时，对呼吸的抑制亦相应增强。

（4）肝脏：七氟烷麻醉可使肝脏血流量一过性减少，对门静脉的影响稍大，但均能恢复到术前水平。

（5）肾脏：七氟烷的组织溶解性低，在体内的代谢相对较少，肾毒性小，故目前尚未见七氟烷引起肾脏损害的报道。

（6）神经肌肉：七氟烷与其他吸入麻醉药一样，可强化肌松药的作用。

2. 临床应用　七氟烷因诱导、苏醒快，气道刺激少，麻醉深度容易控制，适用于各种全身麻醉手术，亦为小儿麻醉诱导及门诊手术的良好选择。七氟烷遇碱石灰不稳定，能一过性降低肝血流量，故一月内使用吸入全身麻醉、有肝损害的患者需慎用。当新鲜气流量较少时，管道内可产生化合物A，因而使用七氟烷时需保证足够的新鲜气流。

（五）N_2O

N_2O（nitrous oxide），亦即笑气，1779年由Priestley合成，自1844年Wells用于拔牙麻醉始，广泛用于临床，历史悠久。

1. 药物作用　如下所述。

（1）中枢神经系统：吸入30%～50% N_2O即有较强的镇痛作用，浓度在80%以上方产生麻醉作用，可见其麻醉效能较弱，MAC在所有吸入麻醉药中居于最高，达105，并有增高颅内压的作用。

（2）循环系统：N_2O对心肌无直接抑制作用，不影响心率、心排血量、血压、周围血管阻力等，但在单纯N_2O麻醉下，可出现平均动脉压、右房压、食管温度升高，全身血管阻力增高，瞳孔增大。

（3）呼吸系统：对呼吸道无刺激，不抑制呼吸，术前如使用镇痛药，N_2O可增强术前药的呼吸抑制作用。

2. 临床应用　N_2O诱导迅速，苏醒快，镇痛效果强，对气道无刺激，无呼吸抑制作用，可安全用于各种非气管插管患者的麻醉，但由于其麻醉作用弱，常需吸入较高浓度，易出现缺氧，故常与其他吸入麻醉药复合应用，并可增强其麻醉效能，同时使麻醉后恢复更趋于平稳。N_2O 对循环影响小，可安全用于严重休克或危重患者，以及分娩镇痛或剖宫产患者。长期使用 N_2O 对骨髓有抑制作用，一般以吸入 50% 48h 内为宜。使用高浓度的 N_2O 容易引起术中缺氧。N_2O 麻醉还可使体内含气空腔容积增大，以吸入 3h 后最明显，故肠梗阻、气腹、空气栓塞、气胸、气脑造影等有闭合空腔存在时，体外循环、辅助体外循环时禁用。近期对于 N_2O 的应用及其相关不良影响，尤其吸入高浓度（70%），存在很大争议。

（六）地氟烷

地氟烷（desflurane）为近年投入使用的吸入麻醉药，1959 年至 1966 年间由 Terrell 等人合成，直至 1988 年方通过鉴定，于 1990 年初在临床试用。

1. 药物作用　如下所述。

（1）中枢神经系统：地氟烷对中枢神经系统呈剂量相关性抑制，但并不引起癫痫样脑电活动，其脑皮质抑制作用与异氟烷相似。如同其他吸入麻醉药，大剂量时可引起脑血管扩张，并减弱脑血管的自身调节功能。

（2）循环系统：与其他吸入麻醉药相似，地氟烷对心功能亦呈剂量依赖性抑制，也可扩张阻力血管，但在一定 MAC 下与 N_2O 合用能减轻其循环抑制及增快心率的作用。在冠心病患者，地氟烷能抑制劈开胸骨时的血压反应，维持正常的心脏指数及肺毛细血管楔压。

（3）呼吸系统：地氟烷对呼吸功能的抑制作用较异氟烷、恩氟烷弱，可减少分钟通气量，增加 CO_2，抑制机体对高 CO_2 的通气反应。

（4）肝、肾脏：地氟烷对肝、肾功能无明显的抑制及损害作用。

（5）神经肌肉：地氟烷的神经肌肉阻滞作用强于其他氟化烷类吸入麻醉药。

2. 临床应用　地氟烷具有组织溶解度低，麻醉诱导、苏醒快，对循环功能影响小和在体内几乎无代谢产物等特点，属于较好的吸入麻醉药，但由于价格昂贵，有刺激性气味，麻醉效能较同类弱，故在实际应用中受限。此外，由于其蒸汽压是其他吸入麻醉药的 4 倍左右，沸点接近室温，因此要用专一的抗高蒸发压、电加热蒸发器。

（七）氙气

氙气（xenon）属于惰性气体，化学性质稳定，不产生环境污染，具备吸入麻醉药的许多理想条件，2001 年作为药物开始应用。

1. 药物作用　如下所述。

（1）中枢神经系统：氙气的麻醉效能强于 N_2O，两者镇痛作用相仿，吸入低浓度的氙气即可提高人体的痛阈，延长对听觉刺激的反应时间，对中枢神经系统具有兴奋与抑制双重作用，当吸入浓度达 60% 时，可增加脑血流量。

（2）循环系统：不影响心肌收缩力，由于此药的镇痛作用而降低机体应激反应，有利于心血管系统的稳定。

（3）呼吸系统：对呼吸道无刺激，由于氙气血/气分配系数低，排出迅速，故自主呼吸恢复较快；其对肺顺应性影响小，适用于老年人以及慢性肺病的患者。

2. 临床应用　氙气的麻醉效能显著强于 N_2O，诱导和苏醒迅速，具有较强的镇痛效应。对心功能无明显影响，血流动力学稳定，不影响肺顺应性，对呼吸道无刺激，是较理想的吸入麻醉药，尤其对心功能储备差的患者。但由于氙气提取困难，且不能人工合成，导致价格昂贵，输送困难，目前在临床不可能广泛应用，尚需进一步深入进行临床应用研究。

（牛　伟）

第二节 吸入麻醉技术的设备

一、麻醉机简介

麻醉机是实施吸入麻醉技术不可缺少的设备，其发展过程为提供高质量吸入麻醉管理的关键，从简单的气动装置发展至晚近相当完善的麻醉工作站，从单一送气系统发展至复合型监控反馈系统，使吸入麻醉技术也因此向更加高效、安全、可控的方向发展。

二、麻醉通气系统

麻醉通气系统亦即麻醉呼吸回路，提供麻醉混合气体输送给患者。同时，患者通过此系统进行呼吸，不同麻醉通气系统可产生不同麻醉效果以及呼吸类型。

（一）Mapleson 系统

（1）属于半紧闭麻醉系统，有 A～F 六个类型（图 8－2），其系统及各部件简单。A～F 每个系统中多种因素可影响 CO_2 的重吸收：新鲜气流量、分钟通气量、通气模式（自主呼吸/控制呼吸）、潮气量、呼吸频率、吸/呼比、呼气末停顿时间、最大吸气流速、储气管容积、呼吸囊容积、面罩通气、气管插管通气、CO_2 采样管位置等。目前 Mapleson A、B、C 系统已经很少用，D 和 E、F 系统仍广泛应用，其中 D 系统最具代表性。

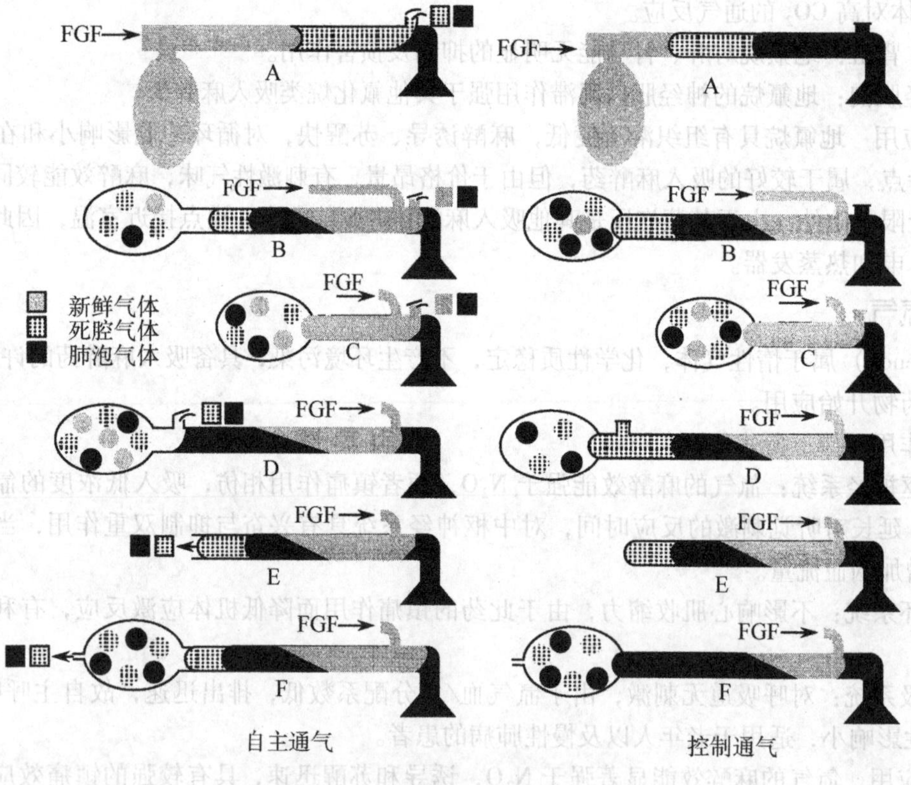

图 8－2 Mapleson 系统 A－F

（2）Bain 回路为 Mapleson D 的改良型，可用于自主呼吸及控制呼吸，具有轻便、可重复使用等优点，当新鲜气流量达到分钟通气量的 2.5 倍时可防止重复吸入。

（二）循环回路系统

1. 循环回路　循环回路为目前最常用的麻醉通气系统，具有贮气囊和呼出气的部分或全部重复吸入。重复吸入的程度依赖于回路的设计以及新鲜气流量大小，可分为半开放型，半紧闭型和紧闭型。在紧闭回路系统中，新鲜气流量等于患者气体的总消耗量，呼吸机的安全阀和减压阀处于关闭状态，所有CO_2被全部吸收。

2. 循环回路的优点　吸入气体浓度十分稳定，呼出气体中的水分和热量丢失少，减少了麻醉气体对手术室内的污染。

3. 循环回路的缺点　由于循环回路的构造比较复杂，各个接头处容易出现泄漏、错接、堵塞等意外。而一旦阀门发生故障，可带来相当大的危险，回路可能堵塞或重复吸入。因此在循环回路中，必须定时检查各种设置、接头以及患者通气情况。

三、吸入麻醉气体的浓度和深度监测技术

在进行吸入麻醉时，对吸入麻醉药与气体的浓度监测是保证以及提高吸入麻醉安全性的重要手段。

（一）吸入麻醉药以及相关气体的浓度监测

1. 红外线气体分析仪　红外线气体分析仪是临床中最为常用的吸入麻醉药监测设备，其以特定波长的红外线照射待测定气体，透过的红外光强度与被测物质浓度成反比，当其被红外光检测器检出并与已知参照气体比较后即可计算出被测物质的百分比浓度。可分为主流型和旁流型，主流型只能测定CO_2和O_2的浓度，而旁流型则可测定所有常用挥发性麻醉气体、O_2、N_2O和CO_2浓度。加装滤光轮的分析仪每个呼吸周期可进行数百次测量，实现实时更新监测波形及读数。但此类分析仪受多种因素干扰，易发生误差，在分析数据时必须排除监测气体中其他气体成分及水蒸气等干扰，并由于其反应时间相对慢，当呼吸频率过快时可影响吸入与呼出的浓度检测值。

2. 质谱仪　质谱仪测量范围广，反应时间短，使用方便，为相当理想的气体浓度监测仪，其根据质谱图提供的信息进行多种物质的定性和定量分析，可测定O_2、CO_2、N_2、N_2O、挥发性麻醉气体以及氙气等气体成分。可分为共享型和单一型，前者可安装于中央室，经管道系统与若干周围站相连，使用轮流阀在不同时间采集不同患者的呼吸气体，以满足同时监测若干患者的需要；单一型体积小，移动灵活，可对某一患者进行连续监测。使用质谱仪时，需注意其对麻醉气体的监测可能有所偏离；同时样气经测量后不再返回回路，需补充新鲜气体流量；在发生气栓或气管插管等需观测患者呼吸气体浓度的突然变化时，间隔时间过长。

3. 气相色谱仪　气相色谱仪利用以气相作为流动相的色谱技术，根据各色谱峰的出现位置、峰高、峰下面积及再经标准气样校正即可得到样品中各种成分的浓度。具有高灵敏度、高选择性、高效能，通用性强、重复性好、所需样品量少等优点，但由于不能用于连续监测，故临床应用较少。

4. 拉曼散射气体分析仪　拉曼散射气体分析仪由氦氖激光光源、检测室、光学检测系统和电子系统组成，待测气体被送入仪器，在检测室内激光与气体相遇产生散射，并且每一波长的散射光子数均与某一被测气体浓度相关，光电二极管探测出光子后转换成电流，通过对电流的计算则可得知各气体成分的浓度。该分析仪可同时进行多种气体的浓度测定，启动快，反应时间短，准确性高，可进行实时监测，使用简单。缺点为体积和重量均大于红外光分析仪，进行测量后可使回路内N_2浓度增高，并不能检测氦气、氩气和氙气，且气体中含有N_2O也影响其他气体的检测。

5. 压电晶体振荡式气体分析器　当吸入麻醉药被该分析器中的一块振荡晶体表面的液体层吸收后，其质量的增加改变晶体的振动频率，由此引起的电流变化与吸入麻醉药的浓度成正比，借此可得知麻醉药的浓度。其准确性高，N_2O、乙醇等对吸入麻醉药的浓度测定影响小，预热快。但不能测定O_2、CO_2、N_2和N_2O浓度，也不能区别各种挥发性麻醉药，当吸入混合麻醉气体时，其读数接近各药物浓度之和。

（二）吸入麻醉深度的监测技术

麻醉深度监测复杂且难以统一标准，在临床麻醉中，对术中患者的意识、疼痛、体动以及自主反应的监测一直是麻醉科医生判断麻醉深度的指标。在长久的研究过程中，目前较公认的能切实反应麻醉深

度的指标为脑电监测（包括双频谱指数、熵、Narcortrend）、诱发电位监测（包括脑干听觉诱发电位、中潜伏期听觉诱发电位、听觉诱发电位指数、事件相关电位）和脑成像技术（包括 PET 和功能磁共振成像）。

四、废气清除系统

施行吸入麻醉过程中会产生一定量的废气，包括麻醉气体的原形及其代谢产物，此类废气在手术室中达到一定浓度时，可对医护人员产生不利影响。目前虽尚无足够的数据证明麻醉废气影响生殖、促发肿瘤等，但清除废气仍是手术室中值得关注的重要问题。

（一）传统的废气清除系统的组成

1. 废气收集系统　麻醉废气从 APL 阀或呼吸机的排气孔排出，这些多余的废气通常由特定的装置集合后进入输送管道。

2. 输送管道　负责将废气输送至处理中心，输送管道的通畅是预防回路内压力增高的首要问题，一般要求管道尽量短，且具备一定硬度，防止扭曲。

3. 中间装置　中间装置的作用是防止系统中出现过度的负压或正压，必须具备正压及负压释放功能，根据负压与正压释放的方式，可分为开放式中间装置以及闭合式中间装置。开放式中间装置与大气相连，需要一个储气室，其压力释放孔处于储气室顶端，储气室及负压吸引的大小决定整个装置的排放效率。闭合式中间装置通过阀门与大气相通，必须具备正压排气通道，避免下游受压等情况时系统内出现过高压力，造成气压伤。闭合式装置中若采取主动式负压吸引，则尚需使用负压进气阀，避免系统内过度负压。

4. 废弃排放系统　负责将废气从中间装置输送至处理装置。

5. 废气处理装置　分为主动式和被动式，目前常使用负压吸引的主动式处理装置。如前所述，主动式系统的中间装置中，必须使用负压进气阀以及储气囊，并且需根据常用气流量的大小进行负压大小的调节。而被动式则依靠废气本身的压力将废气排出系统之外，必须具备正压排气阀。

（二）废气清除系统中存在的问题

（1）废气清除系统增加麻醉机的复杂性，对麻醉机的性能提出更高的要求。

（2）所增添的管道设计以及系统的运转增加麻醉管理中出错的概率。

（3）系统中管道的堵塞或扭曲可使回路内压力增高，气压伤的可能性提高。

（4）主动式排放装置使用的负压吸引可使回路中出现过度负压现象，影响通气。

（三）国内研制的改进式废气排除装置

1. 迷宫式麻醉废气吸附器　其专利号为 ZL98226685. 5。主要由盒盖、分流罩、滤网和盒体组成的迷宫式通气容器和装在盒体内的活性炭组成，具有结构简单、体积小、活性炭用量少及吸附效率高等优点，装在麻醉呼吸机的废气排出口上，可使排出的麻醉废气含量减少 90% 以上，起到净化空气的作用，能有效保护医护人员身体健康。

2. 麻醉废气排除装置缓冲系统　其专利号为 ZL2004 20071427. 2。包括上连接管、T 型管、调节阀门、下连接管、储气囊、透气管。其中上连接管的下端与 T 型管的上端相连接，T 型管的下端与调节阀门的上端相连接，调节阀门的下端与下连接管的上端相连接，而 T 型管的支路在中段位置连接储气囊，此支路在末端位置连接透气管。适用于各类麻醉机（紧闭式与半紧闭式）。

3. 尚在研制中的新型废气排除装置　包括四个组成部分：单向活瓣，储气囊，正压排气阀，负压调节器。其储气囊的设计在负压吸引条件下，能保证只清除已被排出麻醉机的废气，而不影响整个麻醉回路中的压力以及气体量。

（牛　伟）

第三节 吸入麻醉方式及影响因素

一、吸入麻醉方式的分类

（一）按照流量分类

1. 低流量吸入麻醉 低流量麻醉是指新鲜气流量小于分钟通气量的一半，一般小于2L/min。由于该法能减少麻醉药的用量并可得到较好的麻醉效果，故目前临床常用。但仅在半紧闭式和紧闭式两种方式下，且有CO_2吸收装置时方能应用低流量吸入麻醉。

2. 高流量吸入麻醉 新鲜气流量通常大于4L/min，虽可保证吸入麻醉药浓度的稳定，但由于对环境污染重，耗费大，故目前少用。

（二）按照使用的回路分类

1. 开放式 开放式回路为最早、亦是最简单的麻醉回路。系统与患者之间无连接，不增加气道阻力，无效腔小，可适用于婴幼儿。但由于需要较大的新鲜气流，且无密闭性，对空气的污染严重，不能实行控制呼吸，现已不用。

2. 半开放式 半开放式为部分气体重复吸入，经典的回路为Mapleson系统。如前所述，以Bain回路应用最为广泛，新鲜气流量达到分钟通气量的2倍能完全避免CO_2重复吸入，行控制/辅助呼吸时，其效率在五个系统中为最高。

3. 紧闭式 紧闭回路中新鲜气体流量等于患者体内耗氧量，可视为一种定量麻醉，麻醉中可精确计算出所需补充的各种气体流量。呼出气体全部通过CO_2吸收罐，然后混合新鲜气流再全部重复吸入，但一般不宜用于婴幼儿。

4. 半紧闭式 本方式的特点是一部分呼出气体通过逸气阀排出回路，另一部分通过CO_2吸收罐后与新鲜气流混合被重复吸入。由于此方式浪费药物，并污染空气，如气流量过小及吸入氧浓度不高时可引起缺氧，现已少用。

二、影响因素

（一）CO_2吸收

1. 回路的设置 麻醉回路的设置为CO_2重复吸入程度的关键性因素，在使用回路进行不同手术的麻醉时，尤其是各个不同年龄阶段，需首先考虑CO_2重复吸入程度对患者生理的影响。

2. CO_2吸收罐 一般麻醉机中CO_2吸收罐内为碱石灰，分为钠、钙与钡石灰，在吸收CO_2过程中发生化学反应，以将其清除。吸收剂的湿度、效能、颗粒的大小、吸收罐的泄漏等因素均可影响CO_2的吸收。

（二）新鲜气流量

在各种通气方式中，对新鲜气流量大小的要求不一，欲达不同重复吸收程度，首先须调整新鲜气流量。同时，为按需调控诱导与苏醒速度，在通气过程中也可调整新鲜气流量。

（三）呼吸回路

1. 完整性 呼吸回路的完整性是防止出现意外的首要条件，由于系统中均存在多个接头以及控制装置，而接头的脱落常可造成严重的医疗意外，故一般麻醉机均配有监测回路是否完整的装置，但麻醉科医师的观测及检查更为重要，对呼吸次数与胸廓起伏度的观察最为直接，此外尚需结合其生命体征的实时监测结果。

2. 通畅性 回路中有多个活瓣，在其出现堵塞时，可出现张力性气胸、气压伤等严重情况，亦导致CO_2不断被重复吸入。

（牛 伟）

第四节 吸入麻醉的实施

一、吸入麻醉的诱导

（一）良好的麻醉诱导要求

（1）用药简单无不良反应。

（2）生命体征平稳。

（3）具有良好的顺行性遗忘、止痛完全、肌肉松弛。

（4）内环境稳定、内分泌反应平稳。

（5）利于麻醉维持等。

（二）吸入麻醉的诱导方法

1. 慢诱导法　即递增吸入麻醉药浓度。具体实施：麻醉诱导前常规建立静脉通道；将面罩固定于患者的口鼻部，吸氧去氮后打开麻醉挥发罐，开始给予低浓度的吸入麻醉药，每隔一段时间缓慢增加全身麻醉药的浓度至所需麻醉深度 MAC，同时检测患者对外界刺激的反应。如果需要可插入口咽或鼻咽通气导管，以维持呼吸道通畅。浓度递增式慢诱导法可使麻醉诱导较平稳，但同时诱导时间延长，增加兴奋期出现意外的可能性。

2. 快诱导法　即吸入高浓度麻醉药。具体实施：建立静脉通道，使用面罩吸纯氧去氮，然后吸入高浓度气体麻醉药，在患者意识丧失后可用呼吸气囊加压吸入麻醉气体，但压力不宜过高，避免发生急性胃扩张引发呕吐甚至导致误吸。直至达到所需麻醉深度。快速诱导中若使用高浓度、具有刺激性（如异氟醚）吸入麻醉药，可出现呛咳、分泌物异常增加以及喉痉挛等反应，伴有脉搏血氧饱和度（SpO_2）一过性下降。

3. 诱导时间的长短　主要取决于新鲜气流的大小及不同个体对麻醉气体和氧的摄取率。起始阶段可因下列因素缩短。

（1）适当大的新鲜气流以加速去氮及麻醉药的吸入。

（2）选择合适的吸入麻醉药（对呼吸道刺激小、血/气分配系数低者）。

（3）快速增加吸入麻醉药浓度，以加速其达到预定浓度。

（4）逐步减少新鲜气流量。

4. 小儿吸入麻醉诱导　吸入麻醉药在小儿诱导中有避免肌肉及静脉注射时的哭闹，诱导平稳、迅速等优点；但在诱导过程中，由于小儿合作性差，故诱导时需特殊处理。

（1）术前用药可使小儿较容易接受面罩诱导，可保持患儿在安静状态下自主呼吸吸入麻醉药。

（2）药物选择：七氟烷血/气分配系数低，诱导迅速，且无明显气道刺激性，气味较易被小儿接受，麻醉诱导迅速，是目前进行小儿吸入全身麻醉诱导的较佳选择。地氟烷血/气分配系数较七氟烷低，但对呼吸道有刺激性，单独诱导时容易发生呛咳，屏气，甚至喉痉挛。异氟烷对呼吸道刺激性最大，同样可引起呛咳，屏气，喉或支气管痉挛，不宜用于小儿麻醉诱导。恩氟烷与异氟烷是同分异构体，其为强效吸入全身麻醉药，对呼吸道刺激性较小且能扩张支气管，哮喘患儿亦可选择。但恩氟烷对呼吸、循环抑制程度较重，且高浓度下可诱发脑电图棘波，故诱导时尽量避免。氟烷无刺激性，药效强，在早期常用于小儿诱导，但其血/气分配系数高，起效慢，且对器官存在毒性作用，故已少用。

（3）注意事项

1）小儿合作性差，对面罩扣压存在恐惧感，术前用药可使其较易接受；较大患儿则在实施过程中给予安慰以及提示。

2）在患儿进入深度镇静状态下，可适当手控加压通气，使其迅速进入麻醉状态，避免兴奋期躁动及呕吐等不利因素加重诱导风险。

3）小儿宜选择快诱导法，缩短诱导时间，减少诱导期间出现的各种并发症。

二、吸入麻醉的维持和苏醒

（一）吸入麻醉的维持

应注意吸入麻醉诱导与维持间的衔接，并力求平稳过渡。气管插管后立即给予肌松药，同时可吸入30% ~50% N_2O 及0.8 ~1.3MAC 挥发性麻醉药。吸入麻醉期间应保持患者充分镇静、无痛、良好的肌松，遏制应激反应，血流动力学平稳。吸入麻醉药本身虽具有肌松作用，但为满足重大或特殊手术所需的良好肌松，如单纯加深吸入麻醉深度以求达到所需的肌松程度，可能导致麻醉过深、循环过度抑制。此时需静脉定时注射肌松药以维持适当肌松。挥发性麻醉药与非去极化肌松药合用时可产生协同作用，明显强化非去极化肌松药的阻滞效应，故二者合用时应适当减少肌松药的用量。

（二）因人按需调控吸入麻醉深度

术中应根据术前用药剂量与种类及个体反应差异、患者基础情况、手术特点与术中对手术伤害性刺激的反应程度予以调控麻醉深度，维持平稳的麻醉需以熟练掌握麻醉药理学特性为基础，并充分了解手术操作步骤，能提前3 ~5min 预测手术刺激强度，及时调整麻醉深度，满足手术要求。目前低流量吸入麻醉是维持麻醉的主要方法。在不改变患者分钟通气量时，深度麻醉的调控主要通过调节挥发罐浓度刻度和增加新鲜气流量。

（三）吸入麻醉后苏醒

术毕应尽快促使患者苏醒，恢复自主呼吸及对刺激的反应，尤其呼吸道保护性反射，以达到拔除气管导管的要求。麻醉后恢复速度主要取决于麻醉药的溶解度。在麻醉后恢复过程中，随着通气不断清除肺泡中的麻醉药，回到肺部的静脉血与肺泡之间可逐渐形成麻醉药分压梯度，此梯度驱使麻醉药进入肺泡，从而对抗通气使肺泡内麻醉药浓度降低的趋势。溶解度较低的吸入麻醉药如异氟烷，对抗通气清除麻醉药的作用比溶解度较高的氟烷更为有效，因为溶解度较高的氟烷在血液中的储存量更大，而在同一麻醉时间及分压下可有更多的异氟烷被转运回肺泡。肺泡内氟烷的分压下降速度较七氟烷慢，而后者又慢于地氟烷。吸入麻醉诱导及加深麻醉的速度亦受此特性的影响，其速度为地氟烷 > 七氟烷 > 异氟烷。吸入麻醉药的清除速度决定患者苏醒的快慢，因此目前常用吸入全身麻醉药在手术结束前大约15min 关闭挥发罐，N_2O 可在手术结束前5 ~10min 停用。但此（15min）仅为相对的时间概念，需根据手术时间长短、年龄、性别、体质状况等个体差异灵活调整。手术结束后，应用高流量纯氧迅速冲洗呼吸回路内残余的吸入麻醉药。当肺泡内吸入麻醉药浓度降至0.4MAC（有报道为0.5 或0.58MAC）时，约95%的患者可按医生指令睁眼，即 MAC $awake_{95}$。吸入麻醉药洗出越快越彻底越有利于患者平稳的苏醒，过多的残留不仅可导致患者烦躁、呕吐、误吸，且抑制呼吸。在洗出吸入性麻醉药时，静脉可辅助给予：①镇痛药（如氟比洛酚脂）等，以增加患者对气管导管的耐受性，有利于尽早排除吸入麻醉药，减轻拔管时的应激反应；②5 - HT_3 受体拮抗剂（如恩丹西酮和阿扎西琼），防止胃内容物反流；③肾上腺素能受体阻断剂和选择性 β_2 受体拮抗剂（如美托洛尔、艾司洛尔），减轻应激反应所致的不良反应；④钙离子拮抗剂（如尼卡地平、硝苯地平、尼莫地平），改善冠脉循环、扩张支气管、抑制心动过速。力求全身麻醉患者苏醒过程安全、迅速、平稳、舒适，减少并发症及意外。

三、吸入麻醉深度的判断

麻醉深度是麻醉与伤害性刺激共同作用于机体而产生的一种受抑制状态的程度。术中应维持适度的麻醉深度，防止麻醉过深或过浅对患者造成不良影响，满足手术的需要，保证患者围术期的安全，因此如何正确判断吸入麻醉的深度显得至关重要。

（一）麻醉深度临床判断

PlomLey 于1847 年首先明确提出“麻醉深度”的概念，并将其分为三期：陶醉（Intoxication）期、兴奋（Excitement）期和深麻醉（the deeper levels of narcosis）期。1937 年 Guedel 根据乙醚麻醉时患者

的临床表现描述经典乙醚麻醉分期：痛觉消失期（Analgesia）、兴奋谵妄期（Delirium）、外科手术期（Surgical stage）、呼吸麻痹期（Respiratory analysis）。对于乙醚麻醉而言，Guedel 的麻醉分期临床实用，可明确地界定患者的麻醉深度。而随着现代新型吸入麻醉药、静脉全身麻醉药、镇痛药及肌松药的不断问世及广泛使用，Guedel 的麻醉深度分期便失去其临床意义，麻醉深度的概念及分期与临床中使用的不同麻醉药物密切相关。

（二）麻醉深度分期

现临床通常将麻醉深度分为浅麻醉期，手术麻醉期和深麻醉期，如表 8－3 所示，对于掌握临床麻醉深度有一定参考意义。术中密切观察患者，综合以上各项反应作出合理判断，并根据手术刺激的强弱及时调节麻醉深度，以适应手术需要。

表 8－3 临床麻醉深度判断标准

麻醉分期	呼吸	循环	眼征	其他
浅麻醉期	不规则	血压上升	睫毛反射（－）	吞咽反射（+）
	呛咳	脉搏↑	眼球运动（+）	出汗
	气道阻力↑		眼睑反射（+）	分泌物↑
	喉痉挛		流泪	刺激时体动
手术麻醉期	规律	血压稍低但稳定，	眼睑反射（－）	刺激时无体动
	气道阻力↓	手术刺激无改变	眼球固定中央	黏膜分泌物消失
深麻醉期	膈肌呼吸	血压、脉搏↓	对光反射（－）	
	呼吸浅快	循环衰竭	瞳孔散大	
	呼吸停止			

（三）麻醉深度的临床检测

麻醉中可应用脑电图分析麻醉深度，但因其临床实施中影响因素较多，并未推广应用，为克服其缺陷，近年发展形成的双频指数（bispectral index，BIS）脑电图分析，认为其对判断麻醉深度有较大实用价值。BIS 的范围为 0～100，数字大小表示大脑抑制程度深浅，脑电双频指数虽来自于大脑神经细胞的自发性电活动，但很多因素均可影响 BIS，所以用其判断麻醉深度并不十分可信。将体感诱发电位（somatosensory evoked potential，SEP）、脑干听觉诱发电位（brainstem auditory evoked potential，BAEP）用于麻醉深度监测亦为研究热点。利用中潜伏期脑干听觉诱发电位监测全身麻醉下的意识变化，以手术刺激下的内隐记忆消失作为合适麻醉深度的监测标准均正在研究中。人工神经网络（artificial neural networks，ANN）是近年发展起来的脑电分析技术，根据 EEG 4 个特征波形 α、β、γ、δ 的平均功率作为其频谱的特征参数，再加上血流动力学参数如血压、心率以及 MAC 等数据，利用 AR 模型、聚类分析和 Bayes 估计理论，最终形成 ANN 参数代表麻醉深度，其临床应用有待进一步探索。2003 年 Datex－Ohmeda 公司推出 S/5T MM－Entropy 模块，第一次将熵值数的概念作为监测麻醉深度的一种手段，并在临床麻醉中应用。其他如复杂度和小波分析法、患者状态指数（the patientstate index，PSI）、功率谱分析（power spectral analyses，PSA）、唾液 cGMP 含量分析等方法，均处在临床研究阶段，可能具有良好的发展前景。

（四）麻醉深度的调控

在手术过程中随着麻醉与伤害性刺激强度各自消长变化，相对应即时麻醉深度处于动态变化之中。麻醉深度调控目的是使患者意识丧失，镇痛完全，无术中知晓，但也不能镇静过度；同时需保持血压、心率、酸碱、电解质、血糖、儿茶酚胺等内环境正常稳定；提供满足手术要求的条件。因此，临床麻醉中需及时、实时监测，依据个体差异，按需调控麻醉深度，达到相对“理想麻醉深度”。

四、吸入全身麻醉的优缺点

吸入全身麻醉具有作用全面、麻醉深度易于监控、保护重要生命器官等优点。但同时兼有污染环境、肝肾毒性、抑制缺氧性肺血管收缩、恶心、呕吐及恶性高热等缺点。静脉全身麻醉诱导迅速、患者舒适、对呼吸道无刺激、苏醒迅速、无污染、不燃不爆、操作方便及不需要特殊设备，但可控性不如吸入麻醉药。当药物过量时不能像吸入麻醉药那样通过增加通气予以“洗出”，而只能等待机体对药物的代谢和排除，对麻醉深度的估计往往依赖于患者的临床表现和麻醉医生的经验，而缺乏如监测体内吸入麻醉药浓度相类似的直观证据，二者优缺点对比如表8－4所示。

表8－4 吸入麻醉与静脉麻醉对比

吸入麻醉	静脉麻醉
起效慢、诱导过程有兴奋期	起效快、诱导迅速、无兴奋期
有镇痛效应	基本无镇痛作用
有肌松作用	无肌松作用
无知晓	术中可能知晓
术后恶心呕吐多见	术后呕吐、恶心发生率低
需要一定复杂的麻醉设备	设备简单
操作简单，可控性好	操作可控性差
有环境污染	无环境污染
基本不代谢	代谢物可能有药理活性
个体差异小	个体差异大
可用 MAC 代表麻醉深度	尚无明确的麻醉深度指标（最小滴注速率 MIR）

（王国喜）

第五节 紧闭回路吸入麻醉

一、紧闭回路吸入麻醉的技术设备要求

紧闭回路麻醉为在紧闭环路下达到所需的麻醉深度，严格按照患者实际消耗的麻醉气体量及代谢消耗的氧气量予以补充，并维持适度麻醉深度的麻醉方法。

麻醉过程中整个系统与外界隔绝，麻醉药物由新鲜气体及重复吸入气体带入呼吸道，呼出气中的CO_2被碱石灰吸收，剩余气体被重复吸入，对技术设备要求如下。

1. 专用挥发罐 挥发罐应能在<200mL/min 的流量下输出较精确的药物浓度，即便如此，麻醉诱导仍难以在短时间内达到所需肺泡浓度。因此诱导时采用回路内注射给药或大新鲜气流量，以期在短时间内达到所需的肺泡浓度。

2. 检测仪 配备必要的气体浓度监测仪，其采样量应小，且不破坏药物，并能将测量过的气样回输入回路。

3. 呼吸机 只能应用折叠囊直立式呼吸机，使用中注意保持折叠囊充气适中，不宜过满或不足，以此观察回路内每次呼吸的气体容量。

4. 流量计 流量计必须精确，以利于低流量输出。

5. CO_2及麻醉气体吸收器 确保碱石灰间隙容量大于患者的潮气量；同时碱石灰应保持湿润，过干不仅吸收CO_2效率降低，且可吸收大量挥发性麻醉药，在紧闭回路中配备高效麻醉气体吸附器，可在麻醉清醒过程中快速吸附麻醉气体，缩短患者清醒时间。

6. 回路中避免使用橡胶制品 因橡胶能吸收挥发性麻醉药，可采用吸收较少的聚乙烯回路。回路及各连接处必须完全密闭。

如 Drager PhsioFlex 麻醉机，其为高智能、专用于紧闭吸入麻醉的新型麻醉机。机内回路完全紧闭，含有与传统麻醉机完全不同的配置，如膜室、鼓风轮、控制计算机、麻醉剂注入设备、麻醉气体吸附

器、计算机控制的 O_2、N_2、N_2O 进气阀门等，以实现不同的自控工作方式。上述配置有机组合可自动监测各项参数，并通过计算机伺服反馈控制设备的工作状态。其特点如下。

（1）吸入麻醉药通过伺服反馈注入麻醉回路，而不是通过挥发罐输入。

（2）输入麻醉回路的新鲜气流量大小通过伺服反馈自动控制。

（3）自动控制取代手动调节。

（4）具有本身独特的操作流程，现有麻醉设备的许多操作理念和习惯在 Phsio Flex 麻醉机上均不适用。

计算机控制紧闭回路麻醉是在完全紧闭环路下以重要生命体征、挥发性麻醉药浓度及肌松程度为效应信息反馈控制麻醉药输入，以保证紧闭回路内一定的气体容积和挥发性麻醉药浓度，达到所需麻醉深度的一项技术，其出现代表吸入全身麻醉的发展方向。

二、紧闭回路麻醉的实施

紧闭回路麻醉通常需要补充三种气体，即 O_2、N_2O 和一种高效挥发性麻醉药，每种气体的补充均受不同因素影响。氧气的补充应保持稳定，但应除外刺激引起交感系统兴奋性反应、体温改变或寒战使代谢发生变化。N_2O 的补充相对可予以预测，部分原因是其吸入浓度一般不经常变动。溶解度很低（特别是在脂肪中）以及最易透皮丢失（丢失量稳定）的麻醉药在补充时同样可预测。

（一）麻醉前准确计算氧耗量及吸入麻醉药量

（1）机体对 O_2 的摄入为恒量，根据体重 $Kg^{3/4}$ 法则可计算每分钟耗氧量（VO_2，单位 mL/min）：$VO_2 = 10 \times BW\ (kg)^{3/4}$（Brody 公式），其中 BW 为体重（单位 kg）。$VT = VA/RR + VD + Vcomp$，其中 VT 为潮气量；VA 为分钟肺泡通气量；RR = 每分钟呼吸次数；VD = 解剖无效腔，气管插管时 = 1mL/kg；Vcomp = 回路的压缩容量。当 VO_2 确定后，在假设呼吸商正常（0.8）和大气压 101.3kPa 条件下，通过调节呼吸机的 VT 达到所要求的 $PaCO_2$ 水平。$PaCO_2\ (kPa) = [570 \times VO_2/RR \times (VT - VD - Vcomp)]/7.5$，$570 = [(760 - 47) \times 0.8]$。紧闭回路麻醉平稳后麻醉气体在麻醉系统中所占比例保持不变，麻醉气体摄取率符合 Lowe 公式：$QAN = f \times MAC \times \lambda B/G \times t^{-0.5}$（mL/min），其中 QAN = 麻醉气体摄取率（mL 蒸汽/min）；$f = 1.3 - N_2O\ (\%)/100$；MAC = 最低肺泡有效浓度（mL 蒸气/dl）；λB/G = 血/气分配系数；t = 麻醉任意时间。麻醉气体的摄取率随时间推移成指数形式下降，即 QAN 与 $t^{-0.5}$ 成比例，此即为摄取率的时间平方根法则，其意为各时间平方根相同的间隔之间所吸收的麻醉药量相同。例如：0~1、1~4、4~9min 等之间的吸收麻醉药量相同，其剂量定义为单位量（unit dose）。蒸气单位量（mL）$= 2 \times f \times MAC \times \lambda B/G \times Q$，$f = 1.3 - N_2O\ (\%)/100$。液体单位量约为蒸气单位量的 1/200。由于 N_2O 的实际摄取量仅为预计量的 70%，因此 N_2O 的计算单位量应乘以 0.7。根据以上公式，即可计算各种吸入麻醉药的单位量和给药程序。

（2）为便于临床医师计算，可在表 8-5、表 8-6、表 8-7 中查找，如体重与表内数值不符，可取相邻的近似值。

表 8-5 体重与相应的生理量

体重（kg）	$kg^{3/4}$	VO_2（mL/min）	VCO_2（mL/min）	VA（dl/min）	Q（dl/min）
5	3.3	33	26.4	5.28	6.6
10	5.6	56	44.8	8.96	11.2
15	7.6	76	60.8	12.16	15.2
20	9.5	95	76.0	15.20	19.0
25	11.2	112	89.6	17.92	22.4
30	12.8	128	102.4	20.48	25.6

续 表

体重（kg）	$kg^{3/4}$	VO_2（mL/min）	VCO_2（mL/min）	VA（dl/min）	Q（dl/min）
35	14.4	144	115.2	23.04	28.8
40	15.9	159	127.2	25.44	31.8
45	17.4	174	139.2	27.84	34.8
50	18.8	188	150.4	30.08	37.6
55	20.2	202	161.6	32.32	40.4
60	21.6	216	172.8	34.56	43.2
65	22.9	229	183.2	36.64	45.8
70	24.2	242	193.6	38.72	48.4
75	25.5	255	204.0	40.80	51.0
80	26.8	268	214.4	42.88	53.6
85	28.0	280	224.4	44.80	56.0
90	29.2	292	233.6	46.72	58.4
95	30.4	304	243.2	48.64	60.8
100	31.6	316	252.8	50.56	63.2

表 8-6　吸入麻醉药的物理特性

麻醉药	MAC（%）	AB/G	蒸气压（20℃）kPa	37℃时液态蒸发后气压体积（mL）
氟烷	0.76	2.30	32.37	240
恩氟烷	1.70	1.90	24	210
异氟烷	1.30	1.48	33.33	206
N_2O	101.00	0.47	5 306.6	-

表 8-7　吸入麻醉药的单位量（mL）

体重（kg）	相	氟烷	恩氟烷	异氟烷	65% N_2O
10	气	50	92	55	475
	液	0.21	0.44	0.27	
20	气	86	160	95	813
	液	0.36	0.76	0.46	
30	气	116	215	128	1 095
	液	0.48	1.02	0.62	
40	气	145	269	160	1 368
	液	0.61	1.28	0.78	
50	气	172	319	190	1 625
	液	0.72	1.52	0.92	
60	气	195	361	215	1 839
	液	0.81	1.72	1.04	
70	气	218	403	240	2 053
	液	0.91	1.92	1.16	
80	气	241	445	265	2 267
	液	1.00	2.12	1.29	

续 表

体重（kg）	相	氟烷	恩氟烷	异氟烷	65% N_2O
90	气	264	487	290	2 481
	液	1.10	2.32	1.41	
100	气	286	529	315	2 694
	液	1.20	2.52	1.53	

注：表中剂量为不加 N_2O 的剂量，如加用65% N_2O，则剂量应减半。

例如一患者体重为50kg，术中用异氟烷维持麻醉100min，其异氟烷用量计算如下：查表8－7得知50kg患者单纯异氟烷维持麻醉对应液体单位量为0.92mL，维持麻醉100min异氟烷消耗量＝1 000.5×0.92＝9.2mL。

（二）紧闭回路麻醉的实施

紧闭回路麻醉前，对患者实施充分吸氧去氮。此后每隔1～3h采用高流量半紧闭回路方式通气5min，以排除 N_2 及其他代谢废气，保持 N_2O 和 O_2 浓度的稳定。给药方法包括直接向呼吸回路注射液态挥发性麻醉药和依靠挥发罐蒸发两种。注射法给药可注射预充剂量，以便在较短的时间内使之达到诱导所需的麻醉药浓度，然后间隔补充单位剂量维持回路内麻醉药挥发气浓度。采用注射泵持续泵注液态挥发性麻醉药可避免间隔给药产生的浓度波动，使吸入麻醉如同持续静脉输注麻醉。以挥发罐方式给药仅适合于麻醉的维持阶段。而在诱导时应使用常规方法和气体流量，不仅有利于吸氧去氮，且加快麻醉药的摄取。

（三）紧闭回路麻醉应注意的问题

（1）在使用 N_2O 时，应监测 O_2 浓度、血氧饱和度、$P_{ET}CO_2$ 以及麻醉气体的吸入和呼出浓度，及时检查更换 CO_2 吸附剂，如发现缺氧和 CO_2 蓄积应及时纠正。

（2）确保气体回路无漏气。

（3）气体流量计要准确。

（4）密切注意观察呼吸囊的膨胀程度，调节气流量，使气囊膨胀程度保持基本不变，不必机械地按计算给药。

（5）如有意外立即转为半开放式麻醉。

（王国喜）

第六节　低流量吸入麻醉技术

一、低流量吸入麻醉的技术设备要求

（一）设备要求

施行低流量吸入麻醉必须使用满足相应技术条件的麻醉机，该麻醉机应具备下述配置。

（1）精密或电子气体流量计：麻醉机必须能进行精确的气体流量监测，一般要求流量的最低范围达50～100mL/min，每一刻度为50mL，并定期检测其准确性。

（2）高挥发性能和高精度的麻醉挥发器。

（3）能有效监测麻醉机内部循环气体总量并实行机械控制/辅助通气的呼吸回路目前常用的呼吸回路分为带有新鲜气体隔离阀的悬挂式风箱回路（代表机型为Drager系列麻醉机），以及不带新鲜气体隔离阀的倒置式风箱回路（代表机型为Ohmeda、Panlon系列麻醉机及国内大多数麻醉机型）。

（二）密闭性要求

为保证低流量吸入麻醉的有效实施，麻醉前应进行麻醉机密闭性和机械顺应性的检测（目前部分国际先进机型具备自我检测能力）。多数麻醉机型要求内部压力达 30cmH_2O 时，系统泄漏量小于 100mL/min，若其超过 200mL/min，则禁止使用该机施行低流量吸入麻醉。系统机械顺应性不作强制性检测要求。

（三）CO_2 吸收装置

由于低流量吸入麻醉中重复吸入的气体成分较大，因而可增加 CO_2 吸收剂的消耗量。在施行低流量吸入麻醉前，应及时更换 CO_2 吸收剂，采用较大容量的 CO_2 吸收装置和高效能的 CO_2 吸收剂。必要时监测呼气末二氧化碳（$P_{ET}CO_2$）浓度。

（四）气体监测

在施行低流量吸入麻醉并进行气体成分分析监测时，必须了解气体监测仪的工作方式为主流型或旁流型采样方式。主流型气体采样方式不影响麻醉机内部循环气体总量，对低流量吸入麻醉无不利影响；旁流型气体采样方式需由麻醉回路中抽取气样（50～300mL/min 不等），应在新鲜气体供给时适当增加此部分流量，以满足气体总量平衡的要求。

（五）废气排放问题

低流量吸入麻醉减少麻醉废气的排放较其他方法虽具有一定优势，但在使用过程中仍有麻醉废气自麻醉机中源源不断地排出，仍需使用废气清除系统，以保障手术室内部工作人员的身体健康。

二、低流量吸入麻醉的实施

低流量吸入麻醉是在使用重复吸入型麻醉装置系统、新鲜气流量小于分钟通气量的一半（通常少于 2L/min）的条件下所实施的全身麻醉方法。此法具有操作简单，费用低，增强湿化、减少热量丢失、减少麻醉药向环境中释放，并可更好评估通气量等优点。实施麻醉中应监测吸入 O_2、$P_{ET}CO_2$ 及挥发性麻醉气体浓度。

（一）低流量吸入麻醉的操作过程

（1）在低流量输送系统中，麻醉药的溶解度、新鲜气流量等可影响蒸发罐输出麻醉药（FD）与肺泡内麻醉药浓度（FA）之间的比值。同时为节省医疗花费，要求对麻醉实行相对精确地控制，麻醉医师可根据气流量、麻醉时间和所选的麻醉药估计各种麻醉在费用上的差别。

（2）根据上述各因素可采取以下麻醉方案：在麻醉初期给予高流量，而后采取低流量；在麻醉早期（摄取量最多的时间段）给予较高的气流量（4～6L/min），继而随着摄取量的减少逐渐降低气流量；麻醉诱导后 5～15min 内给予 2～4L 的气流量，随后气流量设定在 1L/min。如果平均气流量为 1L/min，用表 8－8 中的 4 种麻醉药实施麻醉达 1h 需要的液体麻醉药量为 6.5mL（氟烷）至 26mL（地氟烷）。此类麻醉药的需要量相差 4 倍，而效能却相差 8 倍，其原因为输送的麻醉药量要超出达到麻醉效能的需要量，输送的麻醉药量尚需补充机体摄取量以及通过溢流阀的损失量。难溶性麻醉药如地氟烷和七氟烷的摄取和损失相对较少，此为效能弱 8 倍，而需要量仅多 4 倍的原因，当气流量更低时差距可更小。此阶段除应根据麻醉深度调节挥发器输出浓度外，尚应密切观察麻醉机内部的循环气体总量和 $P_{ET}CO_2$ 浓度，使用 N_2O-O_2 吸入麻醉时，应连续监测吸入氧浓度，必要时进行多种气体成分的连续监测。

表 8－8 在不同气流量下维持肺泡气浓度等于 1MAC 所需液体麻醉药 mL 数

麻醉时间	麻醉药	气流量 L/min（不包括麻醉药）				
(min)	(mL)	0.2	1.0	2.0	4.0	6.0
30	氟烷	3.0	4.1	5.4	8.0	10.5
60		4.6	6.5	9.0	13.9	18.8
30	异氟烷	4.0	5.8	8.0	12.3	16.7
60		6.3	9.6	13.9	22.3	30.7

续表

麻醉时间 (min)	麻醉药 (mL)	气流量 L/min（不包括麻醉药）				
		0.2	1.0	2.0	4.0	6.0
30	七氟烷	3.3	6.3	10.1	17.6	25.2
60		4.9	10.9	18.2	33.0	47.8
30	地氟烷	6.7	14.8	25.0	45.2	65.4
60		10.1	26.1	46.0	85.8	126.0

（二）麻醉深度的调控

在低流量吸入麻醉过程中，当新鲜气流量下降后，新鲜气体中和麻醉回路内吸入麻醉药浓度之差增加。回路内与新鲜气流中麻醉气体浓度平衡有一定的时间滞后，可用时间常数T表示，如表8-9所示。新鲜气流量越小，时间常数越大。回路内麻醉气体的成分比例发生变化达到稳定越滞后，此时应采取措施及时调控麻醉深度，如静脉注射镇静、镇痛药及增加新鲜气流量等。在麻醉过程中呼吸回路内 O_2 的浓度可下降，其原因有：①新鲜气体成分不变而流量减少时；②新鲜气体流量不变而 N_2O 浓度增加时；③成分和流量不变而麻醉时间延长时。因而在麻醉中必须提高新鲜气流中的氧浓度并予以连续检测。为保证吸入气中的氧浓度至少达到30%，采取：①设定低流量：50vol. % O_2（0.5L/min），最低流量：60vol. % O_2（0.3L/min）；②快速调整氧浓度至最低报警限以上：将新鲜气流中的氧浓度提高10vol. %及 N_2O 浓度降低10vol. %。

表8-9　时间系数T与新鲜气流量的关系

新鲜气流量（L/min）	0.5	1	2	4	8
时间常数（min）	50	11.5	4.5	2.0	1.0

（三）苏醒

低流量吸入麻醉时间较长，在手术即将结束时，关闭挥发器和其他麻醉气体的输入，同时将新鲜气体流量加大（4L/min以上，纯氧），便于能迅速以高流量的纯氧对回路系统进行冲洗，降低麻醉气体浓度，尽早让患者恢复自主呼吸，必要时采用SIMV模式以避免通气不足或低氧血症，促使患者尽快苏醒。

三、实施低流量吸入麻醉的并发症

1. 缺氧　低流量麻醉时，如果吸入混合气体，吸入气中新鲜气流越少，气体重复吸入的比例越高，而实际吸入氧浓度降低。因此为确保吸入气中氧浓度在安全范围内，新鲜气体流速降低时，新鲜气中的氧浓度应相应提高。机体对 N_2O 的摄取随时间的延长而减少，N_2O : O_2 为1 : 1，麻醉60min后，N_2O 的摄取量为130mL/min，而氧摄取量保持稳定，为200～250mL/min。在麻醉过程中，血液中释放出的氮气因麻醉时间的延长亦可导致蓄积，从而降低氧浓度。

2. CO_2 蓄积　进行低流量麻醉时，回路中应有效清除 CO_2，此为必不可少的条件。钠石灰应用时间长短主要取决于重复吸入程度和吸收罐容积。因此在实施低流量麻醉时应先观察吸收罐中钠石灰的应用情况，及时更换，以避免 CO_2 蓄积，同时应连续监测 $P_{ET}CO_2$ 浓度，及时发现并纠正 CO_2 蓄积。

3. 吸入麻醉药的过量和不足　挥发性麻醉药的计算与新鲜气体容量有关，现已很少将挥发罐置于环路系统内。因其在低新鲜气流时，较短时间内可使吸入麻醉药浓度上升至挥发罐设定浓度的数倍，易导致吸入麻醉气体的蓄积。同时如果新鲜气体的成分不变，由于 N_2O 的摄取呈指数性下降，吸入气体的 N_2O 和 O_2 的浓度可持续性变化，此时若 N_2O 的摄取处于高水平，其浓度则下降；如摄取减少，则浓度升高；若新鲜气流提早减少，同时氧浓度提高不当，则可能出现 N_2O 不足。挥发罐设置于环路外时，挥发气与吸入气中吸入麻醉药的浓度有一定梯度，后者取决于新鲜气体的流速。如使用低流量新鲜气流，以恒定的速度维持麻醉 30min 后，肺泡中氟烷的浓度仅为挥发罐设定浓度的 1/4。因而必须向通气系统供应大量的麻醉气体以满足需要。在麻醉早期，用低流量新鲜气流无法达到此目的，可应用去氮方法清除潴留的氮，因此在麻醉的初始阶段 15 ~20min 内，应使用 3 ~4L/min 以上的新鲜气流，此后在气体监测下可将新鲜气流调控至 0.5 ~1L/min，以策安全。当新鲜气流量少于 1L/min 时，应常规连续监测药物浓度，应用多种气体监测仪对麻醉气体成分进行监测，可增加低流量吸入麻醉的安全性，便于该技术的掌握和推广。

4. 微量气体蓄积　如下所述。

（1）存在于人体和肺部的氮气约为 2.7L。以高流量新鲜气体吸氧去氮，在 15 ~20min 内可排出氮气 2L，剩余量则只能从灌注少的组织中缓慢释放。在有效去氮后麻醉系统与外界隔离（即紧闭循环式），1h 后氮气浓度大于 3% ~10%。长时间低流量麻醉，系统内氮气可达 15%。甲烷浓度的大量升高可影响红外分光监测氟烷浓度。但只要不存在缺氧，N_2 与甲烷的蓄积可不损害机体或器官功能。

（2）具有血液高溶解度或高亲和力的微量气体，如丙酮、乙烯醇、一氧化碳等，此类气体不宜用高流量新鲜气流短时间冲洗清除。为保证围术期安全，在失代偿的糖尿病患者、吸烟者，溶血、贫血、紫质症以及输血的患者中进行低流量麻醉时，新鲜气流量不得低于 1L/min。

（3）吸入性麻醉药的降解产物在长时间低流量麻醉时，如七氟烷的降解复合物 CF_2［$=C$（CF_3）OCH_2F］估计可达 60ppm，其最大值易导致肾小管组织的损害。七氟烷是否引起潜在性的肾损害尚需进一步研究，目前建议吸入七氟烷或氟烷时流速不应低于 2L/min，以确保可持续缓慢冲洗潜在的毒性降解产物。

（燕建新）

第九章

静脉麻醉技术

第一节　静脉全身麻醉技术的分类

1. 单次输注　单次输注指一次注入较大剂量的静脉麻醉药，以迅速达到适宜的麻醉深度，多用于麻醉诱导和短小手术。此方法操作简单方便，但容易用药过量而产生循环、呼吸抑制等不良反应。

2. 分次输注　先静脉注入较大量的静脉麻醉药，达到适宜的麻醉深度后，再根据患者的反应和手术的需要分次追加麻醉药，以维持一定的麻醉深度，具有起效快、作用迅速及给药方便等特点。静脉麻醉发展的100多年来，分次注入给药一直是静脉麻醉给药的主流技术，至今广泛应用于临床。但是易导致血药浓度波动，从而可影响患者的麻醉深浅的变化，并且可能因体内药物蓄积而导致不同程度的循环、呼吸功能抑制。

3. 连续输注　连续注入包括连续滴入或泵入，是指患者在麻醉诱导后，采用不同速度连续滴入或泵入静脉麻醉药的方法来维持麻醉深度。本方法避免了分次给药后血药浓度高峰和低谷的跌宕波动，不仅减少了麻醉药效的周期性的波动，也有利于减少麻醉药的用量。滴速或泵速的调整能满足不同的手术刺激需要。然而单纯的连续注入的直接缺点是达到稳态血药浓度的时间较长，因此在临床上可以将单次注入和连续注入结合起来使用，以尽快地达到所需要的血药浓度，并以连续输注来维持该浓度。

4. 靶控输注（target controlled infusion，TCI）　靶控输注是指在输注静脉麻醉药时，以药代动力学和药效动力学原理为基础，通过计算机技术调节目标或靶位（血浆或效应室）的药物浓度来控制或维持适当的麻醉深度，以满足临床麻醉的一种静脉给药方法。

TCI可以为患者快速建立所需要的稳定血药浓度，而麻醉医生也可以因此估计药物对患者产生的效果，这一点尤其见于 $t_{1/2}$ ke0 较小的药物浓度。在临床麻醉中，TCI技术也可以用于巴比妥类、阿片类、丙泊酚、咪达唑仑等药物的诱导和麻醉维持。复合双泵给予丙泊酚与短效镇痛药，可满意地进行全凭静脉麻醉。TCI迅速实现稳定血药浓度的特点，将有利于进行药效学、药物相互作用的实验研究。将TCI系统输注阿芬太尼应用于术后镇痛，与PCA技术相比，该系统不但同样可以由患者反馈控制，而且提供更为稳定的血药浓度。这对于治疗指数较小的阿片类药物无疑提供了更为安全的使用途径。此外还有TCI系统也可用于患者自控的镇痛和镇静。总之，TCI技术为麻醉医师应用静脉麻醉药的可控性增强且操作简单。

（石　军）

第二节 静脉全身麻醉的实施

一、静脉全身麻醉前的准备和诱导

（一）静脉全身麻醉前的准备

与其他全身麻醉相同，主要包括患者身体与心理的准备、麻醉前的评估、麻醉方法的选择、相应麻醉设备的准备和检查以及合理的麻醉前用药。而麻醉诱导前期，是麻醉全过程中极重要的环节。应于此期间要做好全面的准备工作，包括复习麻醉方案、手术方案及麻醉器械、监测设备等准备情况，应完成表9－1中的项目，对急症、小儿、老年人或门诊患者尤其重要。

表9－1 麻醉前即刻应考虑的项目

患者方面	健康情况，精神状态，特殊病情，治疗史，患者主诉要求
麻醉方面	麻醉实施方案及预案，静脉输液途径，中心静脉压监测途径等
麻醉器械	氧源，麻醉机，监护、除颤仪，气管插管、喉罩用具，一般器械用具
药品	麻醉药品，辅助药品，肌松药，急救药品
手术方面	手术方案，手术部位与切口，手术需时，手术对麻醉特殊要求，手术体位，预防手术体位损伤的措施，术后止痛要求等
术中处理	预计可能的意外并发症，应急措施与处理方案，手术安危估计

（二）静脉全身麻醉的诱导

1. 静脉麻醉诱导剂量的计算 静脉麻醉诱导剂量或称负荷剂量（loading dose）计算公式：

$dose = C_T \times V_{peak\ effect}$

其中 C_T 是效应部位的靶浓度，具体由麻醉医生根据临床经验在一定范围内选定。$V_{peak\ effect}$ 为峰效应时的分布容积，其计算公式为：

$V_{peak\ effect}/V_1 = C_{p,\ initial}/C_{p,\ peak\ effect}$

V_1 为中央室分布容积；$C_{p.\ initial}$ 为最初血浆药物浓度；$C_{p,peak\ effect}$ 为峰效应时血浆药物浓度。

计算静脉诱导剂量的公式中之所以选用 $V_{peak\ effect}$（峰效应时的分布容积）。是因为从三室模型出发，如果选用 V_1（中央室分布容积），在药物达到效应室之前已发生再分布和排除，以致计算出的药物剂量偏低。图9－1显示再次注射芬太尼，阿芬太尼，苏芬太尼后，达峰效应时血浆药物浓度与最初血浆药物浓度的关系。前者分别为后者的17%、37%、20%。

由于在临床浓度范围内，这一比率是恒定的，因此根据上述公式很容易计算出 $V_{peak\ effect}$（表9－2）。

根据表9－2芬太尼的 $V_{peak\ effect}$ 是75L，假如要达到 4.0ng/mL × 75L = 300μg，而达峰效应时间为3.6min。如果要达到5μg/mL的丙泊酚效应浓度，计算出的丙泊酚剂量 = 5μg/mL × 24L = 120mg，达峰效应时间为2min。

表9－2 单次给药后药物的峰效应分布容积和达峰时间

药物	峰效应分布容积 $V_{peak\ effect}$（L）	达峰效应时间（min）
丙泊酚	24	2.0
芬太尼	75	3.6
阿芬太尼	5.9	1.4
舒芬太尼	89	5.6
瑞芬太尼	17	1.6

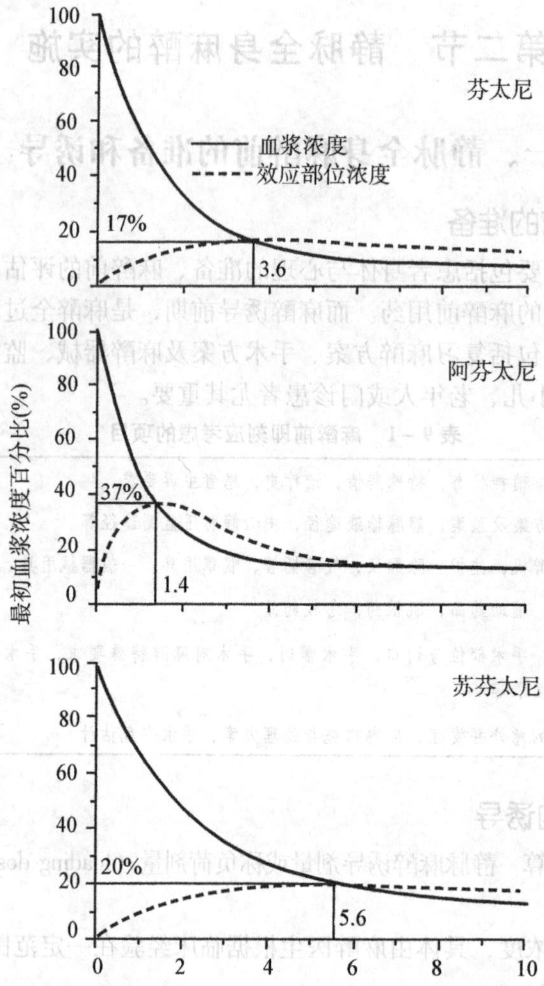

图 9-1　芬太尼、阿芬太尼和舒芬太尼注射后血浆浓度与效应部位浓度的关系

2. 诱导的步骤　如下所述。

麻醉前：

（1）检查麻醉机、监护仪、吸引器、通气设备及维持呼吸道通畅用具、各类常规和急救药物；

（2）面罩给 100% O_2 1～3min；

（3）给予镇静、止痛剂和抗胆碱药物：鲁米那钠、咪达唑仑、吗啡、地西泮、阿托品、东莨菪碱等；

诱导药物：硫喷妥钠　3～5mg/kg，iv

丙泊酚　1.5～2.5mg/kg，iv

依托咪酯　0.2～0.4mg/kg，iv

芬太尼、肌松药等（详见表 9-3，9-4，9-5）

表 9-3　阿片类用于全身静脉麻醉的使用方案

药物	负荷剂量（μg/kg）	维持输注速率	单次剂量
芬太尼	4～20	2～10μg/（kg·h）	25～100μg
舒芬太尼	0.25～2	0.25～1.5μg/（kg·h）	2.5～10μg
阿芬太尼	25～100	1～3μg/（kg·min）	5～10μg/kg
瑞芬太尼	0.5～1.0	0.25～2μg（kg·min）	0.25～1.0μg/kg

表 9－4 目前常用的静脉镇静－催眠药的诱导特点及用量

药名	诱导剂量 (mg/kg)	起效时间 (s)	作用时间 (min)	兴奋作用	注射痛	心率	血压
硫喷妥钠	3～6	<30	5～10	+	0～+	↑	↓
米索比妥	1～3	<30	5～10	++	+	↑↑	↓
丙泊酚	1.5～2.5	15～45	5～10	+	+	0～↓	↓
咪哒唑仑	0.2～0.4	30～90	10～30	0	0	0	0/↓
地西泮	0.3～0.6	45～90	15～30	0	+/+++	0	0/↓
劳拉西泮	0.03～0.06	60～120	60～120	0	++	0	0/↓
依托咪酯	0.2～0.3	15～45	3～12	+++	+++	00	0
氯胺酮	1～2	45～60	10～20	+	0	↑↑	↑↑

注：0＝无；＋＝轻度；＋＋＝中度；＋＋＋＝重度。

↑：增加；↓：降低。

表 9－5 肌松药用量

药物	剂量	起效时间	持续时间
琥珀胆碱	1.0mg/kg	30～60s	4～6min
维库溴铵	0.1mg/kg	2～3min	24～30min
	0.2mg/kg（迅速起效）	<2min	45～90min
泮库溴铵	0.1mg/kg	3～4min	40～65min
米库氯铵	0.1～0.2mg/kg	1～2min	6～10min
阿曲库铵	0.2mg/kg	2min	40～80min
筒箭毒碱	0.5mg/kg	3～5min	30min
哌库溴铵	0.07～0.09mg/kg	2～3min	45～120min
罗库溴铵	0.6～1.2mg/kg	45～90s	30～120min

3. 静脉麻醉联合诱导　联合诱导是指采用两种或多种不同麻醉药物联合应用于诱导期，以达到速效、强效、不良反应小、对患者生理干扰小等优点。如咪唑达仑 0.02mg/kg 与丙泊酚联合诱导，此量仅相当于咪唑达仑产生意识消失时 ED_{50} 的 1/10，二者具有协同作用。而用阿芬太尼 0.02mg/kg 与丙泊酚联合诱导，虽也减少丙泊酚的用量，但两药呈相加作用，如将咪唑达仑 0.02mg/kg、阿芬太尼 0.02mg/kg 与丙泊酚联合诱导，可将丙泊酚诱导意识消失的用量平均减少 86%。

4. 诱导期非麻醉性药物应用　为了减少麻醉诱导时麻醉诱导药物对机体各器官的影响以及气管插管、喉罩插入等操作刺激，常常采用一些预防和维持机体生理稳定的一些药物，尤其对患有心肌缺血、高血压、脑血管意外或梗死病史者、房室传导阻滞等患者尤为重要。常采用的药物有 β－受体抑制药物，如短效、速效的艾司洛尔，对心率较快者在诱导前 1～5min 内，静注艾司洛尔 30～80mg，可显著减慢心率、缓解插管刺激诱发的血压增高。还有较为经典的可乐定，也可达到同样的效果，而且经循证医学得知其可以减少诱导期的心律失常、高血压等，对麻醉诱导可更加平稳。再有在患者鼻咽部、口腔内、会厌处喷洒少许 1% 利多卡因或采用利多卡因凝胶涂抹管道等均可减少操作的刺激，减少并发症，以保证麻醉诱导的平顺。

5. 诱导期的注意事项　静脉麻醉的过程中由于麻醉药物、患者的生理病理状况以及麻醉操作等因素的影响，患者易出现各种并发症，如低血压、心律失常、呼吸道梗阻。呕吐物反流误吸、气管内插管困难、高血压、甚至心脏骤停等。静脉麻醉的诱导过程时间短、病情变化快、并发症多，如处理不当易引起严重后果。因此，必须谨慎行事，尽力预防可能发生的各种并发症。应注意以下事项：

（1）做好麻醉前的访视和评估：这是预防并发症的前提和基础，必须做好麻醉前患者耐受能力的评估。

（2）做好麻醉前的准备工作（见表9-1）。

（3）静脉麻醉诱导过程中按操作程序进行。

（4）静脉麻醉诱导用药应强调个体化用药，按需给药。药量应以达到诱导需要为标准，根据患者的耐受能力调整全身麻醉用药的种类、药量和给药速度。对循环影响大的药物，应分次给药，注药过程中观察患者的反应。

（5）保持呼吸道通畅，维持有效通气。全身麻醉诱导期易出现呼吸道梗阻和呼吸抑制，应采用托下颌、口咽或鼻咽通气管、喉罩或气管内插管等方法保持呼吸道通畅，并用辅助或控制呼吸维持有效通气。

预防和及时处理诱导期的并发症。诱导期低血压是常见的并发症，应用快速输液扩容，必要时给予血管活性药能有效预防和治疗低血压。气管插管时易引起心血管反应如血压升高、心率增快等，诱导时给予芬太尼2～4μg/kg，或插管前给予短效降压药如硝酸甘油、乌拉地尔，或喉气管内表面麻醉等均能预防和减轻此时的心血管反应。

静脉麻醉诱导适合多数常规麻醉情况（包括吸入性全身麻醉），特别适合需要快速诱导的患者。可以利用单次静脉注射麻醉药物来实现，也可利用TCI技术来完成静脉麻醉的诱导。

二、静脉全身麻醉的维持和恢复

（一）静脉全身麻醉的维持

1. 静脉麻醉维持期间给药速率的计算　理论上静脉麻醉维持给药速率应等于药物从体内的总清除率（CLs）乘以血浆浓度。为了维持一个稳定的靶浓度（C_T），给药速率应与药物从体内排除的速率相等：

静脉麻醉维持的给药速率 = $C_T \times CLs$

此计算公式概念浅显易懂，但它不适用于多室模型的静脉麻醉药长时间持续输注时的药代动力学特征。药物的吸收和消除在以血液为代表的中央室，而药物的分布在一个或多个假定的周边室，消除和分布是同时进行的，且随着给药时间的延长，药物从中央室分布到周边室的量逐渐减少，其给药量也应随之减少，即以指数衰减形式输注给药：

维持给药速率 = $C_T \times V_1 \times (K_{10} + K_{12}e^{-K_{21}}t + K_{13}e^{-K_{13}}t)$

临床医师显然不会用此公式去计算给药速度，但有依据公式提供的计算好的给药模式，例如维持1.5ng/mL芬太尼血药浓度，给药速率可按下列步骤：最初15min速率为4.5μg/（kg·h）；15～30min速率为3.6μg/（kg·h）；30～60min速率为2.7μg/（kg·h）；60～120min速率为2.1μg/（kg·h）。尽管此模型也可提供较精确的血药浓度，但显然不如TCI系统计算机控制给药速率来得更为方便。

2. 静脉全身麻醉的维持及注意事项　连续输注（包括连续静滴或泵入）是临床上应用最广泛的方法。是临床上应用最广泛的方法。靶控输注（TCI）可以快速建立所需的稳定的血药浓度，而麻醉医生也可据此估计药物对患者产生的效果，尤见于 $t_{1/2}$ ke0 较小的药物；而且可控性好，操作简单，逐渐应用于临床。

全身麻醉维持方法的选择取决于麻醉医生所具有的设备条件和手术时间长短。全身麻醉维持是在确保患者安全的前提下维持满足手术需要的麻醉水平，同时密切观察病情变化和及时处理术中各种情况。应注意以下事项。

（1）确保麻醉过程平稳：应根据具体情况（手术的大小、刺激的程度及患者的反应等）选择合适的靶浓度，使全身麻醉深度在确保患者安全的前提下维持在满足手术需要的水平。预先的主动调节靶浓度以适应即将出现的强刺激比等到出现伤害性刺激后才去被动调节其效果要好得多。

（2）做好呼吸管理：全身麻醉过程中应保持呼吸道通畅，按照脉搏氧饱和度、呼气末二氧化碳或血气分析结果调节通气参数。通气参数调节还应考虑患者的病情，如颅内手术患者，动脉血二氧化碳分压（$PaCO_2$）应在正常低限或略低于正常值，有利于降低或控制颅内压力；冠心病患者的 $PaCO_2$ 应在正常高限或略高于正常值，以避免呼吸性碱血症可能导致的冠状动脉收缩或痉挛而加重心肌缺血。

(3) 密切观察病情变化，并及时处理术中出现的各种情况全身麻醉维持中，患者的情况由于麻醉、手术操作、输液输血等因素的影响，易发生变化，如出现高血压、低血压、失血性休克、心律失常、过敏性休克、呼吸道梗阻、呼吸抑制等，应及时发现和处理，尽可能地保持内环境的稳定和器官功能正常。

(4) 麻醉药的合理应用：TIVA 的维持强调联合用药。完善的麻醉在确保患者生命体征稳定的前提下，至少应做到意识消失、镇痛完全、肌肉松弛以及自主神经反射的抑制。为了实现这四个目标，单一药物是不可能的，这就需要麻醉药的联合。联合用药不仅可以最大限度地体现各类药的药理作用，而且还可以减少各药物的用量和不良反应。完善的静脉全身麻醉主要涉及三大类药物：静脉麻醉药、麻醉性镇痛药、肌松药。麻醉药的用量在诱导和维持的开始要大，维持中间适中，结束前适当减量，即在保证麻醉深度平稳的同时兼顾麻醉苏醒。

（二）静脉全身麻醉的恢复

全身麻醉后患者及早的苏醒有利于患者器官功能自主调节能力的恢复，有利于病情的观察（特别是神经外科患者）和术后护理。全身麻醉苏醒一般为 30 ~ 60min，超过 3h 则为苏醒延迟。全身麻醉苏醒期间易于发生心律失常、高血压、低血压、心肌缺血。呼吸功能不全、烦躁、疼痛等并发症。苏醒期应注意以下问题：

1. 加强呼吸管理　判断自主呼吸功能是否恢复到能满足肺的有效通气和换气的指标，是指安静状态下脱氧 15min 以上，患者的脉搏氧饱和度大于 95%（老年或特殊患者达到麻醉前水平）。气管插管患者应在自主呼吸恢复满意时拔管，过早易出现呼吸抑制和呼吸道梗阻，过晚患者难以耐受，易发生意外。

2. 及早处理各种并发症　患者恢复期烦躁应首先排除缺氧、CO_2 蓄积、伤口疼痛及肌松药残余。根据具体情况，合理应用镇痛药、镇静药、非去极化肌松药拮抗剂等，对中老年男性要考虑前列腺肥大者尿管刺激、长时间体位性不适等因素引起的烦躁。

3. 麻醉催醒药的应用　一般尽量不用麻醉催醒药，如果需要使用，应从小剂量开始。

4. 患者恢复期间　有条件的地方应将患者放入麻醉后恢复室，进行严格监护和治疗，待患者麻醉恢复完全后离室。

三、静脉全身麻醉深度的监测技术

在现代麻醉方法下，麻醉深度的定义非常复杂，难以统一，但临床麻醉中有已达成共识的临床麻醉目标（goals），即无意识、无痛、无体动和自主反射等。

（一）基本概念

1. 记忆（memory）　记忆是把过去体验过的或学习过的事物铭记脑内保持认识，以便能够回忆、推理和反映再现。又分为清楚记忆和模糊记忆。

(1) 清楚记忆（implicit memory）或称有意识记忆（conscious memory）：是指经回忆和识别试验评定的有意识的对以往经历的清楚回忆。

(2) 无意识记忆（unconscious memory）：是指经测试由以往经历产生的行为或表现的改变。无须任何有意识地对以往经历的回忆，但要用催眠术才能回忆。

2. 知晓（awareness）　知晓的生理学和心理学基础是大脑的记忆（贮存）和回忆（提取）的全过程。相当于回忆或清楚记忆，亦有人认为其包括清楚记忆和模糊记忆。

3. 回忆（recall）　是对麻醉中发生的事情保持记忆，相当于清楚记忆。

4. 觉醒状态（wakefulness）或称听觉输入的反应　是对术中和术后患者对言语指令的反应，但对刺激没有记忆。有时看来麻醉很充分，可能患者不能明确地回忆某一件事或一项刺激，但听觉输入可能在脑中记录下来，不过输入的听觉和语言必须是对患者有意义的才能记录下来，且可能要用催眠术才能回忆，相当于模糊记忆。

（二）临床症状和体征

患者的临床症状和体征的变化是判断麻醉深度最常用的有效方法，但是不精确。

1. 意识状态　在全身麻醉中，意识状态分为清醒和麻醉（睡眠）状态。在全身麻醉状态下应达到对手术或其他刺激无体动反应，无流泪、出汗等表现。

2. 循环系统　血压和心率是反应全身麻醉深度常用的指标，血压和心率稳定常表示麻醉深度适中。但血压和心率易受血容量的影响，脑干和心脏的手术也使血压和心率波动较大。在排除影响因素后，根据血压和心率的变化可以对麻醉深度做出较准确的判断。

3. 呼吸反应　在保留自主呼吸的全身麻醉患者中，呼吸频率、节律和潮气量的变化也能反应麻醉深度。但易受麻醉药、呼吸道梗阻、缺 O_2 和 CO_2 蓄积的影响。

4. 其他　瞳孔的大小、出汗、体动、尿量等也能反应麻醉的深度，但易受麻醉药及其他药物的影响。

（三）静脉全身麻醉麻醉深度监测技术

理想的麻醉深度监测技术应具有以下几点：①能灵敏而特异性的反应记忆存在或缺失、意识存在或缺失；②无创，性能稳定；③监测实时数据；④使用方便；⑤受外界环境影响小。

在临床麻醉和实验研究中发现了一些新的监测技术，包括双频谱指数、熵、听觉诱发电位指数、Narcortrend 和脑成像技术（包括 PET 和功能磁共振成像）。

1. 双频谱指数（bispectral index，BIS）监测　BIS 是近年发展起来的利用功率谱分析和双频分析对脑电图进行分析处理的技术。1996 年美国 FDA 批准将其应用于临床麻醉深度监测。BIS 是一个复合指数，范围从 0 ~ 100。BIS 可以较好地反映患者的镇静和意识状态。但是不同的药物或者不同的药物配伍均会对利用 BIS 值判断镇静程度和意识状态带来影响。一般来讲，BIS 值在 90 ~ 100 时，患者清醒，60 ~ 90则处于不同程度的镇静和意识抑制状态，40 ~ 60 处于意识消失的麻醉状态，40 以下则为抑制过深。

2. 脑电熵（entropy of the EEG）的监测　Datex – Ohmeda 熵模块（M – Entropy）是很有前途的监测麻醉深度的新工具，在欧洲已有应用。该模块可以计算近似熵（estimate of the entropy of the EEG，EE）。已经证实 EE 至少可以和 BIS 一样有效地预测麻醉意识成分的变化。还需要进一步的研究来了解 EE 能否像 BIS 一样有效地用于指导麻醉给药以及 EE 所提供的评价麻醉深度的信息和成分。

3. 听觉诱发电位（auditory evoked potential，AEP）的监测　中潜伏期听觉诱发电位（mLAEP）在清醒状态下个体间及个体本身差异较小，且与大多数麻醉药作用剂量相关的变化。因此，中潜伏期听觉诱发电位较 AEP 中其他成分更适于判断麻醉深度的。Mantzaridis 等提出听觉诱发电位指数（AEP index）的概念，它使 AEP 波形的形态得以数量化一般 AEP index 在 60 ~ 100 为清醒状 40 ~ 60 为睡眠状态，30 ~ 40为浅麻醉状态，30 以下为临床麻醉状态。许多学者已将 AEP index 应用于临床知道麻醉用药。

4. 脑电 Narcotrend 分级监测　Narcotrend 是由德国 Hannover 大学医学院的一个研究组发展的脑电监测系统。Narcotrend 能将麻醉下的脑电图进行自动分析并分级，从而显示麻醉深度。最新的 Narcotrend 软件（4.0 版本）已经将 Narcotrend 脑电自动分级系统转化为类似 BIS 的一个无量纲的值，称为 Narcotrend 指数，范围为 0 ~ 100，临床应用更加方便。Schmidt 等的研究表明 Narcotrend 分级和 BIS 可作为丙泊酚、瑞芬太尼麻醉期间评价麻醉状态的可靠指标，但 Narcotrend 分级和 BIS 不能反映麻醉深度中的镇痛成分。

5. 研究全身麻醉效应成分的新手段——正电子发射断层扫描（PET）、功能磁共振成像（fMRI）PET 和 fMRI 能将脑功能成像，为全身麻醉药物效应的研究提供了新的手段。与脑电图相比，它们可以提供药物效应的解剖定位和通路信息。近年来，PET 和 fMRI 的研究已经确定了在全身麻醉效应（意识、遗忘、无体动等）中起重要作用的关键脑结构。现代 PET 配体技术还为我们提供了一个了解麻醉药调制脑内不同受体功能的途径。可以预见脑功能成像技术将在全身麻醉机理及麻醉深度监测的研究中发挥重要作用。

四、静脉全身麻醉优缺点

静脉全身麻醉是临床常用的麻醉方法，与吸入麻醉相比，静脉麻醉药物种类繁多，可根据不同病情特点选择使用。静脉麻醉具有以下特点。

（一）静脉麻醉的优点

（1）静脉全身麻醉起效迅速，麻醉效能强。多数静脉全身麻醉药经过一次臂脑循环时间即可发挥麻醉效应。采用不同静脉麻醉药物的相互配伍，有利于获得良好的麻醉效果。静脉麻醉的麻醉深度与给药的剂量有很好的相关性，给予适当剂量的麻醉药物可以很快达到气管插管和外科操作所要求的麻醉深度。

（2）患者依从性好：静脉全身麻醉不刺激呼吸道，虽然部分静脉麻醉药静脉注射时会引起一定程度的不适感，但大多持续时间短暂且程度轻微。

（3）麻醉实施相对简单，对药物输注设备的要求不高。

（4）药物种类齐全，可以根据不同的病情和患者的身体状况选择合适的药物搭配。

（5）无手术室污染和燃烧爆炸的潜在危险，有利于保证工作人员和患者的生命安全。

（6）麻醉效应可以逆转：现代新型静脉全身麻醉药的突出特点是有特异性拮抗剂。如氟马西尼可以特异性拮抗苯二氮䓬类的全部效应，纳洛酮可以拮抗阿片类药物的全部效应，非去极化肌松药可用新斯的明拮抗。

（二）静脉麻醉的缺点

（1）静脉全身麻醉最大的缺点是可控性较差：静脉输注后其麻醉效应的消除严重依赖患者的肝肾功能状态及内环境稳定，如果由于药物相对或绝对过量，则术后苏醒延迟等麻醉并发症难以避免。

（2）静脉全身麻醉主要采用复合给药方法，单种药物无法达到理想的麻醉状态，一般要复合使用镇痛药和肌松药。药物之间的相互作用有可能引起药动学和药效学发生变化，导致对其麻醉效应预测难度增大，或出现意外效应。

（3）静脉全身麻醉过程中，随着用药速度及剂量的增加以及复合用药，对循环和呼吸系统均有一定程度的抑制作用，临床应用应高度重视。

（4）需要有专门的静脉通道，一些静脉麻醉药对血管及皮下组织有刺激性而引起注射时疼痛。

（石　军）

第三节　靶控输注技术

静脉麻醉有悠久的历史，但其相对于吸入麻醉一直处于配角地位。因为静脉麻醉的可控性较差，反复使用静脉麻醉药物会蓄积在体内，难以迅速消除。而且使用全凭静脉麻醉的深度难以判断，无法预知有无术中知晓。而全凭静脉麻醉的成熟得益于静脉超短效药物的开发和基于药代动力学和药效学研究而开展的静脉给药技术。近年来人们将输注泵、计算机和现代临床药理学结合起来，根据药代学模型参数控制药物输注，且正在努力将输注技术进一步扩展到药效学，按照药代－药效（PK－PD）模型，根据药物实时效应改变药物输注速度，利用药物效应和药代－药效模型间的反馈，麻醉医生可以维持药物效应，以达到理想麻醉状态。

一、静脉麻醉药的药代动力学基础

1. 房室模型与效应室　这里强调血浆浓度和效应室浓度之间有不平衡现象，这种不平衡与药物在血浆和效应室之间转运速率及给药速度有关，单次注射时，效应室延迟现象明显，而持续输注时血浆浓度和效应室浓度几乎同时达到峰值。表9－6是国内常用的几种麻醉药物靶控输注时血浆浓度和效应室浓度的平衡时间。

表 9-6 常用静脉麻醉药血浆浓度和效应室浓度的关系

药物	Ke0 (min^{-1})	单次注射 血浆/峰效应时血浆浓度	单次注射 达峰时间 (min)	靶控血浆浓度 平衡时间 (min)* 95%	靶控血浆浓度 平衡时间 (min)* 99%	参数来源
丙泊酚	0.291	38.9%	3.7	10	14.5	Marsh
	0.291	50.0%	4.8	10	14.5	Shafer
	0.291	42.3%	4.5	10	14.5	Tackley
	0.250	30.3%	3.5	11.7	16.8	Coetzee
咪达唑仑	0.124	64.9%	15.8	23.5	34	Greenblatt
	0.124	24.6%	7	23.5	34	Avram
硫喷妥钠	0.460	33.5%	2.2	6.3	9.2	Stanksi& Maitre
	0.460	59.6%	4	6.3	9.2	Ghonheim
氯胺酮	–	–	–	–	–	Domino
依托米脂	0.480	30.5%	1.8	6.2	8.8	Arden
芬太尼	0.147	13.7%	3.2	19.8	28.7	Shafer
	0.149	16.7%	3.7	19.5	28.3	Scott
舒芬太尼	0.227	25.2%	3.7	12.8	18.7	Bovill
	0.227	28.9%	3.7	12.8	18.7	Hudson
	0.227	40.4%	4.8	12.8	18.7	Gepts
阿芬太尼	0.770	66.0%	2.7	3.8	5.5	Maitre
	0.770	24.8%	1.3	3.8	5.5	Scott
瑞芬太尼	0.530	32.5%	1.8	5.5	8.0	Glass
	0.516	29.3%	1.5	5.7	8.2	Minto

注：*效应室浓度达血浆浓度的95%和99%时间。

2. 群体动力学模型　由于个体间的药代动力学参数存在一定的差异性，为使药代动力学参数更适合于每一个体，采取经典药代动力学与群体统计学模型相结合的方式，推算群体药代动力学参数，再利用群体参数推断个体药代动力学参数，从而知道临床用药并实现给药个体化。

尽管群体与个体之间的药代动力学参数仍存在一定的差异，以群体参数估计的预期血药浓度与个体的实际值会有所差异，但只要根据临床需要调整目标值，实际值即可按此调整比例达到合适的水平。

3. 药代动力学-药效动力学模型　静脉全身麻醉药在体内产生的麻醉效应与血药浓度密切相关，但其效应部位并不在血液。药物效应往往滞后于药物的血浆浓度，此现象称为药效动力学-药代动力学分离。为了在临床麻醉中更为合理地用药，提出了一些描述药代动力学-药效动力学模型（PK-PD模型），目前此模型已广泛应用于静脉全身麻醉的研究。

4. 靶控输注（TCI）　TCI是微机控制的静脉输注系统，是利用智能化药物输注设备，快速达到医师设定的目标药物浓度（血药浓度或效应室药物浓度），并根据临床需要进行调节。

5. 目标药物浓度　目标药物浓度是指根据临床麻醉需要而预设并由计算机控制实施给药后，在预定的组织中达到的药物浓度，目标药物浓度，可以是血液，也可是效应部位。

6. 预期药物浓度　预期药物浓度是指计算机根据药代动力学模型，通过模拟计算得出的即时血药浓度或效应部位药物浓度。计算机程序实质上就是通过控制药物的静脉输注速率，使预期药物浓度尽快达到目标药物浓度。

7. 实测药物浓度　实测药物浓度是指通过采血检测而得到的血药浓度。实测血药浓度数据数量有限，而且是分散不连续的；而有计算机模拟的预期药物浓度可以近似的认为是连续的。

8. 效应部位药物浓度　检测困难更大，通常是根据药物效应由血药浓度推算而得出。

二、TCI 输注方法

（一）TCI 系统组成及作用原理

1. TCI 系统组成　完整的 TCI 系统主要有以下几个组成部分：药代动力学参数；计算药物输注速度（包括控制输注泵的软件）的控制单元；控制单位和输注泵的连接的设备；用于患者数据和靶控浓度输入的用户界面。尽管目前可见到多种不同输液泵，但他们都包含有同一个 Diprifusor 模型，且产生同样的临床结果。其不同之处主要体现在用户界面，单、双通道以及开关控制旋钮或键盘上等。

2. TCI 系统的作用原理　1983 年 Schwilden 首次报告用计算机辅助输注依托咪酯和阿芬太尼，采用二室线性药代动力学模型。其原理主要是根据 Krupger - Thiemer 提出的 BET（bolus elimination transfer）方案，即为达到既定的目标血药浓度，首次给予负荷剂量（bolus，B），使中央室血药浓度迅速达到靶浓度，其后维持稳态血药浓度，必须补充因药物的消除（elimination，E）和药物向外周固定转运（transfer，T）所引起的血药浓度的下降。在输注过程中，如需更高的靶浓度，则追加一次新的负荷量，然后以合适的速率输注，如需降低原靶浓度，则停止药物输注直至衰减到所需的靶浓度，再以一定的输注速度维持其浓度。理想的静脉给药系统应具备：①安全用电。②有报警装置，如电源中断，管道空气和输注中断（如管道打折、针头阻塞等）。③流速准确性在 5% 的范围内。④可防止失控输注。⑤可调性大，如任意选择单次或持续输注方式；输注速率范围为 0 ~ 1 500，以 1mL/h 设置，则调速范围为 100 ~ 1 500mL/h；输注径路可分别由 1 ~ 4 根管道给药，以免药物反流混合。⑥能用药动学模型进行静脉给药，有自动识别不同药物的注射器，适用于选择全部麻醉药物。⑦可自动充盈输注系统各部件以排除空气。⑧各项指标显示清楚，如输注速率所用药物浓度和剂量等。⑨重量轻，便于携带；附有数字接口便于记录，资料储存和遥控；各项功能不受交流电（高频电刀等）电磁场干扰，并可查询各种药物剂量和方法等。

（二）TCI 技术分类

根据靶控目标的不同，TCI 可分为：①血浆靶控输注（bTCI）：控制的目标为血药浓度，$t_{1/2}$ ke0 小的药物宜选用 bTCI；②效应室靶控输注（eTCI）：控制的目标是效应部位的药物浓度，$t_{1/2}$ke0 大的药物宜选用 eTCI。以效应室浓度为靶浓度，起效快，但是血药浓度的高峰可能会影响血流动力学。

与 bTCI 相比，eTCI 的主要特点有：①麻醉诱导更迅速，因为计算机会直接将效应室浓度提高到相应水平；②麻醉深度调节更灵敏，eTCI 直接以效应室浓度为控制目标，减少了药物效应滞后于血药浓度的不利影响；③血药浓度波动较大，因为达到血液循环内药物与效应部位的平衡需要时间，实施 eTCI 时为保持效应室浓度的稳定，必然会出现血药浓度波动的现象，尤其在麻醉诱导时更容易出现血药浓度过高。因此，并不是所有的情况都可运用 eTCI，比如说对于一般状况较差的患者，或使用对循环系统抑制性较强的药物时，就应该优先考虑 bTCI。

根据靶控环路的不同，TCI 可分为：①开放环路（open - loop）靶控是无反馈装置的靶控，仅由麻醉医师根据临床需要和患者生命体征的变化来设定和调节靶浓度，以达到一个比较满意的麻醉深度。目前临床上使用的 TCI 大多数为该系统。②闭合环路（closed - loop）靶控（CL - TCL）通过采集患者的某些检测指标或生理参数作为反馈信号（如 BP、HR、BIS）对给药系统进行自动调节，但必要时仍需医师及时进行调控用药，这样可以减少用药误差，增加对麻醉深度调控的精确性。CL - TCI 是最理想的靶控系统，它克服了个体间在药代和药效学上的差异，可以提供个体化的麻醉深度，靶控目标是患者的反应而不是确定的浓度，按患者的个体需要改变给药速度，避免了药物过量或不足，也避免了观察者的偏倚。

（三）影响 TCI 系统的因素

TCI 系统控制程序的主要功能是通过控制输注泵的给药速率，是计算机模拟的预期药物浓度接近实测药物浓度。由于许多因素可对 TCI 系统的性能产生影响，并导致系统出现偏离或波动。这些因素包括药代动力学参数、个体的生理差异与病理生理变化，以及麻醉和手术中的各种干扰因素等。

1. 药代动力学参数对TCI系统性能的影响　目前的TCI系统大多采用群体药代动力学参数作为控制静脉输注方案的基础。因此模型参数的选择及其与具体个体的药代动力学特征的符合程度对TCI系统的性能具有决定性作用。

（1）在药代动力学研究中，不同作者对同一药物研究得出的参数可有很大差别（见图9-2）。如在丙泊酚的参数研究中，7位作者得出7种不同的结果，采用Marsh得出的参数较其他作者得出的参数能更好地模拟实际结果，TCI系统的性能最好。

（2）给药剂量、给药速度、药物的不良反应以及药物间的相互作用影响药动学参数的估计。给药剂量过小，血药浓度过早地下降到药物检测灵敏度之下，得到的分布半衰期过短，清除率偏大；而长时间持续应用丙泊酚进行镇静处理时，药物的分布容积偏大、消除特性参数偏小。高浓度丙泊酚可明显降低心排出量，导致肝脏血流减少以及肝脏对丙泊酚的摄取和清除速率降低，药物向外周室分布的速度下降。目前已知丙泊酚与阿片类药物的药代学有相互抑制作用。

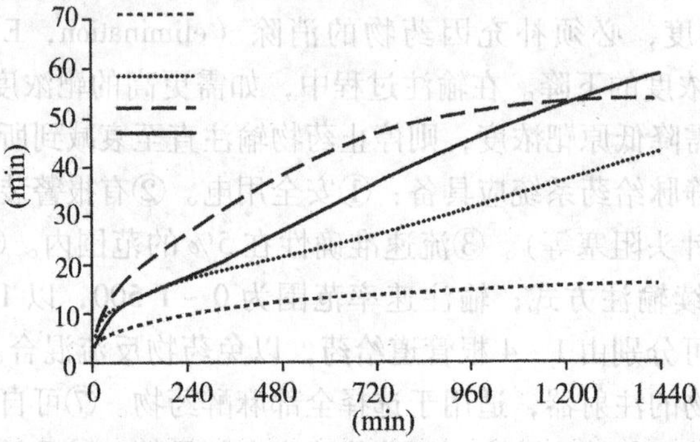

图9-2　不同作者（模式）对丙泊酚TCI时CSHT的影响

（3）个体的生理状况、体重和组织成分对药动学参数亦有明显影响（如图9-3，9-4）。例如，丙泊酚的分布容积和系统清除率，小儿高于成人，女性高于男性；老年人药物清除率较低；与西方人相比，相同体重中国人的中央室分布容积较小，而药物从中央室向外周室的转运或清除较快。

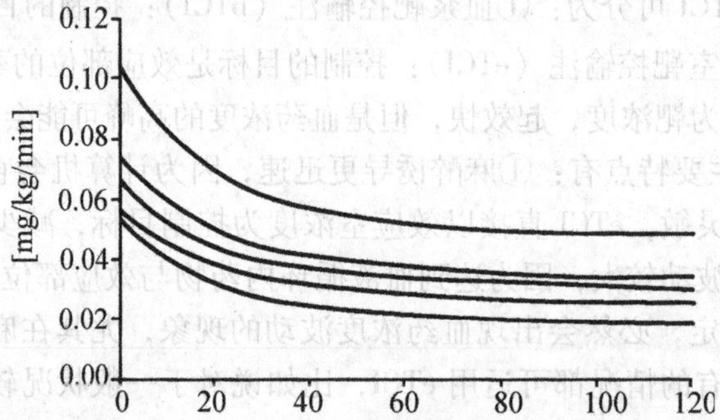

图9-3　年龄和体重对丙泊酚药动学参数的影响

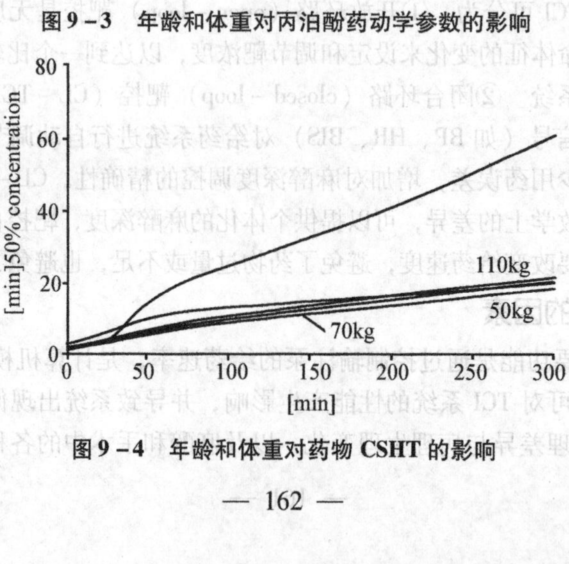

图9-4　年龄和体重对药物CSHT的影响

2. 血药浓度检测对 TCI 系统性能的影响　如下所述。

（1）血药浓度检测方法的精度和准确性是 TCI 系统获得高性能的前提。在检测丙泊酚血药浓度时，高效液相色谱法的精度和准确性明显优于荧光分光光度法。

（2）标本采集的时间、部位以及采样时程长短对估算药动学参数产生影响。例如单次静脉注射给药后血药浓度迅速下降，如采样时间点间隔过长，所得出的参数欠佳；而间隔过短将得到较小的中央室容积和较长的快速分布半衰期；静脉血丙泊酚的浓度较动脉血低 0.6μg/mL，其差值与时间呈负相关，与动脉血浓度呈正相关，所以取动脉血药浓度更为敏感。

3. 影响 TCI 性能的其他因素　如下所述。

（1）控制程序和输注泵的精度：随着计算机计算速度的提高，由软件造成的误差已极为微小。而因固有的机械惯性，输注泵的精度难以适应计算机指令的增加。理论上计算机发出改变泵速的指令频率越快，输注泵的误差越大。因此 TCI 系统中对泵速控制指令的频率设置应当充分考虑输注泵的反应速度和精度。此外，控制程序必须考虑计算机与输液泵之间信号传递、执行过程中的延迟等。

（2）机体的血流动力学状况：例如，硬膜外间隙阻滞可阻断交感神经使外周血管扩张和组织血流量增加，所以对丙泊酚的摄取也相应增加，使实测的血药浓度偏低；同时因为血管扩张导致中央室分布容积增大，导致实测的血药浓度偏低。

（3）血药浓度本身：高浓度丙泊酚对肝脏血流的抑制作用较大，药物摄取和代谢降低，TCI 系统的实测的药物浓度可高于预测的药物浓度；相反，低浓度丙泊酚，可使 TCI 系统实测的药物浓度低于预期的药物浓度。

（4）术中大量失血或快速大量输液：可引起丢失或稀释而使丙泊酚的血药浓度出现意想不到的降低。

三、靶控输注技术的临床应用

（一）静脉麻醉诱导与维持

TCI 技术在临床麻醉中已得到了广泛的应用。除了丙泊酚麻醉外，还用于巴比妥类药物、阿片类、咪达唑仑和氯胺酮等的麻醉和诱导，使这些麻醉更平稳，苏醒迅速。应用 TCI 系统的步骤及注意事项：①首先要将输注泵连接电源，选择合适的输液器，配好药液，连接好输液导管，要对输液导管进行预充和排气，正确放置输液器。②打开靶控输液泵的电源，判断输液泵能否通过自检。③打开输入界面，输入注射器的型号，选择血浆靶控或者效应部位靶控输注方式，输入药物的名称、浓度等，患者的性别、年龄、身高、体重等资料。④根据患者的病理生理状况，麻醉需要，手术需要，输入合适的诱导浓度和诱导时间。⑤开始输注药物，要根据患者自身状况，手术需要，及时改变药物浓度，以维持合适的麻醉深度。⑥输注过程中要经常检查导管是否脱落，输注泵有无报警，药液是否充足。

1. TCI 静脉麻醉诱导　TCI 静脉诱导操作十分简便，麻醉医师主要是确定一个适宜患者个体的靶浓度。表 9－7 和表 9－8 提供了丙泊酚和芬太尼类药物的麻醉诱导靶浓度的参考数据。但实际应用时主要还是依靠麻醉医生的临床经验来确定。

表 9－7　丙泊酚诱导和维持麻醉所需血药浓度

	浓度窗（μg/mL）
诱导和插管	
未有麻醉前药	6～9
用麻醉前药	3～4.5
维持	
合用 N_2O	2～5，3～7
合用阿片类药	2～4，4～7
合用 O_2	6～9，8～16
恢复满意通气	1～2
镇静	0.1～1.5，1～2

表 9-8　芬太尼类药诱导和维持麻醉所需血药浓度（ng/mL）

	芬太尼	阿芬太尼	舒芬太尼
诱导和插管			
合用硫喷妥钠	3~5	250~400	0.4~0.6
合用 N_2O	8~10	400~750	0.8~1.2
维持			
合用 N_2O 和挥发性麻醉药	1.5~4	100~300	0.25~0.5
合用 N_2O	1.5~10	100~750	1.25~10
合用 O_2	15~60	1 000~4 000	2~8，10~60
恢复满意通气	1.5	125	0.25

许多因素都能影响到诱导时所需要的靶浓度：①联合诱导。联合诱导时，两种或多种不同麻醉药物联合应用，以达到作用相加或协同的目的，从而可以减少麻醉药各自的用量，减轻可能产生的不良反应。输注丙泊酚前 5min 给予咪达唑仑 0.03mg/kg 能够使患者意识消失所需靶浓度降低 55%。辅以阿片类药也可以降低诱导时所需丙泊酚靶浓度。丙泊酚输注前 5min 给予芬太尼 2μg/kg，能够降低患者意识消失所需丙泊酚效应室靶浓度的 19%。而血浆浓度为 3ng/mL 的芬太尼可以降低近 40% 丙泊酚 CP_{50} 值。因此在应用联合诱导时，TCI 丙泊酚的靶浓度应适度降低。②年龄是另一个重要的影响因素。比较意识消失所需的丙泊酚靶浓度，在 50% 患者中 40 岁较 20 岁患者降低约为 40%。从 20 岁以后，意识消失所需的效应室丙泊酚靶浓度每 10 年下降 0.24μg/mL。③患者麻醉前 ASA 分级不同明显影响 TCI 靶浓度。

在麻醉诱导时，达到设定靶浓度所需要的时间也相当重要。早先报道的靶浓度是由 TCI 1 200mL/h 的输注速率（Flash 模式）决定的。但是，来自手控操作方面的资料显示：丙泊酚用量以及呼吸和循环抑制发生率与输注速度成正比，尤见于老年患者。一些 Diprifusor 系统允许调节诱导时间（Gradual 模式），更有利于老年或体弱患者。

丙泊酚 TCI 静脉诱导意识消失所需的时间长短与所选的靶浓度有关。来自国内的经验，将丙泊酚诱导靶浓度分别设置为 4μg/mL、5μg/mL、6μg/mL 三组，在与咪达唑仑（0.02mg/kg）和芬太尼（2μg/kg）联合诱导下，意识消失所需时间随所设靶浓度的增高而减少。意识消失时三组患者的效应室浓度都尚未达到预定靶浓度，均 <3μg/mL 而丙泊酚的用量三组大体相近，BIS 也均降至 60 左右。3min 后行气管插管，此时三组效应室浓度已接近该组的预设靶浓度，BIS 也降至 45 左右。尽管三组效应室浓度不同，但是三组均无气管插管的心血管反应（血压、心率）。

2. TCI 静脉麻醉维持　以双泵控制给药的方法复合应用丙泊酚和短效麻醉性镇痛药，可以满意的进行全凭静脉复合麻醉。Vuyk 根据药效学之间的相互作用，研究了既维持合适的麻醉深度又保持良好的苏醒过程的丙泊酚与阿片类药物手工输注的最佳浓度组合。

在麻醉过程中，手术的伤害性刺激程度在手术中并非一成不变的，不同程度的伤害性刺激，如气管插管、切皮等，所需的血浆靶浓度也不同。TCI 系统只能帮助你计算和快速达到你所选定的靶浓度，术中伤害性刺激的变化，患者的反应性变化，都要麻醉师随时观察，及时调整靶浓度。表 9-9 列出手术中不同条件下常用静脉麻醉药所需的血浆浓度范围。应该注意的是，提前预防性改变靶浓度来对抗伤害性刺激，比伤害性刺激后机体出现反应才处理要平稳得多，对机体的干扰和影响也小得多。

表 9-9　外科手术时所需的麻醉药血浆浓度

药物	切皮	大手术	小手术	自主呼吸	清醒	镇痛或镇静
阿芬太尼（ng/mL）	200~300	250~450	100~300	<200~250	-	50~100
芬太尼（ng/mL）	3~6	4~8	2~5	<1~2	-	1~2
舒芬太尼（ng/mL）	1~3	2~5	1~3	<0.2	-	0.02~0.2

续 表

药物	切皮	大手术	小手术	自主呼吸	清醒	镇痛或镇静
瑞芬太尼（ng/mL）	4～8	4～8	2～4	<1～3	－	1～2
丙泊酚（μg/mL）	2～6	2.5～7.5	2～6	－	0.8～1.8	1.0～3.0
依托咪酯（ng/mL）	400～600	500～1 000	300～600	－	200～350	100～300
氯胺酮（μg/mL）	－	－	1～2	－	－	0.1～1.0
咪达唑仑（ng/mL）	－	50～250（与阿片类合用）	50～250（与阿片类合用）	－	150～200，20～70（与阿片类合用）	40～100

（二）术后镇痛与镇静

TCI 技术已广泛应用于镇静和术后镇痛，例如门诊手术、局部麻醉和神经阻滞、椎管内麻醉、介入手术、内镜检查和治疗、无痛人流等的镇静，以及术后疼痛、癌痛、顽固性疼痛（如带状疱疹）等的镇痛。

1. 无痛人流手术　TCI 技术在无痛人流手术中得到了广泛应用。丙泊酚血浆靶浓度 6μg/mL，或者丙泊酚血浆靶浓度为 3.5～4μg/mL 复合瑞芬太尼血浆靶浓度为 1.8～2ng/mL，都可以使患者生命体征平稳，抑制了机体应激反应等不良反射，手术中平静无体动，而药量及呼吸抑制并没有明显增加，苏醒最快，术中无知晓，术后平卧 30min 后均可自行穿衣及行走。

2. 内镜检查及治疗　余淑珍等报道，在 BIS 监测指导下丙泊酚 TCI 用于无痛胃镜检查，麻醉效果好、苏醒快、血流动力学稳定，减少丙泊酚用量、无不良反应，具有安全性、有效性和可行性。丙泊酚和瑞芬太尼的初始血浆靶浓度分别为 4～6μg/mL 和 1.2～2.0ng/mL。在 BIS 监测指导下调整血浆靶浓度。BIS 值降至 65～50 时开始置镜，并维持到十二指肠降部；血压波动范围 <10%，无低血压，说明对血流动力学有一定的抑制作用。麻醉不宜过深，年轻体壮者选 BIS55～50 为佳，年老体弱者选 BIS65～60 即可，中年、体质中等者可选BIS60～55。此外，检查中呼吸变慢变浅，提示对呼吸的抑制须引起足够的重视，持续面罩吸氧、托起下颌，可防止短时间内 SpO_2 下降。

3. ICU 患者的镇静　在外科 ICU 机械通气患者中进行镇静，丙泊酚起始目标血药浓度 0.5μg/mL，以 0.5～2.0μg/mL 为目标血药浓度维持目标镇静深度（Ramsay 镇静评分 2～5 分），辅以舒芬太尼 2～5μg/h 的输注速率镇痛，不但容易控制镇静和维持适度镇静深度，而且可以减少恶心、呕吐的发生。将咪哒唑仑 TCI 镇静系统应用于需机械通气的 ICU 老年患者亦取得较好的效果。咪哒唑仑初始靶血药浓度设定为 60ng/mL。每隔 30min 用 Ramsay 镇静评分（4～5 分）评估镇静深度，如达不到或超过镇静深度，则每次增加或减少 20ng/mL 的靶血药浓度速度，直至达到理想的镇静深度。匀速输入芬太尼镇痛，负荷量 0.4μg/kg，维持速度为 0.8μg/（kg·h）。

4. 介入诊疗的镇静　越来越多的情况需要麻醉医生在手术室以外对介入性检查或治疗提供支持，例如对患者提供合适且安全的镇静。Irwin 将 TCI 技术和患者自控镇静技术结合起来研究。在该项试验中丙泊酚的起始靶浓度为 1μg/mL，患者通过一次按压可增加 0.2μg/mL，锁定时间为 2min，最大允许靶浓度为 3μg/mL，如果患者在 6min 内没有按压，系统自动将靶浓度减少 0.2μg/mL。研究结果表明，最适合镇静的丙泊酚平均靶浓度为 0.8～0.9μg/mL。该技术起效和恢复迅速、安全可靠。但是个体差异很大，并不能保证对所有患者只提供镇静，因此麻醉医生仍然有必要进行仔细的临床观察以确保患者的安全。

5. TCI 和镇痛　术后利用 TCI 技术输注镇痛药为患者提供了一个合理的方法来延续术中的镇痛效应。第一个将 TCI 技术用于术后镇痛的报到是对 14 例接受主动脉手术的患者输注阿芬太尼。阿芬太尼的浓度以提供满意的镇痛为标准，同时又不抑制呼吸。浓度的调节由护士来完成，每次根据患者的需要及实际情况来增加或减少5ng/mL。用于镇痛的TCI系统平均使用时间为39h，患者在96%的时间内感觉无痛或轻微疼痛。阿芬太尼的平均血药浓度为：71ng/mL（34~150ng/mL）。Schraag等研究了瑞芬太尼用于术后患者TCI-PCA（按压PCA键，增加瑞芬太尼血浆靶控浓度0.2ng/mL）镇痛的临床效果，结果显示瑞芬太尼的平均有效镇痛浓度为2.02ng/mL，患者对镇痛效果满意，副反应主要为恶心（26.6%）、呕吐（10%），无呼吸抑制和低氧血症发生。由于不同病理生理状况、不同种族和不同地区人群的药代动力学和药效学差异较大，各种药动学参数和应用软件都存在不同的执行误差，故临床应用尚不成熟。

（三）在老人和儿童患者中的应用

整合到Diprifusor中的参数主要是源于并适合年轻成年人。药代学随年龄的增长出现以下变化：中央室容积、体重指数以及代谢清除率降低。输注速率应随着年龄而降低。年龄对ke0值影响不大。但是有些文献对年龄在多大程度上影响效应浓度还存在争议。就阿片类药物而言。人体对阿片药物的敏感性随年龄的增加而增强，但是这是源于药代学及药效学两方面的影响。

Diprifusor并没有将年龄作为一个考虑因素，因此老年人在使用Diprifusor时，诱导、维持及苏醒所需的靶浓度应予以减少。在这类患者，Diprifusor最为突出的优势是减慢诱导速度和易于控制。

目前已有将TCI技术用于儿童的报道；可用的药代模型主要是针对丙泊酚和阿芬太尼。儿童的丙泊酚药代学有一定改动，主要是增加了体重相关的分布容积和药物的清除率。药代参数的执行性能与成人类似，而所需的输注速率和靶浓度要高于成人。Diprifusor不能用于15岁以下的儿童。

四、TCI技术的优缺点

TCI技术的优点：

（1）可以快速而平稳地达到要求的麻醉深度（血浆靶浓度或效应室靶浓度），并能恒定地维持或根据需要调整这个浓度，因此在麻醉诱导时血流动力学平稳、术中麻醉深度易于调节、手术结束停药后可以预测患者的苏醒和恢复时间。

（2）可以选择以血浆浓度或效应室浓度为目标进行靶控，临床效果相似，但后者的诱导和清醒速度应快于前者。

（3）靶控输注方法使用简便精确、可控性好。只要确定了使用药物、所需靶控浓度、输入患者的年龄、性别、体重后，一切都由电脑泵完成，只需根据患者的反应调整靶浓度即可。

（4）因群体参数用在个体，靶控浓度与血浆实际浓度存在个体偏差，但这个偏差比个体的药效学反应差异要小得多，因此不会明显影响使用。而且靶浓度与血浆实际浓度成正比关系，这非常有利于指导控制麻醉深度。

TCI技术的缺点：

（1）实施TCI技术需要专门的输注泵以及掌握相关技术的从业人员，因此限制了TCI技术的推广。

（2）TCI技术是建立在群体药代动力学参数，群体与个体之间的药代动力学参数仍存在一定的差异，因此不同药物的药理学以及不同患者的不同病理生理状态的个体化管理做得尚不够完善。

（3）由于同时监测镇静、镇痛和肌松、应激反应的设备缺乏，监测麻醉深度的指标还不完善，闭环系统用于麻醉给药控制仍受限制。

（4）目前的TCI系统多是采用国外的药代动力学参数，由于人种的差异，对于国人来说并不完全适用，有待于建立在国人药代动力学参数基础上的TCI输注系统的开发。

（石　军）

第十章

局部麻醉与神经阻滞

第一节　概述

局部麻醉也称部位麻醉（regional anesthesia），是指在患者神志清醒状态下，局部麻醉药应用于身体局部，使机体某一部分的感觉神经传导功能暂时被阻断，运动神经传导保持完好或同时有程度不等的被阻滞状态。这种阻滞应完全可逆，不产生明显的组织损害。局部麻醉优点在于简便易行、安全性大、患者清醒、并发症少和对患者生理功能影响小。

成功地完成一项局部麻醉，要求麻醉医师掌握局部解剖结构及局部麻醉药药理学知识，并能熟练进行各项局部麻醉操作，另一方面，麻醉医师应加强与患者的沟通，在麻醉前给患者介绍此类麻醉的优缺点，选用的原因及操作步骤，使患者有充分思想准备，从而能够更好地配合。

一、局部麻醉分类

常见的局部麻醉有表面麻醉（topical anesthesia）、局部浸润麻醉（infiltration anesthesia）、区域阻滞（field block）、神经阻滞（nerve blockade）四类。后者又可分为神经干阻滞、硬膜外阻滞及蛛网膜下隙神经阻滞。静脉局部麻醉（intravenous regional anesthesia）是局部麻醉另一种形式。整形科医师在吸脂术中应用的肿胀麻醉（tumescent anesthesia）实际上也是一种局部麻醉技术。

二、局部麻醉的特征

与全身麻醉相比，局部麻醉在某些方面具有其独特的优越性。首先，局部麻醉对神志没有影响；其次，局部麻醉还可起到一定程度的术后镇痛的作用；此外，局部麻醉还有操作简便、安全、并发症少、对患者生理功能影响小、可阻断各种不良神经反应、减轻手术创伤所致的应激反应及恢复快等优点。

但是临床上局部麻醉与全身麻醉往往相互补充，我们不能把这两种麻醉方式完全隔离开来，而应该视之为针对不同患者所采取的具有个性化麻醉方案的一部分。如对于小儿、精神病或神志不清患者，不宜单独使用局部麻醉完成手术，必须辅以基础麻醉或全身麻醉；而局部麻醉也可作为全身麻醉的辅助手段，增强麻醉效果，减少全身麻醉药用量。

三、术前用药及监测

（一）术前用药

局部麻醉前用药主要包括镇静催眠药、镇痛药，抗组胺药及抗胆碱能药等。其主要目的在于消除患者紧张情绪；减轻操作时的不适感，尤其在置入穿刺针、寻找异感或使用神经刺激仪时；镇静催眠使患者遗忘掉围手术期经历；并可提高局部麻醉药惊厥阈值。

常规镇静剂量的苯二氮草类药物及巴比妥类药物并不能达到提高惊厥阈的效果，只有当其剂量足以使神志丧失时方能达到此目的，但此时常出现呼吸、循环抑制，并可能掩盖局部麻醉药试验剂量反应及局部麻醉药（如丁哌卡因）心脏毒性的早期症状。

（二）监测

局部麻醉下患者需要与全身麻醉相同的监测手段，诸如ECG、无创血压计及脉搏氧饱和度仪。更重要的是注意观察潜在局部麻醉药中毒症状，麻醉医师在用药后应经常与患者交谈以判断患者精神状态，并始终保持高度警觉。同时也应监测阻滞范围，尤其是椎管内注射神经毁损性药物时。

四、设备

局部麻醉需要准备好穿刺用品及抢救用品。穿刺用品主要包括消毒液、敷料、穿刺针、注射器、局部麻醉药液、神经刺激仪及连接穿刺针与注射器的无菌连接导管。若须连续阻滞，尚需准备专用穿刺针及其相配的留置导管。抢救用品包括简易呼吸器、面罩、吸引器、通气道、气管导管、喉镜及抢救药品。

（一）穿刺针（图10－1）

穿刺针长度与阻滞部位深度有关，穿刺针粗细则与穿刺时疼痛和组织损伤等有关，为减轻穿刺时疼痛，尽量选用细的穿刺针，同时短斜面穿刺针较长斜面穿刺针损伤神经概率小。尚有一种绝缘鞘穿刺针在神经刺激仪定位时使用。

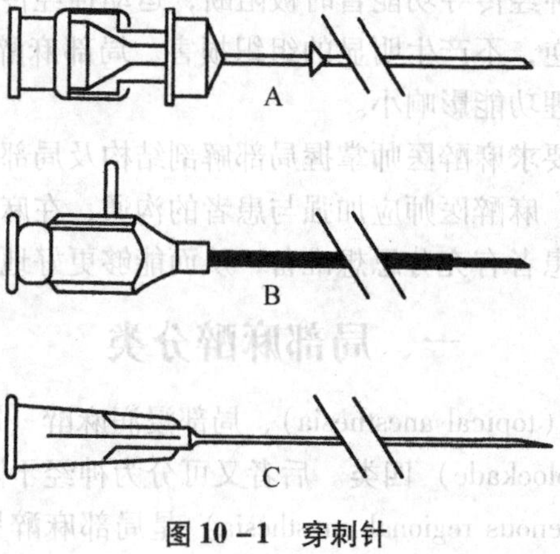

图10－1　穿刺针

（二）神经刺激仪

1. 机制　神经刺激仪是利用电刺激器产生脉冲电流传送至穿刺针，当穿刺针接近混合神经时，就会引起混合神经去极化，而其中运动神经较易去极化出现所支配肌肉颤搐，这样就可以通过肌颤搐反应来定位，不必通过穿刺针接触神经产生异感来判断。

2. 组成　包括电刺激器、穿刺针、电极及连接导线（图10－2）。

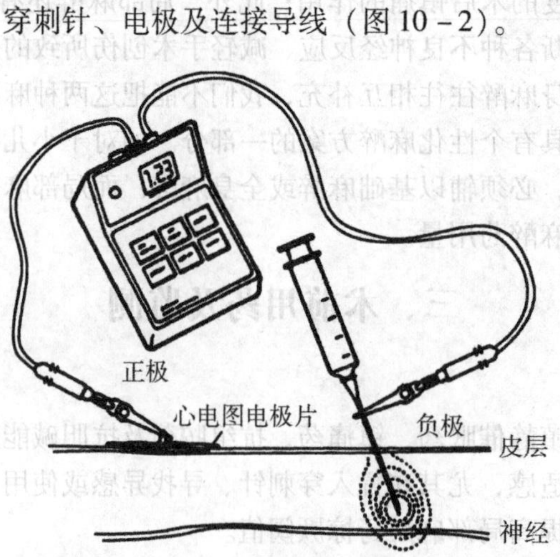

图10－2　神经刺激仪

（1）电刺激器：电刺激器要求电压安全、电流稳定、性能可靠。理想的电刺激器采用直流电，输出电流在0.1～10.0mA，能随意调节并能精确显示数值，频率为0.5～1Hz。

（2）两个电极，负极通常由鳄鱼夹连接穿刺针，使用前须消毒，正极可与心电图电极片连接，粘贴于肩或臀部。

（3）穿刺针最好选用带绝缘鞘穿刺针，以增强神经定位的准确性，一般穿刺针亦可应用。

3. 定位方法　神经刺激仪用于神经定位时和常规神经阻滞一样须摆放体位、定位、消毒铺巾，进针后接刺激器。开始以1mA电流以确定是否接近神经，1mA电流可使距离1cm范围内的运动神经去极化，然后调节穿刺针方向、深度及刺激器电流，直至以最小电流（0.3～0.5mA）产生最大肌颤搐反应，说明穿刺针已接近神经，此时停针，回抽注射器无血和液体后注入2mL局部麻醉药，若肌颤搐反应减弱或消失，即得到进一步证实。如果注药时伴有剧烈疼痛提示有可能为神经内注射，此时应退针并调整方向。

4. 适用范围　神经刺激器多用于混合神经干定位，除可用于一般患者外，更适用于那些不能合作及反应迟钝的患者，但操作者仍须掌握局部解剖及操作技巧，以确定穿刺部位及穿刺方向，只有在穿刺针接近神经时神经刺激仪才能帮助定位。

五、局部麻醉并发症

每一种局部麻醉方法因其解剖结构不同，而相应有特殊并发症，下面主要介绍使用穿刺针穿刺及注射局部麻醉药而引起的具有共性的问题。

（一）局部麻醉药的不良反应

主要涉及局部麻醉药过敏、组织及神经毒性、心脏及中枢神经系统毒性反应。

（二）穿刺引起的并发症

1. 神经损伤　在进行穿刺时可直接损伤神经，尤其伴异感时。Slender（1979）及Winchell（1985）报道经腋路臂丛阻滞时神经损伤发生率分别为2%和0.36%，而有异感时发生率更高。使用短斜面穿刺针及神经刺激仪定位可减少神经损伤发生率。穿刺时还应避免神经束或神经鞘内注射。

2. 血肿形成　周围神经阻滞时偶可见血肿形成，血肿对局部麻醉药扩散及穿刺定位均有影响，因而在穿刺操作前应询问出血史，采用尽可能细的穿刺针，同时在靠近血管丰富部位操作时应细心。

3. 感染　操作时无菌原则不严格或穿刺经过感染组织可将感染进一步扩散，因此有局部感染应视为局部麻醉禁忌证。

（秦承志）

第二节　表面麻醉

将渗透作用强的局部麻醉药与局部黏膜接触，使其透过黏膜而阻滞浅表神经末梢所产生的无痛状态，称为表面麻醉。

表面麻醉使用的局部麻醉药难以达到皮下的痛觉感受器，仅能解除黏膜产生的不适，因此表面麻醉只能在刺激来源于上皮组织时才有效果。黏膜细胞的指状突起与邻近细胞交错形成功能性表面，局部麻醉药容易经黏膜吸收；皮肤细胞排列较密，外层角化，吸收缓慢而且吸收量少，故表面麻醉通常只能在黏膜上进行。但一种复合表面麻醉配方恩纳软膏（eutectic mixture of local anesthetics，EmLA）为5%利多卡因和5%丙胺卡因盐基混合剂，皮肤穿透力较强，可用于皮肤表面，可以减轻经皮肤静脉穿刺和置管的疼痛，也可用于植皮，但镇痛完善需45～60min。

一、表面麻醉药

目前应用于表面麻醉的局部麻醉药分两类：羟基化合物和胺类。

临床上应用的羟基化合物类表面麻醉药是芳香族和酯类环族醇，如苯甲醇、苯酚、间苯二酚和薄荷醇等，制成洗剂、含漱液、乳剂、软膏和铵剂，与其他药物伍用于皮肤病、口腔、肛管等治疗，与本章表面麻醉用于手术、检查和治疗性操作镇痛的目的并不一致。

本章讨论的胺类表面麻醉药，分为酯类和酰胺类。酯类中有可卡因、盐酸己卡因（cyclaine）、苯佐卡因（benzocaine）、对氨基苯甲酸酯（butamben）和高水溶性的丁卡因（tetracaine）。酰胺类包括地布卡因（dibucaine）和利多卡因（lidocaine）。另外尚有既不含酯亦不含酰胺的达克罗宁（dyclonine）和盐酸丙吗卡因（pramoxine）。达克罗宁为安全的可溶性表面麻醉药，刺激性很强，注射后可引起组织坏死，只能作表面麻醉用。

混合制剂 TAC（tetracaine，adrenaline，cocaine）可通过划伤的皮肤而发挥作用，由 0.5% 丁卡因，10% ~11.8% 可卡因，加入含 1 ：200 000 肾上腺素组成，在美国广泛用于儿童皮肤划伤须缝合时的表面麻醉，成人最大使用安全剂量为 3 ~4mL/kg，儿童为 0.05mL/kg。TAC 不能透过完整皮肤，但能迅速被黏膜所吸收而出现毒性反应。为避免毒性反应及成瘾性，研究不含可卡因的替代表面麻醉剂，发现丁卡因 – 去氧肾上腺素的制剂与 TAC 一样可有效用于皮肤划伤。

表面麻醉用的局部麻醉药较多，但常见表面麻醉药主要有以下几种（表 10 – 1）：

表 10 – 1　常见的表面麻醉药

局部麻醉药	浓度	剂型	使用部位
利多卡因	2% ~4%	溶液	口咽、鼻、气管及支气管
	2%	凝胶	尿道
	2.5% ~5%	软膏	皮肤、黏膜、直肠
	10%	栓剂	直肠
	10%	气雾剂	牙龈黏膜
丁卡因	0.5%	软膏	鼻、气管、支气管
	0.25% ~1%	溶液	眼
	0.25%	溶液	
EmLA	2.5%	乳剂	皮肤
TAC	0.5% 丁卡因，11.8% 可卡因及 1 ：200 000 肾上腺素	溶液	皮肤

二、操作方法

（一）眼科手术

角膜的末梢神经接近表面，结合膜囊可存局部麻醉药 1 ~2 滴，为理想的给药途径。具体方法为患者平卧，滴入 0.25% 丁卡因 2 滴，嘱患者闭眼，每 2 分钟重复滴药 1 次，3 ~5 次即可。麻醉作用持续 30 分钟，可重复应用。

（二）鼻腔手术

鼻腔感觉神经来自三叉神经的眼支，它分出鼻睫状神经支配鼻中隔前 1/3；筛前神经到鼻侧壁；蝶腭神经节分出后鼻神经和鼻腭神经到鼻腔后 1/3 的黏膜。筛前神经及鼻神经进入鼻腔后部位于黏膜之下，可被表面麻醉所阻滞。

方法：用小块棉布先浸入 1 ：1 000 肾上腺素中，挤干后再浸入 2% ~4% 利多卡因或 0.5% ~1% 丁卡因中，挤去多余局部麻醉药，然后将棉片填贴于鼻甲与鼻中隔之间约 3 分钟。在上鼻甲前庭与鼻中隔之间再填贴第二块局部麻醉药棉片，待 10 分钟后取出，即可行鼻息肉摘除，鼻甲及鼻中隔手术。

（三）咽喉、气管及支气管表面麻醉

声襞上方的喉部黏膜、喉后方黏膜及会厌下部的黏膜，最易诱发强烈的咳嗽反射。喉上神经侧支穿

过甲状舌骨膜，先进入梨状隐窝外侧壁，最后分布于梨状隐窝前壁内侧黏膜上，故梨状隐窝处施用表面麻醉即可使喉反射迟钝。

软腭、腭扁桃体及舌后部易引起呕吐反射，此处可以使用喷雾表面麻醉，但应控制局部麻醉药用量，还应告诫患者不要吞下局部麻醉药，以免吸收后发生毒性反应。咽喉及声带处手术，施行喉上神经内侧支阻滞的方法是：用弯喉钳夹浸入局部麻醉药的棉片，慢慢伸入喉侧壁，将棉片按入扁桃体后梨状隐窝的侧壁及前壁 1min，恶心反射即可减轻，可行食管镜或胃镜检查。

咽喉及气管内喷雾法是施行气管镜、支气管镜检查，或施行气管及支气管插管术的表面麻醉方法。先令患者张口，对咽部喷雾 3 ~4 下，2 ~3min 后患者咽部出现麻木感，将患者舌体拉出，向咽喉部黏膜喷雾 3 ~4 下，间隔 2 ~3min，重复 2 ~3 次。最后用喉镜显露声门，于患者吸气时对准声门喷雾，每次 3 ~4 下，间隔 3 ~4min，重复 2 ~3 次，即可行气管镜检或插管。

另一简单方法是在患者平卧头后仰时，在环状软骨与甲状软骨间的环甲膜作标记。用 22G 3.5cm 针垂直刺入环甲膜，注入 2% 利多卡因 2 ~3mL 或 0.5% 丁卡因 2 ~4mL。穿刺及注射局部麻醉药时嘱患者屏气、不咳嗽、吞咽或讲话，注射完毕鼓励患者咳嗽，使药液分布均匀。2 ~5min 后，气管上部、咽及喉下部便出现局部麻醉作用。

（四）注意事项

（1）浸渍局部麻醉药的棉片填敷于黏膜表面之前，应先挤去多余的药液，以防吸收过多产生毒性反应。填敷棉片应在头灯或喉镜下进行，以利于正确放置。

（2）不同部位的黏膜吸收局部麻醉药的速度不同。一般说来在大片黏膜上应用高浓度及大剂量局部麻醉药易出现毒性反应，重者足以致命。根据 Adriani 及 Campbell 的研究，黏膜吸收局部麻醉药的速度与静脉注射相等，尤以气管及支气管喷雾法局部麻醉药吸收最快，故应严格控制剂量，否则大量局部麻醉药吸收后可抑制心肌，患者迅速虚脱，因此事先应备妥复苏用具及药品。

（3）表面麻醉前可注射阿托品，使黏膜干燥，避免唾液或分泌物妨碍局部麻醉药与黏膜的接触。

（4）涂抹于气管导管外壁的局部麻醉药软膏最好用水溶性的，应注意其麻醉起效时间至少需 1 分钟，所以不能期望气管导管一经插入便能防止呛咳，于清醒插管前，仍须先行咽、喉及气管黏膜的喷雾表面麻醉。

（秦承志）

第三节 局部浸润麻醉

沿手术切口线分层注射局部麻醉药，阻滞组织中的神经末梢，称为局部浸润麻醉。

一、常用局部麻醉药

根据手术时间长短，选择应用于局部浸润麻醉的局部麻醉药，可采用短时效（普鲁卡因或氯普鲁卡因）、中等时效（利多卡因、甲哌卡因或丙胺卡因）或长时效局部麻醉药（丁哌卡因或依替卡因）。表 10 -2 简介了各时效局部麻醉药使用的浓度、最大剂量和作用持续时间。

表 10 -2 局部浸润麻醉常用局部麻醉药

	普通溶液			含肾上腺素溶液	
	浓度（%）	最大剂量（mg）	作用时效（min）	最大剂量（mg）	作用时效（min）
短时效：					
普鲁卡因	1.0 ~2.0	500	20 ~30	600	30 ~45
氯普鲁卡因	1.0 ~2.0	800	15 ~30	1 000	30
中时效：					

续 表

	普通溶液			含肾上腺素溶液	
	浓度（%）	最大剂量（mg）	作用时效（min）	最大剂量（mg）	作用时效（min）
利多卡因	0.5～1.0	300	30～60	500	120
甲哌卡因	0.5～1.0	300	45～90	500	120
丙胺卡因	0.5～1.0	350	30～90	550	120
长时效：					
丁哌卡因	0.25～0.5	175	120～240	225	180～240
罗哌卡因	0.2～0.5	200	120～240	250	180～240
依替卡因	0.5～1.0	300	120～180	400	180～410

二、操作方法

取24～25G皮内注射针，针头斜面紧贴皮肤，进入皮内以后推注局部麻醉药液，造成白色的橘皮样皮丘，然后取22G长10cm穿刺针经皮丘刺入，分层注药，若需浸润远方组织，穿刺针应由上次已浸润过的部位刺入，以减轻穿刺疼痛。注射局部麻醉药液时应加压，使其在组织内形成张力性浸润，与神经末梢广泛接触，以增强麻醉效果（图10－3）。

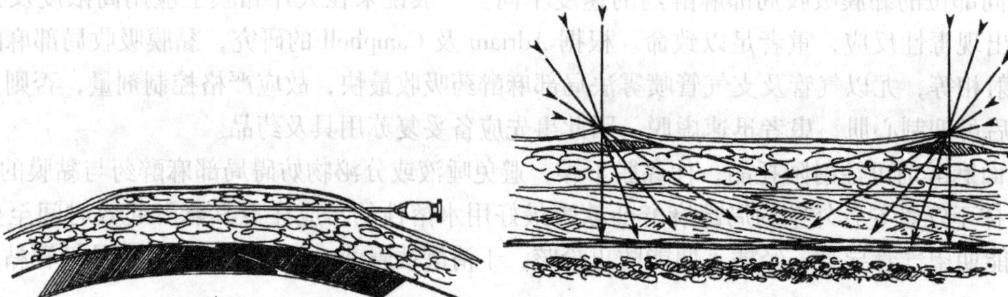

A　　B

图10－3　局部浸润麻醉

三、注意事项

（1）注入局部麻醉药要深入至下层组织，逐层浸润，膜面、肌膜下和骨膜等处神经末梢分布最多，且常有粗大神经通过，局部麻醉药液量应加大，必要时可提高浓度。肌纤维痛觉神经末梢少，只要少量局部麻醉药便可产生一定的肌肉松弛作用。

（2）穿刺针进针应缓慢，改变穿刺针方向时，应先退针至皮下，避免针干弯曲或折断。

（3）每次注药前应抽吸，以防局部麻醉药液注入血管内。局部麻醉药液注毕后须等待4～5min，使局部麻醉药作用完善，不应随即切开组织致使药液外溢而影响效果。

（4）每次注药量不要超过极量，以防局部麻醉药毒性反应。

（5）感染及癌肿部位不宜用局部浸润麻醉。

（万　华）

第四节　区域阻滞

围绕手术区，在其四周和底部注射局部麻醉药，以阻滞进入手术区的神经干和神经末梢，称为区域阻滞麻醉。可通过环绕被切除的组织（如小囊肿、肿块活组织等）作包围注射，或在悬雍垂等组织（舌、阴茎或有蒂的肿瘤）环绕其基底部注射。区域阻滞的操作要点与局部浸润法相同。主要优点在于能避免穿刺病理组织，适用于门诊小手术，也适于健康情况差的虚弱患者或高龄患者（图 10－4，图 10－5）。

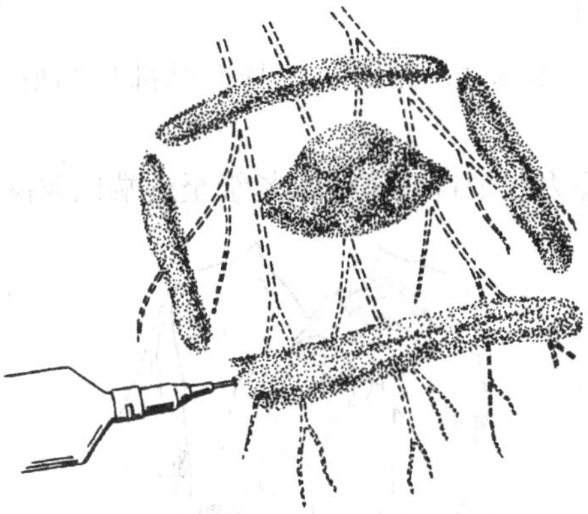

图 10－4　小肿瘤的区域阻滞

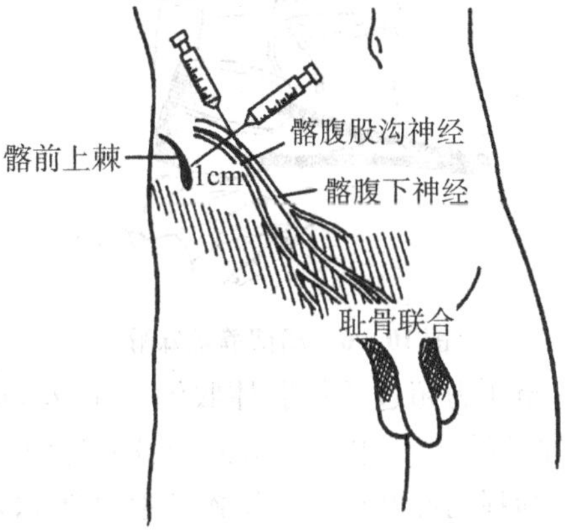

图 10－5　髂腹股沟及髂腹下神经阻滞

（何军民）

第五节　静脉局部麻醉

肢体近端上止血带，由远端静脉注入局部麻醉药以阻滞止血带以下部位肢体的麻醉方法称静脉局部麻醉。静脉局部麻醉首次由 August Bier 于 1908 年介绍，故又称 Bier 阻滞，主要应用于成人四肢手术。

一、作用机制

肢体的周围神经均有伴行血管提供营养。若以一定容量局部麻醉药充盈与神经伴行的静脉血管，局部麻醉药可透过血管而扩散至伴行神经发挥作用。在肢体远端缚止血带以阻断静脉回流，然后通过远端建立的静脉通道注入一定容量局部麻醉药以充盈肢体静脉系统即可发挥作用，通过这种方法局部麻醉药主要作用于周围小神经及神经末梢，而对神经干的阻滞作用较小。

二、适应证

适用于能安全放置止血带的远端肢体手术，受止血带安全时限的限制，手术时间一般在 1～2h 内为宜，如神经探查、清创及异物清除等。如果并发有严重的肢体缺血性血管疾患则不宜选用此法。下肢主要用于足及小腿手术，采用小腿止血带，应放置于腓骨颈以下，避免压迫腓浅神经。

三、操作方法

(1) 在肢体近端缚两套止血带。

(2) 肢体远端静脉穿刺置管。据 Sorbie 统计，选择静脉部位与麻醉失败率之间关系为肘前 > 前臂中部、小腿 > 手、腕、足。

(3) 抬高肢体 2 ~ 3min，用弹力绷带自肢体远端紧绕至近端以驱除肢体血液（图10 - 6）。

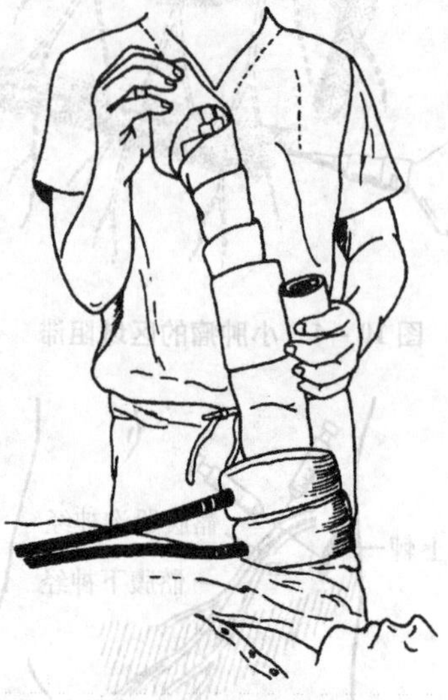

图 10 - 6　局部静脉麻醉

(4) 先将肢体近端止血带充气至压力超过该侧肢体收缩压 100mmHg，然后放平肢体，解除弹力绷带。充气后严密观察压力表，谨防漏气使局部麻醉药进入全身循环而导致局部麻醉药中毒反应。

(5) 经已建立的静脉通道注入稀释局部麻醉药，缓慢注射（90s 以上）以减轻注射时疼痛，一般在 3 ~ 10min 后产生麻醉作用。

(6) 多数患者在止血带充气 30 ~ 45min 以后出现止血带部位疼痛。此时可将远端止血带（所缚皮肤已被麻醉）充气至压力达前述标准，然后将近端止血带（所缚皮肤未被麻醉）放松。无论在何情况下，注药后 20min 内不可放松止血带。整个止血带充气时间不宜超过1 ~ 1. 5h。

若手术在 60 ~ 90min 内尚未完成，而麻醉已消退，此时须暂时放松止血带，最好采用间歇放气，以提高安全性。恢复肢体循环 1min 后，再次充气并注射 1/2 首次量的局部麻醉药。

四、局部麻醉药的选用与剂量

利多卡因为最常用的局部麻醉药，为避免药物达到极量又能使静脉系统充盈，可采用大容量稀释的局部麻醉药。以 70kg 患者为例，上肢手术可用 0. 5% 利多卡因 60mL，下肢手术可用 0. 25% 利多卡因 60 ~ 80mL，一般总剂量不要超过 3mg/kg。丙胺卡因和丁哌卡因也成功用于静脉局部麻醉。0. 25% 丁哌卡因用于 Bier 阻滞，松止血带后常可维持一定程度镇痛，但有报道因心脏毒性而致死亡的病例。丙胺卡因结构与利多卡因相似，且入血后易分解，故其 0. 5% 溶液亦为合理的选择。氯普鲁卡因效果亦好，且松止血带后氯普鲁卡因可被迅速水解而失活，但约 10% 患者可出现静脉炎。

五、并发症

静脉局部麻醉主要并发症是放松止血带后或漏气致大量局部麻醉药进入全身循环所产生的毒性反应。所以应注意：①在操作前仔细检查止血带及充气装置，并校准压力计；②充气时压力至少超过该侧收缩压 100mmHg 以上，并严密监测压力计；③注药后 20min 以内不应放松止血带，放止血带时最好采取间歇放气法，并观察患者神志状态。

（黄　波）

第六节　神经干及神经丛阻滞

神经干阻滞也称传导阻滞或传导麻醉，是将局部麻醉药注射至神经干（丛）旁，暂时阻滞神经的传导功能，使该神经分布的区域产生麻醉作用，达到手术无痛的方法。神经阻滞是较普遍采用的麻醉方法之一，只要手术部位局限于某一或某些神经干（丛）所支配范围并且阻滞时间能满足手术需要者即可适用。神经阻滞麻醉的适应证主要取决于手术范围、手术时间、患者的精神状态及合作程度。神经阻滞既可单独应用，亦可与其他麻醉方法如基础麻醉、全身麻醉等复合应用。穿刺部位有感染、肿瘤、严重畸形以及对局部麻醉药过敏者应作为神经阻滞的绝对禁忌证。

神经阻滞过程中的注意事项如下：

(1) 神经阻滞多为盲探性操作，要求患者能及时说出穿刺针触及神经干的异感并能辨别异感放射的部位。也可使用神经刺激器准确定位。

(2) 神经阻滞的成功有赖于穿刺入路的正确定位，正确利用和熟悉身体的定位标志。

(3) 某些神经阻滞可以有不同的入路和方法，一般宜采用简便、安全和易于成功的方法。但遇到穿刺点附近有感染、肿块畸形或患者改变体位有困难等原因时则需变换入路。

(4) 施行神经阻滞时，神经干旁常伴行血管，穿刺针经过的组织附近可能有体腔（如胸膜腔等）或脏器，穿刺损伤可以引起并发症或后遗症，操作力求准确、慎重及轻巧。

关于局部麻醉药物的选择，见表 10－3，表 10－4。

表 10－3　粗大神经干阻滞时局部麻醉药的选择

含1：200 000 肾上腺素溶液的局部麻醉药物	常用浓度（%）	常用体积（mL）	最大剂量（mg）	平均起效时间（min）	平均持续时间（min）
利多卡因	1～2	30～50	500	10～20	120～240
甲哌卡因	1～1.5	30～50	500	10～20	180～300
丙胺卡因	1～2	30～50	600	10～20	180～300
丁哌卡因	0.25～0.5	30～50	225	20～30	360～720
罗哌卡因	0.2～0.5	30～50	250	20～30	360～720
左旋丁哌卡因	0.25～0.5	30～50	225	20～30	360～720

表 10－4　细小神经干阻滞时局部麻醉药的选择

药物	常用浓度（%）	常用体积（mL）	剂量（mg）	普通溶液	含肾上腺素溶液
				平均持续时间（min）	平均持续时间（min）
普鲁卡因	2	5～20	100～400	15～30	30～60
氯普鲁卡因	2	5～20	100～400	15～30	30～60
利多卡因	1	5～20	50～200	60～120	120～180
甲哌卡因	1	5～20	50～200	60～120	120～180
丙胺卡因	1	5～20	50～200	60～120	120～180
丁哌卡因	0.25～0.5	5～20	12.5～100	180～360	240～420
罗哌卡因	0.2～0.5	5～20	10～100	180～360	240～420

一、颈丛阻滞技术

颈神经丛由颈$_{1\sim4}$（$C_{1\sim4}$）脊神经前支组成。第 1 颈神经主要是运动神经，支配枕骨下角区肌肉，后3对颈神经均为感觉神经，出椎间孔后，从后面横过椎动脉及椎静脉，向外延伸，到达横突尖端时分为升支及降支，这些分支与上下相邻的颈神经分支在胸锁乳突肌之后连接成网状，称为颈神经丛（图10－7）。

每一条神经出椎间孔后，越过椎动、静脉在各横突间连接成束至横突尖端。横突尖端距皮肤1.3～3.2cm，靠下方的颈椎横突较浅，以第6颈椎横突尖端最易触及。颈神经丛分为深丛及浅丛，还形成颈袢，与C_5部分神经纤维形成膈神经。颈深神经丛主要支配颈前及颈侧面的深层组织，亦有分支通过舌下神经到舌骨下肌群。颈浅神经丛在胸锁乳突肌后缘中点形成放射状分布，向前即颈前神经，向下为锁骨上神经，向后上为耳大神经，向后为枕小神经，分布于颌下、锁骨、整个颈部及枕部区域的皮肤浅组织，呈披肩状。

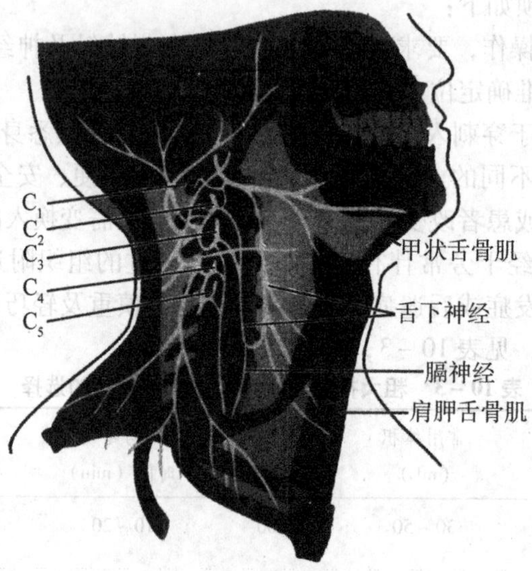

图10－7 颈神经丛

（一）颈丛阻滞的适应证、禁忌证和并发症

1. 颈丛神经阻滞的适应证　适用于颈部一切手术，如甲状腺大部切除术或颈动脉内膜剥脱术。对于难以保持上呼吸道通畅者应禁用颈丛阻滞麻醉。双侧颈深丛阻滞时，有可能阻滞双侧膈神经或喉返神经而引起呼吸抑制，尤以年迈体弱者为甚，因此双侧颈深丛阻滞应慎用或禁用。

2. 颈丛神经阻滞并发症　如下所述。

（1）药液误入硬膜外间隙或蛛网膜下隙：可引起高位硬膜外阻滞，而更严重的并发症是药液误入蛛网膜下隙引起全蛛网膜下隙神经阻滞。穿刺针误入椎管的原因之一是进针过深，二是进针方向偏内向后，多由于注射过程中针头固定欠佳而逐渐推进所致。预防措施在于使用短针（或5、7号头皮针），进针切勿过深，注药2～3mL后观察无全脊椎麻醉反应，然后再注入余药。

（2）局部麻醉药毒性反应：主要是穿刺针误入颈动脉或椎动脉而未及时发现所致。因此注药前应抽吸，证实针尖深度应在横突部位。由于颈部血管丰富，药物吸收迅速，也会导致中毒。故穿刺针切勿过深，注速切勿太快，药物不可过量。在应用两种局部麻醉药的混合液时，两种局部麻醉药各自的毒性有相加作用或协同作用，特别要警惕丁哌卡因的心脏毒性，严格控制药量。

（3）膈神经麻痹：膈神经主要由第4颈神经组成，同时接受第3、第5颈神经的小分支。颈深丛阻滞常易累及膈神经，可出现呼吸困难及胸闷，此时立即吸氧多可缓解。双侧膈神经麻痹时呼吸困难症状严重，必要时应进行人工辅助呼吸，故应避免双侧颈深丛阻滞。

（4）喉返神经阻滞：主要是针刺过深，注药压力太大使迷走神经阻滞。患者声音嘶哑或失音，甚至出现呼吸困难。单侧喉返神经阻滞者症状在0.5～1h内多可缓解。

（5）霍纳综合征（Horner’s syndrome）：系颈交感神经节被阻滞所致，表现为患侧眼裂变小、瞳孔缩小、眼结膜充血、鼻塞、面微红及无汗等。短期内可自行缓解。

（6）椎动脉损伤引起出血、血肿。

（二）颈丛阻滞的操作技术

1. 颈浅丛神经阻滞　颈浅神经丛阻滞可用于锁骨上颈部表浅手术，而颈部较深手术，如甲状腺手术、颈动脉内膜剥脱术等，尚须行颈深神经丛阻滞。但由于颈部尚有后四对颅神经支配，故单纯行颈神经丛阻滞效果不完善，可用辅助药物以减轻疼痛。

（1）定位：于第4颈椎横突处作标记，或采取颈外静脉与胸锁乳突肌后缘交点，常规消毒后在标记处作皮丘（图10－8）。

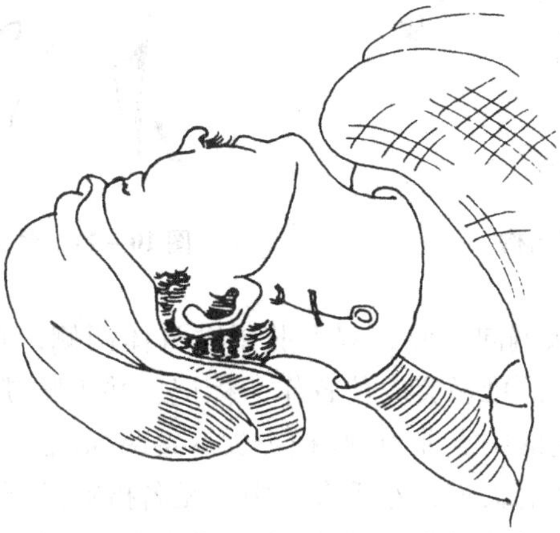

图10－8　颈浅丛阻滞的定位

（2）操作：患者去枕仰卧，头偏向对侧。常规消毒皮肤，操作者戴无菌手套，用22G针（5～6cm）由胸锁乳突肌后缘中点垂直刺入皮肤，若胸锁乳突肌触不清楚，可先嘱患者抬头使胸锁乳突肌绷紧，则可见其后缘。缓慢进针遇一刺破纸张样的落空感后表示针头已穿透颈阔肌，将局部麻醉药注射到颈阔肌下。也可在颈阔肌表面（胸锁乳突肌浅表）再向乳突、锁骨和颈前方向作浸润注射，以分别阻滞枕小、耳大、颈前和锁骨上神经，一般用2%利多卡因5mL加0.5%丁哌卡因或0.3%丁卡因5mL及0.1%肾上腺素0.1mL（甲状腺功能亢进患者禁用），于两侧各注5mL即可。亦可用较低浓度药物或其他配方，视手术情况而定（图10－9）。

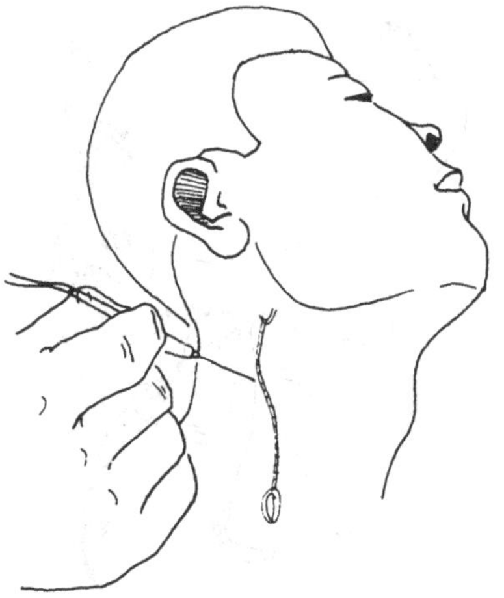

图10－9　颈浅丛阻滞的操作方法

2. 颈深丛神经阻滞　如下所述。

（1）定位：第6颈椎横突结节（又称chassaignac结节）是颈椎横突中最突出者，位于环状软骨水平，可以扪及。由乳突尖至第6颈椎横突作一连线，在此连线上乳突下约1.5cm为第2颈椎横突，第2颈椎横下约3cm为第4颈椎横突，位于颈外静脉与胸锁乳突肌后缘交叉点附近，第3颈椎横突位于颈$_{2,4}$

横突之间（图 10－10，图 10－11）。

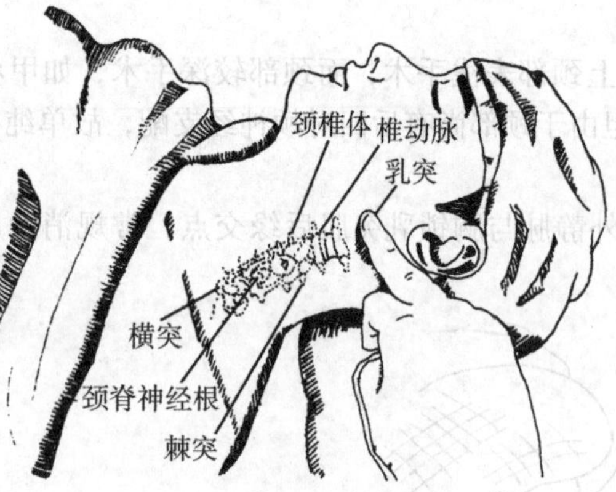

图 10－10　颈深丛阻滞相关解剖结构

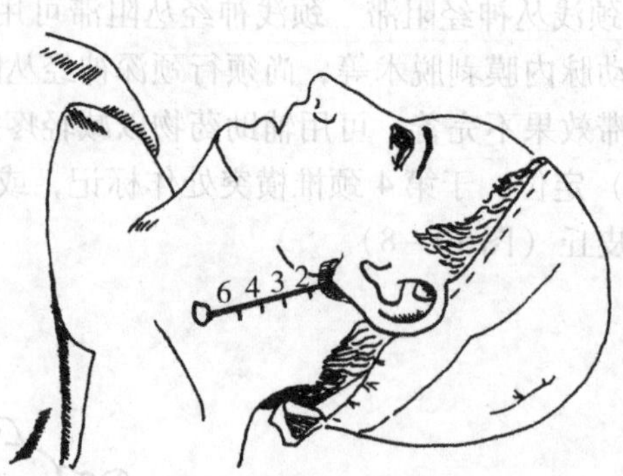

图 10－11　颈深丛阻滞的定位

（2）操作：患者去枕仰卧，头偏向对侧，双上肢紧贴身体两侧，在乳突尖的下方约 1.5cm，并在胸锁乳突肌后缘处，即相当于第 2 颈椎横突的位置作一标记。并于胸锁乳突肌后缘中点，相当于颈$_4$横突尖的位置再作一标记。两者之间的中点即为颈$_3$横突尖。每两标记之间相距 2～3cm。在以上三点用局部麻醉药作皮丘，麻醉者站在患者的头侧，左手食、中、无名指触得颈$_{2、3、4}$横突尖，以长 4～5cm 的 22G 穿刺针自各皮丘处呈垂直方向稍向足倾斜刺入直达颈$_{2、3、4}$横突面，即相当于手指触得的位置。若患者有异感，则更为确切。若异感出现在头后方，即表示刺到颈$_{2、3}$脊神经，当出现在颈下方或肩部，则为刺到颈$_4$神经。穿刺针的位置必须确实在横突处方可注药。注药前必须先回吸确定无血和脑脊液后，每处注射局部麻醉药混合液 2～3mL，最多 5mL（2% 利多卡因 5mL 加 0.5% 丁哌卡因或 0.3% 丁卡因 5mL）。若手术范围在颈中部，颈 2 横突处可不注药。此外，改良颈丛神经阻滞技术已为临床广泛应用，即以第 4 颈椎横突作穿刺点，穿刺针抵达第 4 颈椎横突后一次性注入局部麻醉药 10～15mL（注射前最好找到异感），药物扩散依赖椎旁间隙，可阻滞整个颈丛，满足颈部手术需要（图 10－12）。有经验的麻醉医师可慎用双侧颈深丛神经阻滞，注意在一侧颈深阻滞后观察 15～30 分钟，如无呼吸抑制再行对侧颈深阻滞，否则应放弃对侧颈深阻滞。

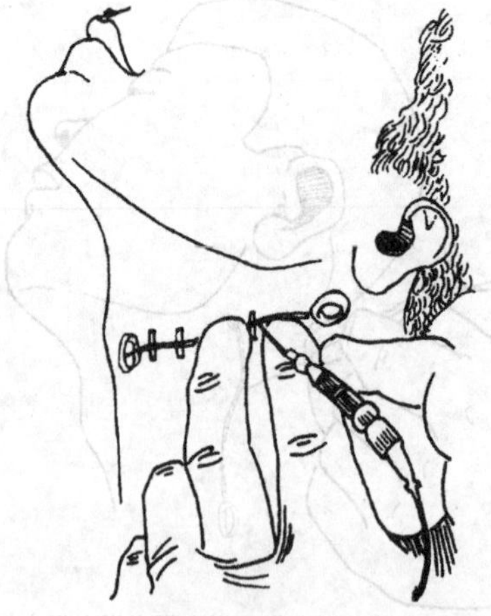

图 10－12　改良颈丛神经阻滞技术

二、臂丛阻滞技术

（一）解剖

1. 臂丛神经组成（图 10－13）　臂神经丛由 $C_{5\sim8}$ 及 T_1 脊神经前支组成，有时亦接受 C_4 及 T_2 脊神经前支发出的小分支，主要支配整个手、臂运动和绝大部分手、臂感觉。组成臂丛的脊神经出椎间孔后在锁骨上部，前、中斜角肌的肌间沟分为上、中、下干。上干由 $C_{5\sim6}$ 前支，中干由 C_7 前支，下干由 C_8 和 $T_{1,2}$ 脊神经前支构成。三支神经干从前中斜角肌间隙下缘穿出，伴随锁骨下动脉向前、向外、向下方延伸，至锁骨后第 1 肋骨中外缘每个神经干分为前、后两股，通过第 1 肋和锁骨中点，经腋窝顶进入腋窝。在腋窝各股神经重新组合成束，三个后股在腋动脉后方合成后束，延续为腋神经及桡神经；上干和中干的前股在腋动脉的外侧合成外侧束，延续为肌皮神经和正中神经外侧根；下干的前股延伸为内侧束，延续为尺神经、前臂内侧皮神经、臂内侧皮神经和正中神经内侧根（图 10－14，图 10－15）。

2. 臂丛神经与周围组织的关系　臂丛神经按其所在的位置分为锁骨上、下两部分。

（1）锁骨上部：主要包括臂丛的根和干。

1）臂丛各神经根分别从相应椎间孔穿出走向外侧，其中 $C_{5\sim7}$ 前支沿相应横突的脊神经沟走行，通过椎动脉的后方。然后，臂丛各根在锁骨下动脉第二段上方通过前、中斜角肌间隙，在穿出间隙前后组成三干。

2）臂丛三干在颈外侧的下部，与锁骨下动脉一起从上方越过第 1 肋的上面，其中上、中干行走于锁骨下动脉的上方，下干行走于动脉的后方。臂丛三干经过前中斜角肌间隙和锁骨下血管一起被椎前筋膜包绕，故称为锁骨下血管周围鞘，而鞘与血管之间则称为锁骨下血管旁间隙。臂丛干在颈外侧区走行时，表面仅被皮肤、颈阔肌和深筋膜覆盖，有肩胛舌骨肌下腹、颈外静脉、颈横动脉和肩胛上神经等经过，此处臂丛比较表浅，瘦弱者可在体表触及。臂丛三干至第 1 肋外侧缘时分为六股，经锁骨后进入腋窝，移行为锁骨下部。

（2）臂丛锁骨下部：臂丛三束随腋动脉行于腋窝，在腋窝上部，外侧束与后束位于腋动脉第一段的外侧，内侧束在动脉后方。到胸小肌深面时，外侧束、内侧束与后束分别位于第二段的外、内侧面和后面。三束及腋动脉位于腋鞘中，腋鞘与锁骨下血管周围鞘连续，腋鞘内的血管旁间隙与锁骨下血管旁间隙相连通。

（3）臂丛鞘：解剖上臂丛神经及颈丛神经从颈椎至腋窝远端一直被椎前筋膜及其延续的筋膜所围绕，臂丛神经实际上处于此连续相通的筋膜间隙中，故从腋鞘注入药液，只要量足够便可一直扩散至颈神经丛。

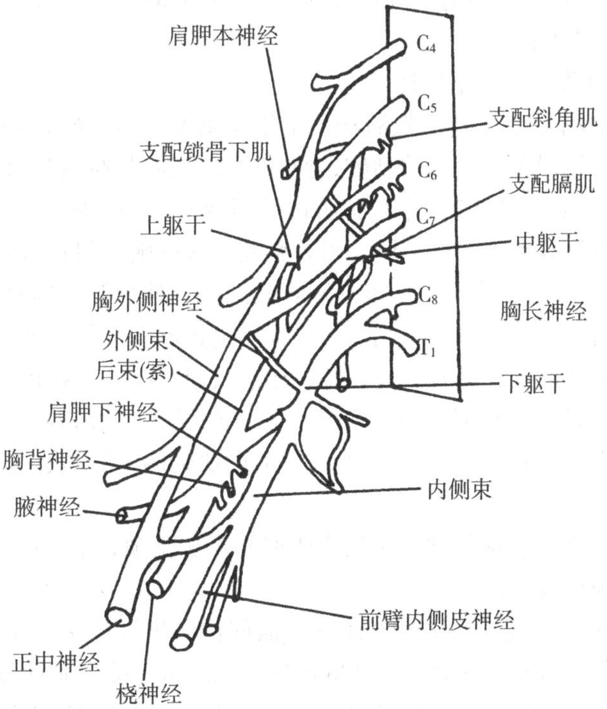

图 10－13　臂丛神经

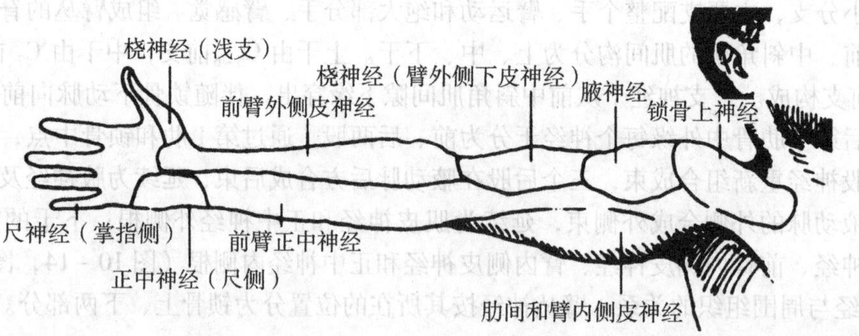

图 10－14　臂丛神经分支在皮肤上的分布（前面）

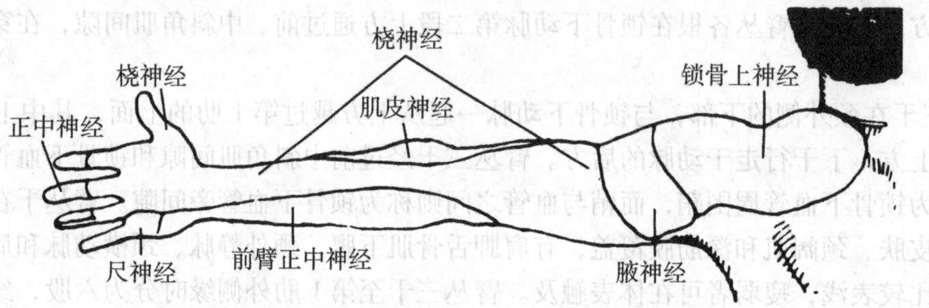

图 10－15　臂丛神经分支在皮肤上的分布（后面）

（二）臂丛阻滞的适应证、禁忌证和并发症

1. 臂丛阻滞方法　常用的臂神经丛阻滞方法有肌间沟阻滞法、腋路阻滞法、锁骨上阻滞法、锁骨下阻滞法和喙突下阻滞法。

2. 适应证　臂神经丛阻滞适用于上肢及肩关节手术或上肢关节复位术。

3. 药物　1%～1.5%利多卡因加用1∶200 000肾上腺素可提供3h～4h麻醉，若手术时间长，罗哌卡因（0.3%～0.5%）或丁哌卡因（0.25%～0.5%）可提供8h～12h麻醉。臂丛阻滞药物不必用太高浓度，而较大容量（40～50mL）便于药物鞘内扩散，30～50mL的1%～2%利多卡因或0.25%～0.5%丁哌卡因是成人的常用剂量。

4. 臂丛神经阻滞常见并发症　如下所述。

（1）气胸：多发生在锁骨上或锁骨下阻滞法，由于穿刺方向不正确且刺入过深，或者穿刺过程中患者咳嗽，使肺过度膨胀，胸膜及肺尖均被刺破，使肺内气体漏到胸膜腔。此类气胸发展缓慢，有时数小时之后患者才出现症状。当有气胸时，除双肺听诊及叩诊检查外，做X线胸部透视或摄片有助于明确诊断。根据气胸的严重程度及发展情况不同，可行胸腔抽气或胸腔闭式引流。

（2）出血及血肿：各径路穿刺时均有可能分别刺破颈内、外静脉、锁骨下动脉、腋动脉或腋静脉引起出血。如穿刺时回抽有血液，应拔出穿刺针，局部压迫止血，避免继续出血或血肿形成。然后再改变方向重新穿刺。锁骨上或肌间沟径路若引起血肿，还可引起颈部压迫症状。

（3）局部麻醉药毒性反应：多因局部麻醉药用量过大或误入血管所致。

（4）膈神经麻痹：发生于肌间沟法和锁骨上法，可出现胸闷、气短、通气量减少，必要时予吸氧或辅助呼吸。

（5）声音嘶哑：因喉返神经阻滞所致，可发生于肌间沟法及锁骨上法阻滞，注药时压力不要过大，药量不宜过多，有助于避免此种并发症。

（6）高位硬膜外阻滞或全蛛网膜下隙神经阻滞：肌间沟法进针过深，穿刺针从椎间孔进入硬膜外间隙或蛛网膜下隙，使局部麻醉药注入硬膜外或蛛网膜下隙所致。故穿刺针方向应指向颈椎横突而不是椎体方向。注药时应回抽有无脑脊液。一旦出现，应按硬膜外腔阻滞麻醉中发生全脊髓麻醉意外处理。

（7）霍纳综合征：多见于肌间沟法阻滞，为星状神经节阻滞所致，不需处理。可自行恢复。

（三）各种臂丛神经阻滞技术的操作

1. 肌间沟阻滞法　肌间沟阻滞法是最常用的臂丛阻滞方法之一。操作较易于掌握，定位也较容易，出现并发症的机会较少，对肥胖或不合作的小儿较为适用，小容量局部麻醉药即可阻滞上臂肩部及桡侧。缺点，肌间沟阻滞法对肩部、上臂及桡侧阻滞效果较好，而对前臂和尺侧阻滞效果稍差，阻滞起效时间也延迟，有时需增加药液容量才被阻滞。

（1）体位和定位（图 10－16）：去枕仰卧位，头偏向对侧，手臂贴体旁，手尽量下垂，显露患侧颈部。嘱患者抬头，先在环状软骨（颈$_6$）水平找到胸锁乳突肌后缘，由此向外可触摸到一条小肌腹即为前斜角肌，再往外侧滑动即可触到一凹陷处，其外侧为中斜角肌，此凹陷即为肌间沟（图 10－16）。臂神经丛即由此沟下半部经过，前斜角肌位于臂丛的前内方，中斜角肌位于臂丛的后外方。斜角肌间隙上窄下宽，沿该间隙向下方逐渐触摸，于锁骨上约 1cm 可触及一细柔横向走行的肌肉，即肩胛舌骨肌，该肌与前、中斜角肌共同构成一个三角形，该三角形靠近底边（肩胛舌骨肌）处即为穿刺点。在该点用力向脊柱方向重压，患者可诉手臂麻木、酸胀或有异感。若患者肥胖或肌肉欠发达，肩胛舌骨肌触不清，即以锁骨上 2cm 处的肌间沟为穿刺点。

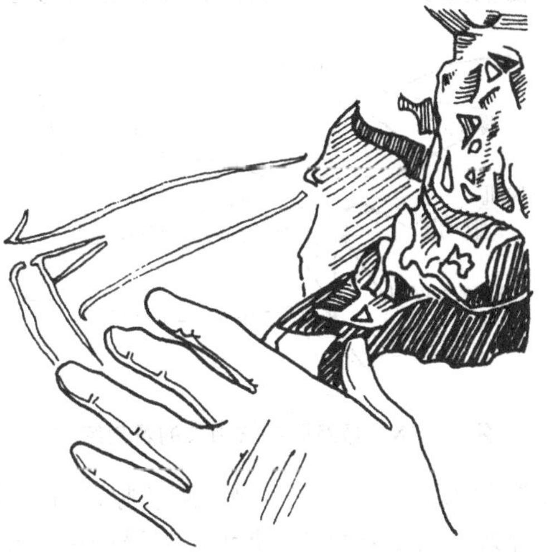

图 10－16　肌间沟阻滞法的定位

（2）操作（图 10－17）：颈部皮肤常规消毒，右手持一 3～4cm 长 22G 穿刺针（或 7 号头皮针）垂直刺入皮肤，略向对侧足跟推进，直到出现异感或手指（手臂）肌肉抽动，如此方向穿刺无异感，以此穿刺针为轴扇形寻找异感，出现异感为此方法可靠的标志，可反复试探 2～3 次，以找到异感为好。若反复多次穿刺无法寻找到异感，可以触及横突（颈6）为止。穿刺成功后，回抽无血液及脑脊液，成人一次注入局部麻醉药液 20～25mL。注药时可用手指压迫穿刺点上部肌间沟，迫使药液向下扩散，则尺神经阻滞可较完善。

（3）并发症及其防治：肌间沟阻滞法的主要并发症有：误入蛛网膜下隙引起全蛛网膜下隙神经阻滞；高位硬膜外阻滞；局部麻醉药毒性反应；损伤椎动脉；星状神经节、喉返神经和膈神经阻滞。为了预防全蛛网膜下隙神经阻滞或血管内注药而引起全身毒性反应，注药前应回吸，每注入 5mL 局部麻醉药亦应回吸一次。

2. 腋路臂丛阻滞法　腋路阻滞法也是最常用的臂丛神经阻滞方法之一。其优点为：①臂丛神经分支均在血管神经鞘内，位置表浅，动脉搏动明显，故易于阻滞；②没有气胸、膈神经、迷走神经或喉返神经阻滞的危险；③无误入硬膜外间隙或蛛网膜下隙的危险。禁忌证包括：①上肢外展困难或腋窝部位有感染、肿瘤或因骨折无法摆放体位的患者不能应用此方法；②上臂阻滞效果较差，不适用于肩关节手术及肱骨骨折复位等。

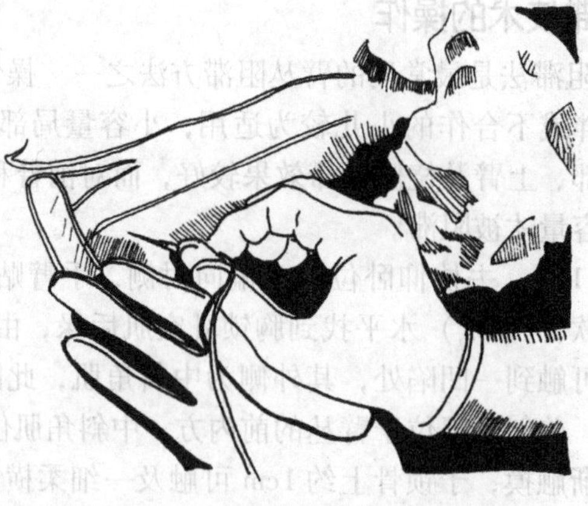

图 10－17 肌间沟臂丛阻滞的操作方法

（1）体位与定位（图 10－18）：患者仰卧，头偏向对侧，患肢外展 90°，屈肘 90°，前臂外旋，手背贴床或将患肢手掌枕于头下。在腋窝顶部摸到腋动脉搏动最高点，其上方即为穿刺点。

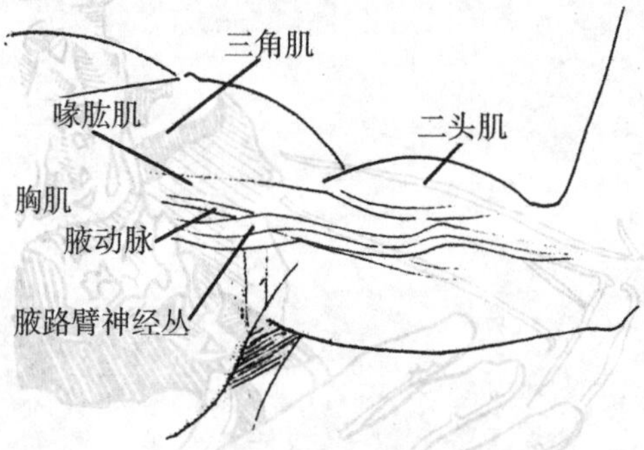

图 10－18 腋路阻滞法相关的解剖结构

（2）操作（图 10－19）：皮肤常规消毒，用左手触及腋动脉，右手持 22G 针头（7 号头皮针），沿腋动脉上方斜向腋窝方向刺入，穿刺针与动脉呈 20°夹角，缓慢推进，在有穿过鞘膜的落空感或患者出现异感后，右手放开穿刺针，则可见针头固定且随动脉搏动而摆动，表明针头已刺入腋部血管神经鞘，也可借助神经刺激器证实针头确实在血管神经鞘内，但不必强求异感。连接注射器回抽无血后，即可注入 30～40mL 局部麻醉药。腋路臂丛神经阻滞成功的标志为：①穿刺针头固定且随动脉搏动而摆动；②回抽无血；③注药后呈梭形扩散；④患者自述上肢发麻；⑤上肢尤其前臂不能抬起；⑥皮肤表面血管扩张。

（3）并发症及预防：腋路臂丛神经阻滞局部麻醉药毒性反应发生率较高，可能是局部麻醉药量大或误入血管引起，故注药时要反复回抽，确保穿刺针不在血管内。

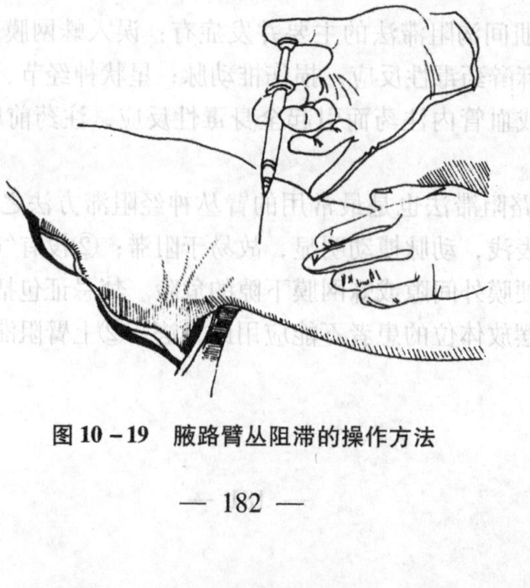

图 10－19 腋路臂丛阻滞的操作方法

3. 锁骨上阻滞法 如下所述。

（1）体位与定位：患者平卧，患侧肩垫一薄枕，头转向对侧，患侧上肢紧贴体旁。其体表标志为锁骨中点上方 1 ~ 1.5cm 处为穿刺点。

（2）操作：皮肤常规消毒，用 22G 穿刺针经穿刺点刺入皮肤，针尖向内、向后、向下推进，进针 1 ~ 2cm 可触及第 1 肋骨表面，在肋骨表面上寻找异感或用神经刺激器方法寻找臂丛神经，当出现异感后固定针头，回抽无血液、无气体，一次性注入局部麻醉药 20 ~ 30mL。

（3）并发症及其预防：主要并发症有局部血肿、气胸、膈神经及喉返神经阻滞。膈神经阻滞后是否出现窒息或呼吸困难等症状，取决于所用药物浓度，膈神经阻滞深度以及单侧（一般无症状）或双侧等因素。为避免发生双侧膈神经阻滞而引起明显的呼吸困难，不宜同时进行双侧臂丛阻滞。如临床需要，可在一侧臂丛阻滞后 30min 并未出现膈神经阻滞时，再行另一侧阻滞。双侧臂丛神经阻滞时应加强呼吸监测，及时发现和处理呼吸并发症。

4. 锁骨下阻滞法 如下所述。

（1）体位与定位（图 10 - 20）：体位同肌间沟法，术者手指沿前中斜角肌间沟向下，直至触及锁骨下动脉搏动，紧靠其外侧作一标志。

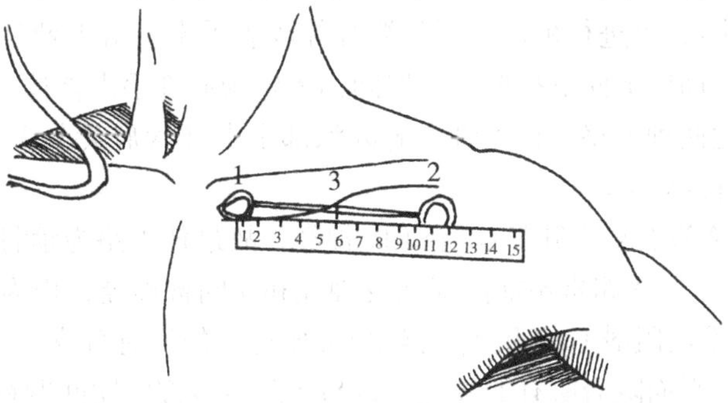

图 10 - 20　锁骨下血管旁阻滞法的定位

（2）操作（图 10 - 21）：皮肤常规消毒，左手手指放在锁骨下动脉搏动处，右手持 2 ~ 4cm 的 22G 穿刺针，从锁骨下动脉搏动点外侧朝下肢方向直刺，方向不向内也不向后，沿中斜角肌的内侧缘推进，刺破臂丛鞘时有突破感。通过神经刺激器或异感的方法确定为臂丛神经后，注入局部麻醉药 20 ~ 30mL。

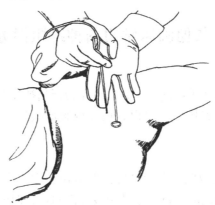

图 10 - 21　锁骨下血管旁阻滞法的操作方法

（3）优点：①较小剂量即可得到较高水平的臂丛神经阻滞效果；②上肢及肩部疾病者，穿刺过程中不必移动上肢；③局部麻醉药误入血管的可能性小；④不致发生误入硬膜外间隙或蛛网膜下隙的意外。

（4）缺点：①有发生气胸的可能；②不能同时进行双侧阻滞；③穿刺若无异感，失败率可高达 15%。

5. 喙突下臂丛阻滞法　臂丛神经出第1肋后，从喙突内侧走向外下，成人臂丛距喙突最近处约2.25cm，儿童约1.19cm，于喙突内下方通过胸小肌深面时，迂回绕腋动脉行于腋鞘，位置较集中，走行方向与三角肌、胸大肌间沟基本一致。

（1）定位：测量喙突至胸外侧最近距离（通常为第2肋外侧缘），并作一连线为喙胸线。喙胸距离（mm）×0.3+8所得数值即为喙突下进针点。

（2）操作：由上述穿刺点垂直刺入，刺破胸大、小肌可有二次突破感，当针尖刺入胸小肌与肩胛下肌，患者可感有异感向肘部传导。小儿则以突破感及针头随动脉搏动为指征。

（3）优缺点：避免损伤肺及胸膜，但穿刺角度过于偏内或肺气肿患者亦有可能发生气胸；可用于上臂、肘及肘以下手术。由于穿刺部位较深，有误入血管可能。

上述五种臂丛入路阻滞效果因各部位解剖不同而异，而上肢各部位神经支配亦各异，因此应根据手术部位神经支配选择最恰当的阻滞入路。

（四）上肢手术臂丛阻滞入路的选择

1. 肩部手术　肩部神经支配为C_3至C_6神经根，来自颈神经丛$C_{3,4}$发出分支支配肩项皮肤；其余皮肤和深层组织受$C_{5,6}$支配，故肩部手术应阻滞C_3至C_6，包括颈神经丛和臂神经丛，故又称颈臂丛阻滞（cervicebrachial plexus block），可进行植皮、裂伤缝合等浅表手术。由于颈丛和臂丛相互连续阻滞，局部麻醉药可以在第6颈椎平面向上向下扩散，故肌间沟入路为肩部手术首选。由于$C_{3,4}$在锁骨上和锁骨下入路之外，故较少选用此两种入路。行锁骨上肩区深部手术（含肩关节手术），需阻滞$T_{1,2}$神经，故常需在腋后线加第2肋间神经阻滞。

2. 上臂及肘部手术　该部手术须阻滞$C_{5\sim8}$和T_1神经，故最佳入路为锁骨上或锁骨下入路。肌间沟入路常不能阻滞到C_8和T_1，腋入路常不能阻滞肌皮神经和肋间臂神经，均为失当选择。

3. 前臂手术　前臂手术需阻滞$C_{5\sim8}$和T_1神经根形成臂丛的所有分支，以锁骨下入路为最佳选择，因为局部麻醉药可在神经束平面阻滞所有的神经，也易于阻滞腋部的肋间臂神经，有助于缓解上肢手术不可少的止血带所引起的痛苦，而其他入路不能达到此效果。

4. 腕及手部手术　臂丛阻滞对腕部手术有一定困难，因为支配该区域的神经非常丰富，而且相互交叉支配，腋入路最常失败为拇指基底部阻滞效果不良，此处有来自前外侧的正中神经、后外侧的桡神经及上外侧的肌皮神经支配，故锁骨上入路和肌间沟入路为拇指基底部手术首选。而腕尺侧、正中神经或手指手术，腋入路常可阻滞完善。

三、其他临床常用的神经阻滞方法

（一）上肢神经阻滞

上肢神经阻滞主要适用于前臂或手部的手术，也可作为臂丛神经阻滞不完全的补救方法。主要包括正中神经阻滞、尺神经阻滞和桡神经阻滞，可以在肘部或腕部阻滞，若行手指手术，也可行指间神经阻滞。

1. 尺神经阻滞　如下所述。

（1）解剖：尺神经起源于臂丛内侧，在腋动脉内侧分出，主要由C_8和T_1脊神经纤维组成。尺神经在上臂内侧沿肱二头肌与三头肌间隔下行，于肱中段穿出间隔，向内向后方入肱骨内上髁与尺骨鹰嘴间沟内（尺神经沟），然后在尺侧腕屈肌二头之间进入前臂，再下行至腕部，位于尺侧腕屈肌与指深屈肌之间，在尺动脉内侧进入手掌。尺神经具有运动支和感觉支。

（2）尺神经阻滞后出现：①环指尺侧及小指掌面，并由此上沿至肘关节以下，又自中指尺侧、环指及小指背面并上沿至肘关节以下，感觉减退，以手内侧缘感觉缺失为最明显（腕部阻滞时，无前臂麻木）。②手指不能分开并拢，环指、小指的指间关节只能屈不能伸，掌指关节过伸。

（3）肘部尺神经阻滞

1）标志：前臂屈曲90°，在尺神经沟内可扪及尺神经，按压尺神经患者多有异感。

2）操作：在尺神经沟下缘相当于尺神经部位作皮丘，取 23G 穿刺针刺入皮肤，针保持与神经干平行，沿沟向心推进，遇异感后即可注入局部麻醉药 5～10mL。

（4）腕部尺神经阻滞　见图 10－22。

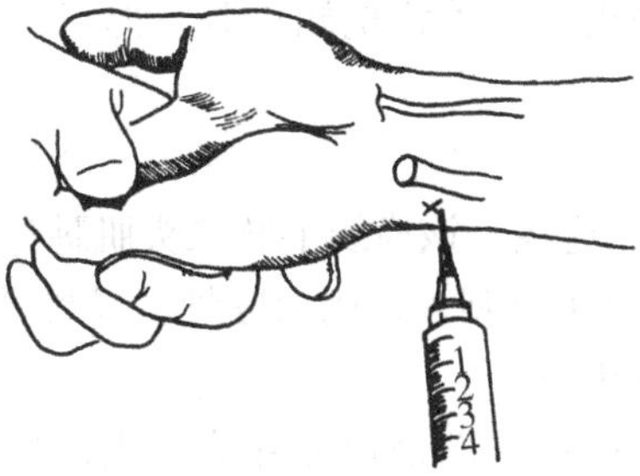

图 10－22　腕部尺神经阻滞

1）定位：从尺骨茎突水平横过画一直线，相当于第 2 腕横纹，此线与尺侧腕屈肌桡侧交点即为穿刺点，患者掌心向上握掌屈腕时该肌腹部最明显。

2）操作：在上述穿刺点作皮丘，取 23G 穿刺针垂直刺入出现异感即可注入局部麻醉药 5mL，若无异感，在肌腱尺侧穿刺，或向尺侧腕屈肌深面注药，但不能注入肌腱内。

2. 正中神经阻滞　如下所述。

（1）解剖：正中神经主要来自于 C_6～T_1 脊神经根纤维，于胸小肌下缘由臂丛神经的内侧束和外侧束分出，两束的主支形成正中神经的内、外侧根。正中神经开始在上臂内侧伴肱动脉下行，先在肱动脉外侧，后转向内侧，在肘部从肱骨内上踝与肱二头肌腱中间，穿过旋前圆肌进入前臂，走行于屈指浅肌与屈指深肌之间，沿中线降至腕部，在掌横韧带处位置最表浅，在桡侧腕屈肌与掌长肌之间的深处穿过腕管，在掌筋膜深面到达手掌。

（2）正中神经阻滞出现：①大鱼际肌、拇指、示指、中指及环指桡侧感觉消失；②手臂不能旋前，拇指和示指不能屈曲，拇指不能对掌。

（3）肘部正中神经阻滞

1）标志：肘部正中神经在肱二头肌筋膜之下，眩骨内上髁与肱二头肌腱内侧之中点穿过肘窝。肱骨内、外上髁之间画一横线，该线与肱动脉交叉点的内侧 0.7cm 处即为正中神经所在部位，相当于肱二头肌腱的外缘与内上髁间的中点，在此处作皮丘。

2）操作：取 22G 穿刺针经皮丘垂直刺入，直至出现异感，或作扇形穿刺以探及异感，出现异感后即可注入局部麻醉药 5mL。

（4）腕部正中神经阻滞　见图 10－23。

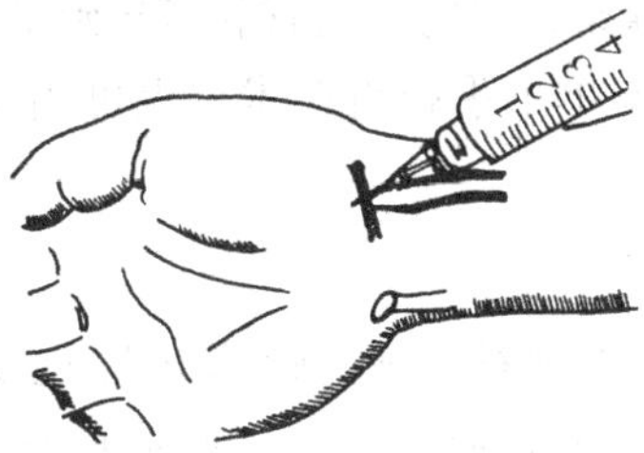

图 10－23　腕部正中神经阻滞

1）标志：腕部桡骨茎突平面横过腕关节画一连线，横线上桡侧腕屈肌腱和掌长肌腱之间即为穿刺点，握拳屈腕时，该二肌腱更清楚。

2）操作：取 22G 穿刺针经穿刺点垂直刺入，进针穿过前臂深筋膜，继续进针约 0.5cm，即出现异感，并放射至桡侧，注局部麻醉药 5mL。

3. 桡神经阻滞　如下所述。

（1）解剖：桡神经来自臂神经丛后束，源于 $C_{5\sim8}$ 及 T_1 脊神经。桡神经在腋窝位于腋动脉后方，折向下外方，走入肱骨桡神经沟内。达肱骨外上髁上方，穿外侧肌间隔至肱骨前方，在肘关节前方分为深、浅支。深支属运动神经，从桡骨外侧穿旋后肌至前臂背面，在深浅伸肌之间降至腕部；浅支沿桡动脉外缘下行，转向背面，并降至手臂。

桡神经阻滞后出现：①前臂前侧皮肤、手背桡侧皮肤、拇指、示指及中指桡侧皮肤感觉减退（腕部阻滞时无前臂麻木）；②垂腕。

（2）肘部桡神经阻滞

1）标志：在肱骨内、外上髁作一连线，该横线上肱二头肌腱外侧处即为穿刺点。

2）操作：取23G穿刺针经穿刺点垂直刺入，刺向肱骨，寻找异感，必要时行扇形穿刺，以寻找异感，探及异感即可注入局部麻醉药5mL。

（3）腕部桡神经阻滞（图10－24）：腕部桡神经并非一支，分支细而多，可在桡骨茎突前端作皮下浸润，并向掌面及背面分别注药，在腕部形成半环状浸润即可。

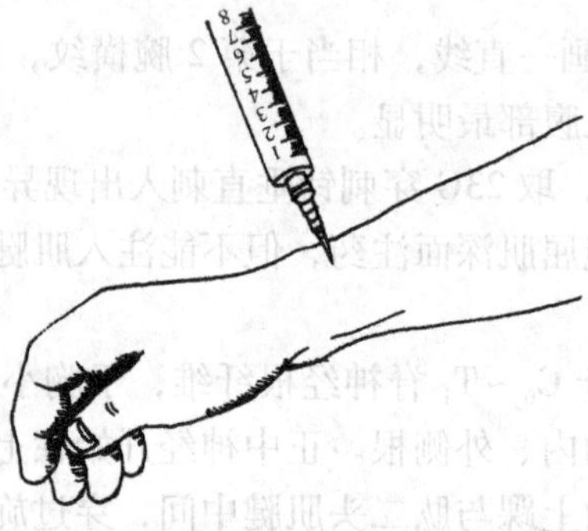

图10－24　腕部桡神经阻滞

4. 肌皮神经阻滞　如下所述。

（1）解剖：肌皮神经来自臂神经丛外侧束，由$C_{5\sim7}$神经纤维组成，先位于腋动脉外侧，至胸小肌外侧缘脱离腋鞘，穿过喙肱肌到肌外侧，在肱二头肌与肱肌之间降至肘关节上方，相当于肱骨外上髁水平穿出臂筋膜延续为前臂外侧皮神经，沿前臂外侧行至腕部。

（2）肘部肌皮神经阻滞：利用桡神经阻滞，在桡神经阻滞完毕后，将穿刺针稍向外拔出，刺向肱二头肌腱与肱桡肌之间，注入局部麻醉药10mL。

5. 指间神经阻滞　如下所述。

（1）解剖：手指由臂丛神经的终末支指间神经支配，可从手指根部阻滞指间神经。

（2）操作：在指间以25G穿刺针刺入手指根部，靠近骨膜缘边抽边注，缓慢注药2～3mL。一般针由手指侧部穿入再逐步进入近手掌部，注药由近掌部到手背部，在穿刺时避免感觉异常，因感觉异常是神经受压表现。药液中禁止加用肾上腺素，以防止血管收缩导致缺血。

（3）应用指征：可用于手指手术或单个手指再造术，也可用于臂丛阻滞不全时的辅助阻滞。一般需10～15分钟阻滞完善。

（二）下肢神经阻滞

支配下肢的神经主要来自腰神经丛和骶神经丛。腰丛由T_{12}前支的一部分，$L_{1\sim3}$，前支和L_4前支的一部分组成。腰丛上端的三支神经是髂腹下神经（L_1）、髂腹股沟神经（L_1）和生殖股神经，这三支神经向前穿过腹肌，支配髋部和腹股沟区皮肤；腰神经丛下端的三支神经为股外侧皮神经（$L_{2\sim3}$）、股神经（$L_{2\sim4}$）和闭孔神经（$L_{2\sim4}$）。骶丛由腰骶干（L_4的余下部分及L_5前支合成）及骶尾神经前支组成，重要分支有臀上神经（$L_4\sim S_1$）、臀下神经（$L_5\sim S_2$）、阴部神经（$S_{2\sim4}$）、坐骨神经（$L_4\sim S_3$）及股后皮神经。下肢神经支配为：大腿外侧为股外侧皮神经，前面为股神经，内侧为闭孔神经和生殖股神经，后侧为骶神经的小分支；除前内侧小部分由股神经延续的隐神经支配，小腿和足绝大部分由坐骨神经支配。

1. 下肢神经阻滞的适应证　全部下肢麻醉需同时阻滞腰神经丛和骶神经丛。因需注药量大且操作不方便，故临床应用不广。然而，当需要麻醉的部位比较局限或禁忌椎管内麻醉时，可以应用腰骶神经丛阻滞。另外，腰骶神经丛阻滞还可作为全身麻醉的辅助措施用于术后镇痛。

（1）虽然腰神经丛阻滞复合肋间神经阻滞可用于下腹部手术，但临床很少应用。髂腹下神经与髂腹股沟神经联合阻滞是简单而实用的麻醉方法，可用于髂腹下神经与髂腹股沟神经支配区域的手术（如疝修补术）。

（2）髋部手术需阻滞除髂腹下和髂腹股沟神经以外的全部腰神经，最简便的方法是阻滞腰神经丛（腰大肌间隙腰丛阻滞）。

（3）大腿手术需麻醉股外侧皮神经、股神经、闭孔神经及坐骨神经，可行腰大肌间隙腰丛阻滞联合坐骨神经阻滞。

（4）大腿前部手术可行股外侧皮神经和股神经联合或分别阻滞，亦可采用“三合一”法，单纯股外侧皮神经阻滞可用于皮肤移植皮区麻醉，单纯股神经阻滞适用于股骨干骨折术后止痛、股四头肌成形术或髂骨骨折修复术。

（5）股外侧皮神经和股神经联合阻滞再加坐骨神经阻滞，通常可防止止血带疼痛，这是因为闭孔神经支配皮肤区域很少。

（6）开放膝关节手术需要阻滞股外侧皮神经、股神经、闭孔神经和坐骨神经，最简便的方法是实施腰大肌间隙腰神经丛阻滞联合坐骨神经阻滞。采用股神经、坐骨神经联合阻滞也可满足手术要求。

（7）膝远端手术需阻滞坐骨神经和股神经的分支隐神经，踝部阻滞可适用于足部手术。

2. 腰神经丛阻滞　如下所述。

（1）解剖（见图 10－25）：腰神经出椎间孔后位于腰大肌后内方的筋膜间隙中，腰大肌间隙前壁为腰大肌，后壁为第 1～5 腰椎横突、横突间肌与横突间韧带，外侧为起自腰椎横突上的腰大肌纤维及腰方肌，内侧是第 1～5 腰椎体、椎间盘外侧面及起自此面的腰大肌纤维。腰大肌间隙上界平第 12 肋，向下沿腰骶干至骨盆的骶前间隙。其中有腰动静脉、腰神经前支及由其组成的腰丛。将局部麻醉药注入腰大肌间隙以阻滞腰丛，称为腰大肌间隙腰丛阻滞。

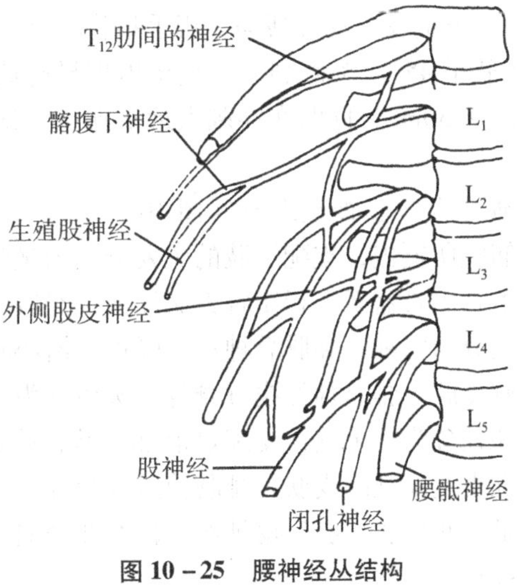

图 10－25　腰神经丛结构

包裹腰丛的筋膜随脊神经下行，延伸至腹股沟韧带以下，构成股鞘。其内侧壁为腰筋膜，后外侧壁为髂筋膜，前壁为横筋膜。在腹股沟股鞘处注药以阻滞腰丛，称为腹股沟血管旁腰丛阻滞。可通过一次注药阻滞腰丛三个主要分支（股外侧皮神经、股神经及闭孔神经），故又称三合一阻滞（3 in 1 block），但闭孔神经常阻滞不完善。

（2）腰大肌间隙腰丛阻滞　见图 10－26。

1）定位：患者俯卧或侧卧，以髂嵴连线中点（相当于 L_4 的棘突），脊柱外侧 4cm 处为穿刺点。

2）操作（图 10－27）：经皮垂直刺入，直达 L_4 横突，然后将针尖滑过 L_4 横突上缘，再前进约

0.5cm 后有明显落空感后，表明针已进入腰大肌间隙，或用神经刺激器引发股四头肌颤搐确认腰丛，注入局部麻醉药 35mL。

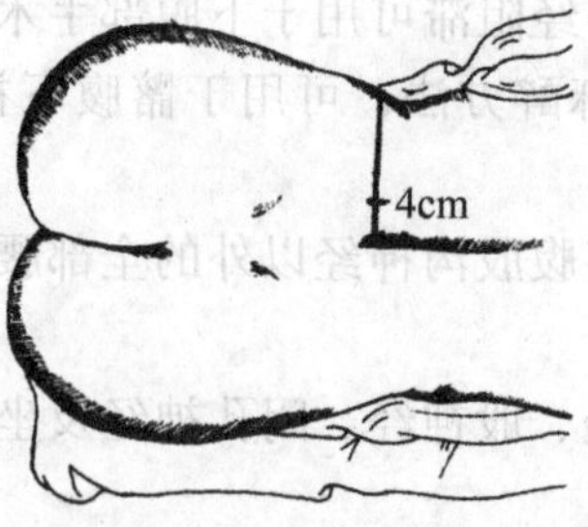

图 10－26　腰大肌间隙腰丛阻滞的定位

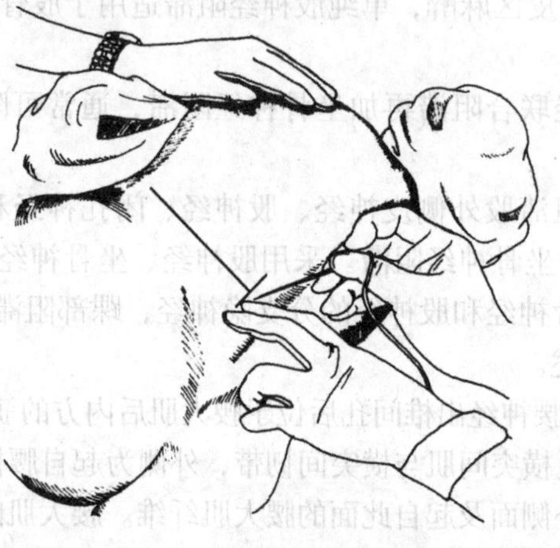

图 10－27　腰大肌间隙腰丛阻滞的操作方法

（3）腹股沟血管旁腰丛阻滞（三合一阻滞）

1）定位：仰卧在腹股沟韧带下方扪及股动脉搏动，用手指将其推向内侧，在其外缘作皮丘。

2）操作：由上述穿刺点与皮肤呈 45°向头侧刺入，直至出现异感或引发股四头肌颤搐，表明已进入股鞘，抽吸无血可注入局部麻醉药 30mL，同时在穿刺点远端加压，促使局部麻醉药向腰神经丛近侧扩散。

3. 骶神经丛阻滞　骶丛为腰骶干及 $S_{1\sim3}$ 神经组成（图 10－28），在骨盆内略呈三角形，尖朝向坐骨大孔，位于梨状肌之前，为盆筋膜所覆盖，支配下肢的主要分支为坐骨神经和股后皮神经。坐骨神经是体内最粗大的神经，自梨状肌下孔出骨盆后，行于臀大肌深面，经股骨大转子和坐骨结节之间下行到大腿后方，在腘窝处浅行，在该处分为胫神经和腓总神经。胫神经沿小腿后部下行，穿过内踝后分为胫前、胫后神经，支配足底及足内侧皮肤。腓总神经绕过腓骨小头后分为腓浅、深神经，腓浅神经为感觉神经，行走于腓肠肌外侧，在外踝处分为终末支，支配足前部皮肤；腓深神经主要是足背屈运动神经，行走于踝部上缘，同时也分出感觉支支配趾间皮肤；腓肠神经为胫神经和腓总神经发出的分支形成的感觉神经，在外踝之下通过，支配足外侧皮肤。股后皮神经前段与坐骨神经伴行，支配大腿后部的皮肤，坐骨神经阻滞麻醉同时也阻滞该神经。

4. 坐骨神经阻滞　如下所述。

（1）传统后侧入路

1）定位：置患者于 Sims 位（侧卧，阻滞侧在上，屈膝屈髋）。由股骨大转子与髂后上棘作一连线，连线中点作一条垂直线，该垂直线向尾端 4～5cm 处即为进针点（见图10－29）；或该垂直线与股骨大转子和骶裂孔连线的交点为穿刺点。

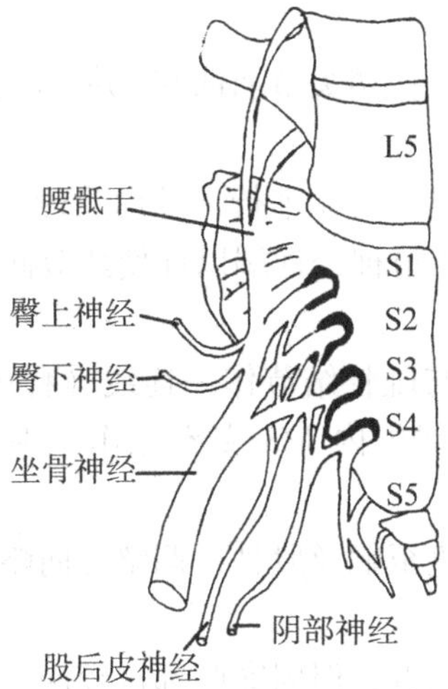

图 10－28 骶神经丛结构

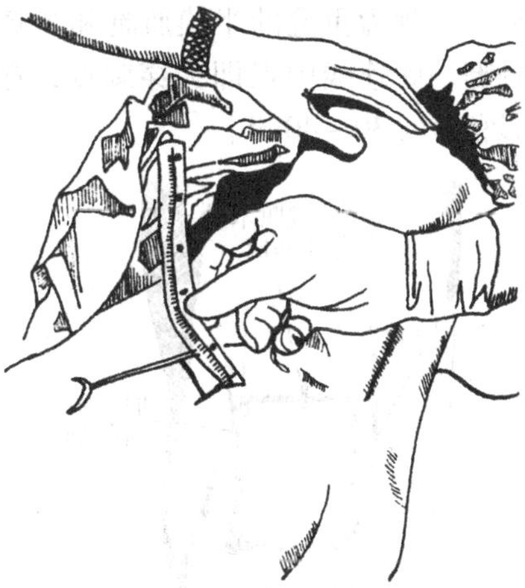

图 10－29 后路坐骨神经阻滞的穿刺点定位

2）操作（图 10－30）：10cm 22G 穿刺针由上述穿刺点垂直刺入至出现异感，若无异感而触及骨质（髂骨后壁），针可略偏向内侧再穿刺，直至滑过骨面而抵达坐骨切迹。出现异感后退针数毫米，注入局部麻醉药 20mL，或以神经刺激仪引起坐骨神经支配区肌肉的运动反应（腘肌或腓肠肌收缩，足屈或趾屈）作为指示。

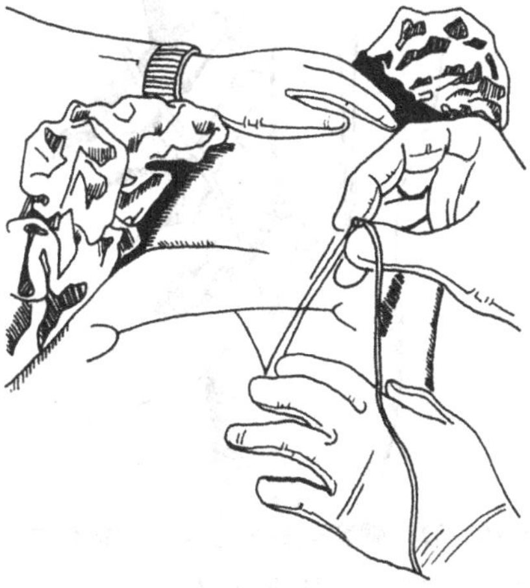

图 10－30 后路坐骨神经阻滞的操作方法

（2）膀胱截石位入路

1）定位：仰卧，由助手协助患者，使髋关节屈曲90°并略内收，膝关节屈曲90°，股骨大转子与坐骨结节连线中点即为穿刺点。

2）操作：由上述穿刺点刺入，穿刺针与床平行，针向头侧而略偏内，直至出现异感或刺激仪引起运动反应后，即可注药20mL。注药时压迫神经远端以促使药液向头侧扩散。

（3）前路

1）定位：仰卧，将同侧髂前上棘与耻骨结节作一连线（称为上线），并将其三等分，然后由股骨大转子作一平行线（称为下线）。由上线中内1/3交界处作一垂直线，该垂直线与下线交点处即为穿刺点。

2）操作：由上述穿刺点垂直刺入直至触及股骨，调整方向略向内侧以越过股骨，继续刺入2～3cm出现异感或用神经刺激仪定位。

3）该入路适用于不能侧卧及屈髋患者，但因穿刺部位较深，穿刺成功率低于以上两种入路。

（4）腘窝坐骨神经阻滞（图10－31，图10－32）：患者俯卧，膝关节屈曲，暴露腘窝边缘，其下界为腘窝皱褶，外界为股二头肌长头，内侧为重叠的半膜肌腱和半腱肌腱。在腘窝皱褶上7cm处做一水平线连接股二头肌肌腱及半腱肌肌腱，此连线中点即为穿刺点，穿刺针与皮肤呈45°～60°刺入，以刺激仪定位，一旦确定即可注入局部麻醉药30～40mL。

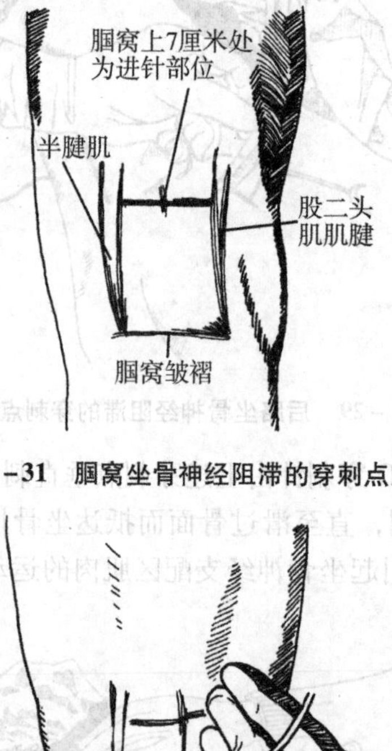

图10－31　腘窝坐骨神经阻滞的穿刺点定位

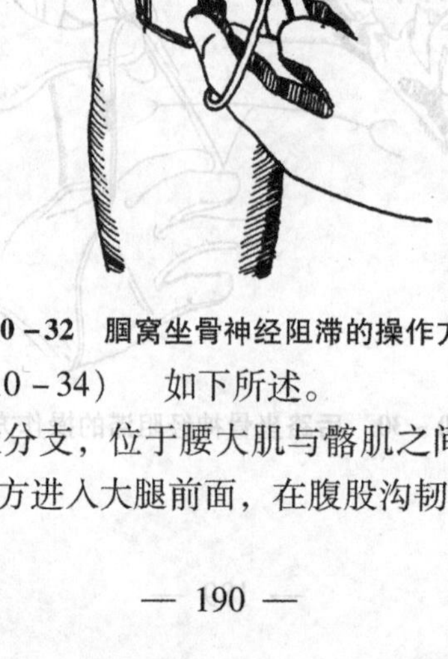

图10－32　腘窝坐骨神经阻滞的操作方法

5. 股神经阻滞（图10－33，图10－34）　如下所述。

（1）解剖：股神经是腰丛的最大分支，位于腰大肌与髂肌之间下行到髂筋膜后面，在髂腰肌前面和股动脉外侧，经过腹股沟韧带的下方进入大腿前面，在腹股沟韧带附近，股神经分成若干束，在股三角区又合为前组和后组，前组支配大腿前面沿缝匠肌的皮肤，后组支配股四头肌、膝关节及内侧韧带，并分出隐神经伴随着大隐静脉下行于腓肠肌内侧，支配内踝以下皮肤。

（2）定位：在腹股沟韧带下面扪及股动脉搏动，于股动脉外侧1cm，相当于耻骨联合顶点水平处作标记为穿刺点。

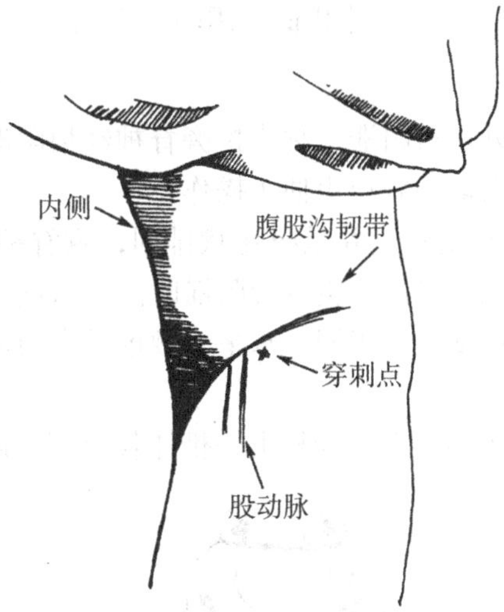

图10－33 股神经阻滞的穿刺点定位

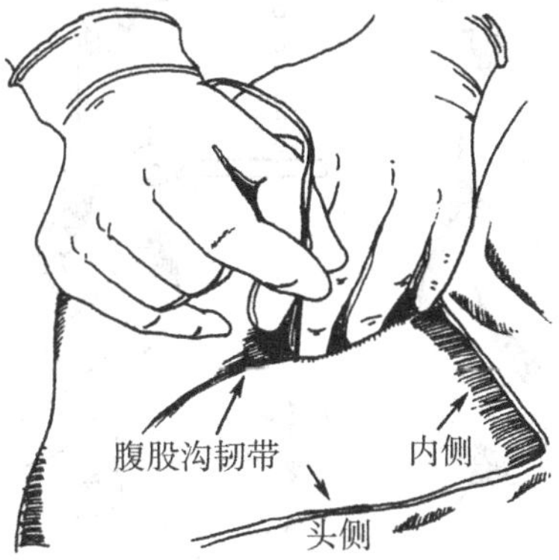

图10－34 股神经阻滞的操作方法

（3）操作：由上述穿刺点垂直刺入，缓慢前进，针尖越过深筋膜触及筋膜下神经时有异感出现，若无异感，可与腹股沟韧带平行方向，向深部作扇形穿刺至探及异感，即可注药5～7mL。

6. 闭孔神经阻滞 如下所述。

（1）解剖：闭孔神经起源于$L_{2\sim4}$脊神经前支，于腰大肌后下方下行经闭孔出骨盆而到达大腿，支配大腿外展肌群、髋关节、膝关节及大腿内侧的部分皮肤。

（2）定位：以耻骨结节下1.5cm和外侧1.5cm处为穿刺点。

（3）操作：由上述穿刺点垂直刺入，缓慢进针至触及骨质，为耻骨下支，轻微调节穿刺针方向使针尖向外向脚侧进针，滑过耻骨下支边缘而进入闭孔或其附近，继续进针2～3cm即到目标。回抽无血后可注入10mL局部麻醉药，退针少许注局部麻醉药10mL，以在闭孔神经经过通道上形成局部麻醉药屏障。若用神经刺激仪引发大腿外展肌群颤搐来定位，可仅用10mL局部麻醉药。

7. 隐神经阻滞 如下所述。

（1）解剖：隐神经为股神经分支，在膝关节平面经股薄肌和缝匠肌之间穿出至皮下，支配小腿内侧及内踝大部分皮肤。

（2）操作：仰卧，在胫骨内踝内侧面，膝盖上缘作皮丘，穿刺针由皮丘垂直刺入，缓慢进针直至出现异感。若遇到骨质，便在骨面上行扇形穿刺以寻找异感，然后注药5～10mL。

8. 踝关节处阻滞　单纯足部手术，在踝关节处阻滞，麻醉意外及并发症大为减少，具体方法为：①先在内踝后1横指处进针，作扇形封闭，以阻滞胫后神经；②在胫距关节平面附近的跗伸肌内侧进针，以阻滞胫前神经；③在腓骨末端进针，便能阻滞腓肠神经；④用不含肾上腺素的局部麻醉药注射于两踝关节之间的皮下，并扇形浸润至骨膜，以阻滞许多细小的感觉神经。

9. 足部趾神经阻滞　与上肢指间神经阻滞相似，用药也类同。

（三）椎旁神经阻滞

在胸或腰脊神经从椎间孔穿出处进行阻滞，称为椎旁脊神经根阻滞（paravetebral block）。可在俯卧位或侧卧位下施行，但腰部椎旁阻滞取半卧位更便于操作。

1. 解剖　胸椎棘突由上至下逐渐变长，并呈叠瓦状排列，胸脊神经出椎间孔后进入由椎体、横突及覆盖其上的胸膜在肋间围成的小三角形内，胸椎旁阻滞时注药入此三角内，穿刺方向偏内可避免损伤胸膜。胸部棘突较长，常与下一椎体横突位于同一水平。腰椎棘突与同一椎体横突位于同一水平。

2. 胸部椎旁阻滞　如下所述。

（1）定位（图10－35）：标记出需阻滞神经根上一椎体棘突，在此棘突上缘旁开3cm处作皮丘。

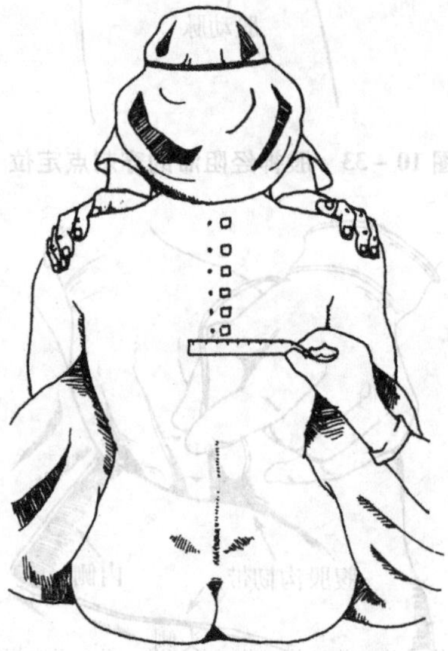

图10－35　胸部椎旁阻滞的定位

（2）操作（图10－36）：以10cm 22G穿刺针经皮丘垂直刺向肋骨或横突，待针尖遇骨质感后，将针干向头侧倾斜45°，即向内向下推进。可以将带空气的注射器接于针尾，若有阻力消失感则表明已突破韧带进入椎旁间隙，回抽无血、液体及气体即可注入局部麻醉药5～8mL。

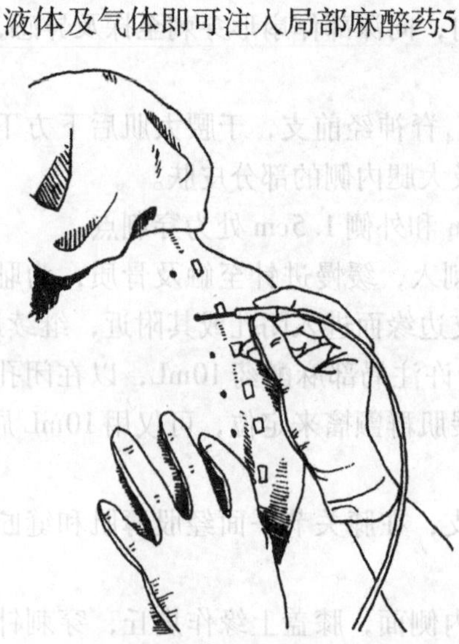

图10－36　胸部椎旁阻滞的操作方法

3. 腰部椎旁阻滞　如下所述。

（1）定位（图 10 - 37）：标记出需阻滞神经根棘突，平棘突上缘旁开 3 ~ 4cm 处作皮丘。

（2）操作（图 10 - 38）：取 10cm 22G 穿刺针由皮丘刺入，偏向头侧 10° ~ 30°，进针2. 5 ~ 3. 5cm 可触及横突，此时退至皮下，穿刺针稍向尾侧刺入（较前方向更垂直于皮肤），进针深度较触横突深度深 1 ~ 2cm 即达椎旁间隙，抽吸无血或液体即可注入局部麻醉药 5 ~ 10mL。

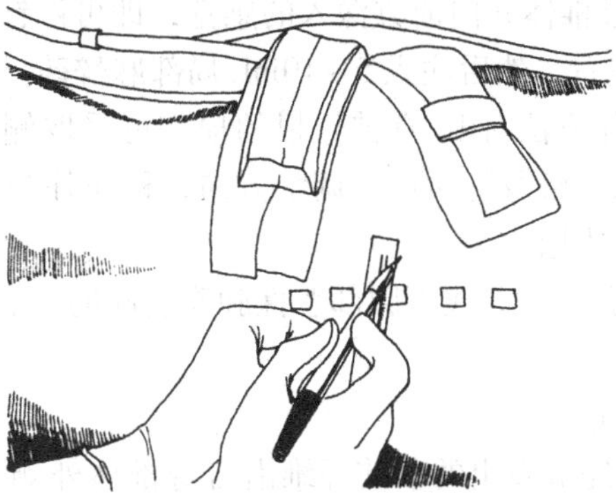

图 10 - 37　腰部椎旁阻滞的定位

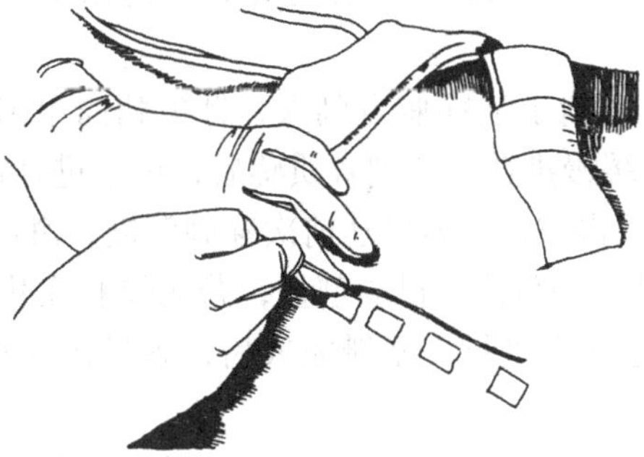

图 10 - 38　腰部椎旁阻滞的操作方法

（四）交感神经阻滞

1. 星状神经节阻滞　如下所述。

（1）解剖：星状神经节由颈交感神经节及 T_1 交感神经节融合而成，位于第 7 颈椎横突与第 1 肋骨颈部之间，常在第 7 颈椎体的前外侧面。靠近星状神经节的结构尚有颈动脉鞘、椎动脉、椎体、锁骨下动脉、喉返神经、脊神经及胸膜顶。

（2）操作：患者仰卧，肩下垫小枕，取头部轻度后仰。摸清胸锁乳突肌内侧缘及环状软骨，环状软骨外侧可触及第 6 颈椎横突前结节，过此结节作一条直线平行于前正中线，线下 1. 5 ~ 2cm 作一标记，该标记即为第 7 颈椎横突结节。取 22G 5cm 穿刺针由该标记处垂直刺入，同时另一手指将胸锁乳突肌及颈血管鞘推向外侧，进针 2. 5 ~ 4. 0cm 直至触到骨质，退针 2mm，回抽无血后注入 2mL 局部麻醉药，观察有无神志改变，若无改变即可注入 5 ~ 10mL 局部麻醉药。若阻滞有效，在 10 分钟内会出现 Horner 综合征，上臂血管扩张，偶有鼻塞。

（3）适应证：可用于各种头痛、雷诺氏病、冻伤、动静脉血栓形成、面神经麻痹、带状疱疹、突发性听觉障碍、视网膜动脉栓塞症等。

（4）并发症：①药物误注入血管引起毒性反应；②药液误注入蛛网膜下隙；③气胸；④膈神经阻滞；⑤喉返神经麻痹；⑥血肿。

2. 腰交感神经阻滞　如下所述。

（1）解剖：交感神经链及交感神经节位于脊神经之前，椎体前外侧。腰交感神经节中第 2 交感神经节较为固定，位于第 2 腰椎水平，只要在 L_2 水平注入少量局部麻醉药即可阻滞支配下肢的所有交感神经节。

（2）直入法

1）定位：俯卧，腹部垫枕，使腰部稍隆起，扪清 L_2 棘突上、下缘，由其中点作一水平线，中点旁开5cm即为穿刺点，一般位于第2、3腰椎横突。

2）操作：取10～15cm 22G穿刺针由上述穿刺点刺入，与皮肤呈45°，直到触及横突，记录进针深度。然后退针至皮下，调整方向，使针更垂直于皮肤刺入，方向稍偏内，直至触及椎体，此时调整方向，使针稍向外刺入直到出现滑过椎体并向前方深入的感觉，即可停针，回抽无血和液体，注入试验剂量后3分钟，足部皮温升高3℃左右，然后注入5～10mL局部麻醉药。

（3）侧入法：为减少以上操作方法对 L_2 脊神经根的损伤可采取侧入法。取15cm 22G穿刺针由 L_2 棘突中点旁开10cm朝向椎体刺入，触及骨质后，调整方向，稍向外刺入，直到出现滑过椎体而向前方深入的感觉，即可停针。用药方法同上。

（4）适应证：可用于治疗下肢、盆腔或下腹部恶性肿瘤引起的疼痛。

（5）并发症与椎旁阻滞相同。

3. 腹腔神经节阻滞　如下所述。

（1）解剖：自 $T_{5\sim12}$ 的交感神经节发出的节前纤维沿自身椎体外侧下行，分组组成内脏大神经、内脏小神经，各自下行至第12胸椎水平，穿膈脚入腹腔形成腹腔神经节。

（2）定位：摸清第1腰椎及第12胸椎棘突并作标记，摸清第12肋，在其下缘距正中线7cm处为穿刺点。

（3）操作：取22G 15cm穿刺针自上述穿刺点刺入，针尖朝向第12胸椎下方标记点，即穿刺点与标记点连线方向，与皮肤呈45°，缓慢进针，遇到骨质感后，记下进针深度，退针至皮下，改变针与皮肤角度，由45°增大到60°，再次缓慢进针，若已达前次穿刺深度，继续进针1.5～2.0cm，滑过第1腰椎椎体到达椎体前方，回抽无血液，即可注入试验剂量，若无腰麻症状出现即注入20～25mL局部麻醉药。由于穿刺较深，最好在X线透视下进行。阻滞完成后，容易出现血压下降，应作血压监测，并及时处理。

（4）适应证：可用于鉴别上腹部疼痛来源，缓解上腹部癌症引起的疼痛。

（黄　波）

第七节　神经刺激仪在神经阻滞中的应用

一、神经刺激仪的性能和原理

神经刺激仪（peripheral nerve stimulator，PNS）的出现使神经阻滞麻醉的临床应用范围进一步扩展。成功的PNS临床实践需要基于渊博的解剖学知识；其次，正确了解神经电刺激的原理并对其合理应用。采用神经刺激器定位技术已日渐普及，其原理是电刺激肢体的感觉运动混合神经，引发肢体相应肌群的运动反应，据此定位特定的外周神经。虽然神经刺激器主要用于定位运动神经，但其也能用于定位感觉神经，在这种情况下，需将刺激时间调节至200～400ms。

应用神经刺激器并不要求穿刺针一定要与神经直接接触或穿透动脉来进行特定神经的定位。从理论上讲，应用神经刺激器可减少创伤性神经损伤、出血和局部麻醉药中毒的可能性。另外，应用神经刺激器能增加周围神经阻滞的特异性。刺激神经所诱发的反应可产生特定的肌肉运动，因此各神经能够被定位和阻滞，从而增加了神经阻滞的可靠性。目前人们已逐渐认识到，在周围神经阻滞时应用神经刺激器要比异感法更有价值。目前已有专门为周围神经阻滞而设计的神经刺激器，并配备有数字显示器。在刺激频率为1～2Hz时，可输出范围很宽的刺激电流（0～5mA），并能在低电流范围内进行精确的调控。神经刺激器并不像一般所认为的那样需要两个人来进行操作（其中一个人手持绝缘穿刺针来定位神经，另一位助手控制神经刺激器，并在确定被阻滞的神经后注入局部麻醉药），其实一位训练有素的操作者就足够了。为定位神经，在神经阻滞穿刺初期应将神经刺激器的刺激电流设定在1～2mA，在诱发出所需的肌肉运动反应后，首先需要通过改变穿刺针的方向使运动反应的强度达到最大程度。随后逐步将神经刺激器的刺激电流降低至尽可能低的强度（≤0.6mA）。

神经刺激器定位外周神经的优点包括：①定位精确；②神经损伤小；③使神经阻滞麻醉的应用范围进一步扩展（腰丛，股神经，坐骨神经，肌间沟术后镇痛）；④提高阻滞成功率；⑤适合于麻醉初学者；⑥可在镇静或基础麻醉下进行阻滞，效果可靠（特别小儿、聋哑儿等）；⑦可行多点神经定位，提高麻醉效果；⑧可用于教学示教。

二、神经刺激仪在局部麻醉中的应用

神经刺激仪在局部麻醉中的作用主要是用于对神经干或神经丛定位，以弥补穿刺经验的不足，提高穿刺成功率。它的基本原理是将电刺激器产生的脉冲电流传送至穿刺针，当穿刺针接近神经干或神经丛时，就会引起神经纤维去极化。其中运动神经去极化表现为所支配肌肉收缩，根据肌肉收缩的强度和刺激电流强度的大小就可以判断穿刺针和神经干、丛的相对位置，从而在穿刺时无须寻找异感。

实际操作时按常规神经阻滞摆放体位、定位、消毒铺巾，进针后接刺激器。开始以2mA电流以确定是否接近神经。2mA电流可使距离1cm的运动神经去极化。然后调节穿刺针方向、深度及刺激器电流，直至以最小电流（0.5～1mA）产生最大肌颤搐反应，说明穿刺针已接近神经，此时停针，回吸无血和液体后注入局部麻醉药。

迅速成功定位神经主要取决于：能否保持穿刺针的位置稳定（即便是有经验的操作者也不容易做到）；首次操作能否将穿刺针定位于合适的深度，并找到其正确的方位。在很多情况下，此操作过程属试验性的，常会有错误发生。随着穿刺针和神经之间位置的改变，需要增加或降低刺激电流的强度。关键要记住的是，每次仅能改变其中一项参数，如穿刺的深度、穿刺针的角度或刺激电流的强度。一旦穿刺针位置正确，即可考虑注入局部麻醉药。此时，操作者应通过回抽试验来确定穿刺针是否在血管内。若回抽无血，注入局部麻醉药1～2mL，此时肌肉颤动反应停止。注射局部麻醉药的操作通常是无痛的。若患者感觉到疼痛，则应停止在此点注入药物，因为将药物注入神经内可造成神经损伤。完成神经阻滞所需的时间不仅与操作者的经验有关，而且还与患者的自身情况（如病态性肥胖，运动受限）以及神经位置与解剖学标志之间关系的个体差异等有关。

在应用神经刺激器技术进行神经阻滞时，大多数情况下适合应用B型斜面绝缘穿刺针。负极与B型斜面绝缘穿刺针相连接（N－N：负极－穿刺针）；正极与患者相连接，并作为地线（P－P，正极－患者）。目前已有多种不同大小的穿刺针，需要根据神经的位置（深度）来选择所需穿刺针的型号。目前仅有为数不多的几个厂商生产采用神经刺激器进行神经阻滞所需的B型斜面绝缘穿刺针。在单次神经阻滞中运用神经刺激器时，最常使用B型斜面Stimuplex绝缘穿刺针，长度分别为2.5cm、5cm、10cm和15cm。此外，采用连续注入法时，可应用Contiplex Stimuplex套管进行腋部、肌间沟、锁骨上、锁骨下、腕部、股部、腰丛和坐骨神经的定位。Contirtex绝缘套管带有长度为5cm、8.9cm和15cm的穿刺针。为了满意控制穿刺针的方向以使其刺向正确的位置，认真选择穿刺针的型号非常重要。如果选择的穿刺针比实际要求的长，就会增加控制穿刺针方向的难度。

神经刺激器除可用于一般患者的神经干或神经丛定位外，更适用于那些不能合作及反应迟钝的患者，也能弥补初学神经干或神经丛阻滞的麻醉医师之经验欠缺。但也不能对它过分依赖，操作者仍须掌握局部解剖及操作技巧，以确定穿刺部位及穿刺方向，只有在穿刺针接近神经时神经刺激仪才能帮助定位。下面介绍几种常用的神经刺激仪引导下的神经阻滞方法。

（一）神经刺激仪引导下肌间沟臂丛阻滞

连接在神经刺激仪上的穿刺针应该在锁骨上约1cm处，两触诊手指间，垂直于皮肤进针。神经刺激仪的初始刺激强度应设定在0.8mA（2Hz，100～300μs）。穿刺针缓慢刺入，直到臂丛受到刺激（多数刺入深度为1～2cm）。以下肌肉的颤搐均表明刺激成功：胸肌、三角肌、肱三头肌、肱二头肌、手和前壁的任何颤搐。一旦臂丛的颤搐被引出的电流强度调低到0.2～0.4mA，可缓慢注入20～35mL局部麻醉药，注药过程中间断回抽，以防误入血管。

注意事项：

（1）关于神经刺激和异感在臂丛的定位上哪个更好、更安全、更精确的争论已经持续多年。事实上，由于臂丛在肌间沟处比较表浅，二者均未显示何者更有优势。

（2）以更大的电流（>1mA）刺激臂丛会给患者带来更大的反应及不适。另外，某些无法预料的强烈反应会导致刺激针移动。

（3）关于臂丛神经刺激的最佳运动反应仍然存在争论。在我们的临床操作中发现，只要在同样的电流强度（0.2～0.4mA）下观察到刺激反应，前述各种颤搐在判断成功率上没有显著差异。

（4）当在0.2mA的电流强度下观察到刺激反应，就可以注入局部麻醉药。但快速、大量注入局部麻醉药可能导致药物进入硬膜外腔，甚至扩散进入蛛网膜下隙（全蛛网膜下隙神经阻滞）。

（5）进行臂丛神经刺激时，要注意避免引起膈肌和斜方肌的颤搐。对这些颤搐的误判是导致阻滞失败的最常见原因。

（二）神经刺激仪引导下锁骨下臂丛阻滞

神经刺激仪的初始刺激强度设定为1.5mA。当穿刺针穿过皮下组织时，会观察到典型的胸肌局部颤搐。一旦这些颤搐消失，进针就要减慢直到观察到臂丛受刺激后产生的颤搐。在0.2～0.3mA的刺激下观察到手部的颤搐（最好是正中神经受刺激后的颤搐）。

注意事项：

（1）肱二头肌或三角肌的颤搐不可取，因为腋神经分出的肌皮神经会在喙突处离开臂丛神经鞘。

（2）手的稳定和精准在这种阻滞中非常重要，因为在这个部位的臂丛神经鞘很薄，轻微的移动就可能导致局部麻醉药注入鞘外，从而导致阻滞起效慢且效果差。

（3）胸肌的颤搐表明针刺入过浅。一旦胸肌的收缩消失，就要缓慢进针，直至观察到臂丛受刺激引起的颤搐。这时进针的深度常常为5～8cm。

（4）在胸肌颤搐发生后，刺激强度应减低至1.0mA以下，以减轻患者的不适。穿刺针要缓慢刺入或退出直到在0.2～0.3mA刺激下观察到手部颤搐。

（5）当电流强度在0.3mA以上，观察到颤搐后即注入局部麻醉药会降低这种阻滞的成功率。

（6）当出现正中神经受刺激的反应后，只要手部颤搐被清楚引出，常常可同时观察到桡神经和尺神经受刺激的反应。

（三）神经刺激仪引导下腋路臂丛阻滞

1. 体表标志　臂丛在腋窝的体表标志包括：腋动脉搏动、喙肱肌和胸大肌。

2. 操作　连接在神经刺激仪上的穿刺针在触诊手指的前方以45°向头侧刺入。神经刺激仪强度设定为1mA。穿刺针缓慢进入，直至观察到臂丛受激的反应或出现异感。在大多数患者，刺入深度为1～2cm。一旦出现反应，可缓慢注入35～40mL局部麻醉药并间断回抽，以防误入血管。

注意事项：

（1）臂丛的大概位置可以通过经皮神经刺激来确定。神经刺激仪电流设定为4～5mA，神经探头固定在触诊手指前方的皮肤上，直至引出臂丛受刺激后产生的颤搐。

（2）我们使用神经刺激仪寻找单一的神经反应（即0.2～0.4mA刺激下的手部颤搐）。一旦观察到相应的颤搐就可以注入全量的局部麻醉药。

（3）尽管多处刺激技术（即刺激寻找并阻滞臂丛每一个主要神经）可以提高成功率，但同时也增加了阻滞的时间和复杂性。

（4）当腋动脉在出现神经受刺激反应之前就被误入，此时不要继续寻找神经受刺激反应，而是直接刺穿血管并在动脉后方注入总量2/3的局部麻醉药，并在动脉前方注入总量1/3的局部麻醉药。

（四）神经刺激仪引导下股神经阻滞

麻醉医师站在患者一侧，触及股动脉搏动。穿刺针沿股动脉外缘刺入。神经刺激仪设定为1.0mA（2Hz，100～300μs）。如果穿刺位置正确，在穿刺针刺入的过程中不应引起任何局部颤动，首先出现的反应常常就是股神经本身。股神经支配数个肌群。0.2～0.5mA 刺激下观察到或触及股四头肌颤搐是最可靠的定位反应。

注意事项：

（1）股神经受刺激后最常见的反应是缝匠肌的收缩，表现为髌骨没有活动的情况下大腿上出现条状的收缩带。

（2）必须注意缝匠肌的颤动并不是可靠的定位征象，因为支配缝匠肌的分支可能已经位于股神经鞘外。

（3）当观察到缝匠肌颤动时，穿刺针只需要向外侧稍移动并继续进针数厘米即可。

（五）神经刺激仪引导下腰神经丛阻滞

触诊手指固定好定位点的皮肤肌肉，并向下轻压以减少皮肤和神经的间距。在整个阻滞过程中，触诊手指不能移动，以便在必要的情况下精确地改变穿刺针的深度和方向。穿刺针以垂直皮肤的方向刺入。神经刺激仪设定为1.5mA。穿刺针刺入约数厘米时，首先会观察到脊柱旁局部肌肉的颤动。穿刺针继续刺入，直至观察到股四头肌的颤动（通常刺入深度为6～8cm）。观察到这些颤动后，刺激电流需减小至0.3～0.5mA。此时如仍有明显股四头肌颤搐，缓慢注入25～35mL 局部麻醉药，并间断回抽，以防误入血管。

注意事项：

（1）在0.3～0.5mA 的刺激下观察到或触及股四头肌的颤动。

（2）由于神经根位于腰肌筋膜表面，因此成功的腰丛阻滞取决于局部麻醉药在筋膜表面的扩散。由此，神经刺激的目的就是通过刺激某一个神经根来确定筋膜平面。

（3）腰丛阻滞时不应使用0.3mA 以下的电流刺激　由于腰丛神经根表面包裹有比较厚的硬脊膜，因此在较低的电流下进行神经刺激会导致穿刺针误入硬脊膜。此时注入局部麻醉药会使药物沿硬脊膜进入硬膜外甚至蛛网膜下隙，导致硬膜外麻醉或全蛛网膜下隙神经阻滞。

（六）神经刺激仪引导下后路坐骨神经阻滞

触诊手指必须稳定地固定在臀肌上并向下轻压以减少皮肤和神经间的距离。同时，示、中两指间的皮肤应展平以保证阻滞过程中的精确性。由于臀部皮肤和软组织有很大的活动性，即使手指很小的移动都会造成穿刺针位置的变化，因此在整个阻滞过程中，该手都要固定不动。穿刺针以垂直于皮肤的方向刺入。神经刺激仪设定为1.5mA（2Hz，100～300μs），注意观察臀肌的颤动及坐骨神经受刺激的表现。随着穿刺针刺入，首先观察到臀肌的颤动。这表明针的位置仍然比较表浅。一旦臀肌颤动消失，就会观察到坐骨神经对刺激的敏锐表现（股后部肌群、腓肠肌、脚或足趾的颤动）。当观察到坐骨神经受刺激的初始表现后，可逐渐降低刺激电流，直至在0.2～0.5mA 刺激下仍可观察到或触及颤动。此时刺入深度常常为5～8cm。回抽没有血液，可缓慢注入15～20mL 局部麻醉药。注射过程中有任何阻力都需将针拔出1mm，重新注射。如果存在持续的阻力，需将针完全拔出并冲洗，以免再次穿刺时针管堵塞。

注意事项：在0.2～0.5mA 刺激下观察到或触及股后部肌群、腓肠肌、脚或足趾的颤动。

（七）神经刺激仪引导下前路坐骨神经阻滞（图10－39）

连接同侧髂前上棘与耻骨结节，过股动脉与该连线交点处作该连线垂线，该垂线远端3～4cm 即为穿刺点。一只手固定住穿刺点皮肤并向下按压，以减少皮肤和神经间的距离。穿刺针垂直于皮肤刺入：神经刺激仪设定为1.5mA。当刺入10～12cm 深时，会出现典型的脚或足趾的颤动。回抽无血液，可缓慢注入20mL 局部麻醉药。出现任何注药阻力都必须立即停止注射，稍退后再重试。如出现持续的阻力则需拔出穿刺针，冲洗后再次穿刺。

注意事项：

（1）由于穿刺针要穿过肌肉，因此偶尔会被肌纤维堵塞。然而，当注射时出现阻力，不应总认为针被堵塞。正确的做法应该是退出穿刺针，冲洗后重新穿刺。

（2）在0.2～0.5mA 刺激下观察到或触及腓肠肌、脚或足趾颤动。

（3）穿刺针刺入时股四头肌常常会出现局部颤动，此时穿刺针应该继续刺入。

（4）尽管穿刺针继续刺入时会担心损伤股神经，但这种忧虑只是理论上的。在这个穿刺水平上，股神经已经分成了细小、可移动的分支，不太可能被缓慢刺入的针尖斜面穿透。

（5）将足跟放置在床面上可能会影响脚的颤动，即使坐骨神经已经受到刺激仍无法表现出来。这一点可以通过将踝关节放在搁脚凳上或由助手不断按摩腓肠肌或跟腱来预防。

（6）由于支配股后部肌肉的分支会在穿刺水平上离开坐骨神经主干，因此股后部肌肉的颤动不能作为坐骨神经定位的可靠征象。

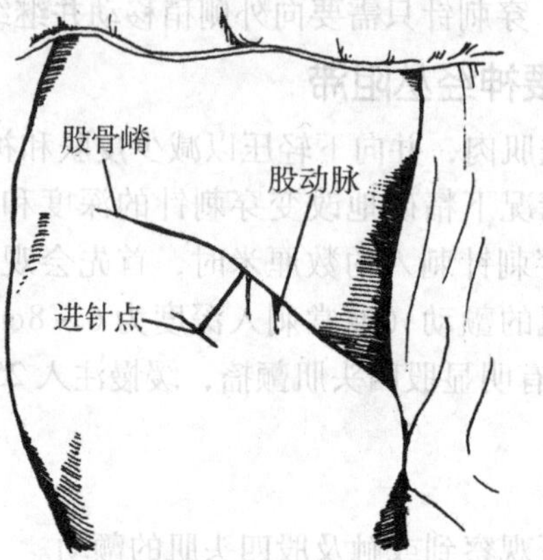

图 10－39　前路坐骨神经阻滞的穿刺点定位

（孙秀云）

第八节　超声引导在神经阻滞中的应用

一、超声引导下神经阻滞的原理及特点

成功的神经阻滞麻醉的关键是确保神经结构周围局部麻醉药的最佳扩散。盲探的方法依赖于刺激神经对产生的不精确的感觉异常或运动反应。麻醉医师一直希望能够精确定位针尖与神经的关系，并直接观察局部麻醉药的扩散。直至超声引导技术应用于神经阻滞麻醉，这一“眼见为实”的愿望才得以实现。超声可以帮助麻醉医师在穿刺前评估各种复杂的神经解剖，直接将神经刺激针引入目的神经附近，把刺激针、神经和注射过程可视化。神经刺激针重新定位也很容易，确保注射入的药物围绕神经周围扩散，从而产生迅速而成功的阻滞。已有研究证实，超声引导可以提供精确的神经和局部麻醉药定位，提高神经阻滞的成功率（从 80% 提高至 95%），并可以减少局部麻醉药用量，加快外周神经阻滞的起效时间。

二、超声引导下神经阻滞技术简介

超声引导下的神经阻滞需要准备超声仪、超声探头、超声耦合剂、神经刺激针、神经阻滞使用的无菌巾和注射器等。如结合神经刺激仪行神经阻滞还需准备相应仪器。我们还需要了解相关术语：高回声，指较白或较亮区域；低回声，指较灰或较暗区域；无回声，指黑色区域。

高频超声探头（≥12MHz）的穿透力低，适合≤3cm 的浅表阻滞，可以清晰地分辨神经和周围组织。较深的阻滞要求使用频率更低的探头，以便获得更好的组织穿透力。

超声引导穿刺有两种方法：平面内或平面外技术。血管、肌腱、神经及穿刺针等结构均能够在短轴或长轴切面显示。

当长轴切面观察穿刺时整个穿刺针均可见，即所谓的平面内技术。这项技术可以使整个针及针尖均可见，帮助操作者更准确更实时的判断。此时神经显示为多重不连续的高回声带，其特征为低回声被高回声线性分割。对于单次注射神经阻滞，我们选择平面内技术。进针前要显示穿刺针，由于超声束很薄，穿刺针细微的运动就可以使针消失于超声图像之外，因此采用平面内技术最大的困难是保持穿刺针位于超声的声束范围内。

当于短轴切面穿刺时，只可见神经、组织及穿刺针的横切面，即所谓的平面外技术。18～22号穿刺针在横切面上显示为一小点，实际上肉眼很难见到。另外，穿刺针一次性通过超声束，因此在可视的情况下，依靠进针角度方能到达目标神经。平面外技术常用于连续导管神经阻滞。采用平面外技术时，注射少量生理盐水、局部麻醉药可帮助确定穿刺针针尖的行进位置。

神经周围各种组织和穿刺针超声图像特征：①神经：短轴切面低回声，呈黑色，纵轴高回声，呈白色条带；不同的神经回声特性不同，臂丛神经根和神经干在斜角肌间沟和锁骨上区多呈现低回声，而臂丛外周分支和坐骨神经多呈现高回声；②静脉：无回声，呈黑色，探头轻压呈压缩性改变；③动脉：无回声，呈黑色，但可搏动；④筋膜或纤维隔：高回声，呈白色；⑤肌肉：短轴切面低回声，呈黑色，纵轴高回声，呈白色条带；⑥肌腱：高回声，呈白色；⑦局部麻醉药，无回声，呈黑色；⑧穿刺针高回声，呈白色，穿刺过程中可见穿刺针动态改变。

实际操作时，超声仪放在患者对侧，操作者站在患者被阻滞的肢体同侧。操作者用非优势手持探头，用优势手持针。也可以由助手协助固定探头或使用探头穿刺引导装置，均可以保证进针的方向。探头轻微加压或调整角度都可以明显影响图像质量，需要操作者具备相应的临床经验和操作经验。有研究显示，对于解剖结构的熟悉及盲探神经刺激技术的熟练掌握可明显提高超声引导下神经阻滞的成功率。

常规消毒，超声探头可包裹于无菌套中。穿刺点注射局部麻醉药。根据阻滞类型选用合适长度的穿刺针，距离超声探头5～10mm处穿刺。穿刺针本身的回声是高回声结构。一旦穿刺针处于最佳位置，即可在超声引导下注入局部麻醉药，直至药物扩散至神经结构周围。如果局部麻醉药扩散方向错误，穿刺针可以重新进行正确定位。如果结合神经刺激仪，当穿刺针到达神经附近时会出现相应的神经刺激症状。超声引导技术可减少局部麻醉药物用量，尤其是在多重阻滞中（如三合一阻滞或坐骨神经阻滞），这项优势最适于老弱患者。

三、常用的超声引导下神经阻滞技术

（一）超声引导下肌间沟臂丛阻滞

患者取仰卧位，头偏向患肢对侧。选用高频探头，于前、中斜角肌间隙水平探查。平面内或平面外技术均可采用。

探头从喉外侧开始探查，依次可观察到甲状腺、颈动脉、颈内静脉。在这两个血管之间可以看到迷走神经；探头轻轻向胸锁乳突肌外侧缘移动，神经结构开始变得清晰。短轴切面上，在低回声的前、中斜角肌之间可以看到2～4个低回声圆形或椭圆形区域，周围有高回声环（纤维隔或筋膜）包裹，即臂丛神经。内侧可见呈低回声的动静脉。

该处的神经组织比较表浅，注意选用合适的刺激针及进针深度。经常可引出明显的神经刺激症状。通常15mL局部麻醉药足够阻滞全部臂丛神经。

（二）超声引导下锁骨上臂丛阻滞

患者取仰卧位，选用高频探头，于锁骨上1～2cm处探查臂丛神经。平面内，平面外技术均可采用。

该阻滞方法的成功率较高。将探头从肌间沟下移至锁骨上1～2cm位置，可观察到锁骨下动脉附近的臂丛神经。短轴切面上，低回声的锁骨下动脉和神经被高回声的筋膜包裹，形成一个三角形结构。神经位于动脉侧方，呈5～6个低回声圆环，周围有高回声环状结构包裹，锁骨下动脉可见搏动性改变，呈黑色。斜角肌肌肉呈低回声。进针至动脉旁，即可注入局部麻醉药，可观察到局部麻醉药扩散至神经干周围。但该处臂丛神经非常靠近胸膜顶，因此有误入胸膜，造成气胸的可能。

（三）超声引导下锁骨下臂丛阻滞

患者取仰卧位，选用低频探头，在长轴切面上沿锁骨下扫描。

在第1肋水平，臂丛神经束呈螺丝形围绕锁骨下动脉旋转。因此，探头沿锁骨下扫描，长轴切面上可见神经束包绕搏动性低回声动脉的外上、上和内侧，压缩性改变的低回声静脉在神经束的内侧。锁骨下动脉是重要的定位标志，穿刺位点在颈静脉切迹与肩峰的腹侧。当进针至锁骨下动脉旁时，即可注入局部麻醉药，可观察到药物围绕锁骨下动脉扩散。

锁骨下臂丛阻滞成功率较高（85%～95%），但有一系列的并发症，包括误伤血管、气胸等。有研究认为所有的锁骨下臂丛神经阻滞应该在超声观察下进行。并通过选择更远的入路，增加臂丛神经和胸膜间的距离，避免无意间的胸膜顶穿破。

（四）超声引导下腋路臂丛阻滞

患者取仰卧位，患肢外展。选用高频探头，在腋窝处探查神经。平面外技术较常用。

该方法是臂丛神经阻滞最受欢迎的径路。短轴切面上可观察到搏动的动脉和轻压易变形的静脉，均呈低回声。正中神经可以很容易地观察到，因为其紧靠腋动脉。尺神经在动脉内侧，比正中神经更靠近皮肤表面。桡神经在动脉之下，定位相对困难，由于动脉声影，有时难以观察，可轻移探头，在肱骨水平观察桡神经，此处它在动脉下分支进入桡神经沟。超声显像见穿刺针位于动脉旁（动脉上、下均可），回抽无血，即可注入局部麻醉药。当在动静脉之间注药时，可观察到药物将动静脉分开，药物呈圆形并沿腋鞘上下扩散。

腋路臂丛神经阻滞并发症很少，是最受欢迎的阻滞方法之一。但仍有误伤血管的可能。另外，有研究观察到该水平臂丛神经各分支与腋动脉的相对位置不是恒定的，其变化依赖于外界甚至是很轻微的压力（如腋动脉的触诊）。

（五）超声引导下股神经阻滞

患者仰卧位，选用高至中频探头（儿科和较瘦患者选用高频探头），于腹股沟下方探查。平面内或平面外技术均可采用。

股神经位于股动脉（无回声、搏动的环形区域）外侧，短轴切面上呈高回声（明亮的）三角形伴内部低回声的结构。神经沿途的重要结构包括髂肌、腰大肌和髂肌筋膜。髂肌筋膜是重要的定位标志，位于血管和神经之间，表现为清晰的平行高回声组织。

当超声显像提示进针至髂肌筋膜下方和股动脉外侧时，即可注入局部麻醉药，如果超声图像上观察到药物在该区域扩散，则可判断进针位置正确。结合神经刺激仪行股神经阻滞时，会出现相应的神经刺激症状，此时注入局部麻醉药即可阻滞成功。局部麻醉药围绕股神经扩散时，超声图像上呈“炸面饼圈”征，可协助判断局部麻醉药的扩散效果。

（六）超声引导下后路坐骨神经阻滞

患者取俯卧位，选用中低频探头，于臀下皱褶处或下方进行探查。平面内或平面外技术均可采用。

由臀大肌形成的皮肤皱褶很容易观察，并可触及由股二头肌和半腱肌组成的巨大绳索状肌肉群。探头放置于该肌肉群上，在短轴切面上，肌肉群表现为低回声结构，其内的筋膜成分表现为高回声。坐骨神经位于肌肉群外侧，显示为高回声的卵圆形或三角形内部伴低回声结构。

当超声显像观察到进针至坐骨神经旁时，即可注入局部麻醉药并观察到药物的扩散情况。由于神经周围组织的超声表现普遍相似，坐骨神经周围又缺乏相应的血管关系，因此超声引导下坐骨神经阻滞具有一定的困难。如果图像难以显示，可在腘窝部位识别坐骨神经，再逆行追踪至近臀下区域。深压探头在一定程度上也可以改善显像效果。肥胖患者的坐骨神经比较容易显示，因为脂肪是良好的神经对比物，可在高回声的神经膜和低回声的脂肪之间形成一个良好的超声界面。

（七）超声引导下前路坐骨神经阻滞

患者取仰卧位，大腿外旋。选用中低频探头于腹股沟皱褶下方探查坐骨神经。常采用平面内技术。

探头放置于距腹股沟约8cm处，可在短轴切面显示股动脉。小转子和股内收肌是识别坐骨神经的重要标志性结构，坐骨神经位于二者之间表现为高回声的环形或三角形结构。

需要注意的是前路阻滞疼痛较明显，需要提前给予适当的镇痛和镇静药物。该方法可在相同的部位进行坐骨神经和股神经阻滞，对制动和外伤患者非常有利。

（孙秀云）

第十一章

椎管内神经阻滞

第一节　蛛网膜下隙神经阻滞

蛛网膜下隙神经阻滞系把局部麻醉药注入蛛网膜下隙，使脊神经根、背根神经节及脊髓表面部分产生不同程度的阻滞，常简称为蛛网膜下隙神经阻滞。蛛网膜下隙神经阻滞至今有近百年历史，大量的临床实践证明，只要病例选择得当，用药合理，操作准确，蛛网膜下隙神经阻滞不失为一简单易行、行之有效的麻醉方法，对于下肢及下腹部手术尤为可取。

一、适应证和禁忌证

一种麻醉方法的适应证和禁忌证都存在相对性，蛛网膜下隙神经阻滞也不例外。在选用时，除参考其固有的适应证与禁忌证外，还应根据麻醉医师自己的技术水平、患者的全身情况及手术要求等条件来决定。

（一）适应证

1. 下腹部手术　如阑尾切除术、疝修补术。

2. 肛门及会阴部手术　如痔切除术、肛瘘切除术、直肠息肉摘除术、前庭大腺囊肿摘除术、阴茎及睾丸切除术等。

3. 盆腔手术　包括一些妇产科及泌尿外科手术，如子宫及附件切除术、膀胱手术、下尿道手术及开放性前列腺切除术等。

4. 下肢手术　包括下肢骨、血管、截肢及皮肤移植手术，止痛效果可比硬膜外神经阻滞更完全，且可避免止血带不适。

（二）禁忌证

（1）精神病、严重神经官能症以及小儿等不能合作的患者。

（2）严重低血容量的患者：此类患者在蛛网膜下隙神经阻滞发生作用后，可能发生血压骤降甚至心搏骤停，故术前访视患者时，应切实重视失血、脱水及营养不良等有关情况，特别应衡量血容量状态，并仔细检查，以防意外。

（3）止血功能异常的患者：止血功能异常者包括血小板数量与质量异常以及凝血功能异常等，穿刺部位易出血，可导致血肿形成及蛛网膜下隙出血，重者可致截瘫。

（4）穿刺部位有感染的患者：穿刺部位有炎症或感染者，蛛网膜下隙神经阻滞有可能将致病菌带入蛛网膜下隙引起急性脑脊膜炎的危险。

（5）中枢神经系统疾病，特别是脊髓或脊神经根病变者，麻醉后有可能后遗长期麻痹，疑有颅内高压患者也应列为禁忌。

（6）脊椎外伤或有严重腰背痛病史以及不明原因脊神经压迫症状者，禁用蛛网膜下隙神经阻滞。脊椎畸形者，解剖结构异常，也应慎用蛛网膜下隙神经阻滞。

（7）全身感染的患者慎用蛛网膜下隙神经阻滞。

二、蛛网膜下隙神经阻滞穿刺技术

（一）穿刺前准备

1. 急救准备　在穿刺前备好急救设备和物品（麻醉机和氧气、气管插管用品等），以及药物（如麻黄碱和阿托品等）。

2. 麻醉前用药　用量不宜过大，应让患者保持清醒状态，以利于进行阻滞平面的调节。可于麻醉前1h肌内注射苯巴比妥钠0.1g（成人量），阿托品或东莨菪碱可不用或少用。除非患者术前疼痛难忍，麻醉前不必使用吗啡或哌替啶等镇痛药。氯丙嗪或氟哌利多等药不宜应用，以免导致患者意识模糊和血压剧降。

3. 无菌　蛛网膜下隙穿刺必须执行严格的无菌原则。所有的物品在使用前必须进行检查。

4. 穿刺点选择　为避免损伤脊髓，成人穿刺点应选择不高于$L_{2\sim3}$，小儿应选择在$L_{4\sim5}$。

5. 麻醉用具　穿刺针主要有两类：一类是尖端呈斜口状，可切断硬膜进入蛛网膜下隙，如Quincke针；另一类尖端呈笔尖式，可推开硬膜进入蛛网膜下隙，如Sprotte针和Whitacre针。应选择尽可能细的穿刺针，24～25G较为理想，可减少穿刺后头痛的发生率。笔尖式细穿刺针已在临床上广泛应用，使腰麻后头痛的发生率大大降低。

（二）穿刺体位

蛛网膜下隙穿刺体位，一般可取侧卧位或坐位，以前者最常用（图11－1）。

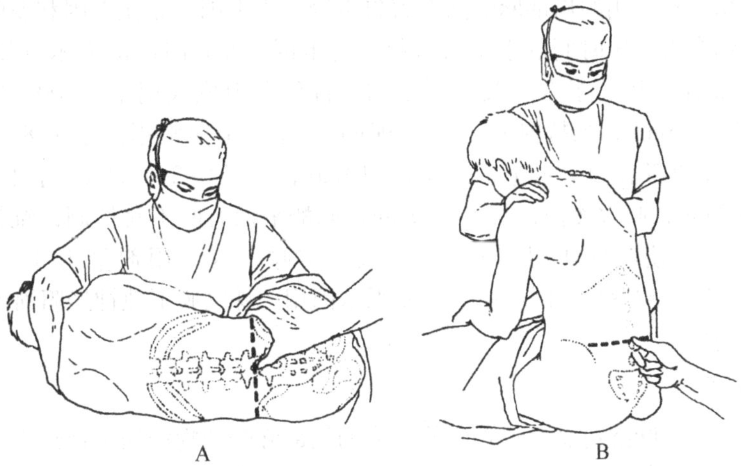

图11－1　蛛网膜下隙神经阻滞穿刺体位

A. 侧卧位；B. 坐位

1. 侧卧位　侧卧位时应注意脊柱的轴线是否水平。女性的髋部常比双肩宽，侧卧位时脊柱水平常倾向于头低位。男性相反。因此应该通过调节手术床使脊柱保持水平。取左侧或右侧卧位，两手抱膝，大腿贴近腹壁。头尽量向胸部屈曲，使腰背部向舌弓成弧形，以使棘突间隙张开，便于穿刺。背部与床面垂直，平齐手术台边沿。采用重比重液时，手术侧置于下方；采用轻比重液时，手术侧置于上方。

2. 坐位　臀部与手术台边沿相齐，两足踏于凳上，两手置膝，头下垂，使腰背部向后弓出。这种体位需有助手协助，以扶持患者保持体位不变。如果患者于坐位下出现头晕或血压变化等症状，应立即改为平卧，经处理后改用侧卧位穿刺。鞍区麻醉一般需要取坐位。

（三）穿刺部位和消毒范围

成人蛛网膜下隙常选用腰$_{2\sim3}$或腰$_{3\sim4}$棘突间隙，此处的蛛网膜下隙较宽，脊髓于此也已形成终丝，故无伤及脊髓之虞。确定穿刺点的方法是：取两侧髂嵴的最高点作连线，与脊柱相交处，即为第4腰椎或腰$_{3\sim4}$棘突间隙。如果该间隙较窄，可上移或下移一个间隙作穿刺点。穿刺前须严格消毒皮肤，消毒范围应上至肩胛下角，下至尾椎，两侧至腋后线。消毒后穿刺点处需铺孔巾或无菌单。

（四）穿刺方法

穿刺点可用1% ~2% 利多卡因作皮内、皮下和棘间韧带逐层浸润。常用的蛛网膜下隙穿刺术有以下两种。

1. 直入法　用左手拇、示两指固定穿刺点皮肤。将穿刺针在棘突间隙中点，与患者背部垂直，针尖稍向头侧作缓慢刺入，并仔细体会针尖处的阻力变化。当针穿过黄韧带时，有阻力突然消失“落空”感觉，继续推进常有第二个“落空”感觉，提示已穿破硬膜与蛛网膜而进入蛛网膜下隙。如果进针较快，常将黄韧带和硬膜一并刺穿，则往往只有一次“落空”感觉。这种“落空感”在老年患者常不明显。

2. 旁入法　于棘突间隙中点旁开1.5cm 处作局部浸润。穿刺针与皮肤约成75°对准棘突间孔刺入，经黄韧带及硬脊膜而达蛛网膜下隙。本法可避开棘上及棘间韧带，特别适用于韧带钙化的老年患者或脊椎畸形或棘突间隙不清楚的肥胖患者。

针尖进入蛛网膜下隙后，拔出针芯即有脑脊液流出，如未见流出可旋转针干180°或用注射器缓慢抽吸。经上述处理仍无脑脊液流出者，应重新穿刺。穿刺时如遇骨质，应改变进针方向，避免损伤骨质。经3~5 次穿刺而仍未能成功者，应改换间隙另行穿刺。

三、常用药物

（一）局部麻醉药

蛛网膜下隙神经阻滞较常用的局部麻醉药有普鲁卡因、丁卡因、布比卡因和罗哌卡因。其作用时间取决于脂溶性及蛋白结合力。短时间的手术可选择普鲁卡因，而长时间的手术（膝或髋关节置换术及下肢血管手术）可用布比卡因、丁卡因及罗哌卡因。普鲁卡因成人用量为100 ~150mg，常用浓度为5%，麻醉起效时间为1 ~5min，维持时间仅45 ~90min。布比卡因常用剂量为8 ~12mg，最多不超过20mg，一般用0.5% ~0.75% 浓度，起效时间需5 ~10min，可维持2 ~2.5h。丁卡因常用剂量为10 ~15mg，常用浓度为0.33%，起效缓慢，需5 ~20min，麻醉平面有时不易控制，维持时间2 ~3h，丁卡因容易被弱碱中和沉淀，使麻醉作用减弱，须注意。罗哌卡因常用剂量为5 ~10mg，常用浓度为0.375% ~0.5%，多采用盐酸罗哌卡因，甲磺酸罗哌卡因用于蛛网膜下隙神经阻滞的安全性尚有待进一步证实，故而不推荐使用。

（二）血管收缩药

血管收缩药可减少局部麻醉药血管吸收，使更多的局部麻醉药物浸润至神经中，从而使麻醉时间延长。常用的血管收缩药有麻黄碱、肾上腺素及去氧肾上腺素（新福林）。常用麻黄碱(1 ∶ 1 000)200 ~500μg（0.2 ~0.5mL）或新福林（1 ∶ 100）2 ~5mg（0.2 ~0.5mL）加入局部麻醉药中。但目前认为，血管收缩药能否延长局部麻醉药的作用时间与局部麻醉药的种类有关。丁卡因可使脊髓及硬膜外血管扩张、血流增加，将血管收缩药加入至丁卡因中，可使已经扩张的血管收缩，因而能延长作用时间；而布比卡因和罗哌卡因使脊髓及硬膜外血管收缩，药液中加入血管收缩药并不能延长其作用时间。麻黄碱、新福林作用于脊髓背根神经元α受体，也有一定的镇痛作用，与其延长麻醉作用时间也有关。因为剂量小，不会引起脊髓缺血，故血管收缩药被常规推荐加入局部麻醉药中。

（三）药物的配制

除了血管收缩药外，尚可加入一些溶剂，以配成重比重液、等比重液或轻比重液以利药物的弥散和分布。重比重液其比重大于脑脊液，容易下沉，向尾侧扩散，常通过加5% 葡萄糖溶液实现，重比重液是临床上常用的蛛网膜下隙神经阻滞液。轻比重液其比重小于脑脊液，但由于轻比重液可能导致阻滞平面过高，目前已很少采用。5% 普鲁卡因重比重液配制方法为：普鲁卡因150mg 溶解于5% 葡萄糖液2.7mL，再加0.1% 肾上腺素0.3mL。丁卡因重比重液常用1% 丁卡因、10% 葡萄糖液及3% 麻黄碱各1mL 配制而成。布比卡因重比重液取0.5% 布比卡因2mL 或0.75% 布比卡因2mL，加10% 葡萄糖0.8mL 及0.1% 肾上腺素0.2mL 配制而成。

四、影响阻滞平面的因素

阻滞平面是指皮肤感觉消失的界限。麻醉药注入蛛网膜下隙后，须在短时间内主动调节和控制麻醉平面达到手术所需的范围，且又要避免平面过高。这不仅关系到麻醉成败，且与患者安危有密切关系，是蛛网膜下隙神经阻滞操作技术中最重要的环节。

许多因素影响蛛网膜下隙神经阻滞平面（表11－1），其中最重要的因素是局部麻醉药的剂量及比重、椎管的形状以及注药时患者的体位。患者体位和局部麻醉药的比重是调节麻醉平面的两个主要因素，局部麻醉药注入脑脊液中后，重比重液向低处移动，轻比重液向高处移动，等比重液即停留在注药点附近。所以坐位注药时，轻比重液易向头侧扩散，使阻滞平面过高；而侧卧位手术时（如全髋置换术），选用轻比重液可为非下垂侧提供良好的麻醉。但是体位的影响主要在5～10min内起作用，超过此时限，药物已与脊神经充分结合，体位调节的作用就会消失。脊椎的4个生理弯曲在仰卧位时，腰$_{2\sim3}$最高，胸$_6$最低（图11－2），如果经腰$_{2\sim3}$间隙穿刺注药，患者转为仰卧后，药物将沿着脊柱的坡度向胸段移动，使麻醉平面偏高；如果在腰$_{3\sim4}$或腰$_{4\sim5}$间隙穿刺，患者仰卧后，大部药液向骶段方向移动，骶部及下肢麻醉较好，麻醉平面偏低。因此腹部手术时，穿刺点宜选用腰$_{2\sim3}$间隙；下肢或会阴肛门手术时，穿刺点不宜超过腰$_{3\sim4}$间隙。一般而言，注药的速度愈快，麻醉范围愈广；相反，注药速度愈慢，药物愈集中，麻醉范围愈小（尤其是低比重液）。一般以每5s注入1mL药物为适宜。穿刺针斜口方向（Whiteacare针）对麻醉药的扩散和平面的调节有一定影响，斜口方向向头侧，麻醉平面易升高；反之，麻醉平面不宜过多上升。局部麻醉药的剂量对阻滞平面影响不大，Lambert（1989）观察仰卧位时应用不同剂量的局部麻醉药，由于重比重液的下沉作用，均能达到相同的阻滞平面，但低剂量的阻滞强度和作用时间都低于高剂量组。

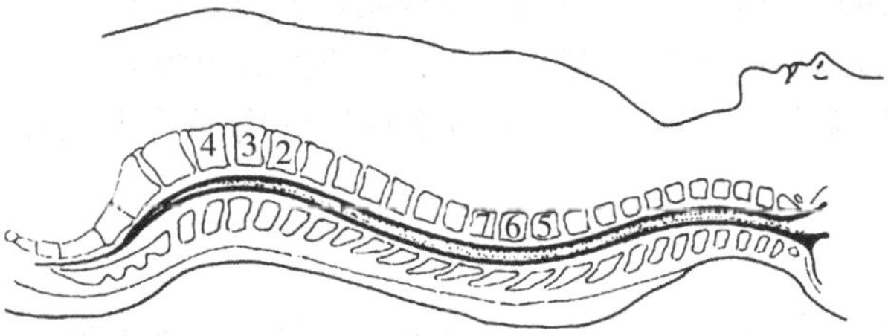

图11－2　脊柱的生理弯曲与药物移动的关系

表11－1　影响蛛网膜下隙神经阻滞平面的因素

一、患者情况	抽液加药注射
年龄	三、脑脊液因素
身高	脑脊液组成
体重	循环
性别	容量
腹内压	压力
脊柱的解剖结构	密度
体位	四、局部麻醉药因素
二、穿刺技术	局部麻醉药比重
穿刺点	局部麻醉药体积
针头方向	局部麻醉药浓度
斜面方向	局部麻醉药注入量
注射速度	辅助用的血管收缩药

具体实际操作中，有人建议以腰$_1$阻滞平面为界：阻滞平面在腰$_1$以上，应选择重比重液，因这些

患者转为水平仰卧位时，由于重力作用局部麻醉药下沉到较低的胸段（胸$_6$），可达满意的阻滞效果；而需阻滞腰，以下平面，可选用等比重液，因局部麻醉药停留在注药部位，使阻滞平面不致过高。在确定阻滞平面时，除了阻滞支配手术部位的皮区神经外，尚需阻滞支配手术的内脏器官的神经，如全子宫切除术，阻滞手术部位皮区的神经达胸$_{12}$即可，但阻滞支配子宫的神经需达胸$_{11}$、胸$_{10}$，而且术中常发生牵拉反射，要阻滞该反射，阻滞平面需达胸$_6$，所以术中阻滞平面达胸$_6$，方能减轻患者的不适反应。

五、麻醉中的管理

蛛网膜下隙神经阻滞后，可能引起一系列生理扰乱，其程度与阻滞平面有密切关系。平面愈高，扰乱愈明显。因此，需切实注意平面的调节，密切观察病情变化，并及时处理。

（一）血压下降和心率缓慢

蛛网膜下隙神经阻滞平面超过胸$_4$后，常出现血压下降，多数于注药后15～30min发生，同时伴心率缓慢，严重者可因脑供血不足而出现恶心呕吐、面色苍白、躁动不安等症状。这类血压下降主要是由于交感神经节前神经纤维被阻滞，使小动脉扩张，周围阻力下降，加之血液淤积于周围血管系，静脉回心血量减少，心排血量下降而造成。心率缓慢是由于交感神经部分被阻滞，迷走神经呈相对亢进所致。血压下降的程度，主要取决于阻滞平面的高低，但与患者心血管功能代偿状态以及是否伴有高血压、血容量不足或酸中毒等情况有密切关系。处理上应首先考虑补充血容量，如果无效可给予适量血管活性药物（苯肾上腺素、去甲肾上腺素或麻黄碱等），直到血压回升为止。对心率缓慢者可考虑静脉注射阿托品0.25～0.3mg以降低迷走神经张力。

（二）呼吸抑制

因胸段脊神经阻滞引起肋间肌麻痹，可出现呼吸抑制，表现为胸式呼吸微弱，腹式呼吸增强，严重时患者潮气量减少，咳嗽无力，不能发声，甚至发绀，应迅速有效吸氧。如果发生全蛛网膜下隙神经阻滞而引起呼吸停止、血压骤降或心搏骤停，应立即施行气管内插管人工呼吸、维持循环等措施进行抢救。

（三）恶心呕吐

主要诱因包括：①血压骤降，脑供血骤减，兴奋呕吐中枢；②迷走神经功能亢进，胃肠蠕动增加；③手术牵引内脏。一旦出现恶心呕吐，应检查是否有麻醉平面过高及血压下降，并采取相应措施；或暂停手术以减少迷走刺激；或施行内脏神经阻滞，一般多能收到良好效果。若仍不能制止呕吐，可考虑使用异丙嗪或氟哌利多等药物镇吐。

六、连续蛛网膜下隙神经阻滞

连续蛛网膜下隙神经阻滞现已少有。美国食品品监督管理局（FDA）于1992年停止了连续硬膜外导管在蛛网膜下隙神经阻滞中的临床应用。

（石　军）

第二节　硬膜外间隙神经阻滞

将局部麻醉药注入硬脊膜外间隙，阻滞脊神经根，使其支配的区域产生暂时性麻痹，称为硬膜外间隙神经阻滞，简称为硬膜外神经阻滞。

硬膜外神经阻滞有单次法和连续法两种。单次法系穿刺后将预定的局部麻醉药全部陆续注入硬膜外间隙以产生麻醉作用。此法缺乏可控性，易发生严重并发症，故已罕用。连续法是在单次法基础上发展而来，通过穿刺针，在硬膜外间隙留置一导管，根据病情、手术范围和时间，分次给药，使麻醉时间得以延长，并发症明显减少。连续硬膜外神经阻滞已成为临床上常用的麻醉方法之一。

根据脊神经阻滞部位不同，可将硬膜外神经阻滞分为高位、中位、低位及骶管阻滞。

一、适应证及禁忌证

（一）适应证

1. 外科手术　因硬膜外穿刺上至颈段、下至腰段，通过给药可阻滞这些脊神经所支配的相应区域，所以理论上讲，硬膜外神经阻滞可用于除头部以外的任何手术。但从安全角度考虑，硬膜外神经阻滞主要用于腹部及其以下部位的手术，包括泌尿、妇产及下肢手术。颈部、上肢及胸部虽可应用，但管理困难。此外，凡适用于蛛网膜下隙神经阻滞的手术，同样可采用硬膜外神经阻滞麻醉。

2. 镇痛　包括产科镇痛、术后镇痛及一些慢性疼痛的镇痛常用硬膜外阻滞。硬膜外神经阻滞是分娩镇痛最有效的方法，通过腰部硬膜外神经阻滞，可阻滞支配子宫的交感神经，从而减轻宫缩疼痛；通过调节局部麻醉药浓度或加入阿片类药物，可调控阻滞强度（尤其是运动神经）；而且不影响产程的进行；即便要行剖宫产或行产钳辅助分娩，也可通过调节局部麻醉药的剂量和容量来达到所需的阻滞平面；对于有妊娠高血压的患者，硬膜外神经阻滞尚可帮助调控血压。硬膜外联合应用局部麻醉药和阿片药，可产生最好的镇痛作用及最少的并发症，是术后镇痛的常用方法。硬膜外给予破坏神经药物，可有效缓解癌症疼痛。硬膜外应用局部麻醉药及激素，可治疗慢性背痛，但其长远的效果尚不确切。

（二）禁忌证

蛛网膜下隙神经阻滞的禁忌证适用于硬膜外腔神经阻滞。

二、穿刺技术

（一）穿刺前准备

硬膜外神经阻滞的局部麻醉药用量较大，为预防中毒反应，麻醉前可给予巴比妥类或苯二氮草类药物；对阻滞平面高、范围大或迷走神经兴奋型患者，可同时加用阿托品，以防心率减慢，术前有剧烈疼痛者可适量使用镇痛药。

硬膜外穿刺用具包括：连续硬膜外穿刺针（一般为 Tuohey 针）及硬膜外导管各一根，15G 粗注射针头一枚（供穿刺皮肤用）、内径小的玻璃接管一个以观察硬膜外负压、5mL 和 20mL 注射器各一副、50mL 的药杯两只以盛局部麻醉药和无菌注射用水、无菌单两块、纱布钳一把、纱布及棉球数个，以上物品用包扎布包好，进行高压蒸气灭菌。目前，硬膜外穿刺包多为一次性使用。此外，为了防治全蛛网膜下隙神经阻滞，须备好气管插管设备，给氧设备及其他急救用品。

（二）穿刺体位及穿刺部位

穿刺体位有侧卧位及坐位两种，临床上主要采用侧卧位，具体要求与蛛网膜阻滞法相同。穿刺点应根据手术部位选定，一般取支配手术范围中央的相应棘突间隙。通常上肢穿刺点在胸$_{3\sim4}$棘突间隙，上腹部手术在胸$_{8\sim10}$棘突间隙，中腹部手术在胸$_{9\sim11}$棘突间隙，下腹部手术在胸$_{12}$至腰$_2$棘突间隙，下肢手术在腰$_{3\sim4}$棘突间隙，会阴部手术在腰$_{4\sim5}$间隙，也可用骶管麻醉。确定棘突间隙，一般参考体表解剖标志。如颈部明显突出的棘突为颈$_7$棘突；两侧肩胛岗联线交于胸$_3$棘突；两侧肩胛下角联线交于胸$_7$棘突；两侧髂嵴最高点联线交于腰$_4$棘突或腰$_{3\sim4}$棘突间隙。

（三）穿刺方法及置管

硬膜外间隙穿刺术有直入法和旁入法两种。颈椎、胸椎上段及腰椎的棘突相互平行，多主张用直入法；胸椎的中下段棘突呈叠瓦状，间隙狭窄，穿刺困难时可用旁入法。老年人棘上韧带钙化、脊柱弯曲受限制者，一般宜用旁入法。直入法、旁入法的穿刺手法同蛛网膜下隙神经阻滞的穿刺手法，针尖所经的组织层次也与蛛网膜下隙神经阻滞时相同，如穿透黄韧带有阻力骤失感，即提示已进入硬膜外间隙。

穿刺针穿透黄韧带后，根据阻力的突然消失、推注无菌注射用水或盐水无阻力、负压的出现以及无脑脊液流出等现象，即可判断穿刺针已进入硬膜外间隙。临床上一般穿刺到黄韧带时，阻力增大有韧感，此时可将针芯取下，用一内含约 2mL 无菌注射用水或盐水和一个小气泡（约 0.25mL）的 3 ~ 5mL

玻璃注射器与穿刺针衔接，当推动注射器芯时即感到有弹回的阻力感（图 11－3）且小气泡受压缩小，此后边进针边推动注射器芯试探阻力，一旦突破黄韧带则阻力消失，犹如“落空感”，同时注液毫无阻力，表示针尖已进入硬膜外间隙。临床上也可用负压法来判断硬膜外间隙，即抵达黄韧带后，拔出针芯，于针尾置一滴液体（悬滴法）或于针尾置一盛有液体的玻璃接管（玻管法），当针尖穿透黄韧带而进入硬膜外间隙时，悬滴（或管内液体）被吸入，这种负压现象于颈胸段穿刺时比腰段更为明显。除上述两项指标外，临床上还有多种辅助试验方法用以确定硬膜外间隙，包括抽吸试验（硬膜外间隙抽吸无脑脊液）、正压气囊试验（正压气囊进入硬膜外间隙而塌陷）及置管试验（在硬膜外间隙置管无阻力）。试验用药也可初步判断是否在硬膜外间隙。

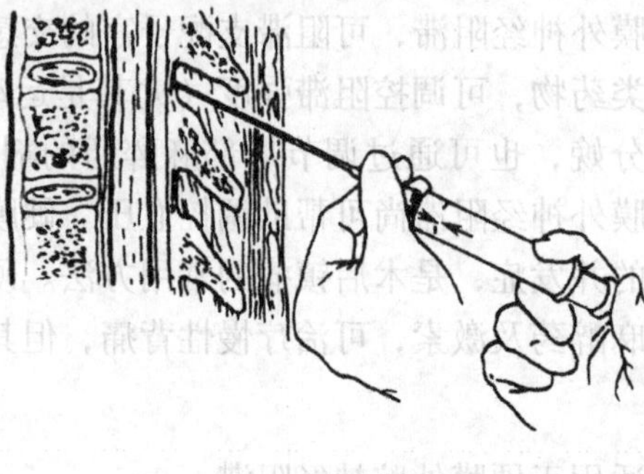

图 11－3　用注射器试探阻力

确定针尖已进入硬膜外间隙后，即可经针蒂插入硬膜外导管。插管前应先测量皮肤至硬膜外间隙的距离，然后即行置管，导管再进入硬膜外腔 4～6cm. 然后边拔针边固定导管，直至将针退出皮肤，在拔针过程中不要随意改变针尖的斜口方向，并切忌后退导管以防斜口割断导管。针拔出后，调整导管在硬膜外的长度，使保留在硬膜外的导管长度在 2～3cm；如需要术后镇痛或产科镇痛时，该硬膜外导管长度可为 4～6cm。然后在导管尾端接上注射器，注入少许生理盐水，如无阻力，并回吸无血或脑脊液，即可固定导管。置管过程中如患者出现肢体异感或弹跳，提示导管已偏于一侧而刺激脊神经根，为避免脊神经损害，应将穿刺针与导管一并拔出，重新穿刺置管。如需将导管退出重插时，须将导管与穿刺针一并拔出。如导管内有全血流出，经冲洗无效后，应考虑另换间隙穿刺。

（四）硬膜外腔用药

用于硬膜外神经阻滞的局部麻醉药应该具备弥散性强、穿透性强、毒性小，且起效时间短、维持时间长等特点。目前常用的局部麻醉药有利多卡因、丁卡因、布比卡因和罗哌卡因等。利多卡因起效快，5～10min 即可发挥作用，在组织内浸透扩散能力强，所以阻滞完善，效果好，常用 1%～2% 浓度，作用持续时间为 1.5h，成年人一次最大用量为 400mg。丁卡因常用浓度为 0.25%～0.33%，10～15min 起效，维持时间达 3～4h，一次最大用量为 60mg。布比卡因常用浓度为 0.5%～0.75%，4～10 分钟起效，可维持 4～6h，但肌肉松弛效果只有 0.75% 溶液才满意。

罗哌卡因是第一个纯镜像体长效酰胺类局部麻醉药。等浓度的罗哌卡因和布比卡因用于硬膜外神经阻滞所产生的感觉神经阻滞近似，而对运动神经的阻滞前者则不仅起效慢、强度差且有效时间也短。所以在外科手术时为了增强对运动神经的阻滞作用，可将其浓度提高到 1%，总剂量可用至 150～200mg，10～20min 起效，持续时间为 4～6h。鉴于罗哌卡因的这种明显的感觉－运动阻滞分离特点，临床上常用罗哌卡因硬膜外神经阻滞作术后镇痛及无痛分娩。常用浓度为 0.2%，总剂量可用至 12～28mg/h。

氯普鲁卡因属于酯类局部麻醉药，是一种相对较安全的局部麻醉药，应用于硬膜外腔阻滞常用浓度为 2%～3%。其最大剂量在不加入肾上腺素时为 11mg/kg，总剂量不超过 800mg；加入肾上腺素时为 14mg/kg，总剂量不超过 1 000mg。

左旋布比卡因属于酰胺类局部麻醉药，作用时间长。应用于硬膜外的浓度为 0.5%～0.75%，最大剂量为 150mg。

局部麻醉药中可加用肾上腺素，以减慢其吸收，延长作用时间。肾上腺素的浓度，应以达到局部轻度血管收缩而无明显全身反应为原则。一般浓度为 1 ∶ (200 000 ~ 400 000)，如 20mL 药液中可加 0.1% 肾上腺素 0.1mL，高血压患者应酌减。

决定硬膜外神经阻滞范围的最主要因素是药物的容量，而决定阻滞强度及作用持续时间的主要因素则是药物的浓度。根据穿刺部位和手术要求的不同，应对局部麻醉药的浓度作不同的选择。以布比卡因为例，用于颈胸部手术，以 0.25% 为宜，浓度过高可引起膈肌麻痹；用于腹部手术，为达到腹肌松弛要求，常需用 0.75% 浓度。此外，浓度的选择与患者全身情况有关，健壮患者所需的浓度宜偏高，虚弱或年老患者，浓度要偏低。

为了取长补短，临床上常将长效和短效局部麻醉配成混合液，以达到起效快而维持时间长的目的，常用的配伍是 1% 利多卡因和 0.15% 丁卡因混合液，可加肾上腺素 1 ∶ 200 000。

穿刺置管成功后，即应注入试验剂量如利多卡因 40 ~ 60mg，或布比卡因或罗哌卡因8 ~ 10mg，目的在于排除误入蛛网膜下隙的可能；此外，从试验剂量所出现的阻滞范围及血压波动幅度，可了解患者对药物的耐受性以指导继续用药的剂量。观察 5 ~ 10 分钟后，如无蛛网膜下隙神经阻滞征象，可每隔 5 分钟注入 3 ~ 5mL 局部麻醉药，直至阻滞范围满足手术要求为止；此时的用药总和即首次总量，也称初量，一般成年患者需 15 ~ 20mL。最后一次注药后 10 ~ 15min，可追求初量的 20% ~ 25%，以达到感觉阻滞平面不增加而阻滞效果加强的效果。之后每 40 ~ 60min 给予 5 ~ 10mL 或追加首次用量的 1/2 ~ 1/3，直至手术结束。

三、硬膜外神经阻滞的管理

（一）影响阻滞平面的因素

1. 药物容量和注射速度　容量愈大，阻滞范围愈广，反之，则阻滞范围窄。临床实践证明，快速注药对扩大阻滞范围的作用有限。

2. 导管的位置和方向　导管向头侧时，药物易向头侧扩散；向尾侧时，则可多向尾侧扩散 1 ~ 2 个节段，但仍以向头侧扩散为主。如果导管偏于一侧，可出现单侧麻醉，偶尔导管进入椎间孔，则只能阻滞数个脊神经根。

3. 患者的情况　婴幼儿、老年人硬膜外间隙小，用药量需减少。妊娠后期，由于下腔静脉受压，硬膜外间隙相对变小，药物容易扩散，用药量也需减少。某些病理因素，如脱水、血容量不足等，可加速药物扩散，用药应格外慎重。

（二）术中管理

硬膜外间隙注入局部麻醉药 5 ~ 10min 内，在穿刺部位的上下各 2、3 节段的皮肤支配区可出现感觉迟钝；20min 内阻滞范围可扩大到所预期的范围，麻醉也趋完全。针刺皮肤测痛可得知阻滞的范围和效果。除感觉神经被阻滞外，交感神经、运动神经也被阻滞，由此可引起一系列生理扰乱。同蛛网膜下隙神经阻滞一样，最常见的是血压下降、呼吸抑制和恶心呕吐。因此术中应注意麻醉平面，密切观察病情变化，及时进行处理。

四、骶管神经阻滞

骶管神经阻滞是经骶裂孔穿刺，注局部麻醉药于骶管腔以阻滞骶脊神经，是硬膜外神经阻滞的一种方法，适用于直肠、肛门会阴部手术，也可用于婴幼儿及学龄前儿童的腹部手术。

骶裂孔和骶角是骶管穿刺点的重要解剖标志，其定位方法是：先摸清尾骨尖，沿中线向头端方向摸至约 4cm 处（成人），可触及一个有弹性的凹陷，即为骶裂孔，在孔的两旁可触到蚕豆大的骨质隆起，是为骶角。两骶角联线的中点，即为穿刺点（图 11 -4）。髂后上棘联线在第二骶椎平面，是硬脊膜囊的终止部位，骶管穿刺针如果越过此联线，即有误入蛛网膜下隙而发生全蛛网膜下隙神经阻滞的危险。

骶管穿刺术：可取侧卧位或俯卧位。侧卧位时，腰背应尽量向后弓曲，双膝屈向腹部。俯卧位时，髋部需垫厚枕以抬高骨盆，暴露骶部。于骶裂孔中心作皮内小丘，将穿刺针垂直刺进皮肤，当刺到骶尾韧带时有弹韧感觉，稍作进针有阻力消失感觉。此时将针干向尾侧方向倾倒，与皮肤呈30°~45°，顺势推进约2cm，即可到达骶管腔。接上注射器，抽吸无脑脊液，注射带小气泡的生理盐水无阻力，也无皮肤隆起，证实针尖确在骶管腔内，即可注入试验剂量。观察无蛛网膜下隙神经阻滞现象后，可分次注入其余液。

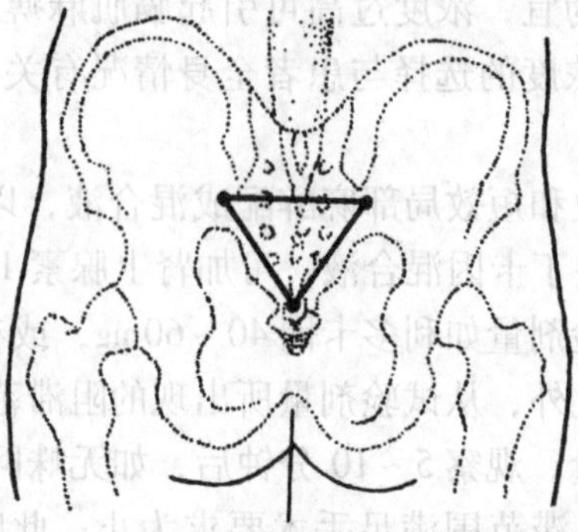

图11-4　骶裂孔与髂后上棘的关系及硬膜囊终点的部位

骶管穿刺成功的关键，在于掌握好穿刺针的方向。如果针与皮肤角度过小，即针体过度放平，针尖可在骶管的后壁受阻；若角度过大，针尖常可触及骶管前壁。穿刺如遇骨质，不宜用暴力，应退针少许，调整针体倾斜度后再进针，以免引起剧痛和损伤骶管静脉丛。

骶管有丰富的静脉丛，除容易穿刺损伤出血外，对局部麻醉药的吸收也快，故较易引起轻重不等的毒性反应。此外，当抽吸有较多回血时，应放弃骶管阻滞，改用腰部硬膜外神经阻滞。约有20%正常人的骶管呈解剖学异常，骶裂孔畸形或闭锁者占10%，如发现有异常，不应选用骶管阻滞。鉴于传统的骶管阻滞法，针的方向不好准确把握，难免阻滞失败。近年来对国人的骶骨进行解剖学研究，发现自骶$_4$至骶$_2$均可裂开，故可采用较容易的穿刺方法，与腰部硬膜外神经阻滞法相同，在骶$_2$平面以下先摸清骶裂孔，穿刺针自中线垂直进针，易进入骶裂孔。改进的穿刺方法失败率减少，并发症发生率也降低。

（石　军）

第三节　腰-硬联合神经阻滞

联合蛛网膜下隙与硬膜外腔麻醉（combined spinal and epidural anesthesia，CSEA），也简称为腰-硬联合神经阻滞或腰硬联合麻醉，是将蛛网膜下隙阻滞与硬膜外腔阻滞联合使用的麻醉技术。CSEA既具有蛛网膜下隙神经阻滞起效快、效果确切、局部麻醉药用量小的优点，又有硬膜外腔阻滞可连续性、便于控制平面和可用作术后镇痛的优点。主要用于下腹部及下肢手术的麻醉与镇痛，尤其是产科麻醉与镇痛。

一、适应证与禁忌证

（一）适应证

CSEA适用于分娩镇痛、剖宫产手术以及其他下腹部与下肢手术。

（二）禁忌证

凡有蛛网膜下隙神经阻滞或（和）硬膜外腔阻滞禁忌证的患者均不适合选用CSEA。

二、常用的CSEA技术

CSEA技术主要有两种：两点穿刺法与单点穿刺法：两点穿刺技术（double - segment technique DST）是在腰段不同间隙分别实施硬膜外穿刺置管和蛛网膜下隙阻滞，是由Curelaru于1979年首先报道，目前已很少使用。单点穿刺技术（single - segment technique，SST）于1982年用于临床，该技术使用硬膜外穿刺针置入硬膜外腔，然后从硬膜外穿刺针头端侧孔（也称为背眼，back eye）或直接从硬膜外穿刺针内腔插入细的脊髓麻醉针穿破硬膜后进入蛛网膜下隙实施脊髓麻醉。SST是目前实施CSEA的通用方法。

目前国内外市场供应有一次性CSEA包，其中有17G硬膜外穿刺针，有的针距其头端约1cm处有一侧孔，蛛网膜下隙穿刺针可经侧孔通过。蛛网膜下隙穿刺针一般为25~26G，以尖端为笔尖式为宜，如Sprotte针或Whitacre针。蛛网膜下隙穿刺针完全置入硬膜外穿刺针后突出硬膜外穿刺针尖端一般约1.1~1.2cm。

穿刺间隙可为$L_{2\sim3}$或$L_{3\sim4}$。常规先行硬膜外腔穿刺，当硬膜外穿刺针到达硬膜外腔后，再经硬膜外穿刺针置入25~26G的蛛网膜下隙穿刺针，后者穿破硬膜时多有轻微的突破感，此时拔出蛛网膜下隙穿刺针针芯后有脑脊液缓慢流出。经蛛网膜下隙穿刺针注入局部麻醉药至蛛网膜下隙后，拔出蛛网膜下隙穿刺针，然后经硬膜外穿刺针置入硬膜外导管，留置导管3~4cm，退出硬膜外穿刺针，妥善固定导管。

三、CSEA的用药方案

CSEA的用药方案可因分娩镇痛或手术要求而有所不同。CSEA用于分娩镇痛，以下介绍CSEA用于成人下腹部和下肢手术的用药方案。

（一）脊髓麻醉的用药

可选用0.5%~0.75%布比卡因，宜控制在10mg以内，可加入芬太尼25μg。

（二）硬膜外阻滞的用药

当脊髓麻醉15min以后，如果平面低于T_8或未达到手术要求的阻滞水平，或单纯脊髓麻醉不能满足较长时间手术的要求或考虑硬膜外镇痛时，则需要经硬膜外导管给药。

（1）试验剂量：脊髓麻醉后15min，平面低于T_8或未达到手术要求的阻滞水平，可经硬膜外导管给予2%利多卡因1.5mL，观察5min。

1）如果平面上升仅为约两个脊椎平面，提示硬膜外导管位置合适。

2）如果导管在蛛网膜下隙，则阻滞平面升高明显，但该试验剂量一般不会引起膈肌麻痹。

（2）确认硬膜外导管在硬膜外腔后可每5min给予2%利多卡因3mL，直至阻滞达到理想平面。一般每次升高1~2个脊椎平面。

（3）90~120min后可考虑经硬膜外导管追加局部麻醉药，如2%利多卡因或0.5%~0.75%布比卡因5~8mL。

四、注意事项

（1）如果脊髓麻醉平面能满足整个手术要求，则术中硬膜外腔不需要给药，或仅作为术后镇痛。

（2）硬膜外导管可能会经脊髓麻醉穿刺孔误入蛛网膜下隙，此时可能有脑脊液经导管流出。上述试验剂量可初步判断导管是否在蛛网膜下隙，因此启用硬膜外阻滞或镇痛时必须给予试验剂量，并且每次经硬膜外导管给药时均须回抽确认有无脑脊液。

（3）CSEA时脊髓麻醉用药量以及硬膜外阻滞用药量均较小，但是阻滞平面往往较单纯脊髓麻醉或硬膜外阻滞的范围广。主要原因可能包括：①硬膜外腔穿刺后硬膜外腔的负压消失，使脊膜囊容积缩小，促使脑脊液内局部麻醉药易于向头侧扩散；②注入硬膜外腔的局部麻醉药挤压硬脊膜，使腰骶部蛛网膜下隙的局部麻醉药随脑脊液向头侧扩散；③注入硬膜外腔的局部麻醉药经硬脊膜破损孔渗入蛛网膜下隙（称为渗漏效应）；④体位改变等。研究提示，前两个因素可能是CSEA时平面容易扩散的主要原因。

（4）硬膜外腔置管困难，导致脊髓麻醉后恢复仰卧位体位延迟，结果出现单侧脊髓麻醉或脊髓麻醉平面过高或过低。一般要求蛛网膜下隙注药后 3～4min 内应完成硬膜外腔置管。

（5）CSEA 时可出现单纯脊髓麻醉或硬膜外阻滞可能出现的并发症，同样需引起高度重视。

（石　军）

第四节　全身麻醉复合硬膜外神经阻滞

硬膜外神经阻滞与全身麻醉两种方法的联合使用，首先，保留了各自的优点，克服了彼此的不足。其次，充分利用两种方法联合使用时的循环和呼吸效应，有利于围手术期患者生理功能的调控。此外，由于硬膜外神经阻滞的效应，可以在较浅的全身麻醉状态下仍然保持有较好的麻醉效果。

一、适应证

凡是能够在单纯硬膜外神经阻滞下完成的手术，如腹部手术、下肢手术和盆腔手术，均为其适应证。一些不能单独在硬膜外神经阻滞下完成的手术，如胸腔内手术等，则可以在全身麻醉的基础上，配合术中、术后的硬膜外麻醉和硬膜外镇痛，不仅能够满足手术的需要，而且取得了良好的效果。

二、禁忌证

绝对禁忌证同硬膜外神经阻滞。相对禁忌证则包括各种短小手术，不必采用复杂的硬膜外神经阻滞复合全身麻醉。

三、实施原则

（1）硬膜外神经阻滞和全身麻醉联合使用时应符合全身麻醉的基本要素。

（2）硬膜外穿刺点的选择和硬膜外神经阻滞平面的调节，应尽量满足外科手术镇痛的基本要求。

（3）应注意硬膜外神经阻滞和全身麻醉之间的配合，既要充分发挥硬膜外神经阻滞的作用，同时又要避免硬膜外局部麻醉药过量，造成阻滞平面广泛，引起严重的循环紊乱。

（4）硬膜外神经阻滞和全身麻醉的配合及药物的使用必须做到个体化，并在术中随时调整。

四、主要优缺点

（一）主要优点

（1）由于全身麻醉和硬膜外神经阻滞的协同作用，因而全身麻醉药和硬膜外局部麻醉药的用量均明显减少。

（2）具有较完善的局部镇痛和肌松作用，减轻手术对患者的刺激，减少了麻醉知晓的发生，有效地抑制了手术所致的应激反应。

（3）患者苏醒迅速和完全，苏醒时无疼痛，因而比较舒适。避免单纯全身麻醉时经常出现的高血压和烦躁、躁动。

（4）硬膜外神经阻滞促使肠管收缩，有利于手术野的显露。

（5）良好的硬膜外镇痛，有利于术后早期活动，减少术后并发症。

（6）在血管外科手术时，有利于维持术中血流动力学稳定。

（7）有利于术后呼吸功能的维护。

（8）术中维持心肌氧供需平衡，对冠心病患者有利。

（二）主要缺点

（1）操作比较费时，有增加创伤和发生硬膜外神经阻滞并发症的可能。

（2）诱导期间虽然高血压的发生率减低，但如果全身麻醉诱导前硬膜外局部麻醉药用量掌握不当，则全身麻醉诱导期间低血压的发生机会增加。

（3）麻醉期间液体用量增加，有造成水钠潴留的可能。

（4）如硬膜外神经阻滞和全身麻醉的配合不当，或术中过度追求“浅全身麻醉”，则患者有发生术中知晓的可能。

（黄 波）

第五节 椎管内神经阻滞并发症

椎管内神经阻滞并发症是指椎管内注射麻醉药及相关药物所引起的生理反应、毒性作用以及技术操作给机体带来的不良影响。总体而言，椎管内神经阻滞并发症可分为椎管内神经阻滞相关并发症、药物毒性相关并发症和穿刺与置管相关并发症三类。

一、椎管内神经阻滞相关并发症

（一）心血管系统并发症

低血压和心动过缓是椎管内神经阻滞最常见的反应。低血压一般定义为收缩压低于90mmHg，也可定义为收缩压（或平均动脉压）的下降幅度超过基础值的30%。椎管内神经阻滞中低血压的发生率为8%～33%。心动过缓一般指心率低于50次/分钟，其发生率为2%～13%。严重的低血压和心动过缓会导致心搏骤停，是椎管内神经阻滞严重的并发症。

1. 低血压和心动过缓的发生机制　如下所述。

（1）交感神经阻滞引起体循环血管阻力降低和回心血量减少，是最常见的原因。

（2）椎管内神经阻滞后血液再分布、心室充盈不足，引起副交感神经活动增强及交感神经活动减弱，导致椎管内神经阻滞后突发低血压、心动过缓，甚至心搏骤停。

（3）T_4以上高平面阻滞，阻断心脏交感神经纤维（发自$T_{1\sim4}$水平），削弱心脏代偿功能，进一步加重血流动力学的变化。

（4）其他因素：如局部麻醉药吸收入血引起心肌负性肌力作用；所添加的小剂量肾上腺素吸收入血的β_2兴奋作用（扩血管效应）；可乐定的α_2兴奋作用、抑制突触前去甲肾上腺素释放和直接增加副交感活性等机制，均可引起血流动力学的变化。

2. 危险因素　如下所述。

（1）引起低血压危险因素：包括：①广泛的阻滞平面；②原有低血容量；③原有心血管代偿功能不足、心动过缓，高体重指数、老年；④术前合并应用抗高血压药物或丙嗪类药物；⑤突然体位变动可发生严重低血压、心动过缓，甚至心搏骤停；⑥椎管内神经阻滞与全身麻醉联合应用。

（2）引起心动过缓危险因素：包括：①广泛的阻滞平面；②应用β受体阻滞剂；③原有心动过缓或传导阻滞。

（3）引起心搏骤停的危险因素：包括：①蛛网膜下隙神经阻滞心搏骤停发生率明显高于硬膜外腔阻滞；②进行性心动过缓；③老年人；④髋关节手术。

3. 预防　如下所述。

（1）避免不必要的阻滞平面过广、纠正低血容量，必要时适当头低脚高位和（或）抬高双下肢以增加回心血量。

（2）对施行剖宫产的患者常规左侧倾斜30°体位。

（3）椎管内神经阻滞前必须建立通畅的静脉通路，输入适量液体。

4. 治疗　如下所述。

（1）一般治疗措施，包括吸氧、抬高双下肢、加快输液等。

（2）中度到重度或迅速进展的低血压，静注适量苯肾上腺素、去甲肾上腺素、麻黄碱。

（3）对严重的心动过缓，静脉注射阿托品。

（4）同时出现严重低血压和心动过缓，静注适量麻黄碱或多巴胺，如无反应立即静注小剂量肾上腺素。

（5）一旦发生心搏骤停立即施行心肺复苏。

（二）呼吸系统并发症

严重呼吸抑制或呼吸停止极为罕见。呼吸停止多由于全脊髓阻滞或广泛的硬膜外腔阻滞时，局部麻醉药直接作用于延髓呼吸中枢或严重低血压导致脑干缺血以及呼吸肌麻痹所引起；硬膜外腔阻滞对呼吸的影响与运动阻滞平面和程度相关。静脉辅助应用镇痛药、镇静药可引起呼吸抑制或加重椎管内神经阻滞的呼吸抑制。椎管内神经阻滞，特别是复合静脉给予镇痛药、镇静药引起呼吸抑制未被及时发现和处理，可导致心搏骤停，预后较差。

1. 危险因素　如下所述。

（1）呼吸功能不全患者在应用椎管内神经阻滞时容易出现呼吸功能失代偿。

（2）高平面阻滞、高浓度局部麻醉药或合并使用抑制呼吸的镇痛药和镇静药，可引起严重呼吸抑制。

2. 预防　如下所述。

（1）选择适当的局部麻醉药（浓度、剂量及给药方式），避免阻滞平面过高。

（2）凡辅助应用镇痛药、镇静药物者，应严密监测呼吸功能，直至药物作用消失。

3. 治疗　如下所述。

（1）椎管内神经阻滞中应严密监测阻滞平面，早期诊断和及时治疗呼吸功能不全。

（2）发生轻度呼吸困难，但阻滞平面在颈段以下，膈肌功能尚未受累，可给予吸氧，并密切加强监测。

（3）患者出现呼吸困难伴有低氧血症、高碳酸血症，应采取面罩辅助通气，必要时建立人工气道，进行呼吸支持。

（三）全脊髓麻醉

全脊髓麻醉多由硬膜外腔阻滞剂量的局部麻醉药误入蛛网膜下隙所引起。由于硬膜外腔阻滞的局部麻醉药用量远高于蛛网膜下隙神经阻滞的用药量，注药后迅速出现广泛的感觉和运动神经阻滞。表现为注药后迅速出现（一般5min内）意识不清、双瞳孔扩大固定、呼吸停止、肌无力、低血压、心动过缓，甚至出现室性心律失常或心搏骤停。

1. 预防　如下所述。

（1）正确操作，确保局部麻醉药注入硬膜外腔：注药前回吸确认无脑脊液回流，缓慢注射及反复回吸。

（2）强调采用试验剂量，且从硬膜外导管给药，试验剂量不应超过蛛网膜下隙神经阻滞用量，观察时间足够（不短于5min）。

（3）如发生硬膜穿破建议改用其他麻醉方法。如继续使用硬膜外腔阻滞，应严密监测并建议硬膜外腔少量分次给药。

2. 治疗　如下所述。

（1）建立人工气道和人工通气。

（2）静脉输液，使用血管活性药物维持循环稳定。

（3）如发生心搏骤停应立即施行心肺复苏。

（4）对患者进行严密监测直至神经阻滞症状消失。

（四）异常广泛的阻滞脊神经

异常广泛的阻滞脊神经是指硬膜外腔阻滞时注入常用量局部麻醉药后，出现异常广泛的脊神经被阻滞现象。其临床特征为：延迟出现（注药后10～15min）的广泛神经被阻滞，阻滞范围呈节段性，没有意识消失和瞳孔的变化，常表现为严重的呼吸循环功能不全。

1. 发生原因　如下所述。

（1）局部麻醉药经误入硬膜下间隙的导管注入。

（2）患者并存的病理生理因素：如妊娠、腹部巨大肿块、老年动脉硬化、椎管狭窄等，致使潜在的硬膜外间隙容积减少。

2. 预防　椎管内神经阻滞应采用试验剂量。对于妊娠、腹部巨大肿块、老年动脉硬化、椎管狭窄等患者局部麻醉药的用量应酌情减少。

3. 治疗　异常广泛地阻滞脊神经的处理原则同全脊髓麻醉，即严密监测并维持呼吸和循环功能稳定，直至局部麻醉药阻滞脊神经的作用完全消退。

（五）恶心呕吐

恶心呕吐是椎管内神经阻滞常见的并发症，蛛网膜下隙神经阻滞中恶心呕吐的发生率高达13%～42%。女性发生率高于男性，尤其是年轻女性。

1. 发生诱因　如下所述。

（1）血压骤降造成脑供血骤减，呕吐中枢兴奋。

（2）迷走神经功能亢进，胃肠蠕动增强。

（3）手术牵拉内脏。

2. 危险因素　阻滞平面超过T_5、低血压、术前应用阿片类药物、有晕动史。

3. 治疗　一旦出现恶心呕吐，立即给予吸氧，嘱患者深呼吸，并将头转向一侧以防误吸，同时应检查是否有阻滞平面过高及血压下降，并采取相应措施，或暂停手术以减少迷走刺激，或施行内脏神经阻滞；若仍不能缓解呕吐，可考虑使用氟哌利多等药物；高平面（T_5以上）阻滞所致脑供血不足引起的恶心呕吐应用升压药和（或）阿托品有效。

（六）尿潴留

椎管内神经阻滞常引起尿潴留，需留置导尿管，延长门诊患者出院时间。尿潴留由位于腰骶水平支配膀胱的交感神经和副交感神经麻痹所致，也可因应用阿片类药物或患者不习惯卧位排尿所引起。如果膀胱功能失调持续存在，应除外马尾神经损伤的可能性。

1. 危险因素　椎管内神经阻滞采用长效局部麻醉药（如布比卡因）、腰骶神经分布区的手术、输液过多以及应用阿片类药物等。

2. 防治　如下所述。

（1）对于围手术期未放置导尿管的患者，为预防尿潴留引起的膀胱扩张，尽可能使用能满足手术需要作用时间最短的局部麻醉药，并给予最小有效剂量，同时在椎管内神经阻滞消退前，在可能的范围内控制静脉输液量。

（2）椎管内神经阻滞后应监测膀胱充盈情况。如术后6～8h患者不能排尿或超声检查排尿后残余尿量大于400mL，则有尿潴留发生，需放置导尿管直至椎管内神经阻滞的作用消失。

二、药物毒性相关并发症

药物毒性包括局部麻醉药、辅助用药和药物添加剂的毒性，其中局部麻醉药的毒性有两种形式：①全身毒性，即局部麻醉药通过血管到达中枢神经系统和心血管系统，引起各种生理功能的紊乱；②神经毒性，即局部麻醉药与神经组织直接接触引起的毒性反应。

（一）局部麻醉药的全身毒性反应

局部麻醉药的全身毒性反应主要表现为中枢神经系统和心血管系统毒性，是由于局部麻醉药误入血管、给药量过多及作用部位的加速吸收等因素导致药物的血液浓度过高所引起。由于蛛网膜下隙神经阻滞所使用的局部麻醉药量相对较小，这一并发症主要见于区域阻滞。硬膜外腔阻滞的中枢神经系统毒性的发生率为3/10 000。中枢神经系统对局部麻醉药的毒性较心血管系统更为敏感，大多数局部麻醉药产生心血管毒性的血药浓度较产生惊厥的浓度高3倍以上。但布比卡因和依替杜卡因例外，其中枢神经系统和心血管系统毒性几乎同时发生，应引起临床注意。

1. 临床表现　如下所述。

(1) 局部麻醉药的中枢神经系统毒性表现为初期的兴奋相和终末的抑制相，最初表现为患者不安、焦虑、感觉异常、耳鸣和口周麻木，进而出现面肌痉挛和全身抽搐，最终发展为严重的中枢神经系统抑制、昏迷和呼吸心跳停止。

(2) 心血管系统初期表现为由于中枢神经系统兴奋而间接引起的心动过速和高血压，晚期则由局部麻醉药的直接作用而引起心律失常、低血压和心肌收缩功能抑制。

2. 危险因素　小儿及老年人、心脏功能减低、肝脏疾病、妊娠、注射部位血管丰富。

3. 预防　如下所述。

(1) 为使局部麻醉药全身毒性反应的风险降到最低，临床医师应严格遵守临床常规。

(2) 麻醉前给予苯二氮䓬类或巴比妥类药物可以降低惊厥的发生率。

(3) 应进行严密监护以利于早期发现局部麻醉药中毒的症状和体征。

(4) 注射局部麻醉药前回吸、小剂量分次给药、先注入试验剂量、采用局部麻醉药的最低有效浓度及最低有效剂量。

(5) 对于怀疑硬膜外导管误入硬膜外腔血管的患者，可采用经硬膜外导管注入含少量肾上腺素的局部麻醉药的方法予以鉴别。传统的方法为：取含肾上腺素（5μg/mL）的2%利多卡因溶液3mL（含肾上腺素15μg），经硬膜外导管缓慢注入，观察注药后2min内患者的心率和血压的变化。出现以下三项中的一项或以上时，即为阳性反应，应撤出硬膜外导管：心率升高≥15～20bmp、收缩压升高≥15mmHg、心电图T波增高≥25%或0.1mV。但对于高血压、冠心病等患者应慎用，以免出现心率、血压的剧烈波动而致意外。

4. 治疗　依据局部麻醉药全身毒性反应的严重程度进行治疗。

(1) 轻微的反应可自行缓解或消除。

(2) 如出现惊厥，则重点是采用支持手段保证患者的安全，保持气道通畅和吸氧。

(3) 如果惊厥持续存在可静脉给予控制厥的药物：硫喷妥钠1～2mg/kg，或咪达唑仑0.05～0.1mg/kg，或丙泊酚0.5～1.5mg/kg，必要时给予琥珀酰胆碱后进行气管内插管。

(4) 如果局部麻醉药毒性反应引起心血管抑制，低血压的处理可采用静脉输液和血管收缩药：去氧肾上腺素（0.5～5）μg/（kg·min），或去甲肾上腺素（0.02～0.2）μg/（kg·min）静脉注射。

(5) 如果出现心力衰竭，需静脉单次注射肾上腺素1～15μg/kg。

(6) 如果发生心搏骤停，则立即进行心肺复苏。

（二）马尾综合征

马尾综合征（cauda equina syndrome）是以脊髓圆锥水平以下神经根受损为特征的临床综合征，其表现为：不同程度的大便失禁及尿道括约肌麻痹、会阴部感觉缺失和下肢运动功能减弱。

1. 病因　如下所述。

(1) 局部麻醉药鞘内的直接神经毒性。

(2) 压迫性损伤：如硬膜外腔血肿或脓肿。

(3) 操作时损伤。

2. 危险因素　如下所述。

(1) 影响局部麻醉药神经毒性最重要的是在蛛网膜下隙神经周围的局部麻醉药浓度，其主要因素为：①蛛网膜下隙神经阻滞使用的局部麻醉药浓度是最重要的因素；②给药剂量；③影响局部麻醉药在蛛网膜下隙分布的因素，如重比重溶液（高渗葡萄糖）、蛛网膜下隙神经阻滞中选择更接近尾端的间隙、注药速度缓慢（采用小孔导管）等，将导致局部麻醉药的分布受限而增加其在尾端的积聚，加重对神经的毒性作用。

(2) 局部麻醉药的种类，局部麻醉药直接的神经毒性。

(3) 血管收缩剂，肾上腺素本身无脊髓损伤作用，但蛛网膜下隙神经阻滞药中添加肾上腺素可加重鞘内应用利多卡因和2－氯普鲁卡因引起的神经损伤。

3. 预防　由于局部麻醉药的神经毒性目前尚无有效的治疗方法，预防显得尤为重要：

（1）连续蛛网膜下隙神经阻滞的导管置入蛛网膜下隙的深度不宜超过4cm，以免置管向尾过深。

（2）采用能够满足手术要求的最小局部麻醉药剂量，严格执行蛛网膜下隙神经阻滞局部麻醉药最高限量的规定。

（3）蛛网膜下隙神经阻滞中应当选用最低有效局部麻醉药浓度。

（4）注入蛛网膜下隙局部麻醉药液葡萄糖的终浓度（1.25%～8%）不得超过8%。

4. 治疗　一旦发生目前尚无有效的治疗方法，可用以下措施辅助治疗：

（1）早期可采用大剂量激素、脱水、利尿、营养神经等药物。

（2）后期可采用高压氧治疗、理疗、针灸、功能锻炼等。

（3）局部麻醉药神经毒性引起马尾综合征的患者，肠道尤其是膀胱功能失常较为明显，需要支持疗法以避免继发感染等其他并发症。

（三）短暂神经症（transient neroloqical syndrome，TNS）

TNS的临床表现为：症状常发生于蛛网膜下隙神经阻滞作用消失后24h内；大多数患者表现为单侧或双侧臀部疼痛，50%～100%的患者并存背痛，少部分患者表现为放射至大腿前部或后部的感觉迟钝。疼痛的性质为锐痛或刺痛、钝痛、痉挛性痛或烧灼痛。通常活动能改善，而夜间疼痛加重，给予非甾体类抗炎药有效。至少70%的患者的疼痛程度为中度至重度，症状在6h～4d消除，约90%可以在一周内自行缓解，疼痛超过二周者少见。体格检查和影像学检查无神经学阳性改变。

1. 病因和危险因素　目前病因尚不清楚，可能的病因或危险因素如下：

（1）局部麻醉药特殊神经毒性，利多卡因蛛网膜下隙神经阻滞发生率高。

（2）患者的体位影响，截石位手术发生率高于仰卧位。

（3）手术种类，如膝关节镜手术等。

（4）穿刺针损伤、坐骨神经牵拉引起的神经缺血、小口径笔尖式腰麻针造成局部麻醉药的浓聚等。

2. 预防　尽可能采用最低有效浓度和最低有效剂量的局部麻醉药液。

3. 治疗　如下所述。

（1）椎管内神经阻滞后出现背痛和腰腿痛时，应首先排除椎管内血肿或脓肿、马尾综合征等后，再开始TNS的治疗。

（2）最有效的治疗药物为非甾体抗炎药。

（3）对症治疗，包括热敷、下肢抬高等。

（4）如伴随有肌肉痉挛可使用环苯扎林。

（5）对非甾体抗炎药治疗无效可加用阿片类药物。

（四）肾上腺素的不良反应

局部麻醉药中添加肾上腺素的目的为延长局部麻醉药的作用时间、减少局部麻醉药的吸收、强化镇痛效果，以及作为局部麻醉药误入血管的指示剂。若无禁忌证，椎管内神经阻滞的局部麻醉药中可添加肾上腺素（浓度不超过5μg/mL）。不良反应包括：

（1）血流动力学效应：肾上腺素吸收入血常引起短暂的心动过速、高血压和心排血量增加。

（2）肾上腺素无直接的神经毒性，但动物实验显示局部麻醉药中添加肾上腺素用于蛛网膜下隙神经阻滞可增强局部麻醉药引起的神经损伤；动物实验和临床观察显示常规添加的肾上腺素不减少脊髓的血流，但动物实验显示可明显减少外周神经的血流。

三、穿刺与置管相关并发症

（一）椎管内血肿

椎管内血肿是一种罕见但后果严重的并发症。临床表现为在12h内出现严重背痛，短时间后出现肌无力及括约肌功能障碍，最后发展到完全性截瘫。如感觉阻滞平面恢复正常后又重新出现或更高的感觉阻滞平面，则应警惕椎管内血肿的发生。其诊断主要依靠临床症状、体征及影像学检查。

1. 血肿的形成因素　如下所述。

（1）椎管内神经阻滞穿刺针或导管对血管的损伤。

（2）椎管内肿瘤或血管畸形、椎管内“自发性”出血。大多数“自发性”出血发生于抗凝或溶栓治疗之后，尤其后者最为危险。

2. 危险因素　患者凝血功能异常或接受抗凝药物或溶栓药物治疗是发生椎管内血肿的最危险因素。

（1）患者因素：高龄，女性，并存有脊柱病变或出凝血功能异常。

（2）麻醉因素：采用较粗穿刺针或导管，穿刺或置管时损伤血管出血，连续椎管内神经阻滞导管的置入及拔除。

（3）治疗因素：围手术期抗凝或溶栓治疗。

3. 预防　如下所述。

（1）对有凝血障碍及接受抗凝或溶栓治疗的患者原则上尽量避免椎管内神经阻滞，临床上可能面临着椎管内麻醉可显著增加患者风险，其替代的麻醉方式——全身麻醉所带来的风险更大，所以必须由经验丰富的医师权衡利弊。这类患者经过麻醉前准备行椎管内麻醉时，应由经验丰富的麻醉医师进行操作。

（2）对凝血功能异常的患者，应根据血小板计数、凝血因子时间（PT）、活化部分凝血活酶时间（APTT）、纤维蛋白原定量等指标对患者的凝血状态做出评估，仔细权衡施行椎管内神经阻滞的利益和风险后做出个体化的麻醉选择。

（3）有关椎管内神经阻滞血小板计数的安全低限，目前尚不明确。一般认为，在凝血因子及血小板质量正常情况下，血小板 $>100\times10^9/L$ 属于安全范围；血小板低于 $75\times10^9/L$ 椎管内血肿风险明显增大。

（4）针对接受抗凝药物或预防血栓形成药物的患者椎管内麻醉，相关学会与组织发布了诸多指南或建议，如2010年美国区域麻醉与疼痛医学学会（ASRA）和欧洲麻醉学会（ESA）分别发布了《接受抗栓或溶栓治疗患者的区域麻醉—美国区域麻醉与疼痛医学学会循证指南（第3版）》《区域麻醉与抗栓药物：欧洲麻醉学会的建议》；2013年大不列颠和爱尔兰麻醉医师学会（AAGBI）、产科麻醉医师学会（OAA）和英国区域麻醉学会（RAUK）联合发布了《凝血功能异常患者区域麻醉风险评估指南》。综合上述指南或建议，接受抗凝药物或溶栓药物患者椎管内麻醉/镇痛的建议见表11－2。

表11－2　接受抗凝药物或溶栓药物患者椎管内麻醉/镇痛管理的建议

华法林	长期服用华法林抗凝的患者在椎管内麻醉/镇痛及评估INR前4～5d停药。椎管内穿刺（置管）或拔除硬膜外导管时INR应≤1.4 近年来，为缩短术前准备时间，较多采用“华法林快速停药法”。术前华法林停药仅1～2d，静脉注射Vit K_1（2.5～10）mg/d，并监测INR。但须保证椎管内穿刺（置管）或拔除硬膜外导管时INR应≤1.4
抗血小板药物	阿司匹林或NSAIDs无禁忌。噻吩吡啶类衍生物（氯吡格雷和噻氯匹定）应在椎管内穿刺（置管）前分别停药7d和14d，拔管后6h才可接受用药。血小板糖蛋白Ⅱb/Ⅲa受体拮抗剂操作前应停用，以确保血小板功能的恢复（替罗非班、依替巴肽停用8h，阿昔单抗停用48h），拔管后6h才可接受用药
溶栓剂/纤维蛋白溶解剂	没有数据显示椎管内麻醉/镇痛前或拔管前/后应何时停用或使用这类药物。建议实施椎管内麻醉/镇痛前或拔管前/后10d禁用这类药物
低分子肝素	最后一次使用预防血栓剂量的LMWH后至少10～12h，才可行椎管内穿刺（置管）或拔除硬膜外导管，且阻滞或拔管后4h才可给予LMWH；而对于使用治疗剂量的LMWH，停用至少24h，才可行椎管内穿刺（置管）或拔除硬膜外导管，且阻滞或拔管后4h才可给予LMWH。严格避免额外使用其他的影响凝血功能的药物，包括酮咯酸
皮下注射预防剂量普通肝素	预防剂量普通肝素在最后一次用药后4～6h或APTTR正常，才可行椎管内穿刺（置管）或拔除硬膜外导管，且阻滞或拔管后1h才可给予普通肝素

续 表

治疗剂量普通肝素	静脉注射治疗剂量普通肝素在最后一次用药后4~6h或APTTR正常，才可行椎管内穿刺（置管）或拔除硬膜外导管，且阻滞或拔管后4h才可给予普通肝素。皮下注射治疗剂量普通肝素在最后一次用药后8~12h或APTTR正常，才可行椎管内穿刺（置管）或拔除硬膜外导管，且阻滞或拔管后4h才可给予普通肝素。应监测神经功能，并且应当谨慎联合服用抗血小板药物
达比加群	根据用量，在椎管内麻醉/镇痛前应停药48~96h；在穿刺置管24h后及导管拔除6h方可使用

4. 诊断及治疗　如下所述。

（1）新发生的或持续进展的背痛、感觉或运动缺失、大小便失禁。

（2）尽可能快速地进行影像学检查，最好为磁共振成像（MRI），同时尽可能快速地请神经外科医师会诊以决定是否需要行急诊椎板切除减压术。

（3）椎管内血肿治疗的关键在于及时发现和迅速果断处理，避免发生脊髓不可逆性损害，脊髓压迫超过8h则预后不佳。

（4）如有凝血功能障碍或应用抗凝药，可考虑有针对性地补充血小板和（或）凝血因子。

（二）出血

在行椎管内神经阻滞穿刺过程中，可因穿刺针或置管刺破硬脊膜外腔血管，见血液经穿刺针内腔或导管溢出，其发生率为2%~6%。对于凝血功能正常的患者，此情况极少导致严重后果（如硬膜外血肿），但对于穿刺置管后出血不止并且有凝血功能异常或应用抗凝治疗的患者，则是硬膜外血肿的危险因素。

处理：①是否取消该次手术，应与外科医师沟通，权衡利弊，根据患者具体情况做出决定；②如仍行椎管内神经阻滞，鉴于原穿刺间隙的出血，难以判断穿刺针尖所达部位是否正确，建议改换间隙重新穿刺；③麻醉后应密切观察有无硬膜外血肿相关症状和体征。

（三）感染

椎管内神经阻滞的感染并发症包括穿刺部位的浅表感染和深部组织的严重感染。前者表现为局部组织红肿或脓肿，常伴有全身发热。后者包括蛛网膜炎、脑膜炎和硬膜外脓肿。细菌性脑膜炎多表现为发热、脑膜刺激症状、严重的头痛和不同程度的意识障碍，潜伏期约为40h。其确诊依靠腰穿脑脊液化验结果和影像学检查。

1. 危险因素　如下所述。

（1）潜在的脓毒症、菌血症、糖尿病。

（2）穿刺部位的局部感染和长时间导管留置。

（3）激素治疗、免疫抑制状态（如艾滋病、癌症化疗、器官移植、慢性消耗状态、慢性酒精中毒、静脉药物滥用等）。

2. 预防　如下所述。

（1）麻醉的整个过程应严格遵循无菌操作程序，建议使用一次性椎管内神经阻滞材料。

（2）理论上任何可能发生菌血症的患者都有发生椎管内感染的风险，是否施行椎管内神经阻滞取决于对每个患者个体化的利弊分析。

（3）除特殊情况，对未经治疗的全身性感染患者不建议采用椎管内神经阻滞。

（4）对于有全身性感染的患者，如已经过用适当的抗生素治疗，且表现出治疗效果（如发热减轻），可以施行蛛网膜下隙神经阻滞，但对这类患者是否可留置硬膜外腔导管或鞘内导管仍存在争议。

（5）对在椎管穿刺后可能存在轻微短暂菌血症风险的患者（如泌尿外科手术等），可施行蛛网膜下隙神经阻滞。

（6）硬膜外腔注射类固醇激素以及并存潜在的可引起免疫抑制的疾病，理论上会增加感染的风险，但HIV感染者并不作为椎管内神经阻滞的禁忌。

3. 治疗　如下所述。

（1）中枢神经系统感染早期诊断和治疗是至关重要的，即使是数小时的延误也将明显影响神经功能的预后。

（2）浅表感染经过治疗很少引起神经功能障碍，其治疗需行外科引流和静脉应用抗生素。

（3）硬膜外腔脓肿伴有脊髓压迫症状，需早期外科处理以获得满意的预后。

（四）硬脊膜穿破后头痛（postural puncture headache，PDPHA）

硬脊膜穿破后头痛是蛛网膜下隙神经阻滞后常见的并发症，其发生率在3%～30%；其也是硬膜外阻滞常见的意外和并发症，发生率约为1.5%。一般认为硬膜穿破后头痛是由于脑脊液通过硬膜穿刺孔不断漏入硬膜外腔，使脑脊液压力降低所致。

1. 临床表现　如下所述。

（1）症状延迟出现，最早1d、最晚7d，一般为12～48h。70%患者在7d后症状缓解，90%在6个月内症状完全缓解或恢复正常。

（2）头痛特点为体位性，即在坐起或站立15min内头痛加重，平卧后30min内头痛逐渐缓解或消失；症状严重者平卧时亦感到头痛，转动头颈部时疼痛加剧。

（3）头痛为双侧性，通常发生在额部和枕部或两者兼有，极少累及颞部。

（4）可能伴随有其他症状：前庭症状（恶心、呕吐、头晕）、耳蜗症状（听觉丧失、耳鸣）、视觉症状（畏光、闪光暗点、复视、调节困难）、骨骼肌症状（颈部强直、肩痛）。

2. 危险因素　如下所述。

（1）患者因素：最重要的是年龄，其中年轻人发病率高。其他因素有：女性、妊娠、慢性双侧性张力性头痛病史、既往有硬脊膜穿破后头痛病史、既往有意外穿破硬脊膜病史，有研究表明低体重指数的年轻女性发生硬脊膜穿破后头痛的风险最大。

（2）操作因素：蛛网膜下隙神经阻滞时细针发病率低、锥形针尖较切割型针尖发病率低；穿刺针斜口与脊柱长轴方向平行发病率低、穿刺次数增加时发病率高。然而硬膜外穿刺的Tuohey针斜口平行或垂直，其硬膜穿刺后脑脊液泄漏几乎相同。

3. 预防　如下所述。

（1）采用脊-硬联合阻滞技术时建议选用25～27G非切割型蛛网膜下隙穿刺针。

（2）如使用切割型蛛网膜下隙穿刺针进行蛛网膜下隙神经阻滞，则穿刺针斜口应与脊柱长轴平行方向进针。

（3）在硬膜外腔阻力消失试验中，不应使用空气。使用不可压缩介质（通常是生理盐水）较使用空气意外穿破硬脊膜的发生率低。

（4）在硬膜外腔穿刺意外穿破硬脊膜后，蛛网膜下隙留置导管24h以上可明显降低硬脊膜穿破后头痛的发生率。

（5）麻醉后延长卧床时间和积极补液并不能降低硬脊膜穿破后头痛的发生率。

4. 治疗　减少脑脊液渗漏，恢复正常脑脊液压力为治疗重点。

（1）硬脊膜穿破后发生轻度到中度头痛的患者，应卧床休息、注意补液和口服镇痛药治疗，有些患者无须特殊处理，头痛能自行缓解。

（2）硬脊膜穿破后发生中度到重度头痛等待自行缓解的病例，可给予药物治疗。常用咖啡因250mg静脉注射或300mg口服，需反复给药。口服醋氮酰胺（Diamox）250mg，每日3次，连续3d。

（3）硬膜外腔充填法：是治疗硬脊膜穿破后头痛最有效的方法，适用于症状严重且难以缓解的病例。方法：患者取侧卧位，穿刺点选择在硬膜穿破的节段或下一个节段。穿刺针到达硬膜外腔后，将拟充填液体以1mL/3s的速度缓慢注入硬膜外腔。注入充填液体时，患者述说腰背部发胀，两耳突然听觉灵敏和突然眼前一亮，均为颅内压恢复过程正常反应。拔针后可扶患者坐起并摇头，确认头痛症状消失，使患者建立进一步治疗的信心。充填液体的选择：①无菌自体血10～20mL。应用该方法的最佳时间可能在硬膜穿破24h后。该方法能获得立即恢复颅内压和解除头痛的效果，与注入中分子量人工胶体的效果相同，但有引起注射部位硬脊膜外腔粘连之虑。自体血充填不建议预防性应用；禁用于凝血疾病和有菌血症风险的发热患者；目前尚无证据证明禁用于艾滋病患者；②6%中分子量右旋糖酐溶液15～20mL。与注入无菌自体血的效果相同，人工胶体在硬膜外腔吸收缓慢，作用维持时间较长；③由粗针（如硬膜外腔穿刺针）引起的硬脊膜穿破后的头痛症状多较严重，持续时间长，往往需要进行多次硬膜外腔充填后症状方能逐渐缓解。值得注意的是，硬膜外腔血片充填有可能导致腰腿痛，但通常不需要干预即可自行好转。

（4）在综合治疗时可以配合针刺印堂、太阳、头维、丝足空及合谷穴治疗。

（五）神经机械性损伤

神经损伤的发生率，蛛网膜下隙神经阻滞为3.5/10 000～8.3/10 000，硬膜外腔阻滞为0.4/10 000～3.6/10 000。

1. 病因　如下所述。

（1）穿刺针或导管的直接机械损伤：包括脊髓损伤、脊髓神经损伤、脊髓血管损伤。

（2）间接机械损伤：包括硬膜内占位损伤（如阿片类药物长期持续鞘内注射引起的鞘内肉芽肿）和硬膜外腔占位性损伤（如硬膜外腔血肿、硬膜外腔脓肿、硬膜外腔脂肪过多症、硬膜外腔肿瘤、椎管狭窄）。

2. 临床表现及诊断　对于椎管内神经阻滞后发生的神经损伤，迅速的诊断和治疗是至关重要的。

（1）穿刺时的感觉异常和注射局部麻醉药时出现疼痛提示神经损伤的可能。

（2）临床上出现超出预期时间和范围的运动阻滞、运动或感觉阻滞的再现，应立即怀疑是否有神经损伤的发生。

（3）进展性的神经症状，如伴有背痛或发热，则高度可疑硬膜外腔血肿或脓肿，应尽快行影像学检查以明确诊断。

（4）值得注意的是产科患者椎管内神经阻滞后神经损伤的病因比较复杂，并不是所有发生于椎管内神经阻滞后的神经并发症都与椎管内神经阻滞有关，还可能由妊娠和分娩所引起，应加以鉴别诊断。

（5）影像学检查有利于判定神经损伤发生的位置，肌电图检查有利于神经损伤的定位。由于去神经电位出现于神经损伤后两周，如果在麻醉后不久便检出该电位则说明麻醉前就并存有神经损伤。

3. 危险因素　尽管大多数的神经机械性损伤是无法预测的，但仍有一些可以避免的危险因素：

（1）肥胖患者，需准确定位椎间隙。

（2）长期鞘内应用阿片类药物治疗的患者，有发生鞘内肉芽肿风险。

（3）伴后背痛的癌症患者，90%以上有脊椎转移。

（4）全身麻醉或深度镇静下穿刺。

4. 预防　神经损伤多无法预知，故不可能完全避免。如下方法可能会减少其风险。

（1）对凝血异常的患者避免应用椎管内神经阻滞。

（2）严格的无菌操作、仔细地确定椎间隙、细心地实施操作。

（3）在实施操作时保持患者清醒或轻度镇静。

（4）对已知并发有硬膜外肿瘤、椎管狭窄或下肢神经病变的患者应避免应用椎管内神经阻滞。

（5）穿刺或置管时如伴有明显的疼痛，应立即撤回穿刺针或拔出导管。此时应放弃椎管内神经阻滞，改行其他麻醉方法。

5. 治疗　出现神经机械性损伤应立即静脉给予大剂量的类固醇激素（氢化可的松300mg/d，连续3d），严重损伤者可立即静脉给予甲基强的松龙30mg/kg，45min后静脉注射5.4mg/（kg·h）至24h，同时给予神经营养药物。有神经占位性损伤应立即请神经外科会诊。

（六）脊髓缺血性损伤和脊髓前动脉综合征

脊髓的血供有限，脊髓动脉是终末动脉，但椎管内神经阻滞引起脊髓缺血性损伤极为罕见。脊髓前动脉综合征是脊髓前动脉血供受损引起，典型的表现为老年患者突发下肢无力伴有分离性感觉障碍

（痛温觉缺失而本体感觉尚存）和膀胱直肠功能障碍。

1. 产生脊髓缺血性损伤的原因　如下所述。

（1）直接损伤血管或误注药物阻塞血管可造成脊髓缺血性疾病。

（2）患者原有疾病致脊髓血供减少，如脊髓动静脉畸形，椎管内占位性病变的压迫或动脉粥样硬化和糖尿病。

（3）外科手术时钳夹或牵拉胸、腹主动脉致脊髓无灌注或血供不足。

（4）椎管内血肿或脓肿压迫血管引起脊髓血供不足或无灌注。

（5）局部麻醉药液内应用强效缩血管药或肾上腺素的浓度高、剂量大，致动脉长时间显著收缩影响脊髓血供。

2. 防治　重视预防，椎管内神经阻滞时应注意

（1）测试穿刺针或导管是否在硬膜外腔时建议使用生理盐水。

（2）椎管内避免使用去氧肾上腺素等作用强的缩血管药，应用肾上腺素的浓度不超过（5μg/mL）。

（3）控制局部麻醉药液容量避免一次注入过大容量药液。

（4）术中尽可能维护血流动力学稳定，避免长时间低血压。

（5）对发生椎管内血肿和脓肿病例应尽早施行减压术。

（6）已诊断明确的脊髓前动脉综合征病例主要是对症支持治疗。

（七）导管折断或打结

导管折断或打结是连续硬膜外腔阻滞的并发症之一。其发生的原因有：导管被穿刺针切断、导管质量较差、导管拔出困难以及导管置入过深。

1. 预防　如下所述。

（1）导管尖端越过穿刺针斜面后，如需拔出时应连同穿刺针一并拔出。

（2）硬膜外腔导管留置长度 2～4cm 为宜，不宜过长，以免打结。

（3）采用一次性质地良好的导管。

2. 处理　如下所述。

（1）如遇导管拔出困难，应使患者处于穿刺相同的体位，不要强行拔出。

（2）椎肌群强直者可用热敷或在导管周围注射局部麻醉药。

（3）可采用钢丝管芯做支撑拔管。

（4）导管留置 3d 以便导管周围形成管道有利于导管拔出。

（5）硬膜外腔导管具有较高的张力，有时可以轻柔地持续牵拉使导管结逐渐变小，以便能使导管完整拔出。

（6）如果导管断端位于硬膜外腔或深部组织内，手术方法取出导管经常失败，且残留导管一般不会引起并发症，所以不必进行椎板切除术以寻找导管，应密切观察。

（八）其他

药物毒性相关性粘连性蛛网膜炎通常由误注药物入硬膜外腔所致。临床症状逐渐出现，先有疼痛及感觉异常，以后逐渐加重，进而感觉丧失。运动功能改变从无力开始，最后发展到完全性弛缓性瘫痪。

（黄　波）

第十二章

控制性降压与控制型低温技术

第一节　控制性低血压

在麻醉和手术期间，有意识地降低患者的血压，并能随意控制降压程度和持续时间，称为控制性低血压（controlled hypotension）。

控制性低血压应用于临床已有60余年的历史。1946年，Gardner首先对嗅沟脑膜血管瘤手术的患者应用动脉放血法降低血压，术终用动脉输血回升血压，事实上此法类似出血性休克，已被弃用。1948年，Griffiths和Gillies用连续蛛网膜下隙阻滞及1951年Bromage用连续硬膜外阻滞行控制性低血压，但均需阻滞全部胸腰段交感神经，有时不易掌握，且血压降低幅度和回升不易调节。20世纪50年代初，多种短效神经节阻滞药问世，使控制性低血压操作大为简化，易于控制，且能为升压药拮抗，增加了安全性。同时氟烷麻醉可增强降压效果。1962年直接作用于血管壁的硝普钠用于控制性低血压，效果更为确切。1974年三磷酸腺苷降压再次流行，1976年硝酸甘油也用于控制性低血压，相继还有用前列腺素E_1（prostaglandin E_1，PGE_1）、钙通道阻断药和腺苷等行控制性低血压也取得良好效果，使控制性低血压更具有调节性和安全性。临床上的使用，促使理论上对其进行了深入的研究，使控制性低血压的应用更趋完善。

一、控制性低血压的生理影响

（一）组织血流灌注

正常人体组织的血流量（Q）与供应该组织的血管两端的压差（AP）呈正比，与血流阻力（R）呈反比，公式如下：

$$Q = \triangle P/R$$

其中压差与动脉压呈正相关；当血液黏滞度不变时，血流阻力即血管阻力，与血管口径呈反相关。控制性低血压时，循环血量和血液黏滞度不变，虽然动脉压降低使组织的灌注压降低，但由于周围血管扩张，使血管阻力也降低，因此，组织的血液灌注量可以保持不变。这与休克时低血压有本质区别。动物实验证明，放血休克动物，平均动脉压（MAP）从88mmHg降至49mmHg时，动脉血乳酸浓度从5.9mmol/L升至57.7mmol/L。而用硝普钠降至同样水平，动脉血乳酸浓度并无改变，更说明休克时心排血量减少，周围血管阻力增大，使组织的血流量减少，血液灌注不足。从临床征象上，控制性低血压和休克的表现也不同（表12－1），证实控制性低血压基本符合生理要求。

表12－1　控制性低血压与休克体征对比

	控制性低血压	休克
心率	不变	增快
周围血管阻力	降低	增加
组织供血供氧	良好	极差

续 表

	控制性低血压	休克
毛细血管再充盈时间	正常	延迟
皮肤颜色	红润	苍白
皮肤温度	温暖	寒冷
皮肤湿度	干燥	潮湿发黏

（二）控制性低血压对重要器官的影响

控制性低血压应通过降低体血管阻力来实现，同时维持稳定的心排血量。后者对维持 + 组织灌注量很重要，给组织提供充足的氧及能量，并移除代谢产物免使组织受损。心排血量决定于前、后负荷和心肌收缩力及心率间的平衡，维持足够的有效循环容量是维持器官充分血液灌注的重要条件。控制性低血压对器官功能的影响较为复杂，常与降压方法、降压程度及低压时间密切相关。

1. 脑　脑缺血和心肌缺血为控制性低血压的主要危险，低血压对脑循环影响很大。脑灌注的自身调节在MAP 50～150mmHg 范围内可维持脑血流（CBF）恒定在［50mL/（100g·min）］，一旦 MAP 降至 50mmHg 以下，CBF 随血压下降而下降。高血压患者自身调节低限明显升高，约达 100mmHg，如治疗有效，自身调节低限仍可恢复正常。其实，脑自身调节最重要的因素是脑灌注压（CPP）。因脑静脉系统的压力接近颅内压（ICP），CPP = MAP - ICP，因此，当颅内压增高的患者，在脑膜切开之前不得应用控制性低血压，以免脑灌注压过低导致脑缺血损伤。正常人能维持脑代谢的最低脑血流为 18mL/（100g·min），此时 CPP 约为 30～40mmHg，开颅后 CPP 相当于 MAP。但此压在术中的安全界限太差，稍用脑牵拉钩或供氧不足即可导致脑缺血损伤，特别在脑瘤、脑外伤及蛛网膜下隙出血时周围组织自身调节功能丧失。动脉血 CO_2 分压（$PaCO_2$）对脑血流的影响在正常血压与低血压时有很大不同。当正常血压时，$PaCO_2$ 每增减 1mmHg，CBF 即也增减 2.65%。而 MAP 低于 50mmHg 时，则 $PaCO_2$ 增减，CBF 均不引起波动，维持正常血流的 45%。只有硝普钠降压时例外，虽 CPP 降低，但 CBF 仍在稳定水平。中等度降压时，低 $PaCO_2$ 仍可降低 CBF。另外，不同的降压方法，脑耐受低压的时间也不同，如硝普钠使平均动脉压（MAP）降至 60mmHg 时，最大限度可耐受 90min；而氟烷麻醉下平均动脉压降至 50mmHg，只能耐受 30 分钟。若头低位，可因重力而增加颅内压，如头低于右心房 2.5cm，颅内压即升高 2mmHg，脑血流量可明显减少。相反，如头高位时，因血流重力影响，脑血流量也随着减少。

2. 心脏　正常心脏的冠状循环有高度的压力 - 流量自身调节能力，冠状血流通过心肌代谢活动进行调节。心肌正常的患者应用控制性低血压很少发生缺血事件，除非舒张压降至 40mmHg 以下。但有缺血性心脏病时，冠状动脉扩血管储备受损，难以自身调节，于是冠状动脉灌注量更直接依赖灌注压的改变，所以，疑有缺血性心脏病患者不宜进行控制性低血压。

3. 肾脏　正常肾血流量为心排血量的 20%～25%，肾脏具有良好的自身调节能力。MAP 在 80～180mmHg 范围内，肾血流量维持恒定。而 MAP 在 75mmHg 以上可维持肾小球滤过率，75mmHg 以下虽可出现无尿，但血流灌注量仍能满足肾细胞代谢所需，停止降压后可很快恢复尿量。

4. 肺脏　一般低压时肺血流量减少使生理无效腔量增大，无效腔量与潮气量比值（VD/VT）可以从 0.3 增至 0.6～0.8，通气/血流比值（V/Q）平衡破坏，特别在头高位时更明显，可以导致肺内静脉血掺杂增加，使 PaO_2 降低。用扩血管药降压时，还可以阻止缺氧性肺血管收缩，更使 V/Q 比值不相适应。所以，控制性低血压时，应予以气管插管控制呼吸，充分供氧为宜。

5. 肝脏　门静脉无自身调节机制，肝动脉压力 - 血流自身调节功能有限，收缩压低于 60mmHg，可能诱发肝损伤。但正常肝功能患者应用控制性低血压尚未出现肝功能障碍。

6. 眼　MAP 突然下降可引起眼内压的下降，出现视力模糊，偶可发生失明。所以，控制性低血压时应注意避免采取眼局部受压的体位。

（三）控制性低血压的限度

控制性低血压并非生理状态，因此降低血压也是有限度的。但低压的安全界限很难确定，一般认为平均动脉压或收缩压允许降至平时血压的2/3，包括高血压的患者。为安全起见，一般平均动脉压不应低于50mmHg，必须降至50mmHg时，持续时间不得超过15～30min；或青年人收缩压降到60～70mmHg，老年人降到80mmHg为宜。一般为了减少术野渗血，需要长时间低压时，收缩压降至80～90mmHg，如术野渗血量明显减少，就没有必要降至更低水平。近年来，由于某些降压药如硝普钠等对心、肾影响较小，因此，降压幅度及持续时间有放宽的趋势。另外，在降压过程中，只要心电图出现缺血性改变，即应放弃控制性低血压，以保证安全。

二、适应证和禁忌证

1. 适应证　控制性低血压的目的是减少失血和输血量、改善术野条件、增加手术操作的安全性。近年来，由输血而引发的传染病逐渐引起重视，同时对控制性低血压的技术及药物日益改进，又有较完善的监测装置，因此，适应证也日益扩大。

（1）适用于出血较多、止血困难的手术：如巨大脑膜瘤、髋关节置换术等。

（2）血管手术时降低血管张力，以避免剥离或钳夹血管时损伤血管：如动脉导管结扎或切断术、主动脉瘤或主动脉缩窄切除术、脑血管畸形及颅内动脉瘤手术等。

（3）要求术野清晰的手术：如中耳手术、鼻内镜手术、整形外科手术等。

（4）大量输血有困难或有输血禁忌证的患者。

（5）此外，嗜铬细胞瘤手术切除前应用，有利于扩充血容量及防止高血压危象。整形手术为了防止移植皮片下渗血，也可在压迫包扎前应用。心脏手术应用体外循环时MAP维持在60～100mmHg，实际上也为控制性低血压范畴。

2. 禁忌证　麻醉医师对控制性低血压技术缺乏了解可视为绝对禁忌证。此外，下列情况应禁用或慎用：

（1）重要脏器病变：如脑血管病、心功能不全、严重肝或肾功能障碍。

（2）血管病变：缺血性周围血管疾病、静脉炎或血栓史。

（3）严重贫血或低血容量休克。

（4）术前未经药物控制的严重高血压。

（5）开颅前颅内压增高。

此外，应注意狭角青光眼禁用神经节阻断药以及哮喘患者避免使用β受体阻滞药等。

三、药物诱导低血压

目前施行控制性低血压多采用药物诱导低血压。理想的药物应具有给药方便，有剂量依赖效应，显效迅速，停药后血压恢复快速，消除迅速且无毒性代谢产物，对重要器官血流影响小，在神经外科应用不增加脑体积及不影响脑自身血流调节等特点。理想降压药目前尚不存在，但可以利用多种麻醉药及血管活性药，取长补短以达到控制性低血压。

（一）直接扩张血管药

1. 硝普钠　硝普钠直接作用于血管平滑肌使其松弛，主要作用在小动脉，扩张阻力血管，很少影响心肌收缩，所以是最广泛应用的降压药物。硝普钠对心排血量的影响有不同的研究结果，主要取决于降压前的循环容量，如低血容量降压后心排血量减少，正常血容量降压后的心排血量则不降低。由于硝普钠降压后，血浆中儿茶酚胺浓度增加，导致个别患者对硝普钠降压产生抵抗。如术前一天用普萘洛尔，则血浆儿茶酚胺量在术中明显下降，也增强硝普钠的降压效应。同样，应用硝普钠降压时还激活肾素－血管紧张素系统，出现硝普钠急性耐药现象，血浆肾素活性增加5倍，如患者先口服卡托普利100mg，则产生同样程度低压的硝普钠剂量可减至1/5量。停药后也不反跳。硝普钠对脑血流的作用研究结果相差很大。一般中度降压时脑血流增加，进一步降压使脑血流接近低限值，平均动脉压低于65mmHg，则脑血流随血压下降而减少。

该药作用迅速、短暂、确实，易于调节。常配制0.01%浓度的溶液连续静脉滴注，1min左右血压开始下降，停药后数秒血压即回升，1～10min 内可恢复到降压前水平。突然停药可出现血压反跳现象，即血压迅速回升超过降压前水平。

短期应用硝普钠无严重不良反应，但大剂量应用或长时间（超过 24h）输入，可使其代谢产物氰化物蓄积，导致细胞缺氧，可引起致命后果。因为硝普钠过量时，血浆和红细胞内氰化物浓度上升，抑制细胞色素氧化酶，从而阻滞细胞内氧化过程，引起细胞氰化物中毒。中毒症状一般出现在用药后 45min 左右，早期可有疲乏、恶心、呕吐、肌肉痉挛或抽搐及精神不安等，严重者动脉压不能恢复到正常水平及意识消失。一旦发现氰化物中毒症状，应立即停药，给 50% 硫代硫酸钠溶液 25mL 或维生素 B_{12}（羟钴胺素，其剂量与硝普钠之比为 22.5 ∶ 1）进行治疗。防止硝普钠过量，应以预防为主，硝普钠的滴速开始宜缓慢（约 10μg/min），根据血压逐渐加快，一般应限制在 0.5～8.0μg/（kg・min），总量不应超过 1.5mg/kg。长期应用需不断测定动脉血气及 pH。如果低压过程中出现快速耐药现象、心动过速、代谢性酸中毒或静脉血氧分压增加等，均是氰化物中毒的严重信号，应立即停止输入，密切监测氰化物浓度，并改用其他降压药。另外，患者患有 Leber 视神经萎缩、烟碱弱视、维生素 B_{12} 缺乏症、低营养症、严重肝或肾功能障碍及甲状腺功能低下等疾病时更易产生氰化物中毒，不宜使用硝普钠降压。配制后的硝普钠溶液及输液管道需避光，3h 未用完应弃去重配。

2. 硝酸甘油　硝酸甘油也直接抑制血管平滑肌，主要作用于容量血管，静脉扩张后使回心血量减少，导致心排血量减少，动脉压降低。由于舒张压降低较少，有利于冠状血流灌注。长时间或大剂量使用时，也使小动脉张力降低，导致舒张压降低。硝酸甘油作用时间短，又无毒性代谢产物，对心排血量效应也决定于给药前患者血容量。由于增加脑血流及脑肿胀危险，所以，颅内顺应性低下患者切开脑膜前，如同硝普钠一样禁止滴入硝酸甘油。硝酸甘油对微循环的效应与硝普钠不同，前者可扩张整个微循环，后者只扩张前毛细血管，大量血液从动静脉短路通过。因此，毛细血管灌注量在硝酸甘油降压时无改变，而硝普钠降压时下降，导致心肌、肝组织氧分压低下，硝酸甘油降压时氧分压则正常。但降压效应硝酸甘油不如硝普钠。

控制性低血压常用 0.01% 浓度的溶液静脉滴注，从 10μg/min 开始滴入，血压下降较硝普钠缓慢，常需 2～5min，根据降压反应逐渐调节滴速。停药后 1～10min 血压回升。也可用 0.25～0.5mg 单次静脉注射或滴鼻降压，显效较快，但降压幅度不易控制。硝酸甘油使用总量一般没有规定，也未发现严重不良反应。在青年健康人中应用，常需要过大剂量，有时降压效果较差。硝酸甘油多在肝内代谢，临床剂量内未见中毒征象，但过大剂量可能干扰氧化磷酸化作用。

用硝酸甘油行控制性低血压期间，心率不变或稍增加，中心静脉压、肺动脉压、肺动脉楔压、体循环阻力和肺循环阻力均降低，使心脏前、后负荷减轻和心肌耗氧量减少。同时冠状血管扩张，血流量增加，左室舒张末期压也降低，心肌供血得到改善。

3. 嘌呤衍生物　嘌呤衍生物为体内天然辅酶，具有扩周围血管降血压效应，常用的为三磷酸腺苷（adenosine triphosphate，ATP）及腺苷（adenosine）。

（1）三磷酸腺苷：三磷酸腺苷快速分解成腺苷及磷酸盐，腺苷是引起低血压的有效成分，而磷酸盐形成过多可螯合镁和钙继发引起心律失常。阻力血管显著扩张导致低血压，出现高动力循环，心排血量增加。又因不增加血浆肾素活性及儿茶酚胺量，停药后无反跳现象。但其损害脑血管自身调节，可产生脑血管扩张及增加颅内压，所以，切开脑膜前也不宜应用。ATP 作用极其迅速、短暂。1～2mg/kg 单次静脉注射，血压立刻下降，仅持续 7.5min，同时常出现心动过缓或房室传导阻滞。而配制成 0.4% 浓度的溶液静脉滴注，滴速 1.2mg/（kg・min），可获得满意的降压效果。停药后血压回复快、调节容易且很少出现房室传导阻滞。ATP 适用于颅内动脉瘤钳闭术等短时间降压，而不适用于为了减少出血而长时间进行控制性低血压。

（2）腺苷：腺苷是重要的内源性血管扩张药，已很好地用于控制性低血压。由于该药有强力扩冠状血管作用，对冠心病患者可能出现冠状血管窃血现象。其作用特点是起效快、降压平稳、停药后血压恢复快。常用静脉滴入，开始 0.01mg/kg，每 15s 增加一倍，直至 0.32mg/kg，能使平均动脉压降至 40～50mmHg。停药 3～9min 血压即恢复到对照值，也无反跳现象。因周围静脉给药时部分药液在到达小动脉平滑肌之前即行分解，所以需增加40%剂量才能达到预期效果。如经中心静脉导管给药可强化该药效应。同时并用双嘧达莫（dipyridamole）抑制腺苷吸收，也可减少腺苷剂量。腺苷及ATP的不良反应为长时间应用可能引起心脏传导阻滞。

（二）神经节阻滞药

1950年，Enderby首先用神经节阻滞药五甲溴铵进行控制性低血压，后又有六甲溴铵等长效神经节阻滞药，由于作用时间长，调节困难，极易产生急性耐药现象，近年已为短效神经节阻滞药樟磺咪芬（trimetaphan，camsilate）所代替。

樟磺咪芬又名阿方那特，神经节阻滞可引起低血压。但缺乏选择性，副交感神经和交感神经一同被阻滞，以致产生心动过速、瞳孔散大、睫状肌麻痹、胃肠道张力降低及运动减慢、尿潴留等不良反应。但该药半衰期很短（1～2min），迅速被血浆胆碱酯酶失活，分解产物可经肾排出，所以容易控制血压。潜在问题是注入过快易出现组胺释放、支气管痉挛及急性耐药现象。由于神经节阻滞不影响脑循环，很少发生颅内压增加，偶尔因释放组胺使颅内低顺应性患者出现颅内压升高。常用葡萄糖溶液稀释成0.1%浓度连续静脉滴注，一般开始速度较快（3～4mg/min），约4min血压开始下降，停药后数分钟血压即可恢复。近年樟磺咪芬多与硝普钠并用，按10∶1剂量混合滴入，可互相强化降压效应，快速降压及停药后快速回升血压，也减少氰化物浓度。

（三）肾上腺受体阻滞药

1. 酚妥拉明（phentolamine，regitine） 为α肾上腺素受体阻滞药，同时具有较强的直接血管舒张作用，静脉注射后起效迅速，2min内作用达高峰，维持5min左右。主要用于控制围手术期高血压，特别适用于嗜铬细胞瘤手术探查及分离肿瘤时控制血压。可10～20mg静脉滴注，必要时1～2mg静脉注射。

2. 乌拉地尔（urapidil） 具有双重作用，即阻断外周α受体及激动脑内5－羟色胺－1A（5－HT_{1A}）受体，产生扩血管效应而无交感活性，也不影响颅内压、颅内顺应性及脑血流，每次注射25mg，必要时可重复给药，增大剂量不引起血压剧降，停药后也无反跳现象。可与异氟烷并用降压以减轻吸入麻醉药的负面效应。

3. 艾司洛尔（esmolol） 艾司洛尔是静脉注射短效心脏选择性β_1受体阻滞药，起效极快，可单独用于降压，且肾素活性轻度下降，使降压较为稳定。常用剂量为单次静脉注射0.25～0.5mg/kg，必要时持续静脉注射50～300μg/（kg·min）。由于艾司洛尔通过心排血量减少导致降压，所以，应限于需要轻度降压患者或并用其他降压药。

4. 拉贝洛尔（labetalol） 拉贝洛尔兼有α_1及β受体阻滞作用而产生低血压，静脉注射10～20mg血压很快下降，导致心排血量及周围血管阻力减少，10分钟血浆浓度达峰值，但消除半衰期长达4～5h。并用氟烷或异氟烷降压作用更显著，但与静脉麻醉药合用不增强降压效应。降压时不增加颅内压，即使颅内顺应性降低时也不增加颅内压。降压时还使血液多流向生命器官，保证肾血流灌注。但应警惕拉贝洛尔可较长时间掩盖急性失血时的肾上腺素能反应。

5. 美托洛尔（metoprolol） 美托洛尔是选择性β_1受体阻滞药，降血压的同时减慢心率，降低心肌耗氧量。大剂量时有较弱的β_2受体阻滞作用，但血管和支气管收缩作用轻微。首次药量为1～3mg，起效时间为2～3min，持续时间为15～25min。需要时可重复应用，但应减量。

（四）钙通道阻滞药

钙通道阻滞药（calcium channel blocker）具有扩张周围血管、冠状血管及脑血管作用，导致低血压而不引起心动过速。控制性低血压多应用维拉帕米静脉注射5～10mg，或尼卡地平10～250μg/（kg·h）滴注。由于剂量过大易引起传导阻滞，故多用于短时降压的患者。

（五）前列腺素E_1（prostaglandin E_1，PGE_1）

前列腺素E_1是一种激素，可能通过抑制交感神经末梢释放去甲肾上腺素，并直接作用于血管平滑肌，引起血管扩张，导致周围血管阻力和血压降低。PGE_1 主要扩张小动脉，但也扩张容量血管，这种扩张血管的程度与剂量呈正比。由于 PGE_1 一次通过肺循环时有90% ~98%被肺前列腺素脱氢酶灭活，因而作用时间短，易于调节。一般连续静脉滴注，滴速0.1μg/（kg·min），血压即可明显下降，停药后血压回复缓慢，30min时收缩压仍低于降压前水平。

用 PGE_1 行控制性低血压时，心率和心排血量有轻度增加趋势，中心静脉压、肺动脉压、肺动脉楔压及体循环阻力均明显降低，肺循环阻力也有下降趋势。患二尖瓣疾病的患者应用 PGE_1 时心脏指数也增加，肺泡与动脉血氧分压差（$A-aDO_2$）及肺内静脉血分流率几乎不变。脑血流量和颅内压均一过性轻微升高后很快恢复到对照水平。肝血流量轻微减少，但肝功能保持良好。肾血流量增加，并有对抗血管紧张素Ⅱ及阻碍抗利尿激素对水再吸收的作用，促进肾脏排泄水分和钠盐，使尿量增加。

PGE_1 不良反应少，无毒性。并可用于患有心、肾疾病的患者。特别适宜于先天性发绀型大动脉错位而动脉导管过早闭合的患儿，用 PGE_1 可以扩张动脉导管，起到代偿作用。

（六）吸入麻醉药

增加氟烷吸入浓度可抑制心肌产生低血压。虽然氟烷可扩张皮肤、脑及内脏血管，但增加骨骼肌张力及肾血管阻力使体血管阻力并不降低。加深氟烷麻醉可增加心肌对儿茶酚胺的敏感性，还增加脑血流及颅内压，丧失脑血管自身调节。增加恩氟烷吸入浓度也可抑制心肌产生低血压，改变脑脊液动力，增加颅内压。还使个别患者诱发抽搐，特别在低 CO_2 血症时。异氟烷可扩张周围血管使体血管阻力下降，健康人吸入2% ~3%即可降低MAP，但心排血量在临床应用浓度仍可维持恒定。对老年患者及高血压患者或单独用高浓度异氟烷降压时均可降低心排血量。低浓度（1MAC以下）异氟烷可产生控制性低血压及浓度依赖性脑代谢抑制。高浓度异氟烷直接扩血管效应明显，使脑血流增加及自身调节受损而增加颅内压。实验证明，用异氟烷降低血压增加大脑水肿及神经损伤，而用拉贝洛尔降压无脑水肿。所以，挥发性麻醉药在颅内病变的患者不宜单独用来做控制性低血压。特别在切开脑膜前可能抑制自身调节、增加水肿导致颅内压增高。颅内压增高并发血压下降更降低脑灌注压（CPP），MAP在40mmHg以下导致脑缺血。近年证明异氟烷并用α受体阻滞药或α受体及β受体阻滞药可减少单独应用异氟烷降压的不良反应。在控制性低血压时辅用低浓度异氟烷还有利于降低脑代谢及维护肺气交换。近年来，有应用七氟烷和地氟烷进行控制性降压，其降压作用与异氟烷非常相似，但降压作用更快，更易于控制，多与其他降压药复合应用。

四、控制性低血压的管理及注意事项

（一）监测

应用动脉穿刺测压，可及时、准确地测定动脉压力的变化。心电图可监测心肌缺血的发生。脉搏氧饱和度和体温监测应常规使用。中心静脉压用于监测心脏前负荷和血容量。呼气末二氧化碳监测有助于避免过度通气。尿量是重要的监测指标，应保持在1mL/（kg·h）以上。长期应用硝普钠时，应经常测定动脉血气及酸碱值等，以保证患者安全。

（二）降压方法的选择

麻醉者应根据手术术式、时间、失血可能及患者的适应情况确定降压用药及方法。目前多采用气管内全身麻醉或硬膜外阻滞下并用血管扩张药或神经阻滞剂等多种方法和药物的配合。硬膜外阻滞降压适用于腹部、盆腔手术，其可控性较差。气管内全身麻醉较硬膜外阻滞供氧充分，更易调控。血管手术时为了降低血管壁张力，防止血管壁破损出血，可应用维拉帕米、腺苷、肾上腺受体阻滞药、PGE_1 或辅助吸入异氟烷降压以降低血管张力。需稍长时间降压也可用硝普钠或硝酸甘油静脉滴注。为了减少术中渗血避免大量输血，可用硝普钠或硝酸甘油静脉滴注，也可用肾上腺素受体阻滞药辅用异氟烷或七氟烷吸入。颅脑手术降压时应多用肾上腺素受体阻滞药并用异氟烷或七氟烷吸入为宜，应用硝普钠或硝酸甘油降压必须在脑膜切开后进行。

（三）低压期间的管理

（1）一般都应在气管内麻醉下进行控制性低血压，便于呼吸管理，充分供氧、避免通气不足或过度通气。

（2）降压及升压过程应缓慢：无论用何种措施施行控制性低血压，降压开始或停止都应使血压逐渐降低或回升，让机体特别是脑血管等有一个适应过程。静脉注射或静脉滴注降压药速度过快，可致血压骤降，临床上曾有因此发生心搏骤停者，应提高警惕。同样，血压回升过剧，可将创面毛细血管断端的血栓冲掉，使血压回升后增加渗血。

（3）利用体位调节血压：由于降压药使血管舒缩代偿功能受到抑制，血液受重力影响可随体位变动，如头高位时回心血量减少，可致血压进一步下降，这样可弥补六甲季铵降压不够的缺点。同时还可使手术野处于最高点，以减少渗血。

（4）降压效果不佳时应更换降压措施：如对硝普钠出现急性耐药现象，可辅助吸入异氟烷等协同降压，或中止用药而更换其他降压药，要特别警惕硝普钠过量引起氰化物中毒。

（5）及时补足血容量：低压期间应常规输晶、胶体液或全血，及时补充失液量，维持足够的血容量。有效循环血量不足可造成血压剧降或器官组织灌注不足。另外，适当地输液，使血液轻度稀释，以防血流缓慢形成血栓。

（6）尽量减少降压幅度及缩短低压时间：在手术的主要步骤结束后，即应终止降压措施。停止降压后，血压不回升时，首先应考虑为低血容量，应迅速补足血容量，抬高下肢或必要时可用麻黄碱5～10mg静脉注射、去氧肾上腺素10mg加于250mL 5%葡萄糖溶液中滴入或氯化钙250mg静脉注射。术终必须恢复代偿机制并使血压平稳。

（7）术后搬动患者时要平抬，因此时若有降压药的作用残留而血管舒缩代偿功能尚未完全恢复，过分的头高或头低位可能造成严重低血压或大量血液回流造成心脏负荷过重。用神经节阻断药的患者，在恢复期中，对麻醉性镇痛药的耐受性极差，常用量即足以引起呼吸和循环功能的严重抑制，尤以呼吸抑制为甚，因此应慎重应用，用量也应酌减。

（8）俯卧位时注意眼部保护，避免长期局部受压。除非用于处理危及生命的严重心律失常，尽量避免应用可能引起缺血性视神经病变的药物胺碘酮。

（四）控制性低血压的并发症

虽然控制性低血压应用已很安全，但仍有可能发生潜在的严重并发症，应引起警惕。如继发性出血或血肿、急性肾衰竭、脑或其他脏器血栓形成、心脏意外、苏醒延迟或苏醒后精神障碍、呼吸功能障碍、失明等。这些并发症可能与血压过低及持续时间过长有关；也可能适应证选择不严或降压期间输血、输液不足，造成血容量缺少；以及呼吸或体位管理不善等引起。所以，应该严格掌握适应证，加强管理，减少并发症的发生。

（孙苏娟）

第二节　控制型低温技术

在全身麻醉下，人为地以物理方法降低患者的体温，称低温麻醉。麻醉中应用低温的主要目的是降低组织代谢，提高机体对缺氧的耐受能力。1950年，Biglow开始在临床上将低温麻醉应用于心内直视手术，打开了外科手术的心脏禁区。接着低温又与体外循环相结合，更能自由地控制降温程度。

一、低温麻醉的生理基础及适应证

（一）低温对生理的影响

当机体受到寒冷的刺激时，可发生一系列的神经、内分泌反应，促使肾上腺皮质、髓质和腺体的分泌，使血中肾上腺皮质激素、肾上腺素及促甲状腺素增加，继而周身出现血管收缩，呼吸、脉搏增快和代谢上升，糖原消耗剧增、血糖升高和寒战等御寒反应。直到这些激素高度消耗，神经反射减弱以后，体温和代谢才逐渐下降。一般降到30℃即可使意识消失。由于上述自然降温，对机体危害极大，严重损害和消耗机体的防御功能，接近冻死状态。而在全身麻醉下抑制了中枢神经，再给以物理降温，可使体温顺利下降，且不发生御寒反应。

1. 对基础代谢的影响　在降温过程中如发生寒战，则耗氧量不但不降，反而上升，最高可达300%。因此，降温过程中应防止寒战的发生。降温如无御寒反射，基础代谢可随着体温下降而降低，耗氧量也随着减少。如体温每下降1℃，基础代谢降低约7%，当体温降到30～28℃时耗氧量减少30%～45%，20℃时减少85%，12～10℃以下则减少95%以上，从而能提高机体对缺氧的耐受力。低温下全身氧消耗减少的程度和体内器官氧消耗减少的程度并不一致，如体温在26℃时，全身氧摄取量不到常温下的40%，但心脏却为50%；而脑的氧摄取量在31℃以上时很少改变，31℃时才开始急剧下降。此外，脏器耗氧量降低的程度与其功能的降低程度也不完全一致，例如肝脏的耗氧量在体温中等程度减少时其代谢却明显降低，药物在肝脏解毒的速度也减慢。低温时，由于儿茶酚胺和肾上腺皮质激素的释放，胰岛素分泌减少，使糖类的代谢降低，血糖升高。低温对蛋白质和脂肪代谢的影响不定。如长时间低温状态，糖类、蛋白质、脂肪的体内贮量均减少，低温时麻醉处理得当，上述三类物质的变化可能较小。

2. 对中枢神经系统的影响　低温对中枢神经的影响，关键是对大脑的影响。降温到30℃以下时，大脑皮质活动也受到抑制，26℃时脑电图趋向低平，频率变慢。在深低温20℃以下时脑电波可消失呈一直线，低温本身即呈现全身麻醉状态。随着复温和脑循环的恢复，脑电图的波幅逐渐增高，频率增快，患者开始苏醒，脊髓活动还可出现一个亢进期。低温下脑血流量与脑耗氧量呈平行降低，尤其低温降至31℃以下时脑耗氧量急剧下降，颅内压下降也与静脉压下降相平行。体温每下降1℃，脑血流量减少6.7%，脑氧代谢率（$CMRO_2$）降低7%～10%，颅内压和静脉压降低5.5%，平均动脉压降低4.8mmHg。25℃时脑体积缩小4.1%，颅内空隙因而增加31.8%，大脑收缩变硬，有利于手术操作。在常温下，脑血流量存在自身调节功能。在中低温下，脑血管的自身调节功能仍存在。它的自身调节主要依脑代谢的变化，使之与氧代谢率相匹配。在低温麻醉下，由于脑氧代谢率下降，脑血流量也减少，故脑血流量的自身调节下限下移。在中低温时，脑血流量的自身调节范围在30～100mmHg，这是低温下虽灌注压很低，而患者并无明显的中枢神经系统损害的主要理论依据。

低温的保护作用关键在于降低脑氧代谢率（cerebral metabolic rate of oxygen，MRO_2）和脑葡萄糖代谢率（cerebral metabolic rate of glucose，CMRglucose）。低温下脑组织的需氧量明显减少，常温下每100克脑组织每分钟需氧2.5～4.7mL，27℃时则降到0.8～1.0mL。所以，低温对脑组织缺血、缺氧时确实有保护作用，能够延长脑循环阻断时间。由于脑的耗氧量较其他组织为高，因此，体温降至29℃时也只能阻断循环8min，而脊髓可阻断60min。由于脑组织储存氧的能力很低，20℃时，15min内脑组织的贮氧量耗尽，如果采取了一系列脑保护措施，可使大脑能耐受阻断循环30min以上，而无神经系统并发症。低温可阻断感觉神经纤维的传导活动，在周围神经中，较粗大的带髓鞘的纤维较易受到低温的抑制。

3. 对循环系统的影响　低温对心脏的影响最大。窦房结首先受抑制，心内传导也减慢，所以心率、心排血量随着体温下降而减少，血压下降，循环时间延长，冠脉血流减少，但每搏量改变较小。心肌收缩速率（dp/dt）也随体温下降而降低，但心肌收缩力并未受抑制，在20℃以下时心脏停搏1小时，心功能仍能保持良好，低温时心血管抑制主要是心律失常所致。体温在28℃时心率约为每分钟60次，21℃左右动脉压和心率分别为降温前的40%和33.6%。心排血量28℃时减少50%，20℃时约减少80%。心电图上可出现PR间期延长、QRS波群增宽及QT间期延长等改变。从30℃开始增加心律失常，28℃以下心室颤动的发生率骤然上升，20℃以下时难免发生心搏停止。主要是低温使心肌的应激性增高，30℃时为常温时的2.5倍，25℃时增至4倍，20℃时骤增至13倍，直至心搏停止。可能由于迷走神经受抑制比交感神经早、冠脉血流减少及酸碱失衡、电解质紊乱等因素所致。

体表降温时，由于寒冷刺激使皮肤小血管收缩，增加周围血管阻力。28℃时小动脉开始扩张，但小静脉仍处于收缩状态，造成毛细血管内静水压超过血浆胶体渗透压而使血管内水分外渗，导致血液浓缩、黏滞度增加，也增加周围循环阻力。特别是低温时肺循环阻力的增加比体循环更为明显，且持续到复温后，因此，右心负荷多较左心为大。

4. 对呼吸系统的影响 随着体温下降，呼吸变浅、变慢，二者呈线性关系。30℃以下时潮气量也减少，26℃以下时呼吸变弱，24℃左右呼吸自动停止。由于低温时支气管扩张，因此，解剖无效腔、生理无效腔有所增大，而肺泡无效腔未改变。肺内氧和二氧化碳交换不受限。低温时，肺顺应性下降，深低温（deep hypothermia）时影响更明显，复温后常不能逆转，其原因不详。低温时氧解离曲线左移，致血红蛋白与氧结合密切。只有当组织氧分压较正常明显减少时，才能从血中摄氧。但低温下需氧量减少，同时低温也增加氧在血浆中的溶解量，有利于组织氧的利用。所以一般不出现缺氧现象。另外，二氧化碳在血液中的溶解量也增加，故血液酸碱值随之下降。

5. 对肾功能的影响 低温下随着心排血量减少和血压下降，肾血流量也减少，同时肾血管收缩而阻力增加，以致30℃时肾血流量减少50%。体温每下降1℃，肾小球滤过率大约减少5.3%。有效肾血浆流量减少8.2%。同时，低温本身也可抑制肾小管的分泌和再吸收功能，所以尿量并不太减少。这与低温深度有关，但与低温持续时间的长短关系不大。复温后尿量增多。体温下降，尿渐呈碱性，复温时又逐渐变为酸性。降温时尿液中钠和氯增加，钾的排出减少。低温下肾脏耐受阻断循环的时间也明显延长。

6. 对肝功能的影响 低温时门静脉血流减少，肝功能降低。同时，肝代谢率降低可增加对缺氧的耐受力。如完全阻断肝脏的血液循环，在常温下只能耐受20min，而在32～28℃时可延长到1h而无损害。低温下胆汁分泌减少，肝解毒功能降低，对葡萄糖、乳糖和枸橼酸的代谢也减慢，因此，低温下不宜大量输入葡萄糖液，大量输库存血时应注意所谓的枸橼酸中毒。一般在复温后1～2h肝功能多可恢复正常。低温时药物在体内的代谢过程也缓慢，复温后药物的作用可能再现。

7. 对血液系统的影响 低温下液体从血管中向组织间隙转移，25℃时血浆容量减少23%，因之血液浓缩，血细胞比容甚至高达0.68。同时血液黏滞度增加，体温每下降1℃，血液黏滞度增加2.5%～5%。可促使周围循环阻力上升，因此，低温下应用血液稀释技术非常有利。又因低温下血小板和各种凝血因子包括纤维蛋白原减少，凝血功能障碍，出血时间可延长5～7倍，凝血时间在25℃时延长12～15min。所以，低温麻醉常增加术中渗血量。

8. 酸碱平衡和电解质的改变 低温下通气不足时 $PaCO_2$ 升高，过度通气时 $PaCO_2$ 降低。在体表降温时，如肺泡通气仍能保持在常温的水平，就会发生呼吸性碱中毒。如体温降至24℃时动脉血pH可达7.5，20～18℃时上升至7.7～7.9，但不能制止由于低温下组织灌注不足所产生的代谢性酸中毒。在降温中血清钠、氯、镁基本无变化，只有在25℃以下才有影响，全身钾总量没有变化，而血清钾轻度减少，细胞内钾离子减少往往导致心律失常。如果深低温时发生低血钾症，则提示组织缺氧或情况欠佳。阻断循环时，血清钾多有所升高。寒战时糖原分解和代谢增高，耗氧量增加一倍，$PaCO_2$ 可上升50%。低温对体液的影响不大，深低温时间过长，细胞产生水分增多，细胞肿胀，血容量下降，加之血液黏滞度增加，导致组织灌注减少。

9. 对内分泌系统的影响 在麻醉或神经阻滞状态下，低温使脑垂体、肾上腺皮质及髓质、甲状腺及胰腺等内分泌腺的功能都受到抑制。动物试验证明，在28～25℃时，肾上腺皮质激素可减至正常的22.5%以下，26℃时肾上腺素和去甲肾上腺素的分泌减少近90%。因胰岛素分泌减少，血糖增高。复温后各内分泌腺功能都能迅速恢复，甚至出现功能亢进现象。只有抗利尿激素（ADH）在低温下或复温后持续增加。

（二）适应证

低温麻醉在于降低机体基础代谢，减少耗氧量，保护机体或器官免受缺血缺氧损害。常用以延长阻断循环时间，减少脑、脊髓和心脏的需氧量，使中枢神经、脊髓、心脏等器官不至于发生缺氧损害。

低温麻醉降温到35～32℃，称为浅低温麻醉，降温到32～28℃称为中低温麻醉，28～20℃称为深低温麻醉，降温至20～10℃称深重低温。由于低温引起的生理变化很大，实施技术较为复杂，术中渗血较多，降温过低又可能发生严重并发症，所以，临床上目前多应用于较复杂的心血管手术或颅脑外科。

1. 心血管手术　低温与体外循环结合，现已广泛应用于需要阻断循环的复杂心内直视手术和大血管手术，中低温适用于短小心内手术，深低温只适用于复杂的心内手术。深低温停循环常为婴幼儿复杂心内直视手术选用，由于深低温对机体生理和生化的影响过于显著，只有在不能采用常规体外循环法施行手术时才可选用深低温停循环法。

2. 神经外科手术　以往认为，巨大的颅内动脉瘤、颈内动脉海绵窦瘘及脑血管瘤等，在控制性低血压不能完成手术者，可考虑用低温麻醉。但近年有学者研究报道，在颅内动脉瘤手术术中应用低温，1 001 例患者随机在浅低温（目标温度为33℃）或在正常体温（目标温度为36.5℃）下行颅内动脉瘤夹闭术，结果发现两组患者预后无明显差异，低温组患者围手术期菌血症发生率增高，其他不良反应两组无显著性差异。目前对全身麻醉期间保温的重视，也限制了低温麻醉在神经外科手术中的应用。

3. 其他　各种原因引起的高热，如甲状腺功能亢进危象、恶性高热、感染、创伤及环境或药物等所引起的高热，均可通过降低体温以降低代谢，保护重要器官的功能。心脏停搏后的心肺脑复苏，选择头部重点降温的方法，有利于脑复苏，体温以降至30~34℃为宜。

二、低温麻醉的实施方法

（一）麻醉处理

麻醉中应用低温时要做到以下三点：①避免御寒反应；②肌肉完全松弛；③末梢血管扩张良好。因此，低温麻醉必须在全身麻醉状态下进行。

麻醉前用药同一般全身麻醉，麻醉诱导可采用常规剂量的芬太尼、依托咪酯或丙泊酚等，辅助肌松药静脉快速诱导气管插管。麻醉维持可采用全凭静脉麻醉，如芬太尼、咪达唑仑、丙泊酚等，但低温时肝药物酶活性下降使药物降解过程延长，应注意酌情减量。也可采用静吸复合麻醉，包括前述药物加吸入麻醉药如恩氟烷、异氟烷、七氟烷等。全身麻醉维持期间辅助适量的肌松药。降温前以往曾用小剂量氯丙嗪以防止寒战以及血管痉挛，还可加速物理降温效果，但有发生直立性低血压及苏醒延迟的缺点。麻醉管理上应该保持 $PaCO_2$ 在正常范围，以减少肺血管阻力以及保持适当的脑血流量。

（二）监测

术中必须监测动脉血压、心电图、心率、中心静脉压、尿量及连续测量体温（鼻咽温或食管温及直肠温），并不断测动脉血气、混合静脉血气、酸碱值及电解质等。

（三）降温与复温的方法

1. 体表降温法　体表降温必须克服寒战和周围血管收缩等御寒反应，才能以皮肤、皮下组织为热交换场所进行降温，方法简单、方便。

（1）冰水浴或冰屑降温法：在气管内麻醉达到一定深度并用肌松药后，即可把患者直接浸泡在0~4℃（儿童2~4℃）的冰水中或覆盖冰屑中降温。为了避免全身麻醉下搬动患者引起血流动力学的急剧变化，所用降温措施过程中尽量少移动患者。多用塑料布或橡皮布预先铺于患者身下，全身麻醉后提起塑料布或橡胶布，倾入冰水或冰屑降温，比较方便、安全。由于出冰水后机体需要经过血液流通才能使体表与体内组织间温度调整一致，体内温度在离开冰水后还要继续下降2~6℃，所以需要提前撤去冰水。患者体瘦、循环功能良好或冰水浸泡时间较短，则出冰水后体温续降较少；相反，患者皮下脂肪较多、冰水浸泡时间较长，则出冰水后体温续降也多。在手术主要步骤完成后即可开始复温。如用电热毯、变温水褥、热水袋或红外线等方法复温，复温装置的温度应控制在40~45℃。一般体温升至32℃即可停止复温，其后注意保温，等待体温自然升高。由于此法可使全身浸泡于冰水中，热交换性能良好，所以降温效果很好。全身温度下降较均匀，体内温差小。降温过程中注意保护耳郭、会阴、指（趾）等末梢部位，避免冻伤。复温过程中复温装置温度不应超过45℃，否则有烫伤的危险。如体表复温超过36℃常可出现反应性高热，所以，一般体表复温不宜超过33℃。复温时若出现血压下降，应视具体情况补充血容量，必要时给予缩血管药维持血压。

（2）冰袋、冰帽降温法：在全身麻醉后，将冰袋放置在血运丰富、血管浅在部位，如颈部、腹股沟和腋下等处。在头部戴上装有冰屑的橡皮帽或将头置于冰水槽中，使头部降温较身体其他部位更快、更低，以便更好地保护脑组织。去冰袋后体温继续下降1℃左右。该法降温一般不能使体温降到30℃以下，也很少出现御寒反应，因此可以边降温边手术，常用于小儿降温。用于成人降温效果差，主要作为降温的一种辅助手段，在脑复苏、术中高热等情况下，可采用头部重点降温加冰袋的方法。

2. 体腔降温法　体腔内血管极为丰富，其表面积很大，也是良好的热交换场所。目前多在开胸或开腹手术时应用，如开胸后用0～4℃无菌冰生理盐水倾入胸腔降温，一般消耗生理盐水较多。由于体腔温度降低时，体表皮肤不受寒冷刺激，所以很少出现御寒反应。但胸腔的冰水直接接触心脏，容易产生心律失常。主要作为在体腔手术时采用低温的一种辅助手段和补救方法，一般不单独应用，以避免体温过低发生心室颤动时措手不及。腹腔降温方法基本和胸腔降温相似，临床应用较少。

3. 体外循环血流降温法　即利用人工心肺机及变温器在体外循环中进行降温和复温。由于单纯低温的深度难以控制，阻断脑循环安全时限较短，而且单纯低温一般是用体表降温和复温，一旦在降温过程中发生心脏停搏，复跳和复温皆非易事，所以临床应用较少。低温体外循环则比较容易控制，可以在体表降温的基础上用机器行血液降温和复温，在深低温时心脏能够自然停搏，并能根据手术情况决定阻断循环时间。在体外循环手术中，采用人工心肺机及热交换器（变温器）进行血流降温和复温。该法系将血流引向体外，经热交换器冷却后，用泵将血回输体内的降温方法。该方法降温、复温快，可控性好，数分钟内可降至30℃，10～20分钟即可降至20℃以下。停止降温后可续降2～4℃。对血流丰富的主要脏器如心、脑、肝、肾的温度下降快，起保护作用，但皮下组织、肌肉温度下降缓慢。由于温度下降不均匀，温差较大，可致代谢性酸中毒。注意降温和复温时，变温器和血流温差不宜超过8～10℃，以免溶解于血液中的气体释出，形成气栓。一般复温速度应控制在每3～5分钟增加1℃，最高水温不宜超过42℃，以免红细胞破坏。一般体温升至36℃即停止复温，其后体温还常下降1～2℃。另外，体表降温和体外循环血流降温或复温还可联合应用。如在体外循环血流降温前先用体表降温以减少体内各部分的温差。

4. 体外循环与体表降温相结合的方法　先将患者行体表降温至30℃，再改用体外循环血流降温。在麻醉诱导后，通过使用冰袋和降温垫进行降温，此时手术可同时进行，开胸后即可连接体外循环机进行降温。这种方法主要用于深低温停循环的手术，近年来，由过去的体表降温加体外循环的方法，发展至现在的以体外循环血流降温为主，体表降温为辅的方法。但因深低温停循环后，死亡率和脑功能障碍的发生率均较高，因此，应严格掌握其适应证和停循环的时限，只有在不能采取常规体外循环法施行手术时才可选用深低温停循环法。

三、麻醉注意事项

（一）御寒反应

施行低温时，要避免御寒反应。在体表降温过程中必须克服寒战和血管收缩等保护性御寒反应。因为寒战时可产生很大的热量，代谢显著升高。强烈的寒战可使氧消耗量增高2～3倍，不但有碍于降温的速度，且可造成严重缺氧，有时虽看不出明显寒战，但出现皮肤苍白、肌肉紧张或棘皮现象，都可使代谢增高。寒战反射是由于皮肤内冷觉感受器和丘脑温度调节中枢间温度差增大而产生。因此，阻断反射弧的某一环节即可防止。如加深麻醉使中枢受抑制；或用神经阻滞剂抑制网状结构；也可用肌肉松弛药，以抑制寒战反射传出纤维的神经－肌接头处产生作用。所以综合应用前三者降温效果较好。

（二）心室颤动

在降温过程中可出现各种心律失常，其中最严重的是心室颤动，特别是未开胸之前发生最危险。体温28℃以下发生机会明显增多。目前尚无任何药物和任何方法能够有效地防治低温期间发生心室颤动。主要以预防为主，如降温平稳、防止缺氧或二氧化碳蓄积及酸碱失衡和电解质紊乱、维持循环稳定等，皆可减少心室颤动的发生率。一旦发生心室颤动则先行体外或开胸心脏按压，然后行体外或体内电击除颤最有效；如在复温过程中发生，可先行心脏按压，待体温升高到30℃以上再电击除颤。

（三）组织损伤

在体表降温时，耳郭及指、趾接触冰屑，或冰袋与皮肤直接接触，可造成冻伤。体表复温时如水温过高可致烫伤。

（四）酸中毒

低温时组织灌注不足，氧供减少，可出现代谢性酸中毒，特别是组织温差过大时更为明显。酸中毒既是低温的并发症，也是导致室颤的原因之一，应在麻醉全过程中密切监测血液酸碱值的变化，以利于及早发现、及时处理。

（孙苏娟）

参考文献

[1] 姚尚龙．临床麻醉基本技术．北京：人民卫生出版社，2011.

[2] 黄宇光．北京协和医院麻醉科诊疗常规．北京：人民卫生出版社，2012.

[3] 喻田，王国林．麻醉药理学．第4版．北京：人民卫生出版社，2016.

[4] 郑宏．整合临床麻醉学．北京：人民卫生出版社，2015.

[5] 陈志扬．临床麻醉难点解析．第2版．北京：人民卫生出版社，2015.

[6] 黄洲基．表面麻醉下小切口非超声乳化白内障摘除术及人工晶体植入术的疗效观察．求医问药：下半月刊，2012，10（3）：480－481.

[7] 王勇．浅谈椎管内麻醉的特点．中国卫生标准管理，2015，6（7）：34－35.

[8] 王松．腹部外科手术麻醉管理的体会．中国医学创新，2012，9（18）：116－117.

[9] 韩晓玲．神经外科手术麻醉的研究进展．继续医学教育，2016，30（1）：138－139.

[10] 吴新民．麻醉学高级教程．北京：人民军医出版社，2015.

[11] 薛富善．麻醉科特色治疗技术．北京：科学技术文献出版社，2003.

[12] 宫兵，孙洋，崔岚，等．心肌病患儿的麻醉分析．中国现代药物应用，2015，9（11）：185－186.

[13] 李德爱．临床疼痛药物治疗学．北京：人民卫生出版社，2015.

[14] 张欢．临床麻醉病例精粹．第2版．北京：北京大学医学出版社，2014.

[15] 邓小明，姚尚龙，于布为，等．现代麻醉学．北京：人民卫生出版社，2014.

[16] 姚家祥，张毅喉．喉罩应用于全身麻醉的应激反应临床观察．云南医药，2002，23（5）：384－385.

[17] 吴新民．产科麻醉．北京：人民卫生出版社，2012.

[18] 盛卓人，王俊科，等．实用临床麻醉学．第四版．北京：科学出版社，2010.

[19] 邹萍坤．全身麻醉患者的麻醉复苏期临床观察与特殊护理体会．航空航天医学杂志，2015，26（12）：1554－1556.

[20] 房晓．浅谈麻醉药物的管理和使用．中国现代药物应用，2016，10（8）：289－290.

[21] 北京协和医院．麻醉科诊疗常规．北京：人民卫生出版社，2012.

[22] 李李，常业恬，等．临床麻醉常见问题与对策．北京：军事医学科学出版社，2009.

[23] 卿恩明，赵晓琴．胸心血管手术麻醉分册．北京：北京大学医学出版社，2011.

[24] 傅志俭．麻醉学高级系列丛书·疼痛诊疗技术．北京：人民军医出版社，2014.

[25] 郭曲练．普外科及泌尿外科手术麻醉．北京：人民卫生出版社，2011.

[26] 古妙宁．妇产科手术麻醉．北京：人民卫生出版社，2014.

[27] 孙增勤．实用麻醉手册．第六版．北京：人民军医出版社，2016.

[28] 田玉科．小儿麻醉．北京：人民卫生出版社，2013.